STUDIEN ÜBER DIE ENTSTEHUNG UND DEN VERLAUF DER LUNGENKRANKHEITEN

VON

DR. N. PH. TENDELOO

O. Ö. PROFESSOR DER ALLGEMEINEN PATHOLOGIE
UND DER PATHOLOGISCHEN ANATOMIE
DIREKTOR DES PATHOLOGISCHEN INSTITUTS
DER REICHSUNIVERSITÄT LEIDEN

ZWEITE UMGEARBEITETE UND
VERMEHRTE AUFLAGE

MIT 6 ABBILDUNGEN

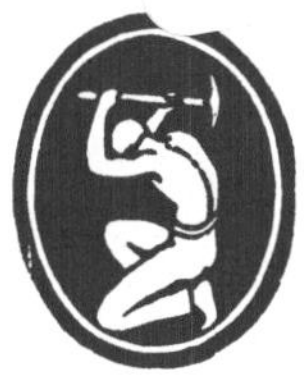

Springer-Verlag Berlin Heidelberg GmbH
1931

ISBN 978-3-642-47305-0   ISBN 978-3-642-47752-2 (eBook)
DOI 10.1007/978-3-642-47752-2

Vorwort zur zweiten Auflage

Auch in dieser zweiten Auflage meiner „Studien" wird versucht, gesetzmäßig die Frage zu beantworten, welche Rolle die örtlich verschiedenen Eigenschaften der Lunge und andere Faktoren bei der Entstehung und dem Verlauf der Lungenerkrankungen spielen. Diese Lebenseigenschaften der Lunge werden in einem Physiologischen Teil erörtert an der Hand von Versuchsergebnissen und Beobachtungen am Menschen und dann im 6. Kapitel die Schlußfolgerungen an den Befunden bei ertrunkenen Menschen und Tieren und bei Pneumonokoniosen bei Menschen und Tieren geprüft. Die in der ersten Auflage erörterten Ergebnisse sind durch weitere Forschung erhärtet worden. Vereinzelte einseitige Widersprüche werden in dieser Auflage widerlegt. Auf die Wirkung des Zwerchfells und der Rippen, die in diesen Widersprüchen falsch verstanden werden, wird eingegangen und in bisher nicht veröffentlichten Versuchen die ungleiche inspiratorische Erweiterung der verschiedenen Lungenteile grundätzlich dargestellt.

Im ganzen Werk werden freilich Versuchsergebnisse zur Erklärung angeführt, aber die Entscheidung, ob beim Menschen die gleiche Konstellation wirkt, einer genauen Wahrnehmung des Menschen selber überlassen.

Das Werk ist nahezu ganz umgearbeitet, wodurch Kürzung trotz der vielen Erweiterungen möglich wurde. An vielen Stellen wird die Notwendigkeit einer allseitigen Forschung (Konstellation) betont. Zur Erforschung der nichttuberkulösen und tuberkulösen Lungenentzündungen werden gesetzmäßig die gleichen sechs Fragen über Pathogenese und Verlauf gestellt und ihre Beantwortung versucht. Manche Erkrankungen der Luftwege, wie z. B. Schnupfen, Tracheitis, Laryngostenosen, Bronchitis, Bronchiolitis, Asthma, Bronchiektase, werden im Zusammenhang mit Lungenerkrankungen besprochen. Die Ergebnisse von Bestimmungen der Elastizität und Dehnbarkeit der Lunge, viele Errungenschaften der Forschung und Hypothesen über Infektion, Reinfektion, Virus, Allergie, kollaterale Entzündung, Infiltrat usw. werden erörtert und in ihrer Bedeutung für die Lungenkrankheiten zum Teil verwertet; dabei wurde versucht, Mißverständnisse aufzuklären und zu verhüten.

Man wolle es dem Verfasser verzeihen, daß er über bestimmte klinische Fragen vorsichtig mitredet. Dies erscheint überhaupt erwünscht für Pathologen, weil doch der Pathologe bloß eine andere Seite des kranken Menschen erforscht als der Arzt und ohne Krankengeschichte und Krankheitserscheinungen ebensowenig die erreichbare Einsicht in eine Krankheit bekommen kann wie der Kliniker ohne morphologische und pathogenetische Grundlage. Diese Auffassung des Verfassers, der 8 Jahre praktischer Arzt war, kommt fortwährend zum Ausdruck.

Eigene Arbeiten wurden verhältnismäßig oft angeführt, weil dadurch erhebliche Beschränkung des Umfangs möglich wurde. Mit A.P. wird meine Allgemeine Pathologie mit einer Seitenzahl angedeutet; mit Hdb. das Kapitel Pathologische Anatomie im Handbuch der Tuberkulose, 3. Aufl., herausgegeben von BRAUER, SCHRÖDER und BLUMENFELD; mit Jahreszahlen zwischen Klammern die im Literaturverzeichnis angeführten eigenen Arbeiten.

Oegstgeest bei Leiden, den 31. Januar 1931

N. PH. TENDELOO

Inhaltsverzeichnis

I. Die Kräfte, die das Lungenvolumen beherrschen

Die Kenntnis der Kräfte, die das Lungenvolumen beherrschen, ist zum Verständnis vieler normaler und pathologischer Verhältnisse erforderlich.

Sobald nach dem Tode sämtliche sich bewegende Teile und Flüssigkeiten zur Ruhe gekommen sind, besteht Gleichgewicht zwischen den Spannungen gedehnter oder zusammengedrückter Körperteile, auch zwischen Brustkorb, Zwerchfell und Lungen. Öffnen wir jetzt den Brustkorb der Leiche eines Erwachsenen breit, so wird Luft hineingesogen, es ziehen sich die Lungen zusammen („Kollaps"), die Bronchien verengern sich unter Faltung ihrer Schleimhaut in der Längsrichtung, zu gleicher Zeit rückt das Zwerchfell kaudalwärts, wovon man sich überzeugen kann, wenn zuvor der Bauchinhalt ausreichend entleert wurde. Außerdem erfahren die Rippen eine nach auswärts gehende Bewegung, die schon von Bert aufgezeichnet wurde. Man kann diese Bewegung auch daraus ableiten, daß das mit den Rippenknorpeln herausgeschnittene Brustbein schmäler ist als die durch das Herausschneiden entstandene Öffnung in der ventralen Brustwand, aber nur bei ausreichender Elastizität der Rippen.

Wodurch und wie entstehen diese Erscheinungen?

Die fötale anektatische Lunge zieht sich bei Öffnung des Brustkorbs nicht zusammen. Schon nach der ersten Ausatmung bleibt die Lunge etwas gedehnt, indem die feinsten Bronchiolen- und Alveolengänge sich so verengern, daß keine Luft mehr aus den Infundibula heraustreten kann. Auch der Brustkorb bleibt folglich etwas gedehnt, vielleicht zum Teil durch einen bei der ersten Einatmung entstandenen Tonus der Einatmungsmuskeln. Dazu kommt eine dauerhafte Spannung der Lungen, die ganz allmählich beim Wachstum nach der Geburt zunimmt, indem wahrscheinlich der Brustkorb schneller wächst als die Lungen, und so ein bleibendes räumliches Mißverhältnis zwischen beiden entsteht (Hermann, Lehmann).

Dieses verschieden rasche Wachstum ist jedoch bisher nicht nachgewiesen. Wir müssen aber annehmen, daß schon die erste Einatmung ein Mißverhältnis zwischen Brustraum und Lungenvolumen schafft, wonach wahrscheinlich auch der Tonus der Einatmungsmuskeln allmählich dauernd zunimmt. Außerdem bildet sich nach Linser das elastische Gewebe der menschlichen Lunge (und auch bei Säugetieren) erst nach der Geburt rasch aus vorhandenen und sich schwach färbenden elastischen Fasern mehr und mehr aus. Metz hat dies bestätigt. Auch die Bestimmungen der Lungenelastizität von Hennemann und Metz stimmen damit überein. Sie nimmt in der Jugend rasch, und während des weiteren Wachstums allmählich zu, ähnlich wie die Elastizität der Aorta nach früheren Bestimmungen im Leidener Pathologischen Institut (A. P. Abb. 16). Auch nach den Bestimmungen von Redenz ist es nicht zweifelhaft, daß in der Tat die elastischen Fasern die dehnbaren und elastischen Gebilde darstellen und die Elastizität des außerdem spärlichen Kollagens kaum in Betracht kommt. Wenn man ferner menschliche Aorten etwa 90 Tage in anfangs steriler physiologischer Kochsalzlösung aufbewahrt, erweicht allmählich das Gewebe außer dem elastischen Fasergerüst. Dieses erweist sich aber noch immer als sehr elastisch und dehnbar. Die Elastizität der Brustwand und des Zwerchfells könnte man annähernd feststellen durch Messung ihrer Bewegungen bei breiter Öffnung des Brustkorbs. Dies ist aber bisher noch nicht geschehen.

Die oben erwähnten Erscheinungen bei der Öffnung des Brustkorbs sind nicht nur der Lungenelastizität, sondern auch der Elastizität von Brustwand und Zwerchfell zuzuschreiben. Diese Entspannungserscheinungen würden ausbleiben, wenn nur *ein* Gebilde (Lunge, Zwerchfell oder Brustwand) ohne Widerstand dehnbar und nicht elastisch wäre, d. h. nicht mit gewisser Kraft der Dehnung widerstrebte und nicht in Spannung geriete. So lange sich die Pleurablätter berühren, die Brustwand nicht krankhaft verdickt ist und der Inhalt der Brusthöhle außer den Lungen nicht zu- oder abgenommen hat, haben wir im Brustumfang und Zwerchfellstand zusammen ein freilich nicht genaues Maß des Lungenvolumens.

Es steht fest, daß es eine „Saugkraft" des Brustkorbs gibt. Allein, es ist das nicht ein wirklicher subatmosphärischer („negativer") intrathorakaler „DONDERS-scher Druck", sondern die Wirkung einer Entspannung der gespannten Brustwand, des Zwerchfells und der intrathorakalen Organe, wozu während des Lebens auch die Blutgefäße und das Herz zu rechnen sind. Der vermeintliche subatmosphärische intrathorakale Druck ist somit eine Entspannungserscheinung dieser gespannten Gebilde. Es ist ein virtueller Druck.

Es beeinflussen sich die Dehnungsgrößen obengenannter gespannter Gebilde gegenseitig: *Gesetz der Verteilung der Dehnungsgrößen* (A. P. 813); diese sind der Dehnbarkeit der Teile proportional, sowohl bei Atemruhe als bei der Atmung. Vergrößert sich der Brustraum, so erweitern sich die Lungen und die intrathorakalen Venen mit ihren dehnbareren Wänden mehr als die Schlagadern usw. Die Spannung in den verschiedenen Teilen der Lungen, Brustwand, Gefäße und anderer Gewebe und des Zwerchfells muß auch bei Atemruhe keineswegs überall gleich sein. Wir können im Gegenteil in einer Kautschukmembran dauernde Spannungen verschiedener Größe nebeneinander durch verschieden starke Dehnungen hervorrufen (vgl. Abb. 4 u. 5). Freilich ist die örtliche Spannung sich berührender Teile gleich. In der Tat fand ROTH an fünf frisch durch Chloroform getöteten Kaninchen und einem kleinen Hund den „interpleuralen Druck" an verschiedenen Stellen des Brustkorbs durch Einstich ohne Zutritt von Luft ungleich. Die von ihm gewonnenen Zahlen beanspruchen allerdings nur eine relative Bedeutung.

Während des Lebens macht sich bei Atemruhe der Tonus der Inspirationsmuskeln geltend; er vergrößert den Raum des Brustkorbs durch Beeinflussung der Stellung der Rippen und des Zwerchfellstandes wie eine schwache Einatmung. In Ruhe macht die Summe dieses Tonus der Muskeln und der elastischen Spannung des einwärts gezogenen Brustkorbs und Zwerchfells einerseits, der elastischen Spannung und dem Tonus der Lungen und der anderen Brustorgane andererseits das Gleichgewicht.

In Übereinstimmung mit den älteren Befunden von DONDERS (durch Bestimmung der intratrachealen Luftspannung), von VAN DER BRUGH, BÖNNIGER, LIEBERMEISTER u. a. (durch interpleurale Einführung bestimmter Gasvolumina von bekannter Spannung), fand METZ durch unmittelbare Bestimmung an menschlichem Lungengewebe, daß seine Dehnbarkeit um so kleiner wird, je mehr es schon ausgedehnt, je größer die Dehnungsgröße ist. Diese Ergebnisse stimmen mit den alten Bestimmungen ED. WEBERS der Dehnbarkeit des Muskels überein.

Bei der Atmung halten der Umfang des Brustkorbs und das ein bzw. aus-
geatmete Lungenvolumen gleichen Schritt (MAREY), so daß sich Lungen und
Brustkorb wie ein Ganzes erweitern und verkleinern. Durch die äußerst dünne,
kaum als feuchter Glanz sichtbare kapillare Flüssigkeitsschicht werden die
Pleurablätter mit gewisser Kraft verschiebbar aneinandergeklebt. Ohne Abnahme der Abfuhr bei Stauung von Lymphe oder Blut, oder Zunahme der Bildung
durch flüssige Exsudation bleibt diese Flüssigkeitsschicht eine kapillare (A. P.
812, 821f).

Die Bronchialmuskeln beeinflussen das Lungenvolumen („vitaler Lungen-
tonus"). Sie vermögen nicht allein die Bronchien, sondern wahrscheinlich auch
die Lungenbläschen zu verengern, indem sie stellenweise in das Lungengewebe
ausstrahlen und außerdem wahrscheinlich auch durch den schrägen oder spi-
raligen Verlauf mancher Muskelbündel Bronchialzweige verkürzen. Nach BAL-
TISBERGER sollen zahlreiche Muskelfasern im Lungengewebe nachweisbar sein.
Ein Muskeltonus, der die Lunge verkleinert, wäre aber erst anzunehmen, wenn
Durchtrennung beider Vagi sofort Zunahme des Lungenvolumens zur Folge
hätte. SAUERBRUCH stellte dies in der Tat fest. Welche Wirkung die Bronchialmuskeln bei der Atmung haben, ist noch nicht ausgemacht.

Auch die Blutfüllung der Lunge ist von Einfluß auf ihr Volumen, ähnlich
wie bei anderen Organen. Anämie verkleinert das Lungenvolumen (FR. MÜLLER,
GRUNMACH u. a.), während GROSSMANN den Einfluß des Blutgehalts auf das
Lungenvolumen bei Tieren gesetzmäßig feststellte.

II. Gesetz der vorwiegend beschränkten sichtbaren Wirkung einer örtlich ausdehnenden oder zusammendrückenden Kraft

Wären die im vorigen Kapitel erörterten Kräfte, die das Lungenvolumen
beherrschen, immer überall im gleichen Maße tätig, und wären die Lungen in
allen Teilen gleich dehnbar und elastisch, so würden sich sämtliche Lungenbläschen bei der Einatmung im gleichen Maße erweitern und bei der Ausatmung
verkleinern. Weil aber die Atembewegungen an verschiedenen Stellen verschieden groß (tief) sind, erhebt sich die grundsätzliche Frage: Erweitern und
verkleinern sich trotzdem sämtliche Lungenbläschen im gleichen Maße? Die
Antwort auf diese Frage ist von grundsätzlicher Bedeutung für die örtlichen
Lebenseigenschaften der verschiedenen Teile der atmenden Lunge, weil die
Atembewegungen eines Lungenteils nicht nur die äußere Atmung, sondern
auch die Bewegung von Blut, Gewebesaft und Lymphe in diesem Teil beeinflussen.

ROSENTHAL weist auf eine mechanische Voraussetzung von DONDERS hin
und fügt hinzu: „Und so müssen wir annehmen, daß der Rauminhalt jedes
Lungenbläschens um einen gleichen Bruchteil vergrößert wird, wenngleich die
Raumvergrößerung nur am unteren Ende der Lunge platzgreift ... Ein am
einen Ende festgehaltener, durch einen Zug am anderen Ende ausgedehnter
Kautschukstreif würde sich geradeso verhalten." Hieraus folgt: Sogar dann,
wenn die inspiratorische Vergrößerung des Brustraums nur in einem umschriebenen Teil stattfinden sollte, oder wenn die Atembewegungen an verschiedenen
Stellen ungleich tief wären, würden doch *alle* Lungenbläschen im *gleichen* Maße
erweitert.

Wir wollen die Richtigkeit dieses Grundsatzes prüfen an Wahrnehmungen,
während wir auf ROSENTHALS theoretischen Versuch S. 17 zurückkommen
werden. Wir könnten versuchen, die Lunge eines Versuchstiers an einer umschriebenen Stelle zu dehnen. Ein solcher Versuch würde jedoch auf Schwierig.

keiten stoßen und vielleicht zu Mißerfolgen führen. Wir stellen aber folgende grundsätzliche physikalische Frage: *Welche Wirkung hat eine an einer umschriebenen Stelle eines elastischen Körpers angreifende dehnende oder zusammendrückende Kraft?*

Wir wählen frischen, möglichst feinen, homogenen Kautschuk, der wasserreich und *halbflüssig* ist, wie menschliche Gewebe. Es zeigt sich aus einer großen Anzahl von Versuchen an in gleichen Abständen durchlöcherten, ein wenig gespannten Kautschukmembranen und an durchlöcherten Kautschukblöcken (A. P. 40ff.), daß eine solche örtlich angreifende, relativ nicht große dehnende oder zusammendrückende Kraft einen Kautschukkörper keineswegs überall im gleichen Maße ausdehnt oder zusammendrückt, sondern daß eine mehr oder weniger örtlich beschränkte sichtbare Ausdehnung oder Zusammendrückung ganz in den Vordergrund tritt (Gesetz „der beschränkten Wirkung"). Die sichtbaren Dimensions- und Formänderungen der Löcher oder der auf nicht durchlöcherten Kautschukblöcken angebrachten Kreise zeigen das deutlich (A. P. Abb. 4, 5 u. 6). Sie werden nach allen Seiten hin allmählich kleiner, aber in der Richtung der dehnenden Kraft weniger als in den anderen. Wir können dies durch Messung der Löcher nachweisen. Die dehnende oder zusammendrückende Kraft hat somit die größte Auswirkung in ihrer Richtung. In Flüssigkeiten und festen Stoffen ist das anders.

Je geringer die dehnende oder die zusammendrückende Kraft oder je größer die Querspannung der Membran ist, um so kleiner ist das Gebiet der augenfälligen Formänderung. Bei einer gewissen Größe der Kraft erweisen sich sämtliche Teile als gedehnt oder zusammengedrückt, aber um so weniger, je weiter sie vom Angriffspunkt der Kraft liegen. Die gleiche Kraft wird in einem Block eher abgeschwächt als in einer Membran, weil sie sich in einer Membran in zwei, in einem Block aber in drei Dimensionen, somit in einem gleichen Abstand vom Angriffspunkt über eine größere Anzahl von Kautschukteilen verteilt.

Ein solcher durchlöcherter Block oder Membran stellt aber durchaus nicht das Modell einer Lunge dar, die Löcher (oder Kanäle im Block) sind nur angebracht, um die Form- und Dimensionsänderungen leicht erkennbar zu machen. Zeichnet man Kreise in gleichen Abständen auf den Kautschuk, so bekommt man die gleiche Antwort auf die grundsätzliche Frage für halbflüssige Körper, allein weniger augenfällig.

Obgleich die Lunge mitsamt den Bronchien aus ungleich elastischen Bestandteilen aufgebaut ist, müssen wir doch die gleiche Antwort auf obige grundsätzliche physikalische Frage auch für sie erwarten, obwohl die Dehnungsgrößen in den verschiedenen ungleichen Bestandteilen nicht so gleichmäßig abnehmen wie im homogenen Kautschuk. Auf jeden Fall ist es aber unerläßlich, die Gültigkeit obiger Ergebnisse an Beobachtungen an Menschen bzw. Versuchstieren zu prüfen.

Was lehrt die pathologische autoptische Wahrnehmung am Menschen und am Versuchstiere?

Wir können die Beobachtungen folgendermaßen gruppieren:

Primäre örtliche Erweiterung des Brustkorbs findet sich ab und zu, z. B. durch eine Bauchgeschwulst, beim Menschen. So fand ich bei der Autopsie eines Mädchens von 14 Monaten einige Stunden nach dem Tode einen allseitig stark aufgetriebenen Bauch und einen in seinem kaudalen Abschnitt stark erweiterten Brustkorb, während der kraniale Abschnitt eher verkleinert zu sein schien. Das Zwerchfell war abgeflacht, sein kostaler Ursprung mit den Rippen auswärts und kranialwärts gerückt. Offenbar waren diese Veränderungen einer mannskopfgroßen Ovarialgeschwulst zuzuschreiben. Der Umfang des Brustkorbs betrug am 3. Rippenknorpel 38, am 4. Rippenkorpel 39, am 5. Rippenknorpel 41, am 6. Rippenknorpel 44, am 7. Rippenknorpel 46, am 8. Rippenknorpel 49 cm. Sonst fand sich bloß Emphysem der kaudalen Lungenabschnitte, bullös in deren peripheren und lateralen Teilen, mit Erweiterungen der entsprechenden kleineren Bronchien. Das Emphysem nahm kranialwärts und nach innen ab, die kranialsten Lungenteile waren ganz frei von Emphysem. Vielleicht haben etwas tiefere Einatmungen es verärgert. Sonst waren keine entzündliche oder andere Abweichungen wahrnehmbar, keine Gas- oder Flüssigkeitanhäufung, keine Bronchitis. Ähnliches kaudales Emphysem findet sich auch bei Kindern mit chronischem Meteorismus usw., sei es auch weniger stark als im obigen Fall.

Primär örtliche Verengerung des Brustkorbs führt zu einer vorwiegend örtlichen Entspannung der Lunge. Folgende chirurgische Erfahrung läßt kaum eine andere Deutung zu. ZAAIJER machte mehrmals bei umschriebener Bronchiektase mit 160 bis 350 ccm täglichem Auswurf eine örtlich beschränkte Rippenresektion mit Fortnahme des Periosts und der Zwischenrippenmuskeln. Es entstand eine umschriebene, etwa apfelgroße dauerhafte Grube in der Brustwand, die starken klinischen Erscheinungen schwanden ganz und waren nach mehr als einem Jahre fortgeblieben. Hätte sich die örtliche Volumenverkleinerung um vielleicht $^1/_{20}$ des ganzen Lungenvolumens *gleichmäßig* über die ganze Lunge verteilt, und wäre sie nicht ganz überwiegend örtlich geblieben, so wäre wohl keine so erhebliche Verengerung der ektatischen Bronchien erfolgt, daß die klinischen Erscheinungen aufhörten; um so weniger, weil das bronchiale oder peribronchiale Gewebe bei Bronchiektase durch alte proliferative Entzündung starrer zu werden pflegt.

Örtlich beschränkte Anhäufung von Gas oder Flüssigkeit usw. oder eine Plombe oder Tampon zwischen den Pleurablättern hat auch, solange das Volumen ein relativ kleines ist, nur eine entsprechend beschränkte Verkleinerung der Lunge, sogar bis zur Atelektase (ohne Verschluß der hinzugehörigen Bronchien) zur Folge, während der übrige Lungenabschnitt ungeändert erscheint; allerdings ist die Grenze nicht überall gleich scharf. Diese Erscheinung kommt oft auch bei Pleuritis humida und Hydrothorax vor. Ungefähr in der Höhe des Flüssigkeitsspiegels findet man schon während des Lebens den einer Entspannung des Lungengewebes zugeschriebenen „son skodique", aber weiter kranialwärts zeigt die Lunge weder perkussorisch, noch auskultatorisch, noch autoptisch wahrnehmbare Abweichungen. Auch die Dehnungsgrößen der anliegenden Teile von Brustkorb und Zwerchfell zeigen nur örtlich beschränkte Änderungen. POTAIN führte in die Pleurahöhle normaler Tiere verschiedene Mengen unschädliches Gas ein. Während größere Mengen die Lunge ganz zusammendrückten, zog sie sich nach Einführung eines kleineren Gasvolumens nur in jenen Teilen zusammen, die in der unmittelbaren Nähe des Gases lagen.

Durchtrennt man die Brustwand an einer kleinen umschriebenen Stelle, so tritt zunächst unter leichtem Zischen eine kleine Menge Luft zwischen die Pleurablätter. Gewöhnlich steht in diesem Augenblick die Atmung auf kurze Zeit still. Dann löst sich die Lunge allmählich im Laufe einiger Atemzüge von der Brustwand ab (REINEBOTH, BITTORF, FORSCHBACH, BRAUER und SAUERBRUCH).

Sowohl die pathologische Beobachtung wie das Versuchsergebnis zeigen somit unzweideutig, daß die Anhäufung eines geringen Volumens Flüssigkeit, Gas oder festen Stoffes zwischen den Pleurablättern eine nur beschränkte Verkleinerung des Lungenvolumens bewirkt. Ein großes Volumen wird aber nicht nur die ganze Lunge mehr oder weniger zur Zusammenziehung bringen, sondern sie sogar zusammendrücken, falls es einen dazu ausreichenden Druck ausübt.

Primäre umschriebene Verkleinerung des Lungenvolumens kann eintreten durch eine beschränkte proliferative Lungenentzündung mit Schrumpfung oder durch Verlegung eines Bronchus oder mehrerer Bronchien mit folglicher Obstruktionsatelektase inmitten normalen Lungengewebes. In der unmittelbaren Umgebung des verkleinerten Lungenteils entsteht dann komplementäres (früher: „vikariierendes") Emphysem, sonst nirgendwo. Die Brustwand kann bei oberflächlicher Lage und hinreichender Größe des verkleinerten Herdes eine ebenfalls örtlich beschränkte Abflachung oder Einsinkung aufweisen.

Primär örtlich beschränkte Vergrößerung des Lungenvolumens mit entsprechender, ebenfalls örtlich beschränkter Änderung der anderen Dehnungsgrößen findet sich mitunter bei einer Lungengeschwulst oder bei Schwellung eines entzündeten Lungenabschnitts.

Wir sehen es ferner bei bestimmten Lungenkavernen. So fand sich z. B. bei der Autopsie einer Frau eine faustgroße, mit einem offenen Bronchus verbundene, sehr oberflächlich liegende, sehr dünnwändige Kaverne infraklavikular. Der entsprechende Teil des Brustkorbs zeigte eine Vorwölbung, die sanft absteigend in die Umgebung überging. Hier war an die Stelle zerstörten Lungengewebes eine Höhle mit sehr dünner Wand getreten. Indem die ganze elastische Kraft dieser Höhlenwand kleiner war als die des verschwundenen Lungengewebes, wölbten sich Lunge und Brustwand, aber örtlich beschränkt, vor.

Daß sonst fast immer die Brustwand über eine Kaverne eingesunken ist, ist wohl Schrumpfung der dickeren Wand infolge von einer älteren proliferativen Entzündung zuzuschreiben. Dicke, Dehnbarkeit, Schrumpfungsgrad der Wand und Lage (an der Oberfläche oder in der Tiefe) der Kaverne bestimmen die Art und Ausdehnung der Änderungen der Dehnungsgrößen.

All diese und andere ähnliche Beobachtungen stimmen mit den Ergebnissen der Kautschukversuche grundsätzlich überein. Sie lassen keine andere Deutung zu als diese: *Eine an einer umschriebenen Stelle angreifende dehnende oder entspannende bzw. zusammendrückende Kraft bewirkt vorwiegend örtlich sichtbare Veränderungen der Dehnungsgrößen* (kurz: Gesetz der beschränkten sichtbaren Dehnung).

Je mehr der Wahrnehmer sich von der Angriffsstelle jener Kraft entfernt, um so schwerer nachweisbar werden die Änderungen der Dehnungsgrößen, und zwar um so schwerer, je kleiner die Kraft und je geringer die Dehnbarkeit des Gewebes ist. Von irgendeiner besonderen Bedeutung der kapillaren interpleuralen Flüssigkeitsschicht ist bei all diesen und anderen ähnlichen Beobachtungen nichts aufzudecken. Im 28. Kapitel meiner Allgemeinen Pathologie (A. P.) wird dies näher erörtert.

Das Lungengewebe hängt aber mit weniger dehnbaren Bronchialzweigen, Gefäßen und Bindegewebssepten sowie mit der Pleura pulmonalis fest zusammen. Es gibt keinen Lungenteil von einiger Ausdehnung, der nicht Bronchialzweige verschiedener Richtung enthält, so daß Volumenänderung eines solchen Lungenteils nicht möglich ist ohne gleichzeitige Biegung, Verlängerung oder Verkürzung, vielleicht auch Drehung um die Längsachse einer größeren oder geringeren Anzahl von Bronchialzweigen. Daß solche in der Tat stattfinden, zeigen Bronchialabgüsse, die gemacht wurden vor oder nach dem „Lungenkollaps", bei künstlicher Einatmungsstellung (durch Herabziehen des Zwerchfells am Lig. suspensorium hepatis und zugleich kranialwärts und auswärts gerichtete Drehung der Rippen) oder bei künstlicher Ausatmungsstellung (durch Kranialwärtsdrängen des Zwerchfells und Zusammendrücken des Brustkorbs) an Menschen- und Kaninchenleichen. Der Vergleich solcher Abgüsse bei möglichst gleich großen Menschen ergibt einen großen Unterschied (A. P. Abb. 7 u. 8). Die

Bronchialzweige, die in kollabierten und besonders die in zusammengedrückten Lungen gemacht wurden, liegen einander unter spitzen Winkeln ganz nahe, während die bei künstlicher Einatmungsstellung stumpfwinklig weit auseinanderstehen, und die bei der Ruhestellung vor dem Lungenkollaps etwas weniger. Die größten Unterschiede beobachten wir in den feineren peripheren kaudalsten Bronchialzweigen, geringere in den kranialen, und die geringsten oder gar keinen Unterschied in den zentralen und gröberen Bronchien überhaupt. Außerdem erscheinen die Bronchien in zusammengezogenen und zusammengedrückten Lungen kürzer. Hinsichtlich des Verhaltens der Bronchiallumina war nichts mit Sicherheit zu ermitteln. Wir müssen annehmen, daß auch bei anderen Volumenänderungen der Lunge ähnliche Biegungen und sonstige Dimensionsänderungen der Bronchien stattfinden. SCHRÖTTER hat in der Tat am lebenden Menschen Biegungen von Bronchien durch die Atembewegungen bronchoskopisch festgestellt.

Mit Rücksicht auf ihre Dehnbarkeit, Zusammendrückbarkeit, Biegsamkeit bzw. Torsionsfähigkeit müssen wir die gröbsten Bronchien am Hilus pulmonis bei ruhiger Atmung als fast unveränderlich betrachten. Nach der Peripherie hin nehmen jene Eigenschaften sehr beträchtlich zu, indem die Knorpelringe allmählich dünner und seltener werdenden Knorpelplättchen Platz machen, während die Bronchialwand in zentroperipherer Richtung allmählich dünner wird. Diese Eigenschaften der Bronchioli respiratorii und Alveolengänge kommen denen des Lungengewebes am nächsten.

Durch die inspiratorische Ausdehnung, Biegung und vielleicht auch Torsion der Bronchien häuft sich eine Spannung darin an, die eine nicht zu unterschätzende exspiratorische Kraft darstellt, abgesehen von der Möglichkeit, daß auch Bronchialmuskeln die Lunge dabei verkleinern, wie wir schon bemerkten.

Die Bronchialzweige beeinflussen auch die Dehnungsgröße eines Lungenteils, worin sich eine dehnende Kraft geltend macht. Wir können dies an einem Modell darstellen, indem wir auf eine durchlöcherte, gespannte Kautschukmembran eine gebogene dicke Kautschukröhre (mit oder ohne kupfernen Mandrin) fest aufkleben und dann diese Membran in verschiedenen Richtungen ein- oder mehrseitig dehnen. Die Löcher, die der Röhre am nächsten liegen, werden am wenigsten verzerrt, was sich aus ihrer Befestigung an die viel weniger dehnbare Röhre erklärt (A. P. Abb. 5). Es ist ohne weiteres klar, daß ein Lungenteil, der an einer oder mehreren Seiten mit festeren Teilen überhaupt zusammenhängt, weniger dehnbar ist als ein anderer, gleich großer Lungenteil, der von allen Seiten von gleich dehnbaren Lungenbläschen umgeben wird. So sind peribronchiale, perivaskulare und an festes Bindegewebe befestigte Lungenbläschen weniger dehnbar in der Richtung der Befestigungsfläche als nichtbefestigte Bläschen.

Weil ferner die zentralen Bronchien die dicksten und die dorsalen kranialen Bronchien kürzer und dicker als die ventralen kranialen sind (AEBY), müssen die zentralen und die dorsalen kranialen Lungenteile am wenigsten dehnbar sein. Diese Lungenteile fühlen sich auch fester an als die übrigen. Öffnet man den Brustkorb breit, so ziehen sich die Lungen nach dem Hilus hin zusammen, die dorsalen kranialen Teile verkleinern sich aber viel weniger als ihren kleineren Dimensionen entsprechen würde. Hieraus erklärt sich die klinische Erfahrung von EICHHORST u. a., die auffällig häufig bei umfangreichem pleuritischem Exsudat lauten Lungenschall in einem paravertebralen, 3 cm breiten Streifen fanden. Die autoptischen Befunde, auch die bei Pneumothorax, sind damit in Übereinstimmung.

Allerdings beweisen diese Befunde nicht ohne weiteres den oben genannten Unterschied der Dehnbarkeit, weil der kaudale Lungenabschnitt die größte Anzahl von Lungenbläschen besitzt und der Hilus durch die dicksten Bronchien als am unbeweglichsten vorauszusetzen ist. Es liegt aber kein Grund vor, die größere Bläschenzahl allein für die stärkere Volumenabnahme verantwortlich zu machen, während wir doch berechtigt sind, außerdem eine verschiedene Dehnbarkeit anzunehmen. Das eine schließt das andere nicht aus. Viele später zu erörternde Beobachtungen werden aus einer verschiedenen Dehnbarkeit der verschiedenen Lungenteile erklärlich.

Wir haben S. 2 betont, daß die *Spannung* der verschiedenen Teile der Brustorgane auch in Atemruhe nicht überall gleich sein muß. Wir fügen hinzu: Die *Dehnungsgrößen* der verschiedenen Teile von gleicher Spannung sind der Dehnbarkeit dieser Teile proportional. Auf die Begriffe Elastizität und Dehnbarkeit kommen wir S. 50f. zurück.

III. Die respiratorischen Volumenschwankungen der verschiedenen Lungenteile

Aus dem Gesetz der vorwiegend beschränkten, örtlich sichtbaren Wirkung einer örtlich in der Lunge angreifenden, ausdehnenden oder zusammendrückenden Kraft folgt, daß eine bei der Einatmung an einer umschriebenen Stelle der Pleura und subpleuralen Lungenbläschen angreifende ausdehnende Kraft die zentralen Lungenteile nur abgeschwächt erreicht. Infolgedessen werden die peripheren Lungenbläschen mehr erweitert als die zentralen, abgesehen noch von der geringeren Dehnbarkeit der letzteren.

Man könnte dagegen einwenden, daß die senkrecht auf die pleurale Lungenoberfläche einwirkenden, ausdehnenden Kräfte sich in den tieferen Schichten begegnen und summieren, weil doch jene Oberfläche eine gebogene-gebrochene Fläche darstellt, so daß schließlich vielleicht doch alle Lungenbläschen die gleiche oder die zentralen Lungenteile sogar eine größere inspiratorische Erweiterung erfahren würden. Keine Beobachtung weist aber auf Summation hin, wie wir sehen werden.

Nach dem Gesetz der örtlich beschränkten sichtbaren Dehnung wird bei einer ungleichmäßigen inspiratorischen Vergrößerung des Brustraums das Volumen der verschiedenen Lungenteile ungleichmäßig zunehmen, und zwar der Vergrößerung des betreffenden Teils des Brustraums entsprechend.

Die Größe der inspiratorischen Raumvergrößerung des Brustkorbs oder der inspiratorischen Spannungszunahme der Lunge an zwei verschiedenen Stellen bei ruhiger Atmung deutet die relativen Werte der Volumenzunahme der entsprechenden Lungenteile an. Um annähernd zu bestimmen, in welchem Maße die inspiratorische Volumenzunahme der verschiedenen Lungenteile sich unterscheiden, können wir also

1. die inspiratorischen Luftvolumina der verschiedenen Lungenteile,

2. den Wert der inspiratorischen Spannungszunahme der verschiedenen Teile der Brustwand oder der Lunge,

3. die inspiratorische Vergrößerung dieser Teile bestimmen.

Hier wie in den folgenden Seiten wird fast ausschließlich von „ausdehnender" Kraft und „Einatmung" geredet, der Kürze halber wird die nähere Bezeichnung der Verhältnisse bei exspiratorischer Zusammenziehung fortgelassen. Gelten doch dafür bei ruhiger Atmung mutatis mutandis dieselben Betrachtungen.

Die sicherste, weil unmittelbare Methode: die Bestimmung der respiratorischen Luftvolumina verschiedener Lungenteile, ist leider ohne erhebliche Atmungsstörungen nicht ausführbar. Beobachtungen bei Ertrunkenen (6. Kapitel) ohne sonstige anatomische Abweichungen im Tractus respiratorius lehren zwar etwas von den Verhältnissen bei tiefer, aber nichts von denen bei ruhiger Einatmung.

Die Perkussion lehrt nur die Änderungen der Lungengrenzen kennen. Aus der inspiratorischen Verschiebung eines Pleurapunktes lernen wir nur die algebraische Summe der Verschiebungen der umliegenden Punkte, dagegen nichts von der inspiratorischen Volumenzunahme der entsprechenden Lungenbläschen kennen. Diese werden außerdem durch die Veränderungen dreier Dimensionen bedingt. Wäre uns der Wert der Verschiebungen aller Pleurapunkte bekannt, so würde allerdings ein Schluß hinsichtlich der relativen Werte der tangentialen Spannungen in den verschiedenen Teilen der Brusthöhle möglich werden. Ohne vollständige Kenntnis der drei Dimensionsänderungen würden wir uns jedoch groben Irrtümern aussetzen. Es kann sogar ein atelektatisches Lungenläppchen, das gar keine Lüftung hat, verschoben werden.

Nachdem einige Forscher, wie Frédéricq, Bernstein und Weil, Adamkiewicz und Jacobson, die *intrathorakale Spannung* an einem Punkt direkt gemessen hatten, ist es Meltzer gelungen, die respiratorischen Schwankungen der retroösophagealen Spannung an verschiedenen Stellen bei narkotisierten Hunden und Kaninchen manometrisch zu bestimmen. Die respiratorischen Schwankungen waren in den kranialwärts von der 4. bis 5. Rippe liegenden retroösophagealen Teilen der Brusthöhle äußerst gering, d. h. Null oder fast Null, weiter kaudalwärts aber nahmen sie mehr oder weniger beträchtlich zu. Einigemal fand diese Zunahme nicht gleichmäßig statt, die Regel wird jedoch durch diese Ausnahmen nicht erschüttert. Meltzer hat später mit Auer möglichst genau die intraösophagealen Spannungen in der am kranialen sowie am kaudalen Ende abgebundenen Speiseröhre bestimmt. Sie fanden immer, daß die respiratorischen Schwankungen der Spannung in kraniokaudaler Richtung allmählich größer und schließlich sehr groß werden, manchmal mit Ausnahme der Herzgegend, wo sie kleiner als um die Hälfte wurden, wahrscheinlich durch schwere Fortpflanzung durch das Herz, das durch die Schwankungen der Spannung kaum beeinflußt wurde (A. P. Abb. 346). Meltzer und Auer gaben nach diesen Versuchsergebnissen die früheren Bedenken Meltzers auf.

Bei tiefen dyspnoischen Einatmungen können auch die Spannungsschwankungen in den mehr kranialen Teilen stark sein. Das stimmt damit überein, daß das dyspnoische Kaninchen nicht nur sein Zwerchfell benützt, sondern auch, wie der Hund, große kostale Atembewegungen macht. Dadurch werden auch die kranialen Teile der Brusthöhle unmittelbar erheblich erweitert.

Die von Meltzer und Auer nachgewiesenen Schwankungen geben ein annäherndes Maß für die respiratorischen Schwankungen der Spannung der paravertebralen und dorsalen mediastinalen Lungenteile. Wie sie sich in den übrigen (lateralen und ventralen) Teilen des Brustraums verhalten, wurde bei Tieren noch nicht gemessen. Nichtsdestoweniger dürfen wir annehmen, daß beim ruhig atmenden Kaninchen und Hunde im allgemeinen die am meisten kaudalen Lungenteile den größten respiratorischen Volumenschwankungen unterworfen sind, und daß diese kranialwärts kleiner werden.

Auch für das Verständnis der Verhältnisse beim Menschen sind obige Befunde von Bedeutung, obwohl nicht ohne weiteres anwendbar. In Übereinstimmung damit sind aber folgende Versuchsergebnisse: Ganter führte 200 bis 300 ccm Sauerstoff oder Luft und 100 bis 150 ccm physiologische Kochsalzlösung, vor dem Anlegen eines künstlichen Pneumothorax beim Menschen, im 3. Zwischenrippenraum interpleural ein und sah dann röntgenoskopisch ohne Ausnahme ein Wandern des Flüssigkeitsspiegels (zwischen Flüssigkeit und Gas) in kaudaler

Richtung, nie kranialwärts, ähnlich wie in einem Modell, unabhängig von der Schwerkraft, bei verschiedener Körperhaltung.

Wir können die respiratorischen Volumenschwankungen der verschiedenen Lungenteile beim *Menschen* in ihren relativen Werten kennenlernen, wenn wir die *Größe der Atembewegungen* der entsprechenden Teile des Brustkorbs und des Zwerchfells feststellen. Zunächst bei ruhiger Atmung. Die inspiratorische Wölbung des Bauchs oder Epigastriums ist aber kein zuverlässiges Maß der Größe der Zwerchfellwirkung, weil sie nicht nur von der Größe dieser Zusammenziehung, sondern auch von dem Inhalt der Bauchhöhle und dem Spannungsgrad der Bauchwandung, besonders der geraden Bauchmuskeln, abhängig ist. Den HUTCHINSONschen Atmungstypen darf also kein großer Wert beigemessen werden. Neuere Forscher, wie MAYO, SARGENT, BÄLZ (vgl. LIEBE), heben den Einfluß des Korsetts oder Bauchgürtels wieder hervor.

Für unseren Zweck genügt es, während wir der radioskopischen Lösung der Frage noch harren, anzunehmen, daß beide, Mann und Frau, eine kostoabdominale Atmung haben, mag es denn auch mit geringer Abweichung sein. Seitdem die Frauen sich freier kleiden, gilt dies um so mehr. Auch für Kinder, Säuglinge nicht ausgenommen, trifft dies im allgemeinen zu, wenn auch sie nach RIEGEL eine veränderliche Atmung haben. Im Greisenalter nehmen im allgemeinen die Bewegungsgrößen der Rippen, besonders die der am meisten kranialen, ab. In konkreten Fällen muß man immer individualisieren. Auch die Haltung, die Tiefe der Atmung, ihre Frequenz und seelische Einflüsse sind bedeutungsvolle Faktoren für die Ergebnisse (RIEGEL u. a.).

Das geübte Auge lehrt, daß bei ruhiger Atmung die lateralen und ventralen Rippenteile größere Bewegungen machen als die dorsalen, und in der Regel um so größere, je kaudaler sie sind. Die Befunde von SIBSON, WINTRICH (mit dem von ihm abgeänderten SIBSONschen Brustmesser), RIEGEL und GERHARDT mit RIEGELs Doppelstethographen stimmen damit überein. Bei ruhiger Atmung ergab sich eine Zunahme der horizontalen, und zwar mehr noch der frontalen als der sagittalen (sternovertebralen) Durchmesser in kraniokaudaler Richtung, stark von der 6. bis zur 10. Rippe (SIBSON).

Messungen des horizontalen Thoraxumfanges und seiner respiratorischen Schwankungen in verschiedener Höhe fehlen. Denn die von WINTRICH können nicht für vollkommen zuverlässig gelten, weil die Höhen, wo die oberen und mittleren Maße gewonnen wurden, nicht durch feste, knöcherne Punkte des Brustkorbs, sondern durch die davon unabhängige, bewegliche Mamillae und möglichst hohe Punkte der Achselhöhlen angezeigt wurden. Leider fehlen kyrtometrische Bestimmungen, die freilich für die kranialen Teile schwer ausführbar wären.

Auf ganz andere Weise hat HASSE die Atembewegungen verschiedener Punkte des Brustkorbs, und zwar zu gleicher Zeit, gemessen, nämlich indem er eine gewisse Anzahl von ,,tadellos" gebauten, kräftigen jungen Soldaten, stehend vor einem Meßfenster, während In- und Exspirationsstellung photographierte. Der Hauptsache nach lauten seine Befunde wie die oben genannten und die nachher zu erwähnenden.

Welche Beziehung besteht zwischen der Bewegungsgröße eines Teils des Brustkorbs und der Veränderung des entsprechenden Teils des Brustraums?

Wir sehen vorderhand von der Zwerchfellwirkung ab. Eine herausgenommene Rippe, die wir um ihre Gelenkachse drehen, zeigt, wie sich ihre ventralen Enden bei der Einatmung lateralwärts voneinander entfernen müssen. Jeder außerhalb des Rippenhalses liegender Punkt beschreibt einen Kreisbogen nach oben und außen, der seine Entfernung von der Gelenkachse, d. h. die senkrechte

Linie von dem Punkte aus auf jene Achse oder ihre Verlängerung, zum Radius hat. Wenn wir nun den Drehwinkel der Rippe, der das Maß der Drehbewegung darstellt, zunächst als gleichbleibend voraussetzen, so ist offenbar die Bewegungsgröße eines Rippenpunktes seinem Radius proportional. Die Bewegungsgrößen der verschiedenen Punkte derselben Rippe nehmen also von ihrem vertebralen nach ihrem ventralen Ende zu. Dies gilt auch für die Bewegungen der Rippenpunkte, wie wir sie am Brustkorb finden, beeinflußt durch die Verbindungen der Rippen mit dem Brustbein, den Zwischenrippenwänden und im kostovertebralen Gelenk. Auch die Bewegungen des Brustbeins sind gesondert aufgezeichnet.

Betrachten wir den Menschen in aufrechter Körperhaltung, so nimmt der Brustraum bei der Einatmung vertikal und horizontal zu: vertikal nicht allein durch die Zwerchfelltätigkeit (s. weiter unten), sondern auch durch Hebung der Rippen und des Brustbeins, indem der Brustkorb annähernd eine Kegelform hat mit der Grundfläche unten; horizontal durch die nach außen gerichtete Bewegung der Rippen und des Sternum. Die meisten Punkte werden in ungleichem Maße gehoben und horizontal nach außen bewogen; es gibt sogar bedeutende Unterschiede.

Bei einem bestimmten Drehungswinkel einer Rippe werden die Größe der Hebung und die Größe der horizontalen Bewegung nach außen eines Rippenpunktes bedingt durch die *Neigung* dieses Punktes, d. h. durch seine Lage unterhalb der horizontalen Ebene, die man sich durch den Mittelpunkt der vertebrokostalen Gelenkachse denken kann. Folgendes möge dies erläutern.

Es sei A in Abb. 1 der Mittelpunkt der Gelenkachse einer Rippe, HH' der Durch-

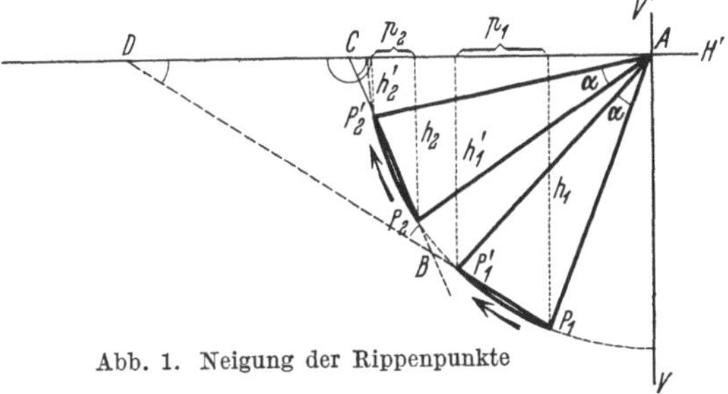

Abb. 1. Neigung der Rippenpunkte

schnitt der horizontalen, VV' der Durchschnitt der vertikalen sagittalen Ebene durch diesen Punkt (bei aufrechter Körperhaltung). Es seien ferner P_1 und P_2 zwei Punkte verschiedener Rippen, mit gleichen Radiis und mit einer Neigung h_1 und h_2 am Anfang, h_1' und h_2' am Ende einer Einatmung, bei gleichem Drehwinkel. Dabei ist $h_1 > h_1' > h_2 > h_2'$.

Es ist nun klar, daß die horizontale Bewegungsgröße des Rippenpunktes P_1 durch eine Bewegung von P_1 nach P_1' durch p_1, d. h. die Projektion des zurückgelegten Weges auf HH', und die horizontale Bewegungsgröße des Rippenpunktes P_2 nach P_2' durch die Projektion p_2 gemessen wird.

Weil nun die zwei oben genannten Punkte P_1 und P_2 sich unter einem gleich großen Drehwinkel nach P_1' bzw. P_2' bewegen, und also gleich große Kreisbogen P_1P_1' und P_2P_2' beschreiben, ist die Projektion $p_1 > p_2$. Denn durch Verlängerung der Linien P_1P_1' und P_2P_2', bis sie sich und die Ebene HH' in B, C und D schneiden und das $\triangle BCD$ bilden, bekommen wir

$$\angle BDC + \angle CBD = 180° - \angle BCD,$$
$$\text{weil auch } \angle ACB = 180° - \angle BCD,$$
$$\text{ist folglich } \angle ACB > \angle BDC.$$

Und weil die Projektion einer Linie von bestimmter Länge auf eine Ebene sich umgekehrt proportional der Größe des von beiden gebildeten Winkels verhält, ist folglich $p_1 > p_2$.

Da nun P_1 und P_2 willkürlich gewählt sind, so ist damit erwiesen, daß die inspiratorische horizontale Bewegungsgröße eines Rippenpunktes mit der Neigung dieses Punktes zunimmt, falls der Drehwinkel dieser Rippe, also die Bewegungsgröße jenes Rippenpunktes, gleichbleibt.

Dies gilt auch, sogar a fortiori, für verschiedene Punkte derselben Rippe. Denn nicht allein die Neigung, sondern, wie wir oben sahen, auch die Bewegungsgrößen der einzelnen Punkte einer Rippe nehmen während einer gleich tiefen Einatmung in vertebroventraler Richtung zu.

Alles in allem werden also die horizontalen Bewegungsgrößen der Punkte derselben knöchernen Rippe während der Einatmung in vertebroventraler Richtung größer.

Aus den früher erwähnten Bestimmungen erhellt, daß die respiratorischen Bewegungsgrößen des *Brustbeins* im allgemeinen etwas geringer sind als die der entsprechenden ventralen knöchernen Rippenenden. Die Bewegungsgrößen der Rippenknorpel, die bei der Einatmung verlängert und um ihre Längsachse gedreht werden, haben Werte zwischen den Werten der angrenzenden knöchernen Rippen- und Brustbeinteile. Weil außerdem die Neigung, besonders die der mehr kaudalen Rippenknorpel, sternalwärts ziemlich stark abnimmt, muß dies auch der Fall sein mit der inspiratorischen horizontalen örtlichen Vergrößerung des Brustkorbs.

Im Zusammenhang mit obigem erweitert sich der kraniale Brustkorbabschnitt überwiegend sagittal, der kaudale Abschnitt etwas mehr frontal horizontal, weil die ventralen Enden der knöchernen Rippen im kranialen Abschnitt ganz nahe dem Sternum, im kaudalen Abschnitt durch lange Knorpel vom Brustbein getrennt sind.

Das *Zwerchfell* vergrößert nicht allein unmittelbar den Brustraum, es erweitert außerdem die kaudale Thoraxhälfte durch die von ihm hervorgerufene Erhöhung des intraabdominalen Drucks (DUCHENNE de Boulogne). Der kaudale Abschnitt des Brustkorbs des Hundes wird nämlich durch Zusammenziehung des Zwerchfells nach voraufgehender Öffnung der Bauchhöhle eingezogen, indem die Leber durch das Loch in der Bauchwand nach außen ausweicht. Vielleicht macht sich die Druckerhöhung auch unmittelbar auf die allerdings nur schmalen intraabdominalen Thoraxteile geltend, hauptsächlich wird aber die kaudale Brustkorbhälfte infolge der Zusammenziehung des Zwerchfells dadurch erweitert, daß die durch die intraabdominale Druckerhöhung ausweichenden Bauchmuskeln ihre Insertionspunkte am Brustkorb nach außen mitbewegen. Damit steht im Einklang, daß nach BERT die Thoraxerweiterung durch Zusammenziehung des Zwerchfells sich beim Hund bis an die sechste Rippe erstreckt. Bildet doch eben diese Rippe, abgesehen von einigen wenigen Zacken des M. obl. ext. abd., die kraniale Insertionsgrenze der Bauchmuskeln. Auch beim Menschen erstreckt sich wahrscheinlich der thoraxerweiternde Einfluß des Zwerchfells bis an den fünften Zwischenrippenraum hinauf. Ohne eine gewisse Spannung der Bauchmuskeln bleibt er aus, so daß ein Hängebauch ernste Störungen des Blutkreislaufs zur Folge haben kann (A. P. 825).

Über den unmittelbaren Einfluß der Zwerchfellwirkung auf den Brustraum und die Brustorgane ist viel gestritten worden. Denn nur die Bewegungsgrößen der periphersten Zwerchfellsteile waren bis vor kurzer Zeit einer Untersuchung (Palpation der Leber, Perkussion, LITTENS „Zwerchfellphänomen") zugänglich. Radioskopisch erwies sich später jene schon aus anatomisch-physiologischen Gründen wahrscheinliche Vorstellung als richtig, wonach bei einer ruhigen Einatmung allein die dorsalen und besonders die lateralen muskulösen Teile des Zwerchfells sich abflachen, während das Centrum tendineum bis an das Sternum ganz oder nahezu in Ruhe bleibt.

Der extra- oder suprathorakale Teil der Brusthöhle, d. h. die Pleurakuppe, umfaßt die *Lungenspitze*, die dem kranialen Lungenabschnitt zugehört. Die Pleurakuppe überzieht zwei Drittel des interlaminaren Raums, der von den Laminae der Fascia colli begrenzt wird. Das übrige Drittel ist mit lockerem Gewebe ausgefüllt. Zwischen der Größe der Pleurakuppe und dem Volumen der Lungenspitze, die eine nur einige Millimeter hohe Scheibe ist (vgl. die Abgüsse von VAN NOOTEN), müssen wir einen ähnlichen Parallelismus wie zwischen Thoraxraum und Lungenvolumen annehmen. Die Grenzfläche der Lungenspitze ist die durch die inneren Ränder der ersten Rippe bestimmte Fläche. Durch die Bewegungen der ersten Rippe und des Brustbeins wird diese Grundfläche vergrößert. Mit der ersten Rippe, dem Schlüsselbein und dem Brustbein bewegen sich auch die Insertionen der Mm. scaleni und der Faszienblätter an jenen knöchernen Gebilden nach außen und nach oben, und infolgedessen auch die lateroventrale Wand des interlaminaren Raums. Wenn nun auch die dünneren Wandteile bei der Einatmung noch mehr einsinken als in Ruhe, muß doch, so lange ihre Dehnbarkeit nicht ∞ ist, eine Vergrößerung des Raums stattfinden. Der basale ventrale Teil des Raums wird am meisten vergrößert, nicht nur weil sie oben genannten knöchernen Anheftungspunkten am nächsten liegen, sondern weil auch nach TILLAUX die Lam. media der Fascia colli hier stärker entwickelt ist, also weniger der inspiratorischen Spannungsänderung nachgibt als mehr kranialwärts. Die Pleurakuppe, und damit die Lungenspitze, wird also bei der Einatmung am meisten in ihren basalen ventralen Teilen vergrößert.

Aus der bisherigen Erörterung ergibt sich, daß bei ruhiger Atmung die inspiratorische Vergrößerung des Brustraums am geringsten im paravertebralen kranialen Teil ist. Von hier aus nimmt diese Vergrößerung nach allen Richtungen hin allmählich zu. In den lateralen kaudalen Teilen wird das Maximum erreicht durch die Zusammenwirkung von Brustkorberweiterung und Zwerchfellwirkung. Bei der Einatmung nimmt also der Brustraum, und damit die intrathorakale Spannung, am wenigsten in den kranialen paravertebralen, am meisten in den lateralen kaudalen Teilen der Brusthöhle zu.

Im allgemeinen entspricht die inspiratorische Volumenzunahme der Lungenbläschen der örtlichen inspiratorischen Vergrößerung des Brustraums. Wir müssen jedoch beachten, vorerst, daß die Dehnbarkeit der Lunge nicht überall gleich ist (S. 7), ferner, daß die geringere Dehnbarkeit der Mediastinalgebilde eine stärkere Dehnung der mediastinalen Lungenteile zur Folge haben muß. Die zentralen Lungenteile sind am wenigsten dehnbar und beweglich, und zwar um so weniger, je näher sie dem Hilus liegen.

Die Vergrößerung der Lungenbläschen findet in den drei Dimensionen statt. Denn die beiden horizontalen Durchmesser werden durch die Erweiterung des Brustkorbs in allen Teilen vergrößert. Und die allmähliche Zunahme seiner inspiratorischen Raumvergrößerung in kraniokaudaler Richtung durch Rippenbewegungen und Zwerchfellwirkung hat auch eine kraniokaudale Ausdehnung der Bläschen mit gleichzeitiger Verschiebung in kraniokaudaler und dorsoventraler Richtung zur Folge. Auch die Querschnitte der Lungen nehmen durch diese Verschiebung in kraniokaudaler Richtung allmählich mehr zu bei ruhiger Einatmung. Wir müssen ferner bedenken, daß der Inhalt einer Kugel, der $4/3 \pi r^3$ ist, um so mehr durch Vergrößerung des Radius um 1 mm zunimmt, je größer der Radius ist. Nimmt z. B. der Radius 3 um 1 mm zu, so wird die Inhaltszunahme $r_1^3 - r^3 = 4^3 - 3^3 = 64 - 27 = 37$ cmm. Nimmt aber der Radius 5 um 1 mm zu, so beträgt die Inhaltszunahme $r_1^3 - r^3 = 6^3 - 5^3 = 216 - 125 = 91$ cmm. Dies gilt grundsätzlich auch für den nicht kugelförmigen

Brustraum und das Lungenvolumen: Je größer der Brustraum oder ein Teil ist, um so geringer brauchen die Bewegungen der einzelnen Wandpunkte zu sein, um die gleiche oder gar eine größere Inhaltszunahme zu bewirken. Durch die Kegelform der Lunge nehmen ihre queren Durchschnitte kranialwärts allerdings ab, aber bei ruhiger Einatmung auch die Größe der Atembewegung.

Die pathologische Beobachtung und Versuchsergebnisse (6. Kap.) führen übereinstimmend zu einer Unterscheidung von Lungenteilen nach Verschiedenheiten ihrer Eigenschaften, die in den Lungenlappen nicht zum Ausdruck kommen. Als Einteilungsmaßstab dient die inspiratorische Zunahme des Brustraums bzw. Lungenvolumens bei ruhiger Atmung. Dabei sei ausdrücklich betont, daß nirgends scharfe Grenzen bestehen, es gibt nur fließende Übergänge.

Zunächst zerfallen Brustraum und Lungen durch eine Fläche, die durch die fünften Rippen bestimmt wird, in einen *kranialen* und einen *kaudalen* Teil. Wir wählen diese Fläche einmal, weil sie die Grenzfläche nicht nur der Zwerchfellwirkung, sondern auch die des unmittelbaren Einflusses der Bauchmuskeln

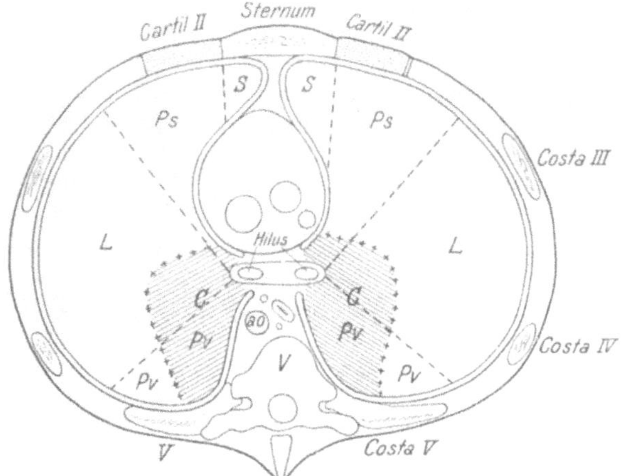

Abb. 2. Durchschnitt von Brustkorb und Brustorganen.
C zentral, *Pv* paravertebral, *L* lateral, *Ps* parasternal, *S* sternal, *V* Wirbel

bei der Bauchpresse bildet; außerdem liegt ein in anatomisch-physiologischer Hinsicht wichtiger Punkt, nämlich der Hilus pulmonis, ungefähr in ihr.

An jeder Thoraxhälfte nehmen wir ferner, außer der wohl bekannten Sternal- und Parasternallinie, eine von den Angulis costarum bestimmte, gekrümmte Angularlinie an. Wenn wir uns nun gleichnamige Flächen je durch eine dieser Linien und den Lungenhilus denken, so zerfällt jede Hälfte des Thoraxraums und der Lungen in durch diese Flächen begrenzte, sektorähnliche Teile, die wir (Abb. 2) bezeichnen als:

sternalen Teil, begrenzt durch Median- und Sternalfläche,
parasternalen Teil, lateral begrenzt durch die Parasternalfläche,
lateralen Teil, begrenzt durch Parasternal- und Angularfläche,
paravertebralen Teil, zwischen Angularfläche und den Wirbelkörpern.

Wenn wir den suprathorakalen Teil (die Lungenspitze) außer Betracht lassen, so besteht sowohl die kraniale als die kaudale Lungenhälfte aus drei Sektoren, deren *periphere* Teile als sternoparastenaler, lateraler und paravertebraler Teil angedeutet werden. Außerdem kann noch nötigenfalls ein peripherer *mediastinaler* und ein peripherer *diaphragmaler* Teil besonders erwähnt werden. An der *Lungenspitze* kann man einen ventralen, lateralen, dorsalen, basalen Teil usw. unterscheiden.

Kliniker und Pathologen bedürfen einen besonderen Namen für den kranialsten Teil der Lunge, der dem in der 1. Aufl. dieses Werks kaudal durch die Fläche der 3. Rippe abgegrenzten Abschnitt nahezu entspricht. Es dürfte aber richtiger sein, diese Grenzfläche annähernd folgendermaßen zu bestimmen: paravertebral durch den 5. angulus costae, lateral durch die 3. und parasternal durch die

2. Rippe. Wir nennen diesen Lungenteil *kranialstes Viertel*, womit nicht genau ein Viertel der Lunge gemeint ist. Man sieht einen Durchschnitt in A. P. Abb. 25. Wir schlagen vor, Lungenspitze oder Apex allein zur Andeutung des suprathorakalen Teils zu gebrauchen, um den zahllosen Mißverständnissen ein Ende zu machen.

Die in der Nähe des Hilus zusammentreffenden Teile der oben genannten Sektoren beanspruchen als *zentraler Lungenteil* eine besondere Stelle. Denn einmal ist die Dehnbarkeit dieses Lungenteils durch seine dickeren Bronchien viel geringer als die der peripheren Sektorenteile, andererseits sind die zentralen Lungenbläschen von den pleuralen Angriffspunkten der inspiratorisch dehnenden Kraft so weit entfernt, daß diese sie nur sehr abgeschwächt erreicht. Die respiratorischen Volumenschwankungen der zentralen Lungenbläschen dürften also viel kleiner als die der gleichnamigen peripheren sein. In Abb. 2 sind die zentralen Lungenbläschen mit den angrenzenden paravertebralen durch Schraffierung angedeutet.

Von den kranialen paravertebralen Lungenbläschen mit den geringsten Volumenschwankungen aus nehmen die respiratorischen Volumenschwankungen der Lungenbläschen nach allen Richtungen hin zu, aber nicht überallhin mit gleichem Zuwachs. Am wenigsten nehmen sie zu in den paravertebralen kranialen Teilen (in kraniokaudaler Richtung), etwas rascher in den übrigen kranialen Teilen, der örtlichen Dehnbarkeit der Lunge und der örtlichen inspiratorischen Zunahme des Brustraums entsprechend. Die Volumenschwankungen der paravertebralen kaudalen Lungenbläschen erfahren in den zentroperipheren und kaudalen Richtungen einen rascheren Zuwachs: sie werden in diesen Richtungen nicht nur dehnbarer, sondern überdies einer größeren erweiternden Kraft (kostaler Erweiterung des Brustkorbs und Zwerchfelltätigkeit) ausgesetzt.

Die Volumenschwankungen der parasternalen kaudalen und angrenzenden Lungenbläschen sind jedoch wohl kaum geringer. Denn, wenn auch sowohl die kostosternale als die diaphragmale Vergrößerung des betreffenden Thoraxteils geringer ist als die des lateralen kaudalen, so erfordert wegen der sehr viel geringeren Dehnbarkeit der Mediastinalgebilde (Herz, großen Gefäße, weniger Trachea und Ösophagus im kranialen Mediastinum) das Gesetz der Verteilung der Dehnungsgrößen eine um so größere Volumenzunahme der angrenzenden, d. h. der oben genannten Lungenteile. Die inspiratorische Verkleinerung der Herzdämpfungsfigur ist eine Folge davon. Auch die peripheren mediastinalen Lungenteile dürften inspiratorisch stärker ausgedehnt werden, als ihrer tieferen Lage entspricht.

Wir müssen auch annehmen, daß in jedem Lungenläppchen die zentralen (peribronchialen und perivaskularen) Bläschen, die doch weniger dehnbar sind als die peripheren, sich bei der Atmung auch weniger vergrößern und verkleinern als diese, und zwar um so weniger, indem die erweiternde inspiratorische Kraft sie mehr abgeschwächt erreicht als die peripheren.

Hier sei noch bemerkt, daß gerade diejenigen Lungenläppchen die stärkste inspiratorische Volumenzunahme erfahren, welche die längsten Bronchien besitzen, worin der Luftstrom also den höchsten Widerstand erfahren würde. Nach AEBY haben aber diese lateralen und ventralen kaudalen Bronchien zugleich die dünnsten Wände, so daß sie sich bei der Einatmung am meisten erweitern dürften. (Die Berechnung ROHRERS geht nicht von zuverlässigen Bestimmungen der Weite der Bronchialzweige bei Atemruhe aus und vernachlässigt ihre respiratorischen Schwankungen, so daß sie irreführend ist.) So würde die Luft ebenso leicht oder sogar leichter in die Läppchen mit langen, als in die mit kurzen Bronchien einströmen, die sich bei der Einatmung weniger erweitern. Bei künstlicher Atmung durch Aufblasen können die kurzen Bronchien vielleicht mehr erweitert werden als bei natürlicher Atmung.

Wenn DOHRN recht hat, was ich nach eigenen Beobachtungen glaube, fängt der Neugeborene mit den kranialen Thoraxteilen zu atmen an, so daß zu *forensischem* Zwecke die kranialen peripheren Lungenbläschen in erster Linie auf Lufthaltigkeit zu prüfen sind. Ich sah einigemal während der ersten Atemzüge des neugeborenen Kindes Einziehungen kaudaler lateroventraler Rippenteile und des Epigastriums.

Wollen wir die *unmittelbare* Wirkung des *Zwerchfells* auf die Lunge verstehen, so müssen wir hervorheben, daß sich bei seiner Zusammenziehung seine dorsalen und Seitenteile abflachen. Hierdurch wirkt auf jeden Punkt des entsprechenden Teils der hohlen diaphragmalen Lungenoberfläche, nach einem Gesetz der Mechanik, eine ausdehnende Kraft *senkrecht* auf der Tangentialfläche in diesem Punkt ein, und nicht als kraniokaudaler Zug. Es wirken somit durch die Rippen-

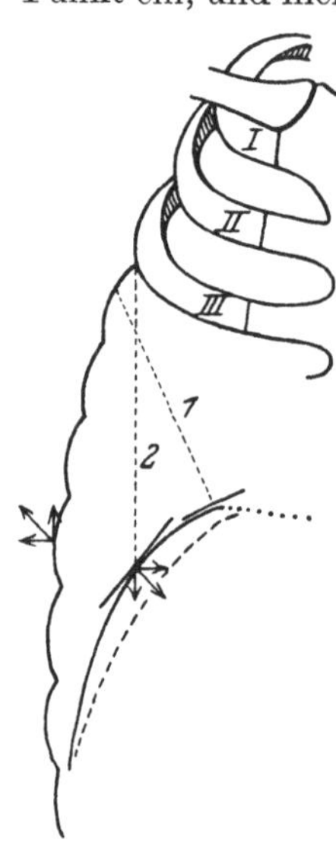

Abb. 3. Atembewegungen des Zwerchfells und der Rippen

bewegungen und die Zusammenziehung des Zwerchfells ausdehnende Kräfte auf die pleurale Lungenoberfläche ein, wie in Abb. 3 angegeben ist. Jede dieser kostalen und diaphragmalen Kräfte hat die größte Auswirkung in ihrer Richtung (S. 4). Verlängern wir die Richtung der sehr kleinen Kraft an einem Punkt des muskulösen Zwerchfellteils hart an der Grenze des Centrum tendineum (*1* in Abb. 3), die dann noch durch Verteilung abgeschwächt wird, so fällt sie annähernd mit der angenommenen lateralen Grenze des kranialsten Viertels in der 3. Rippe zusammen.

Wir können ferner jede Kraft in eine horizontale und eine vertikale Komponente zerlegen, wovon die horizontale im allgemeinen weit überwiegt. Je stärker die seitliche Abflachung des Zwerchfells, um so größer wird die dehnende Kraft, aber um so mehr nähert sich ihre Richtung der horizontalen Fläche, und um so kleiner wird ihre vertikale Komponente. Die Linie *2* stellt die Verlängerung einer schwachen vertikalen Komponente dar, die schon außerhalb des kranialsten Viertels fällt. Die horizontalen und vertikalen Komponenten der kostalen und diaphragmalen Kräfte wirken in entgegengesetzter Richtung und vergrößern somit besonders die horizontalen Durchschnitte der Lunge und damit ihre Querspannungen. Nicht allein durch die inspiratorischen Bewegungen des Zwerchfells und der Rippen, aber auch durch die kraniokaudale Bewegung der Lunge im Brustkorb, dessen Querdurchschnitte in dieser Richtung zunehmen, werden die Querspannungen der Lunge vergrößert.

Je mehr die Spannung einer Querscheibe der Lunge zunimmt, um so weniger wird sich eine vertikale ausdehnende, unterhalb dieser Querscheibe angreifende Kraft oberhalb der Querscheibe merkbar machen. Eine Saite wird um so schwerer in Schwingung versetzt, je stärker gespannt sie schon ist. Schon die fortwährenden, auch nach dem Tode nachweisbaren Querspannungen der Lunge haben diesen Einfluß, aber noch mehr ihre Zunahme durch die Einatmung, die besonders im kaudalen Abschnitt keine geringe ist. Es dürften sich die diaphragmalen vertikalen ausdehnenden Kräfte bei der ruhigen Atmung nur sehr wenig im kranialsten Viertel geltend machen.

Andererseits nehmen auch die vertikalen (kraniokaudalen) Spannungen der Lunge durch die ruhige Einatmung zu und beeinträchtigen sie die Fortpflanzung der horizontalen erweiternden Kräfte von den subpleuralen nach den zentralen Lungenteilen.

Bei allen diesen Wirkungen müssen wir die örtlichen Verschiedenheiten der Dehnbarkeit der Lunge und ihre sehr geringe Beweglichkeit am Hilus berücksichtigen.

Nach ROSENTHAL und ORSÓS werde die Lunge bei der Einatmung allein in kraniokaudaler Richtung gedehnt durch eine Kraft, die an allen kaudalen Punkten gleich stark angreife, als ob es keine Wölbung des Zwerchfells, keine Rippen und Rippenbewegungen, keine Querspannungen, keine Bronchien und keine verschiedene Dehnbarkeit der Lunge gäbe. Auch LÖSCHCKE u. a. berücksichtigt nicht die wirklichen Verhältnisse. Ihre Annahmen sind daher verfehlt.

Bei der ruhigen Einatmung werden somit die kaudalen Lungenteile durch die größten Kräfte in den drei Dimensionen ausgedehnt, und nehmen die ausdehnenden Kräfte kranialwärts allmählich ab. Obwohl die Lungenquerschnitte in der gleichen Richtung ebenfalls kleiner werden, dürften doch die Volumenschwankungen der Lungenbläschen ebenfalls abnehmen, auch indem die Dehnbarkeit nach dem Hilus hin bedeutend kleiner wird.

HOLZKNECHT u. a. haben röntgenoskopisch eine Aufhellung ausschließlich der kaudalen Lungenteile bei ruhiger Einatmung nachgewiesen, während das kranialste Lungenviertel nach KREUZFUCHS und HOLST sogar eher dunkler als heller werde. Man kann dies nicht einem Zuwenig an Lungengewebe ohne weiteres zuschreiben, weil sich das kranialste Lungenviertel durch Luftvermehrung durch Hustenstöße röntgenoskopisch aufhellt (S. 20).

Bemerkenswert ist, daß die am wenigsten dehnbaren paravertebralen kranialen und zentralen Lungenteile auch der kleinsten ausdehnenden Kraft ausgesetzt sind.

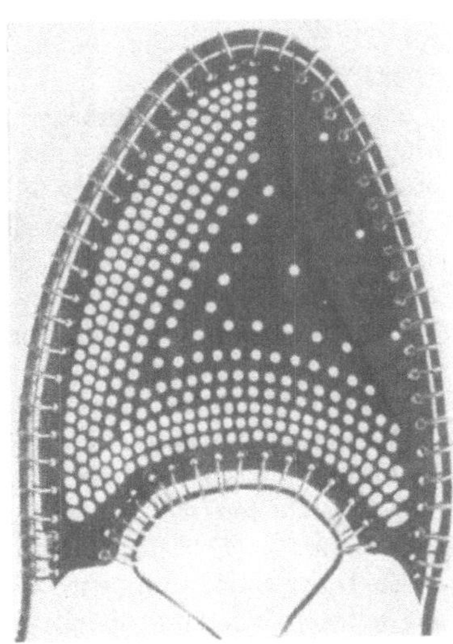

Abb. 4. Grob-schematische Darstellung der Dehnungsgrößen der verschiedenen Lungenteile bei ruhiger Einatmung

Wir müssen somit alles in allem annehmen, daß bei der *ruhigen Atmung die paravertebralen kranialen und zentralen Lungenteile* die *geringsten Volumenschwankungen* aufweisen, und daß diese Volumenschwankungen von hier aus nach allen Richtungen hin rascher oder langsamer zunehmen und in den *lateralen kaudalen* Teilen *den höchsten Wert* erreichen.

Bei Kindern sind die Verhältnisse ähnliche, aber genauer zu erforschen.

Wir können die Dehnungsgrößen der verschiedenen Lungenteile bei ruhiger Einatmung *grundsätzlich* grob schematisch darstellen, indem wir aus einer Kautschukmembran von 2 mm Dicke ein stumpfkegelförmiges Stück schneiden und es durchlöchern. Alle Löcher haben einen Radius von 3 mm (Abb. 4). Ihre Zahl, und damit die Dehnbarkeit der Membran, nimmt von links nach rechts und rechts auch von unten nach oben bedeutend ab. Die Membran hat außerdem am rechten Rande durch feste Aufklebung eines spindelförmigen Membranstreifens die doppelte Dicke und ist dadurch örtlich noch viel weniger dehnbar. Die Membran ist an den Seitenrändern und oben durch stählerne Ringe verschiebbar über eine eiserne Stange befestigt. Durch die Ringe an dem unteren hohlen Rande wird ein biegbarer Metalldraht gestochen, so daß durch seine Verbiegung an den verschiedenen Punkten eine verschieden große Kraft ausgeübt werden kann. Wir können mit diesem Modell verschiedene Versuche anstellen.

Entfernen wir die unteren Enden der eisernen Stange in horizontaler Richtung um 4 cm voneinander, so entfernen sich die Teile der Stange bis in die Spitze, aber allmählich weniger, voneinander. Wir üben zugleich eine ausdehnende Kraft auf den Unterrand der Membran senkrecht auf den Tangentialflächen aus in der Weise, daß wir besonders die Seitenteile einander näherbringen. Es vergrößern sich dann ganz überwiegend die Löcher der unteren Seitenteile, während die Löcher der obersten Reihe, also an der Spitze der Membran, nicht oder kaum an Umfang zunehmen. Die Löcher, die dem linken Seitenrande am nächsten liegen, sind um so mehr vergrößert, je mehr unten sie sich finden. Nach oben und nach innen nimmt die Vergrößerung der Löcher ab. Von einer Summation der Dehnungsgrößen in den tieferen Teilen erhellt nichts. Im Gegenteil: Die Löcher beim rechten Seitenrande, also im verdickten Teil der Membran, und die tiefsten Löcher beim Mittelpunkt der Membran sind nicht oder kaum vergrößert.

Die Gestalt der Membran ist einem sagittalen Durchschnitt einer menschlichen Lunge ähnlich. Es zeigt jedoch bloß *grundsätzlich*, welche Wirkung vertikale und horizontale dehnende Kräfte von verschiedener Größe auf einen elastischen Körper von örtlich verschiedener Dehnbarkeit haben. Außerdem müssen wir bedenken, daß sich die ausdehnende Kraft in der Membran nur in zwei, in der Lunge aber in drei Dimensionen fortpflanzt, also über viel mehr Punkte verteilt, und daß die Wölbung des Zwerchfells in diesem Versuch nicht ausreichend dargestellt wird. Es nehmen aber in der Lunge die Spannungen verhältnismäßig stärker als die Dehnungsgrößen zu (S. 2), was nach unseren Versuchsergebnissen nicht für Kautschuk gilt. Die örtlichen Unterschiede in der Lunge dürften trotzdem eher größer sein als die in der Kautschukmembran.

Wie gestalten sich aber die Verhältnisse bei *tiefer angestrengter Ein- und Ausatmung?*

Bei tiefer Einatmung wird die Brusthöhle sowohl kosto-sternal als diaphragmal sehr beträchtlich vergrößert. Auch hier gilt der Hauptsache nach dieselbe Verteilung der inspiratorischen Raumzunahme wie bei der ruhigen Atmung, allein mit relativ stärkerer Zunahme der kranialen Rippenbewegungen. Das wissen wir aus den Untersuchungen von Sibson, Hutchinson, Duchenne, Hasse u. a., insofern es die kosto-sternalen Bewegungen und aus denen fremder und eigener radioskopischen Wahrnehmung, insofern es das Zwerchfell betrifft. Ferner deuten die Bestimmungen von Meltzer und Auer (S. 9) auf eine starke Zunahme der intrathorakalen Spannungen im kranialen Abschnitt hin. Dies muß man beim Menschen noch eher erwarten, weil bei möglichst tiefer Einatmung, bei aufrechter Körperhaltung, der Rumpf gestreckt, der Schultergürtel nach hinten und oben, das Brustbein nach vorn und oben bewogen wird. Außerdem fällt auf, daß der kaudale Thoraxabschnitt, besonders in seinen kaudalsten Teilen, sich nicht so stark erweitert als der kraniale, und daß zugleich der Bauch abgeflacht statt vorgewölbt wird, und zwar noch mehr als es am Ende einer ruhigen Ausatmung der Fall ist. Durch Palpation kann man sich überzeugen, daß die abgeflachte Bauchwand eine größere Spannung besitzt als sonst. Diese Spannung ist zum Teil eine passive, zum Teil eine aktive. Passiv ist sie, insofern durch Hebung des Brustkorbs die Ursprungs- und Anheftungspunkte der Bauchmuskeln voneinander entfernt werden. Aktiv ist sie aber auch, indem sich die Bauchmuskeln, besonders die geraden, als Antagonisten der Rumpfstrecker — wie das die Antagonisten bei kräftigen koordinierten Bewegungen tun — bei der Rumpfstreckung einigermaßen zusammenziehen; während der

Schwerpunkt des Rumpfes dorsalwärts verlegt wird, verhindern sie, wenn die Arme nicht fixiert sind, Rückwärtsumfallen des Körpers. Durch ihre Zusammenziehung bei der tiefsten Inspiration wirken sie aber der Erweiterung des kaudalen Thoraxabschnitts entgegen. Nichtsdestoweniger wird die kaudale Hälfte der Brusthöhle beträchtlich erweitert, sei es auch relativ weniger als die kraniale.

Außerdem rückt bei sehr tiefer Einatmung das *Centrum tendineum* nach fremder und eigener radioskopischer Beobachtung eine Strecke kaudalwärts, wie am Herzschatten ersichtlich ist.

Zur grundsätzlichen Darstellung der Verhältnisse bei tiefer Einatmung wiederholen wir den Versuch von Abb. 4, jedoch mit diesem Unterschied, daß die eiserne Stange oben durchgesägt ist und ihre oberen Enden, in einen etwas gekrümmten hohlen Zylinder geschoben, 2,5 cm, ihre unteren Enden 6 cm horizontal voneinander entfernt werden (Abb. 5). Der hohle untere Rand wird zugleich kräftig gedehnt wie in Abb. 4. Wir sehen eine bedeutende Vergrößerung auch der oberen Löcher, mit Ausnahme der obersten. Dies versteht sich aus der nahezu horizontalen Richtung des nur schwach gekrümmten hohlen Zylinders. Beim Menschen dürfte bei tiefster Einatmung auch der suprathorakale Lungenteil stark gedehnt werden, indem die Pleurakuppe nach außen und kranial bewogen wird.

Die einer tiefen Inspiration sich anschließende *unbehinderte Ausatmung* geschieht ausschließlich durch die in den gedehnten, gedrehten und (intraabdominal) zusammengedrückten elastischen Teilen angehäufte Spannung, sobald die inspiratorische Muskelwirkung aufhört, — ganz wie bei der ruhigen Atmung.

Anders gestalten sich aber die Verhältnisse für eine Ausatembewegung bei geschlossener Glottis oder bei sonstigen *anormalen Widerständen* für den exspiratorischen Luftstrom, wie z. B. bei verschiedenen Preßbewegungen, bei der Bauchpresse, beim Husten, Glasblasen, Spielen auf Blasinstrumenten, Singen usw. Dann wird der Rumpf mehr oder weniger gebogen (wahrscheinlich mit gleichzeitiger mäßiger Zusammenziehung der Rumpfstrecker), die Bauchhöhle und die kaudale Hälfte der Brusthöhle verkleinert — alles durch Zusammenziehung der Bauchmuskeln. Die Rumpfbeugung wird besonders durch die Zusammenziehung der geraden Bauchmuskeln veranlaßt (HENLE), während insbesondere der quere Bauchmuskel die Bauchhöhle verkleinert, den Bauch hohl macht und das Zwerchfell kranialwärts drängt (LUSCHKA), die schrägen Muskeln beide Wirkungen in sich vereinigen und zugleich mit dem M. transv. abd. auch den kaudalen Thoraxabschnitt verkleinern. Ob außerdem noch andere Muskeln mithelfen, bleibe dahingestellt.

Beim *Husten* kann man drei Phasen unterscheiden: 1. mehr oder weniger tiefe Inspiration, die einem kräftigen Hustenstoß wohl immer vorangeht, 2. stoßförmige Ausatembewegung bei geschlossener Stimmritze, 3. Öffnen der Stimmritze, infolgedessen die Luft mit großer Geschwindigkeit ausströmt und Luft-

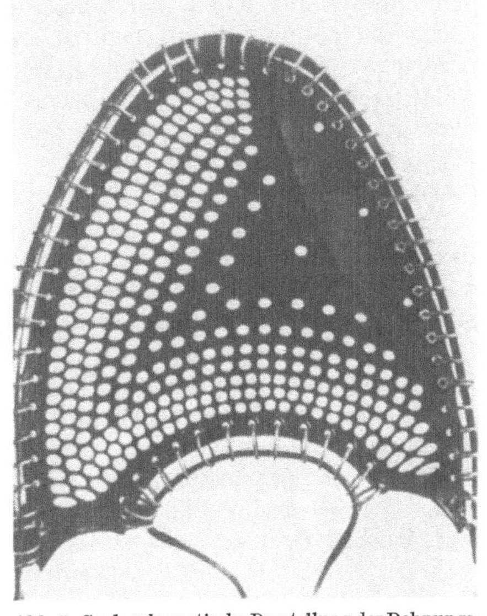

Abb. 5. Grob-schematische Darstellung der Dehnungsgrößen der verschiedenen Lungenteile bei tiefer Einatmung

röhreninhalt hinausgeschleudert wird. Bei anderen Preßbewegungen, wie beim Erbrechen, bei einer Entbindung, bei Defäkation usw., bleibt die Stimmritze geschlossen. Beim Singen ist sie verengert, und beim Glasblasen, Musikblasen ist sie geöffnet, und sitzt der Widerstand im Glas, im Mundstück des Musikinstruments usw.

Während der zweiten Phase des Hustenstoßes, die für uns besonders wichtig ist, wird die kaudale Thoraxhälfte besonders in ihren lateralen Teilen bis ungefähr die 6. Rippe verkleinert — wovon man sich durch palpatorische Inspektion überzeugen kann. Das Brustbein mit den angrenzenden Thoraxteilen wird hingegen gehoben, wie schon HENLE und HUTCHINSON bemerkt haben, obwohl nicht bei allen deutlich. Außerdem beweisen die Beobachtungen von FRIEDREICH, ZIEMSSEN, SKODA und LEUBE, daß die vier oder fünf am meisten kranialen Zwischenrippenwände dabei ausgebuchtet werden, während EICHHORST bei Emphysematischen manchmal durch kräftige Hustenstöße eine ,,bauschige Hervorstülpung der Lungenspitze" sah, einmal sogar vom Umfang einer Faust. Vielfache röntgenoskopische Wahrnehmung zeigte, daß sich die kranialen Lungenteile durch Hustenstöße aufhellen (KREUZFUCHS, HOLST u. a.), so daß man den Patienten husten läßt, um ein helleres Bild zu bekommen, indem sie durch Hustenstöße aufgeblasen werden.

Wie sind nun diese Erscheinungen zu erklären?

Sowohl durch die Zusammenschnürung des kaudalen Thoraxabschnitts als durch das Empordrängen des Zwerchfells wird die kaudale Hälfte der Brusthöhle in der 2. Phase der Hustenbewegung erheblich verkleinert. Infolgedessen steigt der intrapulmonale Luftdruck in den entsprechenden Lungenteilen beträchtlich, und zwar um so mehr, je tiefer die in der 1. Phase vorangegangene Einatmung war. Der kraniale Lungenabschnitt, der kaum oder nicht verkleinert wird, dessen intrapulmonaler Luftdruck also viel niedriger ist, wird nun, falls die Bronchien durchgängig sind, von der kaudalen aufgebläht, und zwar am meisten in den suprathorakalen, mediastinalen und sterno-parasternalen Lungenteilen, wo entweder die Thoraxwandung der größten Ausbuchtung fähig ist (suprathorakal), oder andere Gebilde (Herz, Gefäße) verkleinert werden können, während außerdem das Brustbein manchmal gehoben wird.

Bei dem VALSALVAschen Versuche (angestrengte Ausatembewegung bei geschlossenem Mund und geschlossener Nase nach vorheriger tiefer Inspiration) treffen oben erörterte Verhältnisse im höchsten Grade zu. Beim MÜLLERschen Versuche tritt das Umgekehrte ein: es saugen die kaudalen Lungenteile Luft aus den kranialen an, wenn nach einer tiefen Ausatmung bei geschlossenem Mund und Nase eine möglichst tiefe Einatembewegung gemacht wird, und das Zwerchfell herabsteigt. Sind die kranialen Einatemmuskeln stärker, so wird das Zwerchfell kranialwärts bewogen, in verkehrter (paradoxer) Richtung, wie ich röntgenoskopisch sah.

IV. Die Lufterneuerung und die kinetische Energie der respiratorischen Luftströme in den verschiedenen Lungenteilen und Bronchien

Jedes Lungenläppchen ist nicht nur als eine anatomische, sondern auch als eine physiologische Einheit zu betrachten, sowohl was die Lüftung als auch was den Blut- und Lymphkreislauf betrifft. Es fragt sich, ob und in welchem Maße die verschiedenen Lungenläppchen sich in dieser Hinsicht unterscheiden. Im großen und ganzen wird die Annahme wohl zutreffen, daß die Lüftung in den verschiedenen Lungenläppchen oder in anderen Lungenteilen sich wie ihre respiratorischen Volumenschwankungen verhält. Außerdem vermag vielleicht

die Herzwirkung durch LANDOIS' „kardiopneumatische Bewegung" oder GROSS-
MANNS „Lungenpuls" die respiratorischen Volumenschwankungen und durch
Erschütterung der Alveolenluft die Lüftung einigermaßen zu beeinflussen, sei
es auch nur die Lüftung in Lungenbläschen mit sehr geringen respiratorischen
Volumenschwankungen, ähnlich wie bei Winterschläfern (LANDOIS).

Zur Erklärung einiger Befunde ist es notwendig, auch die Bewegungsenergie
der respiratorischen Luftströme, wenigstens in ihren relativen Werten, kennenzulernen, und zwar a) in den verschiedenen Lungenteilen und Bronchien während
derselben Atmungsphase, und b) in demselben Lungenteil und denselben Bronchien während Ein- und Ausatmung.

Bekanntlich findet die Bewegungsenergie eines Körpers ihren Ausdruck in
der Formel $^1/_2 m \cdot v^2$, worin m die Masse, v die lineare Geschwindigkeit vor-
stellt. Am Ende der Einatmung ist das in einen Lungenteil eingesogene Luftvolumen seiner inspiratorischen Volumenzunahme gleich. Die Einströmungs-
geschwindigkeit v der Luft ist somit jener Volumenzunahme proportional.
Weil die inspiratorische Vergrößerung zweier Läppchen gleich lange dauert,
ist die mittlere Geschwindigkeit des Luftstroms auch in diesen Bronchien, wenn
der Gesamtquerschnitt ihrer Bronchien keinen entscheidenden Unterschied
ergibt, der Volumenzunahme der Lungenbläschen proportional.

Schließlich finden die Größe und die Geschwindigkeit der inspiratorischen
Vergrößerung eines Lungenteils in der Größe und Geschwindigkeit der Einatembewegung des entsprechenden Teils des Brustkorbs Ausdruck, infolge des zwischen
Lunge und Thorax (auch örtlich) bestehenden Parallelismus. Mutatis mutandis
gilt das hier Gesagte auch für die Ausatmung. Die Atmungskurven der verschiedenen Thoraxteile geben also eine ziemlich genaue Darstellung der Geschwindigkeit der Luftströme und der respiratorischen Luftvolumina der entsprechenden Lungenteile, wenn wir sowohl die kostale als die diaphragmale Erweiterung berücksichtigen.

Die kinetische Energie des in- oder exspiratorischen Luftstroms in verschiedenen Lungenteilen verhält sich also wie die Größe und Geschwindigkeit
ihrer Atembewegungen. Es leuchtet ein, daß die Stromgeschwindigkeit der
Luft in den dickeren Bronchien größer ist als in ihren Verzweigungen, deren
Gesamtquerschnitt nach der Peripherie hin allmählich zunimmt. Hiermit ist
obige Frage a) beantwortet.

Wie verhält sich nun die Bewegungsenergie der in- und exspiratorischen
Luftströme in demselben Lungenteil?

Bekanntlich ist das exspiratorische Luftvolumen etwas größer als das inspiratorische, während bei gleichem Barometerdruck, bei gleicher Temperatur und
nach Trocknung das Umgekehrte zutrifft. Setzen wir die etwas verschiedene Zusammensetzung der in- und exspiratorischen Luft und die in- und exspiratorischen
Massen als gleich voraus, so wird die Bewegungsenergie des in- bzw. exspiratorischen Luftstroms in einem Lungenteil durch seine Stromgeschwindigkeit bestimmt.

Nun verhalten sich die durchschnittlichen Stromgeschwindigkeiten der in-
und exspiratorischen Luftströme in einem Lungenteil umgekehrt wie die Dauer
jener Phasen, d. h. wie der Atemrhythmus. Die graphischen Bestimmungen
des Atemrhythmus haben jedoch zu verschiedenen Ergebnissen geführt, vielleicht durch Verschiedenheit der Körperhaltung oder der Tiefe und Raschheit
der Atmung, der Wahl des Punktes des Brustkorbs oder durch seelische Einflüsse.
Weil aber im allgemeinen für jeden Punkt die Inspiration kürzer dauert als
die Ausatmung, ist folglich die Geschwindigkeit des inspiratorischen Luftstroms
in jedem Lungenteil und in den hinzugehörigen Bronchien in der Regel größer
als die des exspiratorischen.

Und weil diese Stromgeschwindigkeit zugleich die *Bewegungsenergie des Luftstroms* bestimmt, so kommen wir zur Schlußfolgerung, daß diese Größe bei ruhiger Atmung in den *paravertebralen kranialen* Lungenteilen und Bronchien während der *Ausatmung* ihren *geringsten*, und in den *lateralen kaudalen* Lungenteilen und Bronchien während der *Einatmung* ihren *größten Wert* hat. Dazwischen kommen zahllose allmähliche Übergänge vor. Diese Betrachtungen und Folgerungen gelten der Hauptsache nach auch wohl für Hund und Kaninchen.

V. Der Blut-, Gewebesaft- und Lymphgehalt und die Bewegungsenergie dieser Flüssigkeiten in den verschiedenen Lungenteilen

Die Frage nach dem Gehalt an einer gewissen Flüssigkeit ist eine statische, die streng von der dynamischen Frage nach der Bewegungsenergie, der Zu- und Abfuhr getrennt werden muß, obwohl sie sich gegenseitig beeinflussen (A. P. 704ff., 767ff.). Dies gilt nicht am wenigsten bei der Beantwortung der Frage nach dem Einfluß der Atembewegungen auf den Gehalt und die Bewegungsenergie obengenannter Flüssigkeiten in der Lunge. Die statische Frage nach dem Gehalt bezieht sich auf die Menge in der kubiken Einheit Lungengewebe, das in Atemruhe in einem bestimmten Ausdehnungsgrad gedacht wird, oder auf den durchschnittlichen Blut- oder Saftgehalt (d. h. Gewebesaft- und Lymphgehalt) eines Lungenteils, der sich in einem Ausdehnungsgrad genau zwischen Ein- und Ausatmung in Ruhe findet.

Der durchschnittliche Blut- oder Saftgehalt eines Lungenteils wird bedingt durch das Verhältnis der zu- und abführenden Kräfte zueinander und zur Aufnahmefähigkeit der Blut- bzw. Lymphgefäße und Gewebespalte. Diese Aufnahmefähigkeit hängt nicht nur von den Dimensionen der Gefäße bzw. Gewebespalte, sondern auch von ihrer Erweiterungsfähigkeit ab.

Der Mensch bringt, ungefähr 6—8 Stunden schlafend, den zweidrittelsten oder sogar dreiviertelsten Teil seines Lebens in aufrechter Körperhaltung zu. Diese ist also die für den Einfluß des hämatostatischen Drucks maßgebende Haltung. Der hämatostatische Druck nimmt in kraniokaudaler Richtung allmählich zu. Wir setzen im folgenden eine unveränderliche ungestörte Herzwirkung voraus.

Wenn wir uns nun durch die großen Lungengefäße im Hilus eine horizontale Fläche denken, so verteilt diese die Lunge in einen kranialen und einen kaudalen Abschnitt, die wir mit den früher angenommenen annähernd gleichstellen. Nun übt offenbar der hämatostatische Druck einen verringernden Einfluß auf den Blutgehalt der kranialen, einen vergrößernden auf den der kaudalen Lungenteile aus. Angenommen, eine Lunge sei 220—240 mm hoch, und der Hilus befinde sich etwa auf halber Höhe, so kommt der maximale hämatostatische Druck in den kaudalen Lungenteilen dem Druck einer Blutsäule von etwa 110 bis 120 mm Höhe gleich. Dieser ist zugleich ungefähr der maximale Druckwert, der für die am meisten kranialen Lungenteile in Abzug gebracht werden muß. Nehmen wir an, daß der Blutdruck in der Art. pulmonalis dem einer Blutsäule von etwa 900 mm Höhe gleichkommt, so beträgt der maximale Unterschied des hämatostatischen Druckes in den kranialen und kaudalen Lungenteilen den vierten Teil des Blutdrucks in der Art. pulmonalis.

Außerdem sind, wenn wir die vasomotorischen Einflüsse außer Betracht lassen, die respiratorischen Volumenschwankungen eines Lungenteils von Bedeutung für seinen Blutreichtum. Sie bewirken nämlich Schwankungen des Inhalts und der Aufnahmefähigkeit der Blutgefäße, vor allem der Blutkapillaren, wie aus folgendem hervorgeht.

Nach einem sehr lehrreichen Streite ist durch unmittelbare Bestimmung beim lebenden Säugetier von HEGER und SPEHL festgestellt worden, daß die Blutmenge im Gefäßgebiete zwischen der Wurzel der Art. pulmonalis und der der Aorta bei dem höchsten Punkte der natürlichen Einatmung bedeutend größer ist als am Ende der natürlichen Ausatmung. Wir dürfen hieraus folgern, daß im allgemeinen innerhalb der Grenzen der normalen Einatmung der Inhalt der Lungengefäße mit der Vergrößerung der Lungenbläschen zunimmt und mit ihrer Verkleinerung, wenigstens bis zum Ende der ruhigen Ausatmung, abnimmt. Und zwar gilt dies wohl am meisten für den Inhalt der Haargefäßchen. Nicht allein, indem sie durch ihre oberflächliche Lage in den Alveolen der Erniedrigung des intraalveolaren Luftdrucks während der Einatmung und seiner Erhöhung während der Ausatmung nahezu unmittelbar ausgesetzt sind, sondern nicht weniger, indem ihre Weite durch die dünne Wand sich leichter ändern läßt als die der größeren Gefäße, während ihre Schlängelungen eine Verlängerung oder Verengerung eher gestatten als gerade Gefäße.

In jenem Einflusse der respiratorischen Volumenschwankungen der Lunge auf den Inhalt ihres Gefäßgebietes spielen verschiedene entgegengesetzte, positive und negative Faktoren eine Rolle. Die Streckung und Verlängerung der Haargefäßchen während der Einatmung und ihre Verbreiterung in der Fläche der Alveolenwandung durch Vergrößerung der Alveolenoberfläche, vermehren ihren Inhalt, die gleichzeitige Verengerung senkrecht auf der Alveolenwand verkleinert ihn. Diese Verengerung nimmt ab durch die inspiratorische Erniedrigung des intraalveolaren Luftdrucks, zu durch seine exspiratorische Erhöhung. Die algebraische Summe all dieser Werte entscheidet. Wir können uns diese Verhältnisse durch Versuche klarmachen (A. P. 58ff.). Von einem gewissen Dehnungsgrad der Alveolen an nimmt der Inhalt ihrer Haargefäßchen bei weiterer Dehnung ab, und wird das Gewebe anämisch, emphysematös (S. 52).

Aus obigem folgern wir: Die kapillaren Lungengefäße saugen bei der ruhigen Einatmung Blut aus den großen Gefäßen an und pressen es bei der Ausatmung wieder zum Teil aus. Vergleichen wir Lungenteile mit ungleicher inspiratorischer Zunahme und exspiratorischer Abnahme ihres Volumens, so werden sie auch eine ungleiche inspiratorische Saug- und exspiratorische Preßwirkung haben. Hängen die Blutgefäße zweier derartiger Lungenteile zusammen, so werden die Lungenbläschen mit größerer inspiratorischer Volumenzunahme, also mit stärkerer Saugwirkung, etwas Blut aus denjenigen mit geringerer Saugwirkung ansaugen, und während der Ausatmung etwas Blut dorthin auspressen.

Diese respiratorischen Saug- und Preßwirkungen vermögen die Stromgeschwindigkeit und die Bewegungsenergie des Bluts zu beeinflussen. Die Saugwirkung verringert die Geschwindigkeit, die Preßwirkung vergrößert sie. Wir wissen aber nichts durch Wahrnehmung von Verschiedenheiten der Stromgeschwindigkeit oder der Bewegungsenergie in den verschiedenen Lungenteilen. Es zwingt sich allerdings die Annahme auf, es sei die Bewegungsenergie des Bluts während der Ausatmung in den kaudalen Lungenteilen im allgemeinen größer als in den kranialen, indem sowohl der Blutgehalt als die Atembewegungen, auch die exspiratorischen, jener Teile größer sind als in den kranialen.

Von großer Bedeutung ist die Kenntnis der Menge und der Bewegungsunterschiede des *Gewebesafts* und der *Lymphe* in den verschiedenen Lungenteilen. Der Gewebesaft tritt durch Transsudation, d. h. Filtration und Diffusion, aus den Blutkapillaren in die Gewebespalte. Der Gewebesaft wird zum Teil durch Übertritt in die Lymphkapillaren, zum anderen Teil durch Rücktritt in die venösen Kapillaren abgeführt. Die Abfuhr der Lymphe geschieht bekanntlich durch ähnliche Kräfte wie die des venösen Blutes. Außer der Herzwirkung und dem Transsudationsdruck sind es die Schwerkraft und die Atembewegungen (A. P. 757 ff.).

Die Schwerkraft macht sich auf die Anhäufung und Abfuhr des Gewebesafts sowie der Lymphe geltend. Wir müssen annehmen, daß, ceteris paribus, um so mehr Gewebesaft im Lungengewebe gebildet wird, je blutreicher es ist und je höher der Blutdruck ist. Abgesehen von noch unbekannten möglichen örtlichen Unterschieden der Diffusion müssen wir somit eine Zunahme der Gewebesaftbildung in kranio-kaudaler Richtung als wahrscheinlich betrachten, schon weil der hämatostatische Blutdruck in dieser Richtung zunimmt. Außerdem fördert die Schwerkraft die Anhäufung in den kaudalen und die Abfuhr in den kranialen Lungenteilen. Inwiefern inspiratorische Erweiterung der Gewebespalte die Bildung von Gewebesaft fördert, wissen wir nicht. Es liegt kein Grund vor, die Möglichkeit abzulehnen.

Die Bewegungserscheinungen von Gewebesaft und Lymphe werden in ähnlicher Weise wie die des Bluts durch die Atembewegungen der Lunge beeinflußt, aber in verhältnismäßig stärkerem Maße, weil das Blut durch eine viel größere Triebkraft, nämlich den arterio-venösen Druckunterschied (A. P. 770), fortbewogen wird. Die regelmäßige abwechselnde inspiratorische Zunahme und exspiratorische Abnahme der Aufnahmefähigkeit der Gewebespalte und Lymphkapillaren bedeuten im allgemeinen eine abwechselnde Saug- und Preßwirkung mit örtlichen Verschiedenheiten, die mit der örtlichen Größe der Atembewegungen bei ruhiger Atmung gleichen Schritt halten. Bei darüber immer tiefer werdender Einatmung wird die Zunahme des Inhalts der Gewebespalte und Lymphgefäße allmählich einer Abnahme Platz machen müssen durch ähnliche Wirkungen wie bei den Blutgefäßen.

Zunächst muß auch für die Gewebespalte und Lymphkapillaren in den Alveolenwandungen, ähnlich wie für die Blutkapillaren, eine inspiratorische Streckung behauptet werden. Nimmt doch der Krümmungsgrad der Alveolenwandung, in deren Ebene sie liegen, mit der Einatmung ab. Der Streckung der Gewebespalte und Lymphkapillaren kommt jedoch eine geringere inhaltvergrößernde Bedeutung zu, weil sie nicht geschlängelt sind wie die Blutkapillaren. Größere Bedeutung muß der inspiratorischen Verlängerung und Erweiterung beigemessen werden, die sie nach allen Richtungen hin erfahren, ebenfalls wie die Blutkapillaren. Bei der Ausatmung tritt das Umgekehrte ein.

Bei ruhiger Atmung erfährt also der Inhalt der Gewebespalte und Lymphkapillaren eine inspiratorische Druckerniedrigung und eine exspiratorische Druckerhöhung, die beide mit den respiratorischen Volumenschwankungen der betreffenden Lungenbläschen gleichen Schritt halten. Hieraus ergibt sich folgendes.

Während der Einatmung saugen die Lungenteile mit größeren respiratorischen Volumenschwankungen aus denen mit geringeren, soweit die anatomischen Verhältnisse dies ermöglichen, Gewebesaft und Lymphe an. Während der darauffolgenden Ausatmung werden diese Flüssigkeiten zum Teil in umgekehrter Richtung, zum Teil in die abführenden interlobularen, peribronchialen und perivaskularen Sammelgefäße hineingepreßt, und Gewebesaft in venöse Kapillaren aufgenommen.

Bei gleichem durchschnittlichem Saft- und Lymphgehalt ist also in den Läppchen mit den größten Volumenschwankungen bei gleicher kranialer oder kaudaler Lage am Ende der Einatmung der Saft- und Lymphgehalt am höchsten, in den übrigen Läppchen je nach dem Verhältnis ihrer Volumenschwankungen. Während der Ausatmung erfährt der Saft- und Lymphstrom aus den Läppchen mit der größten inspiratorischen Volumenzunahme die stärkste Beschleunigung, indem dort zugleich die exspiratorische Verkleinerung am stärksten ist. In diesen Läppchen erreicht die Bewegungsenergie des Gewebesafts und der Lymphe überhaupt während der Ausatmung den höchsten Wert, indem sowohl die Masse m der Saft- bzw. Lymphmenge als die auspressende, beschleunigende exspiratorische Kraft nirgendwo sonst so bedeutend ist. In den übrigen Läppchen je nach den Werten der m und der Beschleunigung.

Es ist klar, daß auch der durchschnittliche Saft- und Lymphgehalt Einfluß ausübt auf die Saft- und Lymphmenge, die sich am Ende der Einatmung in einem Läppchen vorfindet. Alles in allem ist also die *Bewegungsenergie* des Gewebesafts und der Lymphe während der *Ausatmung* in einem Lungenläppchen seinem mittleren Saft- und Lymphgehalt und seinen exspiratorischen Volumenschwankungen proportional.

Die kinetische Energie des Gewebesafts und der Lymphe während der *Einatmung* kann nicht annähernd angegeben werden, weil einige in ihren relativen Werten unbekannte Faktoren einen entgegengesetzten Einfluß auf sie üben (Erweiterung der Saftspalte und Lymphwege, Ansaugen von Saft und Lymphe aus dem einen in ein anderes Gebiet, Einfluß der inspiratorischen Druckerniedrigung auf die Bildung). Hauptsache scheint die oben erörterte inspiratorische Druckerniedrigung mit der aus ihr folgenden Ansaugung von Saft und Lymphe.

Weil nun im allgemeinen die peripheren Lungenteile viel größere respiratorische Volumenschwankungen besitzen als die zentralen, findet während der Einatmung eine Ansaugung von Saft und Lymphe durch jene aus diesen, also eine *zentroperiphere Flut*, während der Ausatmung eine Strombewegung in umgekehrter Richtung, eine *exspiratorische Ebbe*, statt. Bei letztgenannter Bewegung erreicht die kinetische Energie in den peripheren lateralen kaudalen Lungenteilen den höchsten Wert usw. (s. oben).

Solche Bewegungen können auch in kranio-kaudaler und umgekehrter Richtung stattfinden. Jedes Läppchen kann aus den unmittelbar angrenzenden Lungenbläschen (durch die gemeinschaftlichen interlobularen Saftspalten und Lymphgefäße), außerdem durch die peribronchialen und perivaskularen Sammelröhren aus mehr entfernt liegenden Bezirken Saft bzw. Lymphe ansaugen bzw. dorthin pressen. Damit besteht die Möglichkeit, daß irgendein Teilchen mit Saft bzw. Lymphe schubweise, ganz allmählich nach mehreren Atmungen in ein mehr kranial oder kaudal liegendes Gebiet hineingelangt. Vielleicht mögen Hustenstöße einen solchen Transport von kaudalen nach kranialen Lungenteilen hin fördern.

Wir nehmen somit an, daß die respiratorischen Volumenschwankungen im allgemeinen die Geschwindigkeit und die Bewegungsenergie des Lymphstroms während der Ausatmung beherrschen; daß hingegen dem lymphostatischen Druck, dem Transsudationsdruck und der Herzaspiration in Lungenteilen mit geringen Volumenschwankungen und langdauernden Perioden erheblicher Verlangsamung ihrer Atembewegungen, d. h. in den paravertebralen kranialen, mit angrenzenden zentralen Lungenteilen, eine größere Bedeutung zukommt. In diesen Teilen erfahren die Menge und die Stromgeschwindigkeit des Safts und der Lymphe nur geringe respiratorische Schwankungen. Weil außerdem der lymphostatische Druck einer Anhäufung von Saft und Lymphe während der Einatmung entgegenwirkt, steht somit der maximale exspiratorische Wert jener Größen denen in den übrigen Lungenteilen weit nach. Die Bewegungsenergie des exspiratorischen Lymphstroms hat also in jenen Teilen den geringsten Wert.

Aber nicht nur die verschiedenen größeren Lungenteile unterscheiden sich hinsichtlich dieser Größen und obengenannter Flut- und Ebbebewegungen, — auch in jedem Läppchen müssen wir ähnliche Verhältnisse erwarten. Sind doch die respiratorischen Volumenschwankungen der peripheren Lobulusbläschen größer als die der zentralen, peribronchialen und perivaskularen. Während der Einatmung werden also Saft und Lymphe aus den zentralen in die peripheren Teile desselben Läppchens gesogen, während der Ausatmung werden sie zum Teil in umgekehrter Richtung und schließlich in die peribronchialen und perivaskularen Sammelgefäße, zum Teil in die interlobularen Lymphgefäße hineingepreßt. In diesen und in den peribronchialen und perivaskularen Lymphgefäßen erreicht der Lymphstrom die relativ größte Geschwindigkeit und kinetische Energie, weil es Sammelröhren mit kleinerem Durchschnitt sind. Und zwar nimmt der Wert dieser Größen nach dem Hilus hin immer mehr zu, weil der Gesamtdurchschnitt der sich vereinigenden Sammelröhren in dieser Richtung allmählich kleiner wird, aus demselben Grunde, aus dem die Stromgeschwindigkeit des Blutes in den Arterien und Venen größer ist als in den Haargefäßen. Inwiefern die Bronchialmuskeln die Lymphbewegung beeinflussen, entzieht sich zur Zeit unserem Urteil.

Schließlich muß noch auf die Möglichkeit hingewiesen werden, daß Flüssigkeits- oder andere Teilchen aus der interpleuralen kapillaren Flüssigkeitsschicht sowohl in die pulmonale als in die kostale Pleura aufgenommen werden. So könnten Teilchen durch die Ausatembewegung aus dem einen Pleurablatt in jene Schicht ausgepreßt, bei der folgenden oder einer später stattfindenden Inspiration in das andere Blatt aufgesogen werden. Tatsächlich hat z. B. FLEINER eine Aufnahme kleiner Körperchen aus jener Flüssigkeitsschicht in beide Pleurablätter, und zwar innerhalb kurzer Zeit, beobachtet.

Obwohl noch manches zu erforschen übrigbleibt, fassen wir die *Schlußfolgerungen* aus dem Inhalt dieses Kapitels folgendermaßen zusammen:

Der *Gewebesaft- und Lymphgehalt* der verschiedenen Lungenteile ist respiratorischen Schwankungen unterworfen, die für die *Bewegungsenergie des Safts und der Lymphe* von Bedeutung sind.

Diese Bewegungsenergie erreicht überall während der Ausatmung ihr Maximum, während der Inspiration ihr Minimum. Die exspiratorische Bewegungsenergie findet ihr Minimum in den paravertebralen kranialen Teilen und nimmt, wie die respiratorischen Volumenschwankungen, von diesen aus nach allen Richtungen hin zu.

Sowohl in jedem Läppchen als in jedem Lungenteil findet eine inspiratorische, zentro-periphere Flut, eine exspiratorische Ebbe in umgekehrter Richtung statt. Die Bewegungsenergie des Safts und der Lymphe während der Ausatmung ist in den peripheren Teilen eines Lungenteils bzw. Läppchens größer als in den zentralen. In den interlobularen, perivaskularen und peribronchialen Lymphgefäßen (Sammelröhren) besitzt sie im allgemeinen den relativ höchsten Wert, der gegen den Lungenhilus hin zunimmt.

VI. Prüfung der Richtigkeit der Schlußfolgerungen an weiteren Beobachtungen und Versuchsergebnissen

Die Schlußfolgerungen, wozu wir in den vorigen Kapiteln gekommen sind, lauten der Hauptsache nach:

1. Die respiratorischen Volumenschwankungen der Lungenbläschen in den verschiedenen Lungenteilen sind ungleich. Die der paravertebralen kranialen sind die geringsten. Von hier aus nehmen sie nach allen Richtungen hin rascher oder langsamer zu und erreichen in den lateralen kaudalen Teilen den höchsten Wert. In jedem Lungenteil, auch in jedem Lungenläppchen sind die respiratorischen Volumenschwankungen der peripheren Teile größer als die der zentralen.

2. Die Lufterneuerung (Lüftung) der Lungenbläschen ist der Größe der respiratorischen Volumenschwankungen proportional.

3. Die mittlere Bewegungsenergie des Luftstroms steht während derselben Atmungsphase in den verschiedenen Lungenteilen zur Größe der respiratorischen Volumenschwankungen in geradem, während der verschiedenen Phasen in demselben Lungenteil zur Dauer dieser Phasen in umgekehrtem Verhältnis. Sowohl am Anfang als am Ende jeder Phase erfährt der Luftstrom eine Verlangsamung, die der Größe und der Dauer der mittleren Stromgeschwindigkeit der Luft umgekehrt proportional ist.

4. Der mittlere Blut- und wahrscheinlich auch der Gewebesaft- und Lymphgehalt hat in dem suprathorakalen Lungenteil den geringsten Wert, der kaudalwärts allmählich zunimmt.

5. Die Bewegungsenergie des Gewebesafts und der Lymphe während der Ausatmung ist im großen und ganzen den respiratorischen Volumenschwankungen proportional.

6. Beim Kinde gelten diese Schlußfolgerungen nicht in dem gleichen Maße, indem die örtlichen Unterschiede der Atembewegungen nicht so groß sind wie beim Erwachsenen, während der hydrostatische Druck einen viel geringeren Unterschied aufweist.

Die mannigfachen individuellen Abweichungen in Form und Dimensionen des Brustkorbs und des Zwerchfells, Verschiedenheiten in Elastizität und Dehnbarkeit der verschiedenen Gebilde und der Muskelkraft erheischen möglichst genaue Beachtung.

Diese örtlichen Unterschiede bestimmter Eigenschaften und Verrichtungen der Lunge bei aufrechter Körperhaltung mögen sich etwas ändern beim liegenden Menschen durch Änderung der Rippen- und Zwerchfellatmung, auch dadurch, daß die rechte Zwerchfellskuppe bei aufrechter Körperhaltung etwas niedriger steht, indem das Gewicht der Leber sie dann nach unten zieht (CHAOUL und STIERLIN). Der hämato- und lymphostatische Druck ändert sich mit der Körperhaltung. Ferner sind andere Abweichungen möglich durch ungewöhnliche gebückte oder sonstige Körperhaltungen, durch Verunstaltungen des Brustkorbs oder der Lunge im weitesten Sinne, durch Pleuraschwarte, intrathorakale Geschwulst oder Aneurysmenbildung, Pneumothorax, interpleurale Anhäufung von Flüssigkeit, Änderungen der Tätigkeit des Zwerchfells oder der Rippenmuskeln.

Wir wollen die Richtigkeit dieser Schlußfolgerungen an weiteren Befunden beim Menschen und bei Versuchstieren prüfen. Ergibt sich eine Übereinstimmung, so lassen auch andere Befunde beim Emphysem und bei den Lungenentzündungen sich von den gleichen Gesichtspunkten aus betrachten, d. h. erklären. Wir wollen jetzt die Richtigkeit an den Lungenbefunden nach dem Ertrinkungstode und nach experimentellen Staubeinatmungen bei Versuchstieren und bei Pneumonokoniosen des Menschen prüfen.

Lungenbefunde bei ertrunkenen Menschen und Tieren

Manchmal ziehen sich die Lungen eines Ertrunkenen nach Öffnung des Brustkorbs nicht nur nicht zusammen, sondern sie treten sogar aus dem Brustkorb heraus. In frischen Leichen ist das Lungenvolumen oft beträchtlich vergrößert, so daß die ventralen Lungenränder sich berühren und die Zwischenrippenwände ausgebuchtet sind. Auch nach vielfacher Einschneidung verkleinert sich eine solche etwas feste Lunge nur langsam und weniger als sonst. Die Läppchen zeigen an ihrer pleuralen Fläche Farbenunterschiede: einige sind hellrosa oder weißlich, andere dunkelrot mit einem Stich ins Bläuliche in verschiedenen Schattierungen, dazwischen kommen allerlei Übergangsstufen vor.

Auch auf dem Durchschnitt zeigt die Lunge, namentlich vor dem Auftreten der Imbibitionserscheinungen, zahlreiche Farbenschattierungen und Niveauunterschiede. Bei näherer Betrachtung ergibt sich, daß die hellfarbigen, zugleich die größten, luftreichsten, aber an Blut und sonstiger Flüssigkeit ärmsten Bläschen über die übrigen emporragen. Die peripheren sterno-parasternalen und lateralen kaudalen Lungenteile bestehen aus solchen Bläschen. Sie sind sogar emphysematös, akut gebläht, wie ich sah. Die zentralen und angrenzenden paravertebralen Lungenteile hingegen sind die dunkelsten, blutreichsten und feuchtesten, zugleich am wenigsten lufthaltig. In Übereinstimmung hiermit ist die rötliche, mit Luftbläschen vermischte Flüssigkeit, die sich von der Schnittfläche der im allgemeinen lufthaltigen Lunge abstreichen läßt, zentral- und dorsalwärts von dunklerer Färbung.

Die mikroskopischen Verhältnisse und die Verteilung der Ertrinkungsflüssigkeit in der Menschenlunge sind nicht so gut bekannt wie die bei Kaninchen, die in gefärbten Flüssigkeiten ertränkt und dann sofort seziert wurden. Diese eignen sich dazu, jene zu erganzen.

Zunächst macht das dieser Flüssigkeit beigemischte Berlinerblau die Verteilung der Ertränkungsflüssigkeit sehr deutlich. Immer war in den Versuchen PALTAUFs und den meinigen die Flüssigkeit in die Lungen selbst, meistens bis an die Pleura, gedrungen. Diese zeigt Flecken verschiedener Größe, Form und Farbe, nämlich Schattierungen von Grünlichblau bis Dunkelblau. Das nichtgefärbte Lungengewebe ist weißlich oder hellrötlich und ragt über das gefärbte empor. Emphysem kann in den hellen Teilen vorkommen. Die größten und dunkelsten Flecken finden sich in den zentralen und paravertebralen kranialen Lungenteilen vor. Nach allen Richtungen hin nehmen die Größe der Flecken und die Sättigung ihrer Farbe allmählich ab, so daß die am meisten kaudalen Teile sich am wenigsten gefärbt erweisen. Es finden sich hier und da sowohl bläuliche Inseln mitten in hellem oder kaum gefärbtem Gewebe als auch umgekehrt helle Inseln in blauer Umgebung. Es bieten jedoch nicht alle Kaninchen dasselbe Bild dar, was mit Unterschieden in den Atmungsstörungen beim Ertrinken zusammenhängt (s. weiter unten). Auch die von VIBERT mit BROUARDEL erhobenen, beschriebenen und abgebildeten Befunde an ertrunkenen Hunden sind mit obigen in Übereinstimmung. PALTAUF redet von einer Verteilung der Farbstoffe nach den Lappen, die jedoch im Widerspruch zu seinen klaren Abbildungen und auch den anderen Beobachtungen steht. Diese zeigen weiter, daß das perivaskulare und peribronchiale Lungengewebe stärker gefärbt ist. Einige blaue Streifen, vom Lungenzentrum nach der Peripherie hin verlaufend, rühren wahrscheinlich von der unmittelbaren Nähe von Bronchien, Gefäßen oder stärkeren Bindegewebszügen her.

Man kann die Lungenbläschen, die sich schon makroskopisch unterscheiden, in zwei Hauptgruppen einteilen, zwischen denen allerlei Übergangsstufen vorkommen. Die mikroskopische Untersuchung klärt manches auf. Zunächst sind die weißlichen, am wenigsten gefärbten Bläschen zugleich die größten. Sie enthalten fast nur Luft. Ihre Wände erweisen sich mikroskopisch sehr beträchtlich gedehnt und verdünnt, die Scheidewände der Alveolen zum Teil verstrichen. Auf der Durchschnittsfläche sehen sie wie fast gerade oder leicht gekrümmte Fäden aus, worin oft nichts von Blutkapillaren oder Blut zu finden ist. Solche Bläschen trifft man an in den peripheren lateralen kaudalen und sterno-parasternalen Lungenteilen. Sie bilden die erste Gruppe.

Zur zweiten Gruppe gehören die zentralen und paravertebralen kranialen Lungenbläschen. Sie sind am dunkelsten gefärbt und sehr klein. Ihre Wände erscheinen mikroskopisch auf dem Durchschnitt wellenförmig, zackig. Sie sind ganz oder fast ganz mit gefärbter Flüssigkeit gefüllt, Luft ist höchstens spurweise vorhanden. Die zu dieser Gruppe gehörigen Bläschen können so zusammengeschrumpft sein, daß ihre wellenförmig gebuchteten Wände nur durch eine dünne Schicht gefärbter Flüssigkeit getrennt werden. Die Blutkapillaren in den Wandungen dieser Alveolen sind meistens weit, vielfach geschlängelt und enthalten immer, oft sogar reichlich, Blut. Mitunter findet man Blut frei in Lungenbläschen ausgetreten.

Auch im Lungengewebe selbst, nämlich in Gewebespalten und Lymphgefäßen, findet sich der der Ertränkungsflüssigkeit beigemischte Farbstoff, was auf eine während des Ertrinkens stattfindende Resorption hinweist. Die Farbstoffmenge, d. h. der Sättigungsgrad der Farbe, hält dabei gleichen Schritt mit dem intraalveolaren Farbstoffgehalt der anliegenden Bläschen. Auch im subpleuralen und pleuralen Gewebe findet man Ertränkungsflüssigkeit, streifen- oder sternförmig, „je nach der Architektonik des Bindegewebes der Stelle" (PALTAUF). Bei einem in einer Mischung von Blut und Kochsalzlösung ertrunkenen Kaninchen waren die Verhältnisse den oben geschilderten gleich.

Soweit dies möglich ist, zeigt ein Vergleich dieser Versuchsergebnisse mit den Befunden bei ertrunkenen Menschen, was die Verteilung der Luft und Flüssigkeit, der kleinen und großen Bläschen betrifft, der Hauptsache nach völlige Übereinstimmung. Sie berechtigt uns, die Versuchsergebnisse auch zur Deutung der Befunde beim Menschen zu benützen.

Wie sind diese Befunde nun zu erklären?

Bekanntlich haben FALK, BERT, PALTAUF u. a. festgestellt, daß beim Ertrinkungstode drei Stadien unterschieden werden müssen, nämlich: 1. Apnoisches Stadium: Atmungsstillstand mit Schluß der Stimmritze. 2. Dyspnoisches Stadium: eigentümliche Atemnot. 3. Asphyktisches Stadium: Erstickung, Tod.

Bisweilen tritt der Tod schon im ersten Stadium ein, nämlich nach vorausgegangener Ermüdung oder psychischer Aufregung. Dann findet man keine Ertrinkungsflüssigkeit in den Lungen. Von diesen Ausnahmen sehen wir aber zunächst ab. Bei der experimentellen Ertränkung folgen die drei Stadien häufig in typischer Weise nacheinander. Im zweiten Stadium treten anfangs kurze, doch tiefe Inspirationsbewegungen auf, denen sofort stoßweise kurze Ausatmungen folgen; diese sind wahrscheinlich von dem eindringenden, die Kehlkopfschleimhaut berührenden Wasser veranlaßte Reflexbewegungen (NOTHNAGEL). Am Ende dieses Stadiums folgen kürzer oder länger dauernde Exspirationskrämpfe unter Ausstoßung feinblasigen Schaumes, fast immer noch andere klonische und tonische Krämpfe (HOFMANN). Im dritten asphyktischen Stadium sind Bewußtsein und Reflexerregbarkeit erloschen und finden, freilich nicht immer, einige in langen Intervallen sich wiederholende „terminale" Einatembewegungen, unter Öffnung des Mundes und Zusammenkrümmung des Körpers, statt.

Wie sind nun die Hauptbefunde: 1. das Volumen pulm. auctum, das in den typischen Fällen nicht fehlt, 2. die eigentümliche Verteilung der Ertränkungsflüssigkeit und Luft, der kleinen und großen Lungenbläschen, zu erklären? Wenn ich PALTAUF richtig verstehe, so sei das Volumen pulm. auct. die Folge einer Art Erektion der Lunge und soll die Alveolenluft durch das eingesogene Wasser, und zwar am meisten in den sich bei der Atmung am stärksten vergrößernden Alveolen, ferner übrigens je nachdem, ersetzt werden. Dabei finde eine Mischung von Luft mit Ertränkungsflüssigkeit statt, werde der feinschaumige Gischt gebildet und aus dem Munde entleert. Das alles finde schon im zweiten Stadium statt.

Für die Annahme, daß der Gischt durch Mischung von Luft mit Ertränkungsflüssigkeit entstehe, fehlt aber der Beweis. Denn wenn auch die in den Lungen des ertrunkenen Tiers gefundene Flüssigkeit zum größten Teile vom Ertränkungsmedium herrührt, so gilt das noch nicht für die Flüssigkeit, die sich während des zweiten Stadiums an der Schaumbildung beteiligt. Im Gegenteil, die später bestätigten Versuchsergebnisse HOFMANNs weisen darauf hin, daß die Ertränkungsflüssigkeit erst während der terminalen Atembewegungen, bei erloschener oder stark herabgesetzter Reflexerregbarkeit, in die Luftwege eindringt. Sonst wird sie durch die stoßweise kurzen Ausatmungen entfernt, oder es wird die Stimmritze oder der Aditus ad laryngem verschlossen. Im zweiten Stadium des Ertrinkungstodes rührt die gischtbildende Flüssigkeit wahrscheinlich von einer serösen Transsudation und Schleimbildung in den Luftwegen her, ebenso wie in sonstigen Fällen von Erstickungstod, worin gar keine Flüssigkeit von der Außenwelt in die Luftwege tritt und wo sich doch manchmal im Rachen, sogar vor dem Munde und der Nase Schaum findet, besonders (HOFMANN) bei langsam erfolgender Erstickung. Der ausgestoßene feinschaumige Gischt beweist also nicht, daß schon im zweiten Stadium Ertränkungsflüssigkeit in die Bronchien und sogar noch tiefer eindringt.

Ferner setzt PALTAUFs Annahme voraus, daß das Eindringen der Flüssigkeit noch von Atembewegungen gefolgt werde. Dies trifft aber offenbar nur dann zu, wenn unter diesen Atembewegungen die terminalen verstanden werden. Aber auch dann müßte es eine sehr bedeutende Flüssigkeitsmenge sein, die eine Starre der Alveolen hervorzurufen vermöchte. Denn selbst größere Mengen werden nach PEIPER, WASBUTZKY, SOMMERBRODT, NOTHNAGEL u. a. sehr rasch, fast augenblicklich, resorbiert und zwar, nach BERNARD, besonders in den feinen Bronchien und Lungenbläschen. Außerdem hat GROSSMANN gezeigt, daß Flüssigkeitsmengen sogar über 600 ccm in die Trachea und Lungen von Kaninchen hineingegossen werden können, so daß bei der Autopsie das Bild eines hochgradigen ödematösen Zustandes der Lungen vorlag, ohne daß die respiratorischen Volumenschwankungen der Lungenbläschen wesentlich und andauernd verringert werden. Sollte denn eine geringe Flüssigkeitsmenge eine Starre veranlassen?

Schließlich aber, und dies ist wohl der Kernpunkt, „blieben" die Alveolen nicht „enger", nein, sie wurden verkleinert, sie waren sogar im Begriff atelektatisch zu werden. Nur durch eine dünne Flüssigkeitsschicht wurden sie von Atelektase abgehalten, einige Bläschen waren ganz luftleer. Wie sollen nun gerade diese am meisten verkleinerten Lungenbläschen sich bei der Einatmung, während der die intraalveolare Luft durch Ertränkungsflüssigkeit ausgetrieben und ersetzt werde, am meisten vergrößern? Ebenso schwer wäre die Volumenzunahme der fast nur Luft enthaltenden Bläschen der ersten Gruppe durch eine geringere inspiratorische Erweiterung zu erklären.

Es ist klar, daß es nicht eine und dieselbe Kraft ist, welche zugleich die Lungenbläschen erweitert bzw. verkleinert und die Flüssigkeit in sie hineintreibt. Zur Erklärung jener Verhältnisse gehen wir aus von den Größenverschiedenheiten der einzelnen Bläschengruppen, ihrer Farbe, ihrem Luftgehalt und ihrem Sitz, und stellen wir folgende Fragen: 1. Welche Kraft erweitert die eine Gruppe von Lungenbläschen, mitunter sogar bis zum Platzen? 2. Welche verkleinert die andere bis zu völliger Atelektase? 3. Welche Kraft treibt die Flüssigkeit hinein? 4. Welche verteilt die Flüssigkeit und die Luft? 5. Welcher der hier genannten Vorgänge ist primär, welcher sekundär?

Wenn wir fragen, was während des Ertrinkens geschieht, so finden offenbar im ersten, apnoischen Stadium mit geschlossener Stimmritze oder geschlossenem Aditus ad laryngem keine Veränderungen in den Lungen statt. Dann folgen im zweiten Stadium einige tiefe Einatembewegungen, ohne daß dabei auch nur einige Flüssigkeit tiefer als bis zum Kehlkopf eindringt. Denn die stoßweise kurzen Ausatmungen bewirken ihre sofortige Entfernung. Ob nun mitunter am Ende dieses Stadiums einige Flüssigkeit in die Luftröhre oder gar tiefer einströmt, ist gleichgültig — die Hauptsache, die VON HOFMANN feststellte, und auch wir mit anderen annehmen, ist, daß eine Reihe tiefer Einatembewegungen ohne Zutritt von Flüssigkeit in die Luftröhre erfolgt. Während die kurzen Ausatmungen nur ganz wenig Luft entfernen, die bei kurzem Auftauchen und Luftschnappen vielleicht ersetzt wird, geschieht während der tiefen Einatembewegungen folgendes. Der Luftdruck in der Luftröhre, den Bronchien und den Lungen sinkt während dieser Einatembewegungen, aber nicht in allen Lungenteilen gleich stark, doch offenbar der inspiratorischen Volumenzunahme der Lungenbläschen entsprechend. Er sinkt also am meisten in den lateralen kaudalen und sterno-parasternalen Lungenbläschen, die sogar „gebläht" sein können, in den paravertebralen kranialen und angrenzenden zentralen hingegen am wenigsten, ja, hier nur sehr wenig unter den atmosphärischen Druckwert usw. Im übrigen sinkt der Luftdruck in den peribronchialen und perivaskularen Bläschen weniger als in den peripheren Bläschen desselben Läppchens.

Die unausbleibliche Folge dieser intraalveolaren Druckverhältnisse ist eine Luftströmung von den Alveolen mit höherem nach jenen mit niedrigerem Luftdrucke hin. Diese Luftverteilung wiederholt sich, und zwar stufenweise fortschreitend, bei jeder folgenden Einatembewegung. Dabei wird von den peripheren oben genannten Lungenbläschen mit stärkster Volumenzunahme immer mehr Luft aus den übrigen gesogen, und zwar jedesmal so viel, daß am Ende jeder Einatembewegung der intraalveolare und intrabronchiale Luftdruck überall gleich ist. Die übrigen Lungenbläschen saugen andere aus oder werden selbst ausgesogen je nach den Verhältnissen ihres intraalveolaren Luftdrucks.

Die dann und wann vielleicht stattfindenden kurzen Ausatmungen fallen demgegenüber wohl nicht ins Gewicht — für das Platzen sterno-parasternaler kranialer oder mediastinaler Bläschen sind sie vielleicht von Bedeutung — und es entwickelt sich schließlich ein Volumen pulm. auctum inspiratorium, das in bestimmten Lungenteilen akutes Emphysem bedeutet. Bei weniger tiefen Einatmungen mag diese Blähung *bestimmter* Lungenteile ausbleiben, die übrigen Verhältnisse bleiben jedoch grundsätzlich unverändert. Auch dann, wenn vielleicht anfangs, bei offener Stimmritze, etwas Luft aus der Mund- und Rachenhöhle eingesogen wird.

Diese Lungenblähung ist in gewisser Hinsicht derjenigen bei exspiratorischen Stenosen, die wir später besprechen werden, ähnlich. Der Unterschied besteht jedoch einmal darin, daß beim Ertrinkenden keine oder nur wenig neue Luft (letzteres beim Luftschnappen während des Auftauchens) in die Lungen hineinströmt, so daß der Luftdruck am Ende der Einatmung einen subatmosphärischen Wert behält. Sodann wird das Vol. pulm. auctum in der zweiten Stufe des Ertrinkens nicht durch einen exspiratorischen Widerstand, den der exspiratorische Luftdruck nicht genügend zu überwinden vermag, sondern wahrscheinlich in erster Linie durch die Zusammenziehung und die fortwährend gesteigerte Spannung der Einatemmuskeln unterhalten. Die von PALTAUF und VON HOFMANN erwähnten doppelseitigen Zerreißungen der Mm. sterno-cleidomastoidei sind wahrscheinlich die Folge solcher übermäßiger Einatmungsanstrengungen. Ein ähnliches Vol. pulm. auctum ist auch nach einem Erstickungstode anderen Ursprungs gefunden, insbesondere wenn der Abschluß der Luft nicht vollkommen war (LIMAN, BIRCH-HIRSCHFELD), wahrscheinlich ebenfalls infolge übermäßiger Einatembewegungen.

Im dritten Stadium, wenn Ertränkungsflüssigkeit in die Bronchien eingeströmt ist und dort nach LESSER eine reichliche Schleimabsonderung hervorgerufen hat, werden die Bronchien, besonders die feineren, durch zähflüssige schleimige Massen mehr oder weniger verschlossen, so daß weder Luft noch Flüssigkeit aus oder in die Lungenbläschen dringen kann. Dies dürfte höchstens in ganz geringer Menge möglich sein. Denn nach VON HOFMANN werden die Luftwege schon durch wenig Schleim verlegt. Außerdem wird ein Luftaustritt aus den Alveolen durch die Mischung von Luft mit den schleimigen Massen in den Bronchiolen noch viel mehr erschwert (vgl. meine Versuche S. 34).

Es wird die später in die Bronchien und in die Lungenbläschen einströmende bzw. von den „terminalen" Atembewegungen angesogene Flüssigkeit die mit intrabronchialer Luft vermehrte intraalveolare Luft verdichten und ihren Druck bis zum oder sogar über den atmosphärischen hinaus erhöhen. In diesem Fall treten die Lungen nach breiter Öffnung des Brustkorbs heraus. Ob noch postmortal eine geringe Flüssigkeitsmenge einströmt, bleibe dahingestellt.

Wir müssen also das Vol. pulm. auctum als eine Folge der tiefen Einatembewegungen im zweiten Stadium betrachten. Sein Fortbestehen wird zunächst durch die erhöhte inspiratorische Muskelspannung und später, im dritten Stadium, durch Verlegung der feineren Bronchien gesichert. Dann kann das Lungenvolumen durch die infolge des Einströmens der Flüssigkeit in die Bronchien und Alveolen stattfindende intraalveolare Druckerhöhung noch größer werden. Es gibt aber auch Fälle von Emphysem („Ballonierung") ohne nennenswerte Flüssigkeit in den Luftwegen, was der Voraussetzung PALTAUFs nicht entspricht.

Welche Kraft verkleinert nun die paravertebralen kranialen und angrenzenden zentralen Lungenbläschen sogar bis zu fast völliger Atelektase? Diese Lungenbläschen erweitern sich am wenigsten bei den Einatembewegungen im zweiten Stadium. Wie oben schon bemerkt, wird ihre Luft infolgedessen von den sich mehr vergrößernden Alveolen zum Teil fortgesogen, bis am Ende jeder Einatembewegung der intraalveolare und intrabronchiale Druck überall gleich ist. Je weniger ein Lungenbläschen sich primär vergrößert während einer solchen Einatembewegung, je höher also der intraalveolare Luftdruck in einem Bläschen bleibt, desto mehr Luft strömt daraus in die sich mehr vergrößernden Bläschen. Infolgedessen verkleinert es sich. Dabei wird sein (intraalveolarer) Raum zugleich noch durch eine immer zunehmende Schlängelung und strotzende Füllung seiner Haargefäße verringert. Hierzu kommt später Transsudation, und zwar mehr als in den blutarmen, vergrößerten Bläschen; und noch später, im dritten Stadium, Ertränkungsflüssigkeit. Infolge der Verkleinerung eines aus solchen Bläschen bestehenden Lungenteils werden vielleicht die entsprechenden Teile der Zwischenrippenwände eingezogen, davon ist aber nichts bekannt. Die Verkleinerung der paravertebralen kranialen und angrenzenden zentralen, und vielleicht auch die der übrigen peribronchialen und perivaskularen Lungenbläschen, ist also die Folge der beträchtlichen inspiratorischen Vergrößerung anderer Lungenbläschen ohne gleichzeitigen Zutritt von Luft oder Flüssigkeit von außen.

Die dritte Frage lautet: Welche Kraft treibt die Ertränkungsflüssigkeit, sei es auch in geringer Menge, in die Luftwege und die Lungen? Im dritten Stadium, mitunter bereits am Ende des zweiten, wird der intrabronchiale und intraalveolare Luftdruck, der schon einen subatmosphärischen Wert hatte (vgl. oben), vielleicht noch etwas erniedrigt durch die dann stattfindenden terminalen Einatembewegungen. Vielleicht, denn fraglich ist es, ob der schon sehr erweiterte Brustkorb sich noch mehr vergrößert, zumal weil diese Atembewegungen mit einer Zusammenkrümmung des Körpers verbunden sind. Freilich dürften die gleichzeitige Öffnung des Mundes und wahrscheinlich auch Erweiterung der

Stimmritze oder Hebung der Zungenwurzel den Eintritt der Flüssigkeit erleichtern. Die Flüssigkeit strömt dann in die Luftwege durch eine Triebkraft,
die aus der Differenz des hydrostatischen und des intrabronchialen Drucks
entsteht. Schleim in den feineren Bronchialverzweigungen erhöht den Widerstand. Infolgedessen strömt eine nur sehr geringe Menge in die Lungenbläschen ein.

In welche Lungenbläschen? Indem der hydrostatische Druck sich nach allen
Richtungen hin gleich stark geltend macht, und der intrabronchiale bzw. intraalveolare Luftdruck überall derselbe ist, muß die Verteilung der Flüssigkeit
wohl ausschließlich oder doch ganz vorwiegend von den intrabronchialen Widerständen abhängig sein. Nun sind zwar die kaudalen und sterno-parasternalen
Bronchien länger als die übrigen, aber demgegenüber erweitern sie sich wahr

scheinlich auch mehr bei der Einatembewegung. Dann kommt vielleicht
noch eine verschiedene Blutfüllung der
Bronchialwände in Betracht. Alles in
allem müssen wir die Differenz zwischen den Widerständen der verschiedenen Bronchien außer Betracht lassen.
Dann müßte in jedes Lungenbläschen die
gleiche Flüssigkeitsmenge einströmen.

Was bedingt die ungleiche blaue
Färbung? Die gleiche blaue Flüssigkeitsmenge, die ein stark verkleinertes
Lungenbläschen ganz oder fast ganz
erfüllt und tiefblau färbt, vermag ein
größeres Bläschen nur zum Teil zu
füllen und wird folglich einem aus solchen Bläschen bestehenden Lungenteil
eine leichtere Färbung erteilen. In den
größten Bläschen ist von einer Färbung kaum die Rede.

Die Beantwortung der fünften Frage:
welcher Vorgang primär, welcher sekundär sei, ist bereits in der bisherigen
Darlegung enthalten.

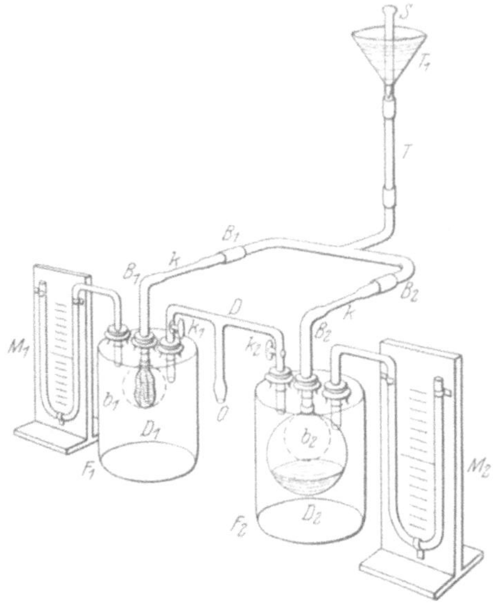

Abb. 6.   Größe der Kautschukbläschen b_1 und b_2
vor dem Versuch

Alles in allem erklären sich die typischen Farbenschattierungen in den Versuchslungen als ausschließlich oder ganz vorwiegend bedingt durch die sehr
ungleichmäßige primäre inspiratorische Volumenvergrößerung der verschiedenen
Lungenbläschen.

Es war wünschenswert, die Grundlage, auf der diese Erklärung fußt, näher
zu prüfen. Diese Grundlage ist, daß die sehr ungleichmäßige inspiratorische
Vergrößerung der verschiedenen Lungenbläschen, ohne gleichzeitigen Zutritt
von Luft oder Flüssigkeit, nicht nur die Verkleinerung einiger Bläschen, sondern
auch die Verteilung von Luft und Flüssigkeit, kurz alle übrigen Befunde, zu
erklären vermag.

Es werden zwei WOULFsche Flaschen F_1 und F_2 (vgl. Abb. 6), jede durch drei
Kautschukstöpsel luftdicht abgeschlossen. Durch die mittleren Stöpsel werden
die gläsernen gleich weiten Röhren B_1 und B_2 luftdicht gestochen. Am Ende
jeder Röhre befindet sich (in der Flasche) ein Kautschukbläschen b_1 und b_2,
die in physikalischen Eigenschaften einander möglichst gleich sind. An ihren
anderen Enden vereinigen sich die Röhren, nachdem sie sich über eine gleiche

Strecke k (von 60 mm Länge) zu Kapillaren von je 1 mm Durchschnitt $(2\,r)$ verengert haben, in einer gemeinschaftlichen Röhre T. Diese endet 750 mm über dem Tisch, worauf die Flaschen aufgestellt wurden, in einen großen gläsernen Trichter T_1. Dieser Trichter kann durch einen konisch geschliffenen gläsernen Stöpsel S luftdicht abgeschlossen werden.

Der Luftdruck D_1 bzw. D_2 in den Flaschen, d. h. der auf den Bläschen lastende Außendruck, kann durch die Röhre D und die gläsernen Kränchen k_1 und k_2 nach Belieben im gleichen oder in ungleichem Maße erhöht oder erniedrigt werden. Letzteres geschah bei meinen Versuchen, indem ich an dem Mundstück O saugte. Man kann aber statt der einen Röhre D zwei Röhren nehmen, die eine nur mit F_1, die andere nur mit F_2 in Verbindung, so daß an beiden Röhren zwei Personen zugleich saugen, oder man durch zwei Pumpen saugen läßt. Die Quecksilbermanometer M_1 und M_2 zeigen die Werte von D_1 und D_2 und ihre Schwankungen.

Viele Versuche wurden angestellt mit mehr oder weniger starken primären Erniedrigungen von D_1 und D_2, ferner unter kürzerem oder längerem Zuströmen des Wassers, mit periodischem Verschluß des Trichters, also periodischem Zuströmen des Wassers, mit anderen Trichterhöhen. Am Ende jedes Versuchs wurde die in die Bläschen eingeströmte Flüssigkeitsmenge bestimmt.

Bei diesen Abänderungen ergab sich, daß die Flüssigkeitsmenge in dem einen Bläschen in der Regel der im anderen bei demselben Versuch nahezu gleich war. Auch dann, wenn die Bläschen aus feinstem Kautschuk gemacht und gleich sind, kann aber ihre Dehnbarkeit durch starke Dehnung zunehmen und Abweichungen entstehen.

Das verkleinerte Bläschen enthält weniger, mitunter sogar gar keine Luft und war dementsprechend zum größten Teil oder sogar ganz mit Wasser gefüllt. Im vergrößerten Bläschen hingegen trat die Flüssigkeitsmenge dem Luftgehalt gegenüber mehr oder weniger, mitunter sehr beträchtlich zurück, und zwar desto mehr, je nachdem $A-D_2$ größer war als $A-D_1$. Es stellte sich heraus, daß mit Flüssigkeit vermischte Luft durch einen geringen Druckunterschied nur schwer durch Glaskapillaren fortbewogen wird. Über Versuche, wobei die Röhre T schon vor der Druckerniedrigung mit Wasser gefüllt wurde, wobei dann mehr Wasser in das sich vergrößernde Bläschen strömte, brauche ich hier nicht zu berichten.

Wenn zwei Bläschen, unter den genannten Bedingungen, einer ungleichen Erniedrigung des auf ihnen lastenden Außendrucks ausgesetzt werden, können sich drei Fälle ergeben, je nach dem Verhältnisse von $A-D_1$ und $A-D_2$, nämlich: 1. das eine Bläschen vergrößert sich weniger als das andere ohne weiteres, 2. das Bläschen mit dem höheren Außendruck wird mehr oder weniger vom anderen ausgesogen, so daß es sich verkleinert oder 3. gleich groß bleibt.

Tritt jetzt Flüssigkeit durch die gemeinschaftliche Röhre in die Bläschen hinzu (zweite der oben gestellten Fragen), dann 1. strömt in beide Bläschen in der Regel nahezu die gleiche Menge Wasser, 2. wird folglich der relative Luft- und Flüssigkeitsgehalt ausschließlich durch ihren Luftgehalt (Alveolenvolumen) vor dem Flüssigkeitszutritt bestimmt. Hierbei sind allerlei Schattierungen, je nach den ursprünglichen Werten von $A-D_1$ und $A-D_2$ und abhängig von Veränderungen der Dehnbarkeit der Bläschen, möglich.

Ferner geht aus obigen Auseinandersetzungen hervor, daß es nicht viel zu bedeuten hat, ob terminale Atembewegungen stattfinden oder nicht, wenn nur tiefe Einatembewegungen voraufgegangen sind.

Trifft obige Erklärung zu, so müßte es möglich sein, eine entgegengesetzte Verteilung von Luft und eingesogenem Wasser zu bekommen bei einem Kaninchen, das man mit einer an die Haut festgenähten Trachealkanüle (nach Tracheotomie) ganz unter Wasser mit Berlinerblau von etwa 34° C fortwährend untertaucht. Schon während der dyspnoischen Stufe müßte dann Wasser eingesogen werden, und zwar in die verschiedenen Lungenteile in einer Menge, ihrer inspiratorischen Erweiterung entsprechend, also gerade in die paravertebralen kranialen Teile am wenigsten. In der Tat gelang dies annähernd bei einem von vier Kaninchen: die paravertebralen kranialen Lungenteile waren ganz oder fast ganz ungefärbt, die paravertebralen kaudalen Teile enthielten mehr Farbstoff, die sterno-parasternalen und lateralen kaudalen Lungenteile waren am dunkelsten blau mit Ausnahme der lateralen kaudalen (diaphragmalen) Lungenränder, die makroskopisch keinen Farbstoff zu enthalten schienen; wahrscheinlich waren die Einatmungen da durch einen stark gefüllten Magen nicht tief genug. Die zentralen Lungenteile waren ziemlich gleichmäßig dunkelblau, was sich daraus erklärt, daß sie dem Hauptbronchus ganz nahe liegen. In den blauen Lungenteilen finden sich hier und da etwas hellere Inseln. Die paravertebralen Bronchien erwiesen sich als durchgängig bei Aufblasung der gleichnamigen Lungenteile. Der Gegensatz in der Verteilung des Farbstoffs bei diesem Kaninchen und bei Kaninchen, die ohne Trachealkanüle ertränkt wurden, vermögen wir nur zu verstehen aus dem sofortigen freien Zutritt des Wassers beim Kaninchen mit einer Trachealkanüle. Damit erweist sich die Richtigkeit der Annahme, daß sämtliche Befunde die Folgen sind von Verschiedenheiten der inspiratorischen Erweiterungen der verschiedenen Lungenteile. Vgl. Krkh.forschg 5, 289, Abb. 1 u. 2.

Nicht alle Versuche gelangen: Zunächst darf das Wasser nicht zu dunkel gefärbt sein, weil dadurch die Farbenunterschiede undeutlich werden. Ferner machen nicht alle Tiere gleich regelmäßige und tiefe Einatmungen. Das Tier verschließt mitunter durch Beugung des Kopfes die Trachealkanüle. Man darf aber die Bewegungen nicht zu viel beschränken, weil die Einatmungen frei bleiben müssen.

Die Lungenbefunde bei ertrunkenen Menschen und Kaninchen in typischen Fällen ergeben somit eine bis in die Einzelheiten gehende Bestätigung der Schlußfolgerungen hinsichtlich der Volumenzunahme der verschiedenen Lungenteile bei tiefer Einatmung.

Abweichungen von obigen typischen Befunden muß man streng individualisierend beurteilen. So können Pleuraverwachsungen je nach Sitz, Festigkeit und Ausdehnung einen entscheidenden Einfluß auf die Volumenschwankungen auch der angrenzenden Lungenbläschen, somit auch auf ihren Luft- und Flüssigkeitsgehalt, ausüben. Dasselbe gilt von interstitiellen Pneumonien und anderen pathologisch-anatomischen Veränderungen.

Zeichen eines Erstickungstodes können überhaupt fehlen, wenn der Tod sofort nach dem Fall ins Wasser eintritt. Wir wissen doch, daß es sofort Gerettete gibt, die nicht ins Leben zurückgebracht werden können. Bei anderen Ertrunkenen lassen sich nur einige Zeichen nachweisen. Aber auch diese Abweichungen vermögen nichts an den Befunden in den typischen Fällen zu ändern, womit die Befunde in den typischen Fällen von ertrunkenen Tieren übereinstimmen.

Lungenbefunde bei Pneumonokoniosen und experimentellen Staubinhalationen

Ein Vergleich der am Sektionstische gesammelten Befunde lehrt, daß das Staubpigment sich in verschiedener Menge ganz vorwiegend an bestimmten Stellen anhäuft. Daraus bekommen wir Angriffspunkte für die Beurteilung der Kräfte, welche die Pigmentation beherrschen und mit Lebenseigenschaften der Lungen zusammenhängen.

Mehr noch als die Beobachtungen am Menschen, ermöglichen die grundlegenden Versuchsergebnisse Arnolds die Bedeutung einiger Faktoren und Bedingungen kennenzulernen, weil die Einatmung von verschiedenen Staubsorten unter verschiedenen Bedingungen stattfand. Als Versuchstiere wurden Kaninchen und Hunde gewählt, die im allgemeinen gleiche Befunde ergaben. Einmal war der Staubgehalt der Luft verschieden; sodann wurde entweder nur einmal oder mit Ruhepausen mehrere Male inhaliert, wobei auch die Inhalationsdauer verschieden war; ferner wurde in der einen Reihe das Tier sofort nach der letzten Inhalation getötet, in einer anderen Reihe noch kürzere oder längere Zeit am Leben gelassen, während der es in einer staubfreien Luft atmete; schließlich wurden verschiedene, fein zerstäubte Staubarten, nämlich Ruß, Ultramarin, Schmirgel oder Sandstein, in der Inspirationsluft schwebend geführt.

Wir müssen annehmen, daß die eingeatmeten Staubteilchen durch die eingeatmete Luft in die Alveolen eingetragen werden, weil Arnold sofort nach der letzten Einatmung von Staub frei in den Alveolen liegende Staubteilchen nachwies. Dann wurde auch in der Trachea und den Bronchien Niederschlag gefunden. Je nach dem Staubreichtum der Lungen fand sich eine gleichmäßige diffuse oder eine herdförmige Färbung (in größeren oder kleineren Flecken) der Lungen bzw. ihrer Teile vor. Die Bläschen der am stärksten verfärbten Lungenteile enthalten mehr Niederschlag als andere, weniger verfärbte. In allen Lungenteilen jedoch können neben strotzend mit Staub gefüllten Bläschen auch staubärmere, ja ganz staubfreie Bläschen vorkommen, namentlich nach Rußinhalation. Die Staubteilchen werden ganz frei oder in Zellen („Staubzellen") gefunden; auch im Lungengewebe finden sich freie Staubteilchen in großer Anzahl vor.

Mit Hinsicht auf die Verteilung des Niederschlags bzw. auch des Pigments waren die Befunde nach *Ruß*- und *Ultramarin*inhalationen im großen und ganzen gleich. War der Staubgehalt der eingeatmeten Luft ein hoher, dann waren die Lungen meistens gleichmäßig, oft aber die unteren Lappen stärker als die oberen, gefärbt. War der Staubgehalt hingegen ein mäßiger, dann waren die Lungen nur gefleckt. Nach einer kurz (einige bis 24 Stunden) dauernden Inhalation von Ultramarin enthielten die kranialen Lungenteile, besonders die „rechten Oberlappen", mehr Ultramarin als die kaudalen. Nach einer längeren Inhalationsdauer oder nach einer mehrmals mit kurzen Zwischenpausen regelmäßig wiederholten Einatmung ergab sich derselbe Befund wie bei hohem Staubgehalt, wenn nämlich das Tier, wie in den übrigen obengenannten Fällen, sofort nach der letzten Inhalation getötet wurde. Bei Tieren hingegen, die noch einige Zeit nach der letzten Inhalation lebten und in staubfreier Luft atmeten, erwiesen sich bei der Autopsie die „unteren Lappen" wiederum weniger gefärbt als die „Oberlappen". Es findet dann eine „Aufhellung des Lungengewebes" statt, die mit der Frist zwischen letzter Einatmung von Staub und Tod zunimmt und kaudo-kranialwärts fortschreitet. War diese Frist sehr lang, dann war der Farbstoff makroskopisch nicht mehr mit Sicherheit nachzuweisen.

Nach Inhalation von *Schmirgel* ergab sich entweder eine gleichmäßige Färbung der Lungen oder, und zwar in den meisten Fällen, unabhängig von der Inhalationsdauer, ja sogar nach einer Überlebungsfrist von einigen Tagen, eine stärkere Färbung der kaudalen Lungenteile. (Nur bei einem großen Kaninchen, Nr. 10, erwies sich 98 Stunden nach eingestellter einmaliger fünfstündiger Inhalation nur der linke Oberlappen gefärbt.) Nach längerer Überlebungsfrist fand Aufhellung statt.

Die Verteilung des *Sandsteins* war wegen seiner Gleichfarbigkeit mit dem Lungengewebe und der hochgradigen Gewebsveränderungen nicht deutlich zu verfolgen.

ARNOLD hat seine Ergebnisse zwar folgendermaßen zusammengefaßt: „Der Staub (wird) am frühesten an den oberen, in größter Menge an den unteren Lappen deponiert, und in beiden Hinsichten ist (beim Kaninchen wenigstens) die rechte Seite begünstigt", — eine Erklärung seiner Befunde hat er aber nicht gegeben. HANAU hat aus jenen Befunden den Schluß gefolgert, daß „der Oberlappen besser inspiriere als der Unterlappen". Dieser Schluß ist jedoch willkürlich, weil er nicht mit allen Befunden in Übereinstimmung ist. Mit gleich wenig Recht könnte man aus den anderen Befunden genau das Umgekehrte ableiten. Schon die oben gegebene Übersicht weist darauf hin, daß die Sache sich nicht so einfach verhält. Daß auch die Schwerkraft ohne weiteres die Verteilung der Staubteilchen nicht begreiflich zu machen vermag, ist klar.

Weil die staubzuführenden Kräfte zur Erklärung nicht ausreichen, ihnen aber nicht ohne weiteres alle Bedeutung abgesprochen werden kann, ist es angezeigt, die Rolle der abführenden Kräfte zu erforschen, und zu erwägen, ob die algebraische Summe der staubzuführenden und staubabführenden Kräfte den Niederschlag bzw. die Pigmentation in den verschiedenen Lungenteilen je nach den Versuchsbedingungen bestimmt.

ARNOLD nennt als staubabführende Kräfte einmal die Wanderzellen und Epithelien, die als „Staubzellen" abgestoßen und ausgehustet werden, ferner die Fortschleppung des Staubs durch den Lymphstrom, wozu wir auch die Bewegung des Gewebesafts rechnen. Für die Abfuhr durch die Staubzellen treten SLAVJANSKY und besonders INS ein. Ob dieser Abfuhr aber bei der erheblichen Staubzufuhr in ARNOLDS Versuchen große Bedeutung zukommt, scheint wohl zum mindesten zweifelhaft. RUPPERT, AUFRECHT, FLEINER und WYSSOKOWITSCH (letzterer sogar bei einer hämatogenen Staubzufuhr und -verteilung) sahen nur ausnahmsweise oder gar keine staub- oder körperhaltigen Wanderzellen, obwohl sie danach suchten. Abfuhr durch Flimmerbewegungen der Bronchialepithelien hat offenbar keinen Einfluß auf den in den Lungenbläschen befindlichen Staub.

Dieser Staub wird in das Lungengewebe und seine Gewebespalte und Lymphgefäße aufgenommen, was durch Abstoßung von Epithelzellen erleichtert wird. Dabei spielt wahrscheinlich nicht nur die abwechselnde respiratorische Verdünnung und Verdichtung des Protoplasmas der Alveolarepithelien, und mehr noch die ihres Zwischenstoffes (Kittstoffes) einigermaßen wie amöboide Bewegungen, aber auch die Schwankungen des intraalveolaren Luftdrucks eine große Rolle. Die weitere Fortschleppung der Staubteilchen geschieht durch die Bewegungsenergie des Saft- und Lymphstroms. Schon nach wenigen Stunden wurde Ultramarin in parabronchialen Lymphdrüsen gefunden, aber in so kleiner Menge, daß von einer bedeutenden Abfuhr noch nicht die Rede sein könnte. Erst nach längerer Versuchsdauer kommen jene abführenden Kräfte in den Vordergrund. Aber dann reichen sie als einzige abführende Kräfte wohl vollkommen hin, um die Aufhellung des Lungengewebes zu bewirken. Das Pigment wird den regionären und auch ferner liegenden Lymphdrüsen zugeführt, sofern es nicht liegen bleibt. Eine Abfuhr durch das Blut kommt kaum in Betracht.

Wenn wir nun die auf S. 26f. aufgestellten Schlußfolgerungen hier anwenden, daß nämlich sowohl die respiratorische Bewegungsgröße der Lungenbläschen als die exspiratorische Bewegungsenergie des Safts und der Lymphe in den am meisten kaudalen Teilen der Kaninchenlungen ihren höchsten Wert erreichen, und daß dieser Wert kranialwärts abnimmt, so verstehen wir die kaudo-kranial fortschreitende Aufhellung der Lungen.

Wahrscheinlich bleibt der Staub in den periphersten Lungenbläschen zum Teil als Pigment liegen, zum Teil wird er nach den zentralen Lungenteilen und

Lymphdrüsen, zum Teil in die pleuralen und subpleuralen Saft- und Lymph-
bahnen verschleppt, wo er zum Teil liegenbleibt, bei Kaninchen in subpleuralen
Lymphknötchen und besonders an den sternförmigen Knotenpunkten (Erweiterungen oder Lymphknoten) der interlobularen Lymphwege. Knötchen- und
fleckenförmige Verdickungen fehlen da nie nach Sandsteineinatmungen (ARNOLD).

Wie ist es möglich, daß sich in den kaudalen Lungenteilen bei den Tieren,
die nach einmaliger Einatmung von Ruß oder Ultramarin sofort getötet wurden,
weniger Staub findet als in den kranialen? Aus der ganz kurzen Inhalationsdauer folgt, daß die oben erörterte Aufhellung der kaudalen Lungenteile nicht
in Betracht kommen kann.

Betrachten wir die Kräfte, die die Bildung eines Niederschlags schwebender
Staubteilchen aus strömender Luft beherrschen, etwas näher. Strömt eine mit
annähernd gleich großen Staubteilchen beladene Luft durch eine Röhre, so
fällt ein Teil des Staubs in der Röhre nieder, während der übrige Staub mit
der Luft aus dem Röhrenende heraustritt. Wie groß der eine, wie groß der andere
Teil ist, hängt von einigen Größen ab. Auch aus den Untersuchungen von KAY-
SER und HILDEBRANDT erhellt, daß der gebildete Niederschlag bestimmt wird
durch: die Geschwindigkeit des Luftstroms, zu der er in umgekehrtem Verhältnisse steht; das spezifische Gewicht des Staubs, dem er proportional ist; den
Staubgehalt der Luft, die Röhrenlänge, die Durchströmungsdauer; diesen drei
Größen ist der Niederschlag ebenfalls proportional.

Dies gilt auch für die mit Staub beladene Luft, die in die Luftwege einströmt.
Je mehr Staub in den oberen Luftwegen und Bronchien niederfällt, um so staub-
ärmer ist die in die Lungenbläschen strömende Luft. Von dem Niederschlag
in den Bronchien wissen wir nichts, ebensowenig von dem Gesamtdurchschnitt
der verschiedenen Bronchialgebiete und ihren respiratorischen Schwankungen.
Weil die kaudalen Bronchien die längsten sind, müßte ceteris paribus der ganze
Niederschlag in ihnen am größten sein. Die mitunter vom eingeatmeten Staub
gebildeten Obstruktionsatelektasen wurden aber nie in kaudalen, sondern nur
in kranialen Lungenteilen gesehen — einmal war sogar der ganze linke Oberlappen infolgedessen durch Ultramarin kollabiert. Aber es könnte eine Verstopfung ebensogut einer geringeren Staubabfuhr als einer größeren -zufuhr
oder beiden zugleich zuzuschreiben sein, und schließlich wäre es möglich, daß
auch bei der Bildung einer ursprünglich gleichen Menge Niederschlags nur die
Bewegungsenergie der respiratorischen Luftströme entscheidet, ob eine Verstopfung mit nachfolgender Atelektase entsteht oder nicht. Und gegenüber
der größeren Länge der kaudalen Bronchien steht, daß die Geschwindigkeit
des inspiratorischen Luftstroms darin größer ist als in den kranialen. Vielleicht
ist also schließlich die in die kaudalen Lungenbläschen einströmende Luft ebenso
staubreich oder sogar staubreicher als die in die kranialen eingesogene Luft.
Wir werden dies vorläufig annehmen.

Wenn wir dem durch obengenannte Röhre gehenden Luftstrome plötzlich
die entgegengesetzte Richtung geben, gelten für den während des Rückstroms
gebildeten Niederschlag dieselben Größen wie oben; der Staubgehalt ist jedoch
wegen des Verlusts an Niederschlag niedriger geworden. Dies gilt auch für
den exspiratorischen Luftstrom. Außerdem hat der exspiratorische Luftstrom
eine längere Dauer, aber eine geringere Geschwindigkeit als der inspiratorische.

Wie verhält sich nun die Bildung des Niederschlags in den kranialen und kaudalen Lungenbläschen? Auch in den Alveolen gelten die gleichen Faktoren; es
kommt aber bei der Stromwendung ein neuer Faktor hinzu, der von großer Bedeutung für den besonders in den Lungenbläschen gebildeten Niederschlag ist, nämlich die Geschwindigkeit, womit die Stromwendung stattfindet. Je größer diese ist,

desto geringer wird der Niederschlag sein und umgekehrt. Tritt die Stromwendung plötzlich ein, dann ist der günstigste Zeitpunkt zur Bildung eines Niederschlags, nämlich die Periode, wo die Stromgeschwindigkeit Null ist, möglichst kurz. Umgekehrt ist die Gelegenheit zur Bildung eines Niederschlags desto größer, je nachdem die Stromwendung von einer längeren und beträchtlicheren Stromverlangsamung eingeleitet und gefolgt, und am größten, wenn sie von einer gewissen Pause begleitet wird.

Wir müssen somit annehmen, daß in den paravertebralen kranialen und angrenzenden zentralen Lungenteilen, wo die Geschwindigkeiten der Luft den niedrigsten Wert haben, der meiste Staub niederfällt, während außerdem bei jeder Stromwendung dort nicht nur eine sehr beträchtliche, ziemlich lange dauernde Stromverlangsamung, sondern sogar ein fast oder ganz völliger Stillstand der Luft eintritt, wie wir aus den Atmungskurven von RIEGEL, GERHARDT u. a. ableiten. Hingegen findet die Stromwendung in den lateralen kaudalen Lungenteilen fast plötzlich statt, wie das z. B. der in den Atmungskurven von dem in- und exspiratorischen Schenkel gebildete sehr scharfe Winkel zeigt, während überdies die Geschwindigkeiten der Luftströme hier am größten sind. Daß zwischen beiden Lungenbezirken zahlreiche allmähliche Übergänge vorkommen, leuchtet ein. So wird es innerhalb gewisser Grenzen möglich, daß eine größere inspiratorische Zufuhr von Staub in Teile mit großen respiratorischen Volumenschwankungen gegenüber dem Einflusse einer länger dauernden Stromverlangsamung und Stromwendung in Teilen mit geringeren Volumenschwankungen so zurücktritt, daß in diesen Teilen mehr Staub niederfällt als in jenen.

Der Stromwendung kann aber offenbar nur dann eine solche entscheidende Bedeutung zukommen, wenn der exspiratorische Luftstrom den am Anfang der Ausatmung noch schwebenden Staub zum geringeren oder größeren Teil aus den Lungenbläschen hinausführt, ähnlich wie Pulver durch das Zusammendrücken eines Pulverbläsers aus Gummi. Denn sonst würde der intraalveolare Niederschlag nur durch die inspiratorische Staubzufuhr bestimmt werden. Es wird ein desto größerer Teil des noch schwebenden Staubs weggeführt — der niedergefallene Staub klebt wohl der feuchten Alveolenwand fest an —, je größer die Bewegungsenergie des exspiratorischen Luftstroms ist.

Dies gilt nicht nur für Staub, der spezifisch kaum schwerer ist als Luft, sondern auch für schwerere Arten. Betrachten wir nämlich die Kurve der Atembewegungen eines kaudalen lateralen Thoraxpunkts, die also zugleich diejenigen des entsprechenden Lungenteils darstellt, so ist die Dauer der Ausatmung dieses Teils kaum größer als die seiner Einatmung. Folglich ist die Bewegungsenergie des exspiratorischen Luftstromes in diesem Teil ebenfalls kaum geringer als die des inspiratorischen. Wodurch sollte nun der exspiratorische Luftstrom nicht imstande sein, Ruß, Ultramarin und ähnliche leichtere Staubarten zu entfernen, wenn der inspiratorische sogar sehr viel schwerere, wie z. B. Schmirgel und Sandstein, hineinbringen kann? Dies würde offenbar nur dann zutreffen, wenn eben die Grenze erreicht wäre, wo die Bewegungsenergie des exspiratorischen Luftstroms zur Entfernung einer bestimmten Staubart durchaus unzureichend ist, während die des inspiratorischen Luftstroms noch grade zur Hineinschleppung genügt (s. unten).

Der in den Bronchialverzweigungen niedergefallene Staub wird durch die Bewegungen der Flimmerepithelien weggeführt. Das Kaninchen huste angeblich nicht; das hat man aber auch vom Meerschweinchen und sogar vom Rind behauptet, die aber husten.

Durch starken Niederschlag während der Stromwendung und geringe Bewegungsenergie des exspiratorischen Luftstroms in den kranialen, besonders in den zentroparavertebralen Lungenteilen erklären sich die Befunde nach ganz kurzen Inhalationen von Ruß und Ultramarin bei mäßigem Staubgehalt. Dabei findet sich in der rechten Lunge mehr Staub, was wohl mit der größeren inspiratorischen Zufuhr durch den weiteren rechten Bronchus zusammenhängt (ARNOLD).

Wie versteht es sich aber, daß bei einem hohen Gehalt der eingeatmeten Luft an Ruß oder Ultramarin und bei länger dauernden oder mehreren Einatmungen von Luft mit mäßigem Ruß- oder Ultramaringehalt entweder kein Unterschied zwischen kranialen und kaudalen Lungenteilen bestand, oder gerade die letzteren sich staubreicher erwiesen? In beiden Versuchsreihen wurden die Tiere sofort nach der letzten Inhalation getötet. Vielleicht entstehen die Befunde bei erstgenannten Versuchen schon hierdurch, daß bei einem hohen Staubgehalt die inspiratorische Zufuhr in die kaudalen Lungenteile, trotz der langsameren Stromwendung in den kranialen Teilen, den Ausschlag gibt.

Außerdem gelten aber hier wohl auch noch folgende Verhältnisse, welche die Befunde nach längeren bzw. mehreren Einatmungen von Luft mit mäßigem Ruß- oder Ultramaringehalt erklären können. Oben wurde nämlich schon erwähnt, daß überall neben stauberfüllten auch staubarme, ja sogar staubfreie Lungenbläschen vorkommen können. Es ist nicht anzunehmen, daß solche Lungenbläschen verstopften Bronchiolen angehören. Dann müßten doch die vollkommen oder fast staubfreien Bläschen desselben Läppchens zugleich atelektatisch sein oder mindestens im Begriffe stehen, es zu werden, und davon berichtet ARNOLD nichts. Im Gegenteil wurden Atelektasen nur in kranialen Lungenteilen beobachtet. Eine völlige Verlegung des zuführenden Bronchiolus kann somit in Abrede gestellt werden. Demgegenüber erscheint es möglich, daß die fast ganz mit Staub erfüllten Lungenbläschen dadurch sich weniger bei der Einatmung vergrößern und weniger Luft ansaugen. Die Bewegungsenergie des Luftstroms in ihren Bronchiolen, wozu auch die benachbarten Alveolen gehören, nimmt infolgedessen ab und damit die Staubzufuhr. Dies wird zutreffen, falls gewisse Alveolen schon nach einigen wenigen Einatmungen bedeutend mehr Staub erhalten haben als die benachbarten Bläschen. Auch diese mögen sich weniger erweitern durch ihren Zusammenhang mit weniger dehnbar gewordenen Alveolen. Außerdem spielen vielleicht noch Unterschiede der in den Bronchien gebildeten Niederschlagsmenge eine gewisse Rolle, grade in denjenigen Bronchialverzweigungen, die zu Lungenbläschen mit geringen oder durch Staubanhäufung verringerten respiratorischen Volumenschwankungen führen. So kann der inspiratorische Luftstrom relativ oder sogar absolut insuffizient werden, d. h. weniger bzw. gar keine Staubteilchen mehr zuführen, ohne daß eine Atelektase erfolgt.

Ähnlich wie in vereinzelten Lungenbläschen werden im allgemeinen die respiratorischen Volumenschwankungen eines Lungenbezirks durch eine gewisse Füllung seiner Bläschen mit Staub geringer. Auch eine gewisse Staubanhäufung in den engeren Bronchien dürfte jene Volumenschwankungen beeinträchtigen. Infolgedessen wird allmählich erst der exspiratorische, später auch der inspiratorische Luftstrom relativ, und schließlich sogar absolut insuffizient. Denn sobald der exspiratorische Luftstrom relativ insuffizient wird, entsteht offenbar ein circulus vitiosus. Jeder Lungenteil kann mit anderen Worten, ceteris paribus, durch zunehmende Insuffizienz des inspiratorischen Luftstroms nur bis zu einem eigenen Maximum Staub aufnehmen. Dieses Maximum hat in den Lungenteilen mit den geringsten respiratorischen Volumenschwankungen den niedrigsten Wert und wird dort am ehesten erreicht, in den übrigen Lungenteilen ihren respiratorischen Volumenschwankungen entsprechend.

Weil nun sowohl bei hohem Staubgehalt der Luft als nach längeren oder mehreren Inhalationen bei niedrigerem Staubgehalt in den kranialen zentroparavertebralen Lungenteilen schon eine relative (später absolute) Insuffizienz des inspiratorischen Luftstroms eintreten wird, während die übrigen, besonders die kaudalen Lungenteile die Staubeinatmung unabgeschwächt fortsetzen, werden diese mit ihrem höheren Maximum staubreicher als jene. Damit erscheinen obengenannte Befunde und die ganze Zusammenfassung ARNOLDs erklärt.

In einigen Fällen stellte sich kein Unterschied zwischen kaudalen und kranialen Lungenteilen heraus; dies hängt wohl mit Verschiedenheiten der Inhalationsdauer, des Staubgehalts, des spezifischen Gewichts und der Größe der Staubteilchen und mit der Größe des Versuchstieres, d. h. der Bewegungsenergie des ex- und inspiratorischen Luftstroms, zusammen. Es kommt überhaupt weniger auf die absoluten als auf die relativen Werte jener Größen an. Ähnlich wie zwischen den Bedingungen bestehen auch zwischen den Befunden Übergänge.

In ähnlicher Weise wird ein Luftstrom mit einer gleichbleibenden Bewegungsenergie um so eher relativ bzw. absolut insuffizient, je nachdem das Gewicht der gleich großen Staubteilchen zunimmt. Dies gibt die Erklärung der Befunde nach *Schmirgel*inhalationen. Dieser Staub hat nämlich ein hohes spezifisches Gewicht, ungefähr 4,0. Daß nach Einatmungen einer solchen Staubart selbst bei niedrigem Staubgehalt der Luft und kürzerer Dauer doch die kaudalen Lungenteile sich staubreicher erwiesen als die kranialen, verstehen wir aus einer relativen Insuffizienz des inspiratorischen Luftstroms der kranialen Lungenteile. Dieser Insuffizienz gegenüber fällt offenbar eine relativ größere Niederschlagbildung in diesen Teilen weniger ins Gewicht, und das um so weniger, weil das hohe spezifische Gewicht zugleich die Niederschlagbildung auch in den kaudalen Teilen sehr begünstigt.

Im vollkommenen Einklang mit dieser Erklärung steht die Erfahrung, daß sogar nach einer längeren Überlebungsfrist nach Schmirgeleinatmungen die kaudalen Lungenteile noch schmirgelreicher bleiben als die kranialen. Es fand dann also keine oder eine nur sehr schwache Aufhellung des Lungengewebes statt. Wir brauchen nur anzunehmen, daß ähnlich wie der respiratorische Luft-, so auch der Gewebesaft- bzw. Lymphstrom gegenüber dem hohen spezifischen Gewichte des Schmirgels relativ oder sogar absolut insuffizient ist. Es ist nach dem oben Bemerkten wohl ohne weiteres klar, daß eine Ausnahme nie diese Erklärung entkräften kann, weil sie nicht so unzweideutig ist als obige Befunde und durch andere Versuchsbedingungen, z. B. Größe des Tiers, veranlaßt werden könnte.

Auch für die Verteilung des spezifisch ziemlich schweren *Sandsteins* dürfte dieselbe Erklärung wie für die des Schmirgels gelten.

Schließlich noch einige Bemerkungen über die Pigmentation an bestimmten Stellen. Während die größeren peribronchialen und perivaskularen Lymphgefäße gewöhnlich leer, und nur nach sehr starken und langdauernden Verstäubungen mit Staub gefüllt waren, fanden sich hingegen im peribronchialen, periinfundibularen und perivaskularen Bindegewebe und im allgemeinen in Bindegewebszügen und ihrer unmittelbaren Umgebung (VON INS) ausnahmslos mitunter sogar reichlich, Staubteilchen. So auch in den pulmonalen interlobularen Lymphknötchen an den Kreuzungspunkten der interlobularen bindegewebigen Septen. Bei stärkerer Anhäufung ist der Zusammenhang mit dem intraalveolaren Niederschlag ersichtlich.

Daß die großen peribronchialen und perivaskularen Lymphgefäße nur unter obengenannten Bedingungen Staub enthalten, erklärt sich dadurch, daß die

Lymphe in jenen Sammelröhren eine größere Bewegungsenergie besitzt, die erst einer sehr reichlichen Staubzufuhr gegenüber insuffizient wird. In den peribronchialen, perivaskularen, periinfundibularen Gewebesaftspalten sowie in denen in Bindegewebszügen hingegen ist die Bewegungsenergie der Flüssigkeit den sehr geringen respiratorischen Volumenschwankungen der Lungenbläschen, die die Dimensionsänderungen jener Kanälchen bestimmen, proportional. Abgesehen von den perilymphangialen Lymphknötchen und sonstigen Anhäufungen lymphadenoiden Gewebes beim Kaninchen, die die Pigmentation begünstigen, wird also jenes Bindegewebe den einmal aufgenommenen Staub sehr schwer los. Aus obengenannten Sammelröhren kann Staub in das umliegende Gewebe treten.

Aus obigem geht hervor, daß die Pigmentation vorzugsweise stattfindet an Stellen, wo die Bewegungsenergie von Saft und Lymphe während der Ausatmung einen sehr geringen Wert hat, was auch für die örtlichen Erweiterungen gilt, oder wo die Architektonik des Gewebes (Lymphknötchen usw.) die Ablagerung begünstigt.

Wir kommen zum Schluß. In völliger Übereinstimmung mit unseren früheren Folgerungen beweisen die Versuchsergebnisse ARNOLDS beim Kaninchen und beim Hund, daß die respiratorischen Volumenschwankungen der kaudalen Lungenteile größer sind als die der kranialen, die der peripheren Lungen- oder Läppchenteile größer als die der zentralen; und daß die Bewegungsenergie der Luft, des Gewebesafts und der Lymphe während der Ausatmung jenen Volumenschwankungen im großen und ganzen proportional sind.

Wir dürfen diese Ergebnisse auch für den *Menschen* gelten lassen, weil auch die bei ihm gemachten Beobachtungen, sofern sie klar sind, damit übereinstimmen.

Zunächst wird auch das Staubpigment in den Lungen jedes Erwachsenen vorwiegend im peribronchialen, periinfundibularen und perivaskularen, ferner auch im pleuralen, subpleuralen und interlobularen Gewebe, an Knotenpunkten usw. gefunden. Oft sehen wir eine scharfe Pigmentzeichnung der interlobularen Grenzen und ihrer Knotenpunkte. Im allgemeinen zeigen sich diese Pigmentanhäufungen in den paravertebralen kranialen und angrenzenden zentralen Lungenteilen am stärksten. Dies stimmt vollkommen mit ARNOLDS Erfahrung überein, wonach die Spitzenteile der Mittel- und Unterlappen nicht selten pigment(ruß)reicher sind als die der Oberlappen.

In Steinhauerlungen (Chalikosis) werden die grauen Knötchen mitunter von schwarzen Kohlehöfen umgeben. Während der Sitz der Kohle auf ein nachheriges Eindringen weist, wird diese umgebende Kohleschicht durch die Verringerung der respiratorischen Volumenschwankungen der umgebenden Lungenbläschen, folglich auch der Bewegungsenergie ihres Gewebesafts und ihrer Lymphe begreiflich. Hierher gehört auch die wohl allgemein bekannte Beobachtung von Kohlepigment, in der unmittelbaren Umgebung älterer bindegewebiger Knötchen am reichlichsten angehäuft. Ferner auch die wohlbekannte reichliche Pigmentanhäufung in ausgedehnten Pleuraverwachsungen und anderem neugebildetem Bindegewebe und ihrer Umgebung, bei schiefriger Induration. Auch diese müssen wohl aus verringerter Abfuhr durch Luft, Saft und Lymphe erklärt werden.

Inzwischen findet man nicht in allen Pleuraverwachsungen und anderem neugebildetem Bindegewebe und deren Umgebung reichlich oder auch nur wenig Pigment. Bei älterem Bindegewebe müssen wir bedenken, daß die Ausdehnung und Festigkeit des Bindegewebes nicht nur für den Saft- und Lymphgehalt und die Flüssigkeitsbewegung im Bindegewebe selbst und für die Staubzufuhr, sondern auch für die respiratorischen Volumenschwankungen der umgebenden

Lungenbläschen von Bedeutung sind. Denn bei einer gewissen Ausdehnung und Festigkeit des neugebildeten Bindegewebes müssen, infolge des Gesetzes der Verteilung der Dehnungsgrößen, die Lungenbläschen der Umgebung, die nicht unmittelbar an das Bindegewebe grenzen, sich bei der Atmung mehr vergrößern und verkleinern als zuvor, wodurch das Bindegewebe stärker ausgespült werden kann. Dabei ist aber außerdem der Sitz dieser Bläschen von Bedeutung. Denn die Bläschen, deren respiratorische Verschiebung durch eine Pleuraverwachsung aufgehoben wird, werden infolgedessen sich nur in beschränkterem Maße als zuvor vergrößern und verkleinern können, während das Gegenteil zutrifft für die an der anderen Seite der Verwachsung liegenden Bläschen. Hier macht sich obengenanntes Gesetz geltend. Außerdem kann die Bindegewebsbildung in einem sehr staubarmen Krankenzimmer erfolgt sein.

Man muß in konkreten Fällen streng individualisieren und die relativen Werte der Bewegungsenergie der in- und exspiratorischen Luft-, Saft- und Lymphströme mit Berücksichtigung des (spezifischen) Gewichts des Staubs in Rechnung ziehen. Denn die relativen Werte dieser Größen bestimmen das Verhältnis zwischen Zu- und Abfuhr. Dies gilt auch für die Beobachtungen, wonach die Pigmentanhäufung nicht wie in den Fällen FRIEDREICHS, AUFRECHTS u. a. (Anthrakosis), in denjenigen ZENKERS (Siderosis), KUSSMAULS (Chalikosis), in den Oberlappen etwas stärker war als in den Unterlappen. BERGSTRAND fand (wie PANCOAST und PENDERGRASZ und FLEMMING-MÖLLER) die größte Menge Kieselstaub und neugebildeten Bindegewebes im mittleren Drittel der Lungen, weniger in den mehr kranialen Teilen. Das hohe spezifische Gewicht der Staubteilchen spielt dabei wohl eine große Rolle.

An Abweichungen der relativen Werte der Bewegungsenergie der in- und exspiratorischen Luft- und Flüssigkeitsströme können auch extrapulmonale Faktoren Schuld haben, wie z. B. Abweichungen der Thoraxform, auch eine ungewöhnliche Körperhaltung. So könnte diese zu ungewöhnlichen Verhältnissen führen bei den Häuern in Kohlengruben, die in einer eigentümlichen knieenden oder liegenden Körperhaltung arbeiten, die nicht selten Nystagmus zur Folge haben soll. Dabei werden die kaudalen Thoraxteile mehr oder weniger zusammengedrückt und ihre Erweiterung erschwert. Demzufolge dürften die Atembewegungen der kranialen Brustkorbteile entsprechend zunehmen.

Pneumo- und Hydrothorax bei Versuchskaninchen hatte Lymphstauung mit Ansammlung von Ruß in den Lymphwegen und Lymphdrüsen zur Folge (SHINGU).

Schließlich müssen wir die nicht seltenen schwarzen Pigmentflecken von einigen Millimetern Durchschnitt, in Streifen geordnet an der pleuralen Lungenoberfläche, vor allem paravertebral und lateral kranial, besprechen. Nach KAUFMANN u. a. liegen sie den Zwischenrippenwänden gegenüber, nach Beobachtungen im Leidener Pathologischen Institut finden sie sich auch wohl gegenüber den Rippen. Ihre Lage wurde bestimmt durch eine glühende Nadel von etwa 3 mm Querschnitt, die mitten in Zwischenrippenwänden bei älteren Menschen bis in die Lunge senkrecht eingestochen wurde. Die verkohlten Punkte der Pleura entsprechen somit der Mitte der Zwischenrippenwände. So stellte sich in einigen Fällen, meist mit verwachsenen Pleurablättern, heraus, daß die Pigmentstreifen den Rippen, in zwei anderen Fällen aber den Zwischenrippenwänden entsprachen. In diesen Fällen bestand aber Hochstand des Zwerchfells durch Meteorismus, der vielleicht die nicht verwachsenen Lungen kranialwärts verschoben hatte. Man muß selbstverständlich auf solche Fehlerquellen achten. Man könnte vielleicht nur Lungen mit verwachsener Pleura gelten lassen. Aber dann müßte man doch die Frage beantworten, was älter wäre, die Verwachsung oder die

Pigmentierung; falls die Verwachsung älter wäre, könnte sie gerade eine Ablagerung von Staubpigment an anormalen Stellen bewirkt haben durch Beeinflussung der Bewegungsenergie von Luft, Gewebesaft und Lymphe.

Aber auch dann, wenn keine Verwachsung oder Hochstand des Zwerchfells oder sonstige Fehlerquelle vorhanden wäre, müßte der Sitz der Streifen nicht immer der gleiche sein. Denn die Faktoren, die die Atembewegungen der Lungenbläschen gegenüber den Rippen und den Zwischenrippenwänden beeinflussen, sind nicht immer gleich. So verbreitern sich die Zwischenrippenwände bei der Einatmung, aber nicht immer im gleichen Maße. Sie sinken wohl ebenfalls in individuell ungleichem Maße ein. Die Verbreiterung bedeutet eine größere, das Einsinken aber eine kleinere Volumenzunahme der Lungenbläschen als gegenüber den Rippen.

Diese ungleichen Befunde vermögen aber die Tatsache nicht zu ändern, daß Staubpigmentstreifen im pleuro-subpleuralen Gewebe vorkommen, die wohl nur aus Verschiedenheiten der Atemgröße der kostalen und der interkostalen Lungenbläschen erklärlich sind in diesem Sinne, daß der Staub sich anhäuft an Stellen mit geringeren Atembewegungen, indem die Abfuhr kleiner ist als die Zufuhr.

Die in diesem Kapitel geprüften Schlußfolgerungen fanden in den Befunden bei ertrunkenen Menschen und Tieren und bei den experimentellen und pathologischen Pneumokoniosen und in den Staubanhäufungen in ganz normalen und veränderten menschlichen Lungen eine bis in die Einzelheiten gehende Bestätigung, während diese Befunde einer anderen Erklärung wohl kaum fähig sein dürften. Wir dürfen also jene Schlußfolgerungen mit Hinsicht auf die Größe der Atembewegungen der verschiedenen Lungenteile und auf die Bewegungsenergie der in- und exspiratorischen Luft-, Saft- und Lymphströme in jenen Teilen als erwiesen betrachten.

VII. Das Lungenemphysem

Allgemeines. Seniles und präseniles, akutes und chronisches pathologisches Emphysem

Bei der Autopsie älterer Menschen treffen wir häufig eine arkuare Kyphose (Altersbuckel) an mit verkleinertem Brustkorb, Atrophie verschiedener Knochen, Muskeln und anderer innerer Organe (braune Atrophie des Gehirns, des Herzmuskels, der Leber usw.), auch der Lunge. Diese ist klein, schlaff, sinkt in der Regel, d. h. wenn keine entzündliche Verengerung oder Verlegung kleinerer Bronchialzweige besteht, bei breiter Öffnung des Brustkorbs vorwiegend ventrodorsal, durch Elastizität und Schwerkraft stark zusammen, indem die intrapulmonale Luft leicht durch die weiten atrophischen Bronchiolen ausweicht. Das senil atrophische Lungengewebe ist meistens im ganzen pigmentarm, oder es finden sich nur mehr oder weniger stark pigmentierte interlobulare Septen und Knotenpunkte; diese liegen mitunter in kostaler Anordnung (S. 43). Die Zwischenwände der Lungenbläschen sind durch Atrophie mehr oder weniger geschwunden, so daß mehrere Alveolen zu einem Bläschen zusammengeflossen sind, jedoch ohne Zunahme, ja sogar mit Abnahme ihres Gesamtvolumens. Ist kein einziger pathologischer Faktor für diese Lungenatrophie nachweisbar, so müssen wir sie als *senile* oder *Altersatrophie* betrachten, ganz ähnlich wie die senile Atrophie der anderen Organe, auch der Knochen- und Atmungsmuskeln. Diese Atrophie hat zu obengenannter Verkleinerung des Brustkorbs, und zwar sowohl durch den Altersbuckel als auch durch die Abnahme der Durchmesser infolge von Abflachung der Seitenteile der Rippen und der Verschmälerung der Zwischenrippenwände, geführt.

In anderen Fällen aber, bei senilem Emphysem, ist der Brustkorb nicht verkleinert, sondern im Gegenteil mehr oder weniger erweitert durch Hervorwölbung der ventralen Wand und der Seitenwände, namentlich im kranialen Abschnitt. Ein Altersbuckel kann dabei bestehen. Ob ein erweiterter Brustkorb ohne solchen Buckel immer pathologischen, nicht rein senilen Ursprungs ist, muß noch gesetzmäßig ausgemacht werden. Die Lungen sind dementsprechend mehr oder weniger vergrößert. Wir finden hier Atrophie mit mehr oder weniger ausgedehntem Schwund („Rarefaktion") von Alveolenwänden, Schwund von Blutkapillaren, aber mit Erweiterung der Infundibula, ähnlich wie beim pathologischen vesikularen chronischen Lungenemphysem. Wir nehmen daher *seniles Lungenemphysem* an, wenn keine pathologischen Faktoren der emphysematösen Erweiterung der Infundibula bzw. Lungenläppchen ausfindig gemacht werden können, wie wir später erörtern werden. Dabei ist zu bemerken, daß chronische Bronchitis, die in anderen Fällen zu reinem pathologischem Emphysem zu führen vermag, zu einem senilen (oder präsenilen) Emphysem hinzukommen und ein pathologisches Emphysem hinzufügen kann. Die Zunahme des Lungenvolumens ist nur möglich durch Erweiterung des Brustkorbs oder durch Tiefstand des

Zwerchfells oder durch beides. Außerdem kann Verengerung intrathorakaler und Erweiterung extrathorakaler Blutgefäße erfolgen. In- oder exspiratorische Erweiterung des Brustkorbs setzt aber einen etwas kräftigeren, wenn auch nicht anormalen Gebrauch dieser Muskeln, wie z. B. beim lauten Reden, voraus. Es ist annehmlich, daß seniles Emphysem ohne nachweisbaren anormalen Faktor dann erfolgt, wenn im höheren Lebensalter die atrophierende oder bereits atrophische und weniger elastische Lunge (s. unten) einer etwas stärkeren Ausdehnung durch lautes Reden usw. ausgesetzt wird. Vielleicht entsteht in bestimmten Fällen zunächst senile Atrophie mit Lungenemphysem, während dann aber durch fortschreitende Knochen- und Muskelatrophie der Brustkorb und das Lungenvolumen sich verkleinern, so daß eine kleine atrophische Lunge schließlich das Ergebnis ist.

Die senile Atrophie mit oder ohne emphysematöse Erweiterung findet sich mehr oder weniger deutlich erkennbar in allen Lungenteilen, und zwar manchmal am augenfälligsten in den peripheren sternoparasternalen und angrenzenden lateralen kranialen Lungenteilen.

Mitunter treffen wir eine ähnliche Lungenatrophie mit oder ohne emphysematöse Zunahme des Lungenvolumens an im früheren Lebensalter. Ist dann kein pathologischer Faktor nachweisbar, während wir bei der Autopsie braune Atrophie von Gehirn, Herzmuskel und Leber und nur als senil zu deutende Atrophie sonstiger Organe antreffen, so betrachten wir sämtliche atrophische Erscheinungen, auch die Lungenatrophie mit oder ohne Zunahme ihres Volumens, als präsenilen Ursprungs. Das *präsenile Emphysem* ist wegen seiner zu frühen Entstehung — wie z. B. bei einer 40jährigen Frau — pathologisch. Es gehört trotzdem wegen seiner großen morphologischen und vielleicht auch genetischen Verwandtschaft zur Gruppe des senilen Emphysems. Wir betrachten das präsenile Emphysem als die Folge eines zu frühen Alterns, einer zu raschen, zu frühen „Abnutzung" (durch unzulängliche Assimilation?), ebenso wie wir das senile Emphysem einer allmählichen Abnutzung in den späteren Lebensjahren zuschreiben. Beides aber unter solchen Konstellationen, daß Zunahme des Brustraums und des Lungenvolumens erfolgt. Ohne diese wäre es präsenile Lungenatrophie ohne weiteres, ebenso wie auch andere Organe dabei präsenil atrophisch sind. Welche konstitutionelle Fehler, welche äußere Faktoren das vorzeitige Altern bedingen, worin die Abnutzung besteht, ist eine für alle Fälle noch zu beantwortende Frage. Obgleich wir mit Hinsicht auf Zellen vor allem an ein allmählich unzureichendere Assimilation denken, gilt dies nicht ohne weiteres für Zwischenzellenstoff und elastische Fasern. Die Eigenschaften der elastischen Fasern, ihre Elastizität und Dehnbarkeit, lassen sich nur wenn schwere Beschädigung vorliegt, einigermaßen aus ihrem mikroskopischen Aussehen ablesen; sie müssen immer physikalisch bestimmt werden (S. 50 f.). Der allmähliche Schwund verschiedener Bestandteile der Lunge, auch von Blutkapillaren, ohne (nennenswerte) Entartungserscheinungen und ohne Zeichen von Entzündung und Neubildung, ist nur als *Atrophie* zu bezeichnen.

Nimmt die Lunge durch übermäßige Dehnung mehr und mehr an Volumen zu, so daß wir sie schließlich als emphysematös bezeichnen, so mag zuvor senile oder präsenile Atrophie dagewesen sein, es kommt dann aber Dehnungsatrophie zur (prä)senilen Atrophie. Und wenn gar keine senile oder präsenile Atrophie bestand, und Emphysem entstand durch übermäßige Dehnung mit allmählich zunehmender Atrophie des Lungengewebes, nennen wir es ein *chronisches pathologisches Emphysem*, eine pathologische Dehnungsatrophie (A. P. 286). Daß dabei elastische Fasern zum Teil auseinandergedrängt, zum Teil aufeinandergehäuft, vielleicht zum Teil sogar neugebildet oder durch Ansatz neuen Stoffes dicker werden, ändert nichts an der Auffassung des vesikularen Lungenemphysems als Dehnungsatrophie, die wir in den folgenden Seiten weiter zu begründen versuchen werden.

Wie unterscheiden wir (prä)seniles und chronisches pathologisches Emphysem? Liegt Atrophie auch anderer Organe vor, die nicht einem anderen Faktor als dem Altern zuzuschreiben ist, so ist senile oder präsenile Atrophie der Lunge sehr wahrscheinlich vorhanden. Damit ist aber außerdem ein pathologischer Ursprung nicht ausgeschlossen, und zwar vornehmlich, wenn in der Krankengeschichte ein Emphysem bewirkender pathologischer Faktor angegeben wird. Ferner mag (prä)senile Atrophie anderer Organe in anderen Fällen nicht klar sein, während sie doch die Lungen befallen hat. Wir müssen somit auf Merkmale des chronischen pathologischen Emphysems achten.

Chronisches pathologisches Emphysem, kurz Emphysem, bedeutet Erweiterung von Lungenbläschen bis zur Anämie mit allmählicher makroskopischer Atrophie, mit Erweiterung des entsprechenden Brustkorbabschnitts und Tiefstand des entsprechenden Zwerchfellabschnitts, also mit entsprechender Veränderung der Dehnungsgrößen, auch der Blutgefäße (geschwollene Halsvenen usw.); die Kopfnicker sind verkürzt und dicker, hervortretend, vielleicht sogar hypertrophisch. Allerdings besteht die Möglichkeit in bestimmten Fällen, daß nachdem der pathologische Faktor dieses Emphysems aufgehört hat, die Erweiterung des Brustkorbs und Vergrößerung des Lungenvolumens allmählich durch senile Atrophie von Knochen und Muskeln abnehmen und sogar schwinden. Auf die Form des allgemein oder teilweise erweiterten Brustkorbs kommen wir später zurück.

Nach breiter Öffnung des Brustkorbs bei der Autopsie zieht sich die pathologisch emphysematöse Lunge oft weniger als die normale, also viel weniger als das senile emphysematöse Organ, zusammen. Inwiefern diese Erscheinung einer entzündlichen Verengerung der Bronchialzweige, inwiefern sie einer Abnahme der Elastizität zuzuschreiben ist, muß in jedem Einzelfall ausgemacht werden. Pathologisches Emphysem findet sich in den typischen Fällen zunächst besonders in peripheren Lungenbläschen, und zwar, wenn der kraniale Abschnitt des Brustkorbs erweitert ist, in den kranialen sternoparasternalen und meistens auch in mediastinalen Lungenteilen; und wenn der ganze Brustkorb erweitert erscheint, in den nämlichen und außerdem in den peripheren lateralen kaudalen und oft auch in diaphragmalen Lungenteilen. Nach längerer Dauer kann sich jedoch das pathologische Emphysem weiter über angrenzende Lungenteile ausdehnen und schließlich den größten Teil der peripheren Lungenläppchen einnehmen. Ob pathologisches Emphysem ohne Beimischung von (prä)senilem Emphysem je in zentralen Lungenteilen entsteht, ist eine noch nicht beantwortete Frage. Seniles bzw. präseniles Emphysem findet sich gleichmäßiger verbreitet, auch in zentralen Lungenteilen; allerdings kann es in bestimmten Fällen in den peripheren sternoparasternalen Teilen stärker entwickelt sein, indem Erbrechen oder sonstige Preßbewegungen, wie z. B. bei allgemeinen Krämpfen, in den letzten Lebenstagen diese Lungenteile akut überdehnt haben, in anderen Fällen durch Husten längerer Dauer, aber auch ohne diese Faktoren, vielleicht schon durch lautes Reden usw. (s. oben).

In seltenen Fällen kann man emphysematöses Lungengewebe in einer örtlichen Erweiterung des Brustkorbs antreffen. Dieses Emphysem gehört zum komplementären Emphysem (S. 52 ff.).

Die Frage, *wodurch und wie chronisches pathologisches Emphysem entsteht*, hat man in verschiedener Weise beantwortet. Sie betrifft das klinische, chronische, substantielle, vesikulare oder alveolare Emphysem. Wir können die Antworten auf diese Frage in drei Gruppen zusammenfassen, je nachdem man den Ursprung suchte in primären Veränderungen oder anormaler Anlage oder Disposition der Lunge, in primären statischen Veränderungen des Brustkorbs oder der Wirbelsäule, oder in primärer ungewöhnlich starker Tätigkeit der Atmungsmuskeln: respiratorisches, in- oder (und) exspiratorisches Emphysem.

VILLEMIN hat die ersten Veränderungen im Bindegewebe, ISAÄKSOHN in den Blutgefäßen finden wollen, ohne jedoch die Frage zu beantworten, wodurch diese Veränderungen eintreten, und ob sie zum Emphysem führen müssen. GRAWITZ suchte den Ursprung des Emphysems in Entzündung, die aber nur ausnahmsweise vorausgeht. VIRCHOW u. a. nahmen eine primäre Atrophie an, ohne diese weiter zu begründen. Andere Forscher setzten eine angeborene erbliche Schwäche der elastischen Fasern (S. 50) oder mechanische Schädigung des Lungengewebes allein oder in Zusammenwirkung mit Kreislaufstörung voraus, ohne sie aber genügend nachzuweisen. Das Vorkommen von Emphysem bei mehreren Mitgliedern einer Familie entscheidet ohne weiteres nicht. Hustenkrankheiten sind auch nicht selten „familiär" und sie vermögen Emphysem zu erzeugen. Pigmentarmut emphysematösen Gewebes entsteht durch andere Verteilung und Aufräumung des Staubpigments und deutet keineswegs auf angeborenes Emphysem hin.

FREUND hat eine primäre starre Dilatation des Brustkorbs als den Ursprung des klinischen Emphysems für bestimmte Fälle vorausgesetzt. In der Tat sieht man manchmal Emphysematischen mit auffallend starrem erweitertem Brustkorb, aber demgegenüber oft solche mit beweglichem Brustkorb (STAEHELIN). Die starre Dilatation sollte nach FREUND einer gelben Zerfaserung mit allgemeiner Auftreibung der Knorpel zuzuschreiben sein. Sie trete entweder beschränkt, zunächst an den 2. und 3., und dann allmählich an allen übrigen Rippenknorpeln, oder von vornherein an allen Rippenknorpeln ein. Die Veränderungen der Knorpel hätten durch ihre Verlängerung eine Erweiterung und Tonnenform des Brustkorbs zur Folge, die mit allmählich entstehendem Lungenemphysem einhergehe.

Gegen diese Annahme ließe sich nichts Entscheidendes einwenden, falls die vorausgesetzte primäre Knorpeländerung erwiesen wäre. Die von FREUND angebenenen anatomischen und histologischen Änderungen der Rippenknorpel wurden auch von anderen Forschern bestätigt; sie lassen sich jedoch von den senilen Knorpelveränderungen nicht unterscheiden. ROUBACHOW bestreitete das Vorkommen der Verlängerung der Rippenknorpel. Es scheint aber die starre Dilatation in einigen Fällen unbestritten zu sein, und an der Leiche sah FREUND, wie später manche Chirurgen bei Knorpelresektion, daß sich der Brustkorb nach Durchschneidung der Rippenknorpel verkleinerte. Aber das alles, auch die Abnahme der Beschwerden durch vielfache Rippenknorpelresektion bei etlichen Emphysematischen beweist nicht, daß die Knorpeländerungen primär und nicht etwa seniler Natur oder die Folge einer oft wiederholten Dehnung bei Erweiterung des Brustkorbs durch Muskelwirkung sind. Alles in allem ist die Annahme FREUNDS für bestimmte Fälle nicht unbedingt zurückzuweisen, aber in keinem Fall der Beweis erbracht, daß es eine primäre Knorpelveränderung als Faktor von Brustkorberweiterung und Lungenemphysem gibt.

LÖSCHCKE betrachtet eine zu Kyphose führende Spondylarthritis deformans als Ursprung des Emphysems in den meisten Fällen. Ein Buckel, wie LÖSCHCKE annimmt und abbildet, ist jedoch von FREUND in seinen Brustkorbabgüssen, von Klinikern und von mir selbst bei Autopsien in keinem Fall von pathologischem Emphysem nachgewiesen. LÖSCHCKE betrachtet aber offenbar (vgl. auch seine Abbildungen) das senile Emphysem mit dem Altersbuckel als pathologisches Emphysem. Es ist im übrigen möglich, daß Kyphose durch Trauma, Tuberkulose oder Blastom als Ausnahme zu entsprechendem Emphysem führt. Selbstverständlich kann ferner ein Buckliger in bestimmten Fällen, ähnlich wie ein gerader Mensch, Emphysem, sei es auch vielleicht in etwas anderer Form und Verteilung, bekommen. Wodurch und wie durch Kyphose ohne weiteres Emphysem des kaudalen Lungenabschnitts entstehen sollte, hat LÖSCHCKE nicht verständlich gemacht. Es kommt außerdem sogar in höherem Alter ausgedehntes pathologisches oder seniles Emphysem ohne Buckel vor. Vgl. ferner METZ (Krkh.forschg 9, 1).

Die zwei jetzt besprochenen Gruppen von Erklärungsversuchen zeichnen sich aus durch morphologische Einseitigkeit, die immer als mißlich und willkürlich zu verwerfen ist. Der Forscher kann nie mit ausreichender Wahrscheinlichkeit aus morphologischen Befunden ohne weiteres ableiten, welche Faktoren wohl, und welche nicht vorhanden gewesen sind. Und ohne ihre Kenntnis ist die Pathogenese überhaupt ebensowenig zu begründen, wie etwa die Entstehung einer Infektionskrankheit ohne mikrobiologische Forschung oder die einer Vergiftung ohne toxikologische Untersuchung. Der Forscher braucht eine möglichst vollständige Kenntnis sämtlicher pathogener Faktoren, die in bestimmten Konstellationen auf den Menschen eingewirkt haben. Diese Kenntnis vermag er sich aber nur aus genauen Krankengeschichten zu verschaffen. Im Gegensatz zum senilen und präsenilen Emphysem finden wir nun in den Krankengeschichten von Kranken mit chronischem pathologischem Emphysem bestimmte Berufe (Glasblasen, Bespielen bestimmter Blasinstrumente, Marktschreier, Prediger, Sänger usw.), Erkrankungen mit hartnäckigem Husten, Bronchialasthma usw. angegeben. Es kommt darauf an festzustellen, wie diese Berufe oder Krankheiten pathologisches Emphysem zur Folge hätten. Hiermit kommen wir zum dritten Erklärungsversuch.

Diese Berufe und Krankheiten haben kräftige Ein- oder (und) Ausatembewegungen gemeinsam, die zu in- oder exspiratorischer übermäßiger Dehnung bestimmter Lungenabschnitte führen. Anfangs werden sich die Dimensionen eines akut überdehnten Lungenabschnitts nach dem Aufhören der überdehnenden Kraft durch elastische Nachwirkung (A. P. 52) mehr oder weniger wiederherstellen. Der Grad der Vollständigkeit dieser Wiederherstellung durch elastische Nachwirkung wird bedingt durch den Grad und die Dauer der Überdehnung und durch die Elastizität des Gewebes. Weil diese Elastizität bis zum 20. Lebensjahr ungefähr zunimmt, erfolgt Wiederherstellung in diesem Alter leichter und vollkommener als später, wenn die Lungenelastizität abnimmt. Wiederholt sich die Überdehnung häufig, und besonders wenn sie wiederkehrt ehe die Wiederherstellung der Dimensionen des überdehnten Gewebes vollkommen war, so tritt allmählich eine dauernde Vergrößerung des Lungenabschnitts infolge von unvollkommener elastischer Nachwirkung und damit ein circulus vitiosus ein. Denn eine dauernd vergrößerte Lunge zwingt an und für sich, auch dann, wenn sich sonst keine pathologische Störung der Atmung, d. h. keine tiefe Ein- oder angestrengte Ausatembewegung einstellt, zu tieferen Einatmungen. Diese fördern dann die Lungenvergrößerung, d. h. die Entstehung des Emphysems, obwohl die Dehnbarkeit des Lungengewebes um so kleiner wird, je stärker es schon gedehnt ist (S. 2). So entsteht allmählich chronisches Emphysem mit Dehnungsatrophie durch immer stärkere Ausdehnung.

Welche Beobachtungen stehen zur Prüfung der Richtigkeit dieser Annahme zu unserer Verfügung? Zunächst müssen wir einerseits seniles und präseniles Emphysem ausschließen, und andererseits möglichst genau nach Atmungsstörungen fahnden, die eine Ausdehnung während der Ein- oder der Ausatmung oder während beider bewirkt haben könnten.

Wir vermögen seniles und präseniles Emphysem möglichst sicher auszuschließen, indem wir uns zur Erforschung des pathologischen Emphysems auf Fälle in einem solchen Alter beschränken, etwa vor dem 40. Lebensjahr, daß senile Veränderungen nicht ohne weiteres annehmbar sind, während sonst auch kein Grund zur Annahme präsenilen Emphysems, d. h. keine präsenile Atrophie anderer Organe, vorliegt. In den Krankengeschichten finden wir mitunter starke Atem- oder Preßbewegungen, wie Erbrechen, allgemeine Krämpfe usw., in der letzten Lebenszeit angegeben. Diese Preßbewegungen mögen akutes Emphysem herbeigeführt haben ohne weiteres, oder akutes Emphysem bei bestehendem senilem oder präsenilem Emphysem. Es handelt sich dann um Mischfälle.

Solche Fälle und noch andere unklare Fälle bedürfen einer eingehenden Forschung mit genauer Berücksichtigung der möglichst vollständigen Krankengeschichten. Man hat dies noch nicht ausreichend und gesetzmäßig getan. Es ist auch möglich, daß ein Kranker mit senilem oder präsenilem Emphysem in seiner letzten Lebenszeit eine Bronchitis mit harnäckigem Husten und folglichem akutem oder chronischem pathologischem Emphysem hinzubekommt.

Eine zweite Frage ist die, ob Überdehnung von gewissem Grade und gewisser Dauer stattgefunden hat, die ein chronisches Emphysem erzeugt haben könnte. Überdehnung nennen wir jede Dehnung, die größer ist als die größte normale Dehnung durch eine normale ruhige Einatmung. Es ist freilich kein scharfes Maß, solange wir nicht die größte normale Dehnung für das Individuum kennen. Die Wirkung einer Überdehnung wird bedingt durch ihren Grad und ihre Dauer und durch die Elastizität des Gewebes.

Wir müssen annehmen, daß kein Emphysem durch Atembewegungen ohne gewisse Kraft der Atmungsmuskeln und ohne gewisse Erweiterungsfähigkeit des Brustkorbs entstehen kann. Außerdem ist der Zustand des Zwerchfells und die Zusammendrückbarkeit der Mediastinalgebilde bzw. die Verschiebung des Mediastinums, und schließlich sind die Dehnbarkeit und Elastizität der Lunge von Bedeutung. Alle diese Faktoren zusammen bilden eine Konstellation, die entscheidet, ob in bestimmten Fällen von erschwerter Atmung, Preßbewegungen usw. Überdehnung mit Emphysem erfolgt oder nicht. Wir können sie die *individuelle Disposition* zu Emphysem nennen.

Schon ältere Forscher haben eine primäre Schwäche des elastischen Fasergerüsts angenommen. Mehr oder weniger starke individuelle Verschiedenheiten wurden nachgewiesen, daß aber eine abnorm schwache Anlage der elastischen Fasern dem Emphysem je vorausging, dürfen wir nicht aus jenen Ergebnissen ableiten. Man findet allerdings eine andere Verteilung der elastischen Fasern in emphysematösen Lungenteilen als in normalen (A. P. Abb. 355 u. 356); schon die starke Vergrößerung der Lungenbläschen hat aber die Fasern dünner gemacht und sie zum Teil auseinandergedrängt, zum Teil aufeinandergehäuft, so daß allein ein Vergleich emphysematösen Gewebes mit künstlich in gleichem Grade geblähtem normalem Lungengewebe zu irgendeiner Schlußfolgerung berechtigen dürfte. Aber auch dabei ergab sich mir kein entscheidender Unterschied. Außerdem müssen wir die Möglichkeit berücksichtigen, daß die elastischen Fasern in bereits emphysematösem Lungengewebe durch Ansatz neuen Stoffes dicker werden und daß sie vielleicht durch Spaltung an Anzahl zunehmen. Diese Möglichkeit erheischt weitere Forschung.

Aber schließlich sind Elastizität und Dehnbarkeit Eigenschaften, die allein nach physikalischem Maßstab zu bestimmen sind. Bisher vermögen wir sie nicht, auch nicht annähernd, am mikroskopischen Bilde abzuschätzen. Die *Elastizität* eines Körpers stellt seine Dimensionen, die durch Ausdehnung oder Zusammendrückung geändert waren, mehr oder weniger vollkommen wieder her, nachdem die ausdehnende oder zusammendrückende Kraft aufgehört hat. Man darf aber die *Dehnbarkeit* nicht ohne weiteres als durch die Elastizität allein bedingt betrachten. Die Elastizität widerstrebt freilich einer Ausdehnung oder Zusammendrückung, wie wir annehmen müssen. Es ist aber wahrscheinlich noch ein anderer Widerstand da, dem eine ausdehnende Kraft begegnet. Darauf weist vielleicht die Beobachtung hin, daß ein Kautschukstreifen, der sich nach einmaliger Ausdehnung mäßigen Grades vollkommen auf seine ursprüngliche Länge verkürzt hat, sich durch eine zweite Einwirkung der gleichen verlängernden Kraft mehr verlängert als das erstemal (1907). Es mag aber die Elastizität durch die erste Dehnung abgenommen haben, obwohl sie zur vollständigen Verkürzung ausreichte. Auf einen anderen Widerstand weist aber sicher hin, daß sowohl die Elastizität wie die Dehnbarkeit der menschlichen Aorta vom ungefähr 20. Lebensjahr an abnimmt (A. P. 53ff.). Das schließt aus, daß ihre Werte sich umgekehrt proportional verhalten, was der Fall sein müßte, falls die Dehnbarkeit ausschließlich durch die Elastizität bedingt würde. Nach HENNE-MANN und METZ nimmt auch die Elastizität der menschlichen Lunge, gemessen an der Unvollkommenheit der elastischen Nachwirkung, etwa vom 20. bis 25. Lebensjahr an prozentual ab; METZ allein hat dies dann durch weitere Bestimmungen bestätigt und außerdem das gleiche für die Dehnbarkeit festgestellt. Diese wurde bestimmt durch das Gewicht, erforderlich für eine bestimmte Verlängerung der Lungenstreifen. Obgleich diese Eigenschaft nicht mit der gleichen Genauigkeit wie die Elastizität festgestellt werden konnte, waren die Messungsergebnisse derart übereinstimmend und die gefundenen Altersunterschiede der Dehnbarkeit immer so groß, daß die Abnahme mit fortschreitendem Lebensalter bis etwa zum 50. Lebensjahr wohl als über allem Zweifel zu betrachten ist, während die Abnahme der Elastizität fortdauert.

Die Elastizität und Dehnbarkeit der Lunge sind zwei konstitutionelle, individuell verschiedene Eigenschaften, die zusammen die Disposition dieses Organs zur emphysematösen Volumenzunahme bestimmen oder beeinflussen; andere Faktoren bilden damit die persönliche Disposition (s. oben). Nehmen die Elastizität und die Dehnbarkeit von einem gewissen Lebensalter an beide allmählich mehr und mehr ab, so wird die Abnahme der Elastizität durch allmählich unvollkommenere elastische Nachwirkung die Entstehung von Emphysem fördern, während hingegen die Abnahme der Dehnbarkeit ihr widersteht. Je nachdem die eine oder die andere Abnahme überwiegt, wird die Disposition mit steigendem Lebensalter zu- oder abnehmen. Die Dehnbarkeit nimmt nach den Bestimmungen von METZ nach dem 20. Lebensjahr zunächst stark, nach dem 50. Lebensjahr allmählich weniger ab. Die Elastizität bleibt hingegen nahezu gleich stark bis ins höchste Lebensalter abnehmen.

Die senile und präsenile Lungenatrophie geht nach obigen Bestimmungen ebenfalls mit Abnahme der Dehnbarkeit und der Elastizität des Lungengewebes einher. METZ fand, daß Streifen emphysematösen Gewebes weniger dehnbar durch die gleiche Kraft sind als Streifen normalen Lungengewebes. Weil der Streifen emphysematösen Gewebes weniger Gewebe enthält, folgt hieraus a fortiori, daß kein Fehler vorliegt und emphysematöses Lungengewebe weniger dehnbar ist als normales im gleichen Lebensalter. Ist diese Abnahme dem Emphysem zuzuschreiben oder bloß der größeren Dehnung trotz des Emphysems? Auf jeden Fall bedeutet sie Erschwerung der weiteren Ausdehnung wie bei normalem Lungengewebe (S. 2). Genauer wären vielleicht Bestimmungen des Widerstands gegen Oberflächenvergrößerung.

Einige Kliniker haben eine Schwächung des Lungengewebes durch Ödem infolge von Kreislaufsstörung oder Entzündung als eine das Emphysem fördernde Veränderung angenommen. HENNEMANN und METZ fanden aber keine Abnahme der Elastizität, und METZ keine Zunahme der Dehnbarkeit bei Stauungsödem und Atelektase, wohl manchmal durch verschiedenartige Entzündungen. Dies bedeutet aber noch nicht, daß die Elastizität und Dehnbarkeit sich auch nach dem Schwund der entzündlichen Veränderungen als geringer bzw. größer erweisen würden. Einwandfreie Beobachtungen von Emphysem nach Entzündung der Lunge ohne weiteres sind mir nicht bekannt geworden. HERTZ hat. allerdings Emphysem bei einem Kornettbläser sieben Monate nach einer doppelseitigen, vollkommen geheilten Lungenentzündung beobachtet; bei Kornettbläsern hat man aber mehrmals ohne vorausgegangene Entzündung solche Störungen wie die von HERTZ angegebenen festgestellt, demgegenüber jedoch nie Emphysem nach geheilter Pneumonie ohne Kornettblasen und ohne sonstige kräftige Atembewegungen bestimmten Grades und bestimmter Dauer. Emphysem bei Lungentuberkulose entsteht komplementär oder durch Husten. Im übrigen geht chronische Bronchitis allerdings häufig der Entstehung von Lungenemphy-sem vorauf, sie bedeutet aber keine Lungenentzündung und hat in ganz anderer Weise Emphysem zur Folge.

Wir müssen über den Zusammenhang von akutem und chronischem Emphysem bemerken, daß wir akute Lungenblähung bis zur Anämie der überdehnten Lungenbläschen als akutes Emphysem bezeichnen. Akutes sowie chronisches Lungenemphysem zeichnet sich aus durch Vergrößerung von Lungenbläschen, Infundibula oder Läppchen bis zur Anämie. Emphysematöses Gewebe ist außerdem trockner als normales. Es kommt dann aber beim chronischen Emphysem allmählich Dehnungsatrophie hinzu mit makroskopischer Rarefaktion, die zu bullösem Emphysem führen kann. Mikroskopisch ist die Atrophie nicht immer ganz klar, was nicht wundernehmen kann, weil schon Überdehnung ohne Atrophie zu bedeutender Verlängerung und zugleich Verschmälerung der Bestandteile führen kann, die durch Atrophie dann noch nur etwas zunehmen dürfte. Andererseits können elastische Fasern stellenweise aufeinandergehäuft, entspannt und verkürzt werden, was Vermehrung und Hypertrophie vortäuschen kann. Ab und zu sehen wir mit unbewaffnetem Auge akut emphysematöses Gewebe ganz hellrötlich, wahrscheinlich durch eine gewisse nachträgliche Entspannung des Gewebes. Diese Erscheinung ist bei chronischem Emphysem wohl nicht zu erwarten, weil viele Blutkapillaren dabei vollständig verödet zu sein scheinen, wenn auch wir die Histogenese nicht kennen. Wir fassen akutes Emphysem auf als die Erscheinung einer unvollkommenen Nachwirkung der Elastizität, die einer Wiederherstellung mehr oder weniger fähig ist. Es ist hierüber noch gesetzmäßige, vergleichende klinische und morphologische Forschung erforderlich. Mit Emphysem ohne weiteres meinen wir das chronische pathologische Emphysem.

HENNEMANN und METZ fanden die Elastizität akut emphysematösen Lungengewebes ohne Ausnahme geringer als die normalen Lungengewebes im gleichen Lebensalter. Für die Dehnbarkeit erhielt METZ keine entscheidenden Zahlen. Bei chronischem Emphysem wurde die Elastizität kaum oder nicht geringer gefunden, vielleicht durch die kleine Zahl der Beobachtungen; es könnte sich um eine vor dem Emphysem sehr große Elastizitätszahl handeln oder um allmählichen Ansatz von neuem elastischem Stoff, wodurch die Elastizität der erweitert bleibenden Lungenbläschen allmählich zunahm.

Daß akutes Emphysem durch häufige Wiederholung oder statisch nach längerem Bestand allmählich zu chronischem Emphysem wird, indem Dehnungsatrophie hinzutritt, dürfen wir ableiten aus Beobachtungen von akutem und chronischem *komplementärem* (früher mit Unrecht vikariierend genanntem)

Emphysem. Es unterscheidet sich weder makro- noch mikroskopisch grundsätzlich vom substantiellen akuten oder chronischen Emphysem, obgleich es nur als hohe Ausnahme einen so hohen Grad (bullöses Emphysem) erreicht, wie dies beim substantiellen Emphysem möglich ist. Wir meinen mit komplementärem Emphysem jede örtlich beschränkte, statische oder respiratorische übermäßige Ausdehnung von Lungengewebe durch Ausfüllung eines örtlich beschränkten Raums. Dieser Raum entsteht statisch infolge von Verkleinerung eines Lungenteils, oder respiratorisch bei gewöhnlicher Atmung oder durch Hustenstöße bei beschränkter Verwachsung der Pleurablätter.

Statische, d. h. von Atembewegungen unabhängige Verkleinerung eines Lungenteils kann akut entstehen infolge von Entzündung (s. u.) oder von Atelektase durch Verlegung von Bronchialzweigen oder eines Bronchialzweiges. Sie kann dann allmählich chronisch werden, wobei das Lungengewebe atrophiert. Sie kann aber auch schleichend entstehen durch Schrumpfung eines proliferativen Entzündungsherds. Auch dann, wenn ein großer Abschnitt einer Lunge oder gar eine ganze Lunge sich verkleinert und das übrige Lungengewebe bzw. die andere Lunge demzufolge akut oder chronisch bis zur Anämie der Lungenbläschen vergrößert wird, kann man dieses erfolgende Emphysem ein komplementäres nennen. Man begegnet in Lehr- und Handbüchern oft der Vorstellung, daß die Lunge bei der Einatmung einem höheren Luftdruck ausgesetzt wird und daß die Lungenbläschen in der nächsten Umgebung eines atelektatischen Herds dadurch vergrößert werden, daß die inspiratorische Luftmenge sich in eine kleinere Anzahl von Lungenbläschen als zuvor anhäufen müsse. Man verwirft sogar die inspiratorische Entstehung von Emphysem überhaupt aus diesem unbegreiflichen Grund. Wir wissen doch, daß der intrabronchiale und intrapulmonale Luftdruck während einer nichtkünstlichen Einatmung immer sinkt.

Das komplementäre Emphysem entsteht statisch durch eine geänderte Verteilung der Dehnungsgrößen ohne weiteres, an der sich auch die Brustwand beteiligt: ein sich verkleinernder Teil der Lunge übt einen Zug aus auf die Umgebung; es entsteht kein Vakuum, kein Pneumothorax und keine Anhäufung von Flüssigkeit, sondern es vergrößern sich die ringsum liegenden Lungenbläschen in geringerer oder größerer Anzahl, und es flacht sich sogar die Brustwand örtlich ab oder sie sinkt weiter ein, je nach dem Verhältnis der durch die Verkleinerung des Lungenteils entstehenden Spannung zur Dehnbarkeit der Brustwand an Ort und Stelle.

Nimmt die Dehnbarkeit eines Entzündungsherds ab, ohne daß sich der Herd verkleinert, so kann bei der Einatmung eine komplementäre stärkere Vergrößerung der umgebenden Lungenbläschen in verschiedener Ausdehnung erfolgen, wenn es auch dabei nicht so leicht zu Emphysem kommt.

Ein respiratorisches komplementäres Emphysem kann entstehen neben einer beschränkten Verwachsung der Pleurablätter, bei ruhiger Atmung oder (im kranialen Lungenteil) durch Hustenstöße. Während der Atembewegungen verschieben sich die Pleurablätter gegeneinander. Diese Verschiebungen sind beim Kaninchen, und höchstwahrscheinlich auch beim Menschen, paravertebral kranial am geringsten, und zwar genau oder nahezu Null, während sie nach allen Richtungen hin allmählich größer werden. Werden nun die Lungenbläschen auf der einen Seite einer umschriebenen Verwachsung der Pleurablätter verhindert, sich während der Einatmung an der Verwachsung vorbeizuverschieben, so müssen die Bläschen auf der anderen Seite der Verwachsung, die in ihren Bewegungen freigeblieben sind, außer dem gewöhnlichen den bei der Einatmung geschaffenen Raum ausfüllen, der vor der Verwachsung durch die damals noch verschiebbaren Bläschen angefüllt wurde. Solche Bläschen können komplementär bis zum Emphysem überdehnt werden. Im Zusammenhang mit dieser Entstehungsweise findet man das infolge von umschriebener Pleuraverwachsung durch die Einatmung erzeugte komplementäre Emphysem nur in Lungenteilen mit erheblicher Pleuraverschiebung, nämlich in sternoparasternalen und kaudalen Teilen, und zwar immer jenseits der Pleuraverwachsung, wohin die Lunge sich normaliter, oder wohin ein kranialer Lungenteil sich durch einen Hustenstoß oder sonstige Preßbewegung bewegt. Durch eine normale Ausatmung kann kein komplementäres Emphysem entstehen, weil sich dabei alle Lungenbläschen verkleinern.

Chronisches komplementäres Emphysem unterscheidet sich durch Dehnungsatrophie vom akuten. Weil nun diese durch komplementäre Überdehnung entstandene Atrophie dieselben Gewebsveränderungen aufweist, die man bei chronischem pathologischem Emphysem antrifft, beweist das chronische komplementäre Emphysem, daß beim Menschen oft wiederholte Überdehnung oder lange dauernde statische Überdehnung gewissen Grades zu Emphysem mit Dehnungsatrophie führt. Auch die im 2. Kapitel mitgeteilten unzweideutigen Beobachtungen von Emphysem durch Überdehnung beweisen das.

Akutes Emphysem ist die Erscheinung einer unvollkommenen, die Lungenbläschen verkleinernden Nachwirkung der Elastizität, die aber, falls die Überdehnung sich nicht wiederholt, allmählich vollkommener und in bestimmten Fällen sogar vollkommen werden kann, womit das Emphysem verschwunden wäre. Damit wäre aber nicht notwendig auch die Elastizität und die Dehnbarkeit wie vor der Überdehnung geworden (S. 51). Lungenbläschen, die überdehnt bleiben bloß durch Verlegung ihrer Bronchiolen, sind nicht als emphysematös zu bezeichnen, weil ihre Vergrößerung nicht durch unvollkommene elastische Nachwirkung bedingt wird. Wir müssen alle Fälle gesondert betrachten und beurteilen. Es kommt immer, wie bei anderen Schädigungen, an auf die Größe, die Dauer der Dehnung und die Bereitschaft des Gewebes, d. h. seine Disposition zu Emphysem, seine Dehnbarkeit und Elastizität.

Jetzt kehren wir zur Beantwortung der Frage zurück, ob die S. 49 genannten und andere ähnliche *Berufe* und *Krankheiten* Emphysem zu erzeugen vermögen. Die Antwort dieser Frage mechanischer Natur muß den Forderungen der Mechanik entsprechen: es wird eine dehnende Kraft bestimmt durch ihren Angriffspunkt, Richtung und Größe. Die Richtung muß zur Dehnung von Lungengewebe führen, die Größe muß zu einer Überdehnung gewissen Grades mit Hinsicht auf die örtliche Dehnbarkeit ausreichen und der Sitz und die Ausdehnung des entstehenden, noch beschränkten Emphysems muß mit dem Angriffspunkt dieser Kraft übereinstimmen, wie wir nach dem Gesetz der „örtlich beschränkten Wirkung" fordern müssen.

Es erheben sich somit die Fragen: Wirkt bei jenen Berufen und Krankheiten eine Kraft auf die Lunge ein, die zu einer Überdehnung dieses Organs zu führen vermag? Wird die Lunge dabei gleichmäßig oder ausschließlich bzw. vorwiegend in bestimmten Abschnitten überdehnt? Stimmen, wenn die Lunge nicht gleichmäßig überdehnt wird, der Sitz und die Ausdehnung des Emphysems *im Anfang* mit dem Angriffsabschnitt der überdehnenden Kraft überein?

Bei der Beantwortung dieser Fragen müssen wir zunächst die Möglichkeit berücksichtigen, daß mehr als eine einzige überdehnende Kraft einwirkt, so daß mehrere Angriffsabschnitte vorliegen. Sodann, daß wir Sitz und Ausdehnung des *beginnenden* Emphysems bestimmen müssen, ehe es durch allmählich tiefer werdende Einatmungen oder Hustenstöße eine weitere Ausdehnung gewonnen hat. Ferner, daß der Angriffsabschnitt ebensowenig immer wie das einsetzende Emphysem ganz scharf abzugrenzen ist, abgesehen von nachträglich weiterer Verbreitung des Emphysems. Besonders beim Emphysem, das ohne bekannte voraufgehende akute Blähung schleichend entsteht, ist dies zu berücksichtigen, also in der Regel wohl für das Emphysem durch Berufe, weil die Überdehnung anfangs nicht stark zu sein pflegt. Auch muß das Emphysem nicht bei allen Krankheiten, die dazu führen, schon im ersten Anfang autoptisch klar sein. Allerdings finden wir manchmal unverkennbares akutes Emphysem bei Menschen verschiedenen Lebensalters nach kräftigem Erbrechen oder allgemeinen Krämpfen oder in bestimmten Fällen bei Ertrunkenen ohne seniles oder präseniles Emphysem, ohne sonstige Angriffspunkte für die Annahme eines chronischen pathologischen Emphysems und ohne sonstige Angaben, die auf einen anderen Faktor akuten Emphysems hinweisen. Ob man aber in Fällen von erhöhter Mittellage der Lunge, diagraphisch oder spirometrisch (durch Beimischung von Wasserstoff oder einem anderen Gas zur eingeatmeten Luft) bestimmt, als Folge eines angestrengten Marsches oder einer sonstigen Muskelanstrengung ohne besonders starke Erweiterung des Brustkorbs, immer makroskopisch Emphysem würde nachweisen können, erscheint zweifelhaft. Diese Bemerkung gilt mehr oder weniger für die Beobachtungen von DURIG, SIEBECK, SEEFELD, BRUNS und TAMMANN u. a., auch für die von H. FISCHER, LOMMEL und E. BECKER bei Blasmusikern und Glasbläsern festgestellten ersten Störungen der Atmung (S. 63). Es kann die Überdehnung bei diesen Berufen vielmehr ganz allmählich zunehmen, so daß sich nach kürzerer oder längerer Zeit, je nach dem Verhältnis von der überdehnenden Kraft zur örtlichen Disposition, ein für das unbewaffnete Auge wahrnehmbares Emphysem entwickelt.

Sämtliche zu unserer Verfügung stehenden physio- und pathologischen Beobachtungen machen es schon von vornherein wahrscheinlich, und die weitere Zerlegung der Beobachtungen bestätigt es, daß übermäßige Lungendehnung möglich ist durch übermäßige Anstrengung sowohl von in- als von exspiratorischen Muskeln. Die Aufblasung kranialer Lungenteile durch die kaudalen bei Preßbewegungen (S. 20) kann mehr oder weniger rasch zu Überdehnung führen. Emphysem kaudaler Lungenteile ist statischen oder inspiratorischen, es kann offenbar niemals unmittelbar exspiratorischen Ursprungs sein, weil diese Teile bei jeder Ausatmung verkleinert werden. Überdehnung durch angestrengte Zusammenwirkung der Einatemmuskeln wird in allen Teilen der Lunge erfolgen können: am stärksten in den sternoparasternalen und mediastinalen kranialen, dann aber auch, obwohl vielleicht relativ etwas weniger stark, in den lateralen kaudalen und anstoßenden und diaphragmalen peripheren Teilen (S. 18f.). Dies gilt aber nur unter der Voraussetzung, daß der Brustkorb genügsam erweiterungsfähig, die Atemmuskeln ausreichend kräftig und sämtliche Luftwege frei durchgängig sind.

Was lehren Beobachtungen an Menschen und Tieren?

Außergewöhnlich tiefe *Einatmungen ohne Verengerung der Luftwege* kommen selten vor. Sie können Emphysem erzeugen, wie z. B. die tiefen Einatmungen während des Ertrinkens (S. 28). Ich sah bei einem ertrunkenen kräftigen jungen Mann ohne irgendwelche krankhaften Abweichungen ein akutes Lungenemphysem der sterno-parasternalen, lateralen kaudalen und anstoßenden Lungenteile. Diese Verteilung entspricht den Angriffspunkten der übermäßig dehnenden inspiratorischen Kraft (s. oben).

Vielleicht kann ein tonischer Zwerchfellkrampf ebenfalls ein akutes Emphysem von ähnlicher Ausdehnung erzeugen, indem die kaudale Hälfte des Brustraums dauernd erweitert wird, so daß viel tiefere Einatembewegungen der Rippen mit Überdehnung besonders der sterno-parasternalen und lateralen kaudalen Bläschen erfolgen. Dies ist aber nur Hypothese; genau beobachtete Fälle sind mir nicht bekannt.

Nicht selten findet man einen Lungenteil emphysematös, nachdem der entsprechende Teil des Brustkorbs einige Zeit zu übermäßig tiefen Einatmungen gezwungen worden war. In solchen Fällen aus dem post auf das propter zu schließen, ist erlaubt, wenn alle übrigen in Betracht kommenden Faktoren des Emphysems fehlen. Eine solche umschriebene tiefe Einatmung tritt dann auf, wenn der übrige Teil des Brustkorbs und der Lungen von der Atmung ausgeschlossen oder jedenfalls sehr in seinen Atembewegungen beeinträchtigt wurde. Sowohl die unmittelbare als die stethographische Beobachtung (RIEGEL) hat ergeben, daß dann die Atembewegungen anderer Teile tiefer werden. So wird durch die Verengerung eines Hauptbronchus die Atmung der gleichen Brusthälfte oberflächlicher, die der anderen kann aber tiefer werden. LICHTHEIM sah nach Verstopfung eines Hauptbronchus durch einen Laminariastift bei Kaninchen eine so starke Vergrößerung der anderen Lunge, daß sie mitunter barst. Es kann sich auch infolge örtlich tieferer Einatmung Emphysem der sterno-parasternalen Lungenteile entwickeln bei gehemmter Atmung der kaudalen Teile durch Zunahme des Bauchinhalts, durch Peritonitis, eine Bauchgeschwulst (S. 4), Lähmung des Zwerchfells, Pleuritis und Pericarditis exsudativa, sogar bei außerordentlichen Herzvergrößerungen (GERHARDT). Ferner ist Emphysem des lateralen kaudalen Lungenteils beobachtet bei ausgedehnten Pneumonien des kranialen Abschnitts, bei Mediastinalgeschwülsten usw. Bei Skoliose nach Empyem mit nachfolgender Lungenschrumpfung wird die andere Lunge teilweise emphysematös. ROKITANSKY habe in kranialen Lungenteilen Emphysem beobachtet bei Menschen, die ein sitzendes Leben geführt und dabei die oberen Extremitäten kräftig benützt hätten. Die Zwerchfellatmung werde dann ganz oder fast ganz durch die tiefere Atmung der kranialen Teile ersetzt. Hat er aber andere Faktoren ausgeschlossen?

In all diesen Fällen entsteht das Emphysem nicht, wie das komplementäre, durch eine statisch oder normal-respiratorisch veränderte Verteilung der Dehnungsgrößen, sondern durch eine örtlich größere inspiratorische Erweiterung der entsprechenden Teile des Brustkorbs bzw. auch durch stärkere Wirkung des Zwerchfells.

Man hat auch bei paralytischem Bau des Brustkorbs Emphysem verzeichnet. Eine genaue Angabe des Sitzes und der Ausdehnung fehlt aber. Ich selbst habe nie einen solchen Fall zu untersuchen Gelegenheit gehabt. Es liegt hier doch wohl keine Verwechslung vor mit der ungewöhnlichen Höhe der Lungen in einem solchen Brustkorb? Oder wurden vielleicht kaudale Lungenteile emphysematös, weil die entsprechenden Thoraxteile sich ungewöhnlich erweiterten, nachdem die Tätigkeit anderer, z. B. pathologisch veränderter kranialer Teile stark abgenommen hatte?

Nicht immer wird eine Verringerung oder Aufhebung der Tätigkeit eines Lungenteils die zur Erzeugung von Emphysem erforderliche Tiefe der Einatmung der übrigen Teile zur Folge haben. Diese Tiefe wird nämlich nicht nur von der Ausdehnung der primären Störung, sondern auch von der Raschheit, womit sie sich entwickelt, und von der Muskelkraft bestimmt. Auch hier sind die Grenzen der Anpassungsfähigkeit des tierischen Organismus desto enger, je rascher die Lebensbedingungen sich ändern (A. P. 18).

Welche Atmungsstörungen und welches Emphysem erfolgen beim *Menschen durch inspiratorische oder fortwährende Verengerung der kranialen Luftwege?*

Es wird nicht selten behauptet, daß Verengerungen der kranialen oder höheren Luftwege (Larynx und Trachea) eine inspiratorische, tiefer sitzende Stenosen hingegen eine exspiratorische oder gemischte Atemnot (Anstrengung der Atemmuskeln) hervorrufen. Diese Annahme trifft jedoch nur für bestimmte

Fälle zu. Denn auf der einen Seite kann eine intralaryngeale oder intratracheale Verengerung unter Umständen auch eine angestrengte Ausatmung veranlassen, und andererseits kommt eine rein inspiratorische Atemnot auch bei tiefersitzenden Verengerungen, nämlich der Bronchiolen, vor.

Es gibt freilich auch rein inspiratorische Verengerungen der höheren Luftwege mit rein inspiratorischer Atemnot, wie z. B. bei dem wohlbekannten supraglottidealen Polyp. Die Lähmung der Mm. cricoaryt. postici hat eine dauernde Verengerung der Stimmritze mit inspiratorischen Steigerungen zur Folge. Diese scheinen die Folge einer Annäherung der Stimmbänder zu sein, indem ihre medialen Ränder etwas höher liegen, so daß sie sich nähern, wenn sie kaudalwärts bewogen werden. Emphysem ist jedoch bis jetzt bei diesen Zuständen nicht beobachtet worden, wie es scheint.

Nach einem Krampf der Stimmritzenschließer hat STEFFEN zwar Emphysem beobachtet, seinen Sitz aber nicht angedeutet. Ein exspiratorisches Emphysem ist bei einem solchen Krampf durchaus nicht ausgeschlossen. Denn mitunter weist das dabei vorkommende exspiratorische Geräusch auf eine erschwerte, angestrengte Ausatmung hin. Wahrscheinlich muß man Formen unterscheiden mit klonisch-inspiratorischem neben solchen mit dauerndem Krampf, wobei die Verengerung aber, ähnlich wie bei Posticusparalyse, eine inspiratorische Zunahme erfahren kann.

Auch bei anderen Kehlkopfverengerungen sind verschiedene Verhältnisse möglich, die es notwendig machen, immer genau zu individualisieren, auch für die durch Diphtherie verursachten Verengerungen. Andere Angaben und Mißverständnisse sind zum Teil dem Gebrauch eines anderen Maßstabes zuzuschreiben. Die Art der Dyspnoe beurteilen wir nicht nach der Dauer der Ein- und Ausatmung, sondern nach der Anstrengung der in- oder exspiratorischen Hilfsmuskeln. Damit sei aber keineswegs dem Rhythmus der Atmung und der absoluten Dauer der Ein- und Ausatmung ihre Bedeutung abgesprochen.

Die Ansichten über die Art der Verengerung bei Laryngitis crouposa sind geteilt, gewiß wohl deshalb, weil sie nicht immer dieselbe ist. In den meisten Fällen wird die Verengerung des an sich schon engen kindlichen Kehlkopfs durch die Schwellung der außerdem mit Pseudomembranen belegten Schleimhaut bewirkt, wie schon FRIEDREICH, BRETONNEAU, GERHARDT annahmen. Die allmähliche Zunahme der Stenosenerscheinungen und die Erfahrung, daß sowohl inspiratorische als gemischte Atemnot oder Dyspnoe bei Krupp vorkommen kann, stehen damit im Einklang. Denn die verschiedene Art der Atemnot erklärt sich aus einem verschiedenen Verengerungsgrad, wie sie ZIEMSSEN, JAKSCH u. a. (vgl. STEINER) laryngoskopisch festgestellt haben. ZIEMSSEN beobachtete außerdem in einigen Fällen Unbeweglichkeit der Stimmbänder, was nach EICHHORST eine Folge von Muskelparese sei. MUNK und RUDNICKY hingegen sahen Stimmbandbewegungen, was für andere Fälle ebensogut wahr sein kann. Denn es ist, abgesehen von graduellen Verschiedenheiten derselben anatomischen Abweichung, sehr wohl möglich, daß, wie u. a. NIEMEYER behauptet, die Verengerung in einigen Fällen durch Innervationsstörungen entsteht.

Jedenfalls müssen aber, wie FRIEDREICH betont hat, die fortwährenden Atmungsstörungen von den „Krupparoxysmen" unterschieden werden. Diese können verschieden stark sein und ungleich lange dauern. Sie entstehen durch vorübergehendes Aneinanderkleben der Stimmbänder (MUNK) oder durch zeitliche Anhäufung von Schleim mit Exsudat oder durch ein Scheinhäutchen, das an einem Ende festsitzt, während es übrigens ventilartig durch den Luftstrom hin- und herbewegt wird. Es kann heftige Atemnot und sogar den Tod zur Folge haben. Eine inspiratorische Verengerung erfolgt, wenn das Häutchen an seinem kaudalen, eine exspiratorische, wenn es an seinem kranialen Ende festsitzt, wie ich sah.

Bei der Beurteilung des durch obige und folgende noch zu besprechende akute Verengerungen der Luftwege entstehenden Emphysems müssen wir somit ihre Art und ihren Grad berücksichtigen. Sowohl bei einer rein inspiratorischen als bei einer dauernden Verengerung hohen Grads der kranialen Luftwege (Kehlkopf oder Luftröhre) kann es zu verkehrten oder paradoxen Einatmungsbewegungen kommen. Das sind inspiratorische Einziehungen, wenn während der Einatmung so wenig Luft durch die verengerte Stelle in die Lungenbläschen eingesogen wird, daß der intrapulmonale Luftdruck tief sinkt bzw. kaum ansteigt. Dadurch entstehen (röntgenoskopische) Verhältnisse wie bei einem erwachsenen Mann während des Müllerschen Versuchs (S. 20). Er hatte ziemlich starke Muskeln und einen gewölbten Brustkorb. Während des Müllerschen Versuchs wurde das Zwerchfell kranialwärts, also in verkehrter Richtung, gezogen, während es sich bei einem emphysematischen Mann beim gleichen Versuch kaudalwärts, also in normaler Richtung, bewegt. Es kann bei einer inspiratorischen Verengerung so wenig Luft eingesogen werden, daß die Ausatmung leicht und kurz wird, wie in den Versuchen von MAREY, PAUL BERT und COHNHEIM.

Wir haben uns die Verhältnisse folgendermaßen vorzustellen: Bei der Einatmung haben die Muskeln den Druckunterschied $A-Aia$ zu überwinden, wobei A den Luftkreisdruck auf Brustwand und abdominale Fläche des Zwerchfells und Aia den intraalveolaren Luftdruck während der Einatmung darstellt. Je weniger Luft infolge der Verengerung in die Alveolen eintritt, um so niedriger wird Aia, und um so höher folglich der Unterschied $A-Aia$, d. h. der Widerstand für die Einatemmuskeln. Bei akuter Kehlkopf- oder Luftröhrenverengerung sinkt Aia mehr oder weniger tief. Ob eine verkehrte oder eine richtige Bewegung des Zwerchfells dabei erfolgt, wird durch das Verhältnis der Kraft der Hals- und anderen kranialen Muskeln zur Kraft des Zwerchfells bedingt. Die kranialen Muskeln und das Zwerchfell sind in gewisser Hinsicht Antagonisten, was beim Müllerschen Versuch zutage kommt. Sind ihre Kräfte gleich, so wird sowohl der kaudale als der kraniale Abschnitt des Brustkorbs erweitert. Überwiegt aber die kraniale Kraft in gewissem Grade, so erweitern sich die kranialen Lungenbläschen so viel mehr als die kaudalen, daß sie diese mehr oder weniger aussaugen und das Zwerchfell verkehrt bewogen wird. Bei einer hochgradigen Verengerung der kranialen Luftwege entstehen ähnliche Verhältnisse: der kraniale Abschnitt des Brustkorbs erfährt die erweiternde Kraft der Halsmuskeln und kranialen Muskeln unmittelbar, der kaudale ist der Wirkung des Zwerchfells und der fortgepflanzten, aber abgeschwächten kranialen Muskelwirkung ausgesetzt. Die Zwischenrippenmuskeln wirken wohl überall mehr oder weniger in nicht gekannter Weise.

Bei einer hochgradigen Verengerung der kranialen Luftwege können die Hypochondrien und das Epigastrium (TROUSSEAUS peripneumonische Furche), die Zwischenrippenwände und das Jugulum sogar bedeutend eingezogen werden; bei Kindern, aber auch bei jugendlichen Erwachsenen mit biegbaren Rippen können auch die kaudalen Brustkorbteile in mehr oder weniger großer Ausdehnung und Tiefe während der Einatmung eingezogen werden.

Fehlt dem Zwerchfell die Kraft, sich kaudalwärts zu bewegen, dadurch den Bauchdruck zu erhöhen und die kaudalsten Teile des Brustkorbs, die Hypochondrien, zu erweitern, während seine Fasern sich doch verkürzen, so ziehen sie die Teile der Rippen und des Brustbeins, woran sie befestigt sind, ein, was die peripneumonische Furche ergibt. Tritt bei stärkerer Verengerung noch weniger Luft in die kaudalen Lungenbläschen ein, so werden größere laterale kaudale Brustkorbabschnitte eingezogen.

Wir können derartige Beobachtungen so zusammenfassen: Im allgemeinen bleibt die Einatembewegung eines Teils der Brustwand und des entsprechenden Lungenteils zurück oder findet sie sogar in verkehrter Richtung statt, wenn die örtlich erweiternde Kraft den Widerstand infolge eines zu geringen Luftzutritts nicht zu überwinden vermag. Um so mehr, wenn sich hier die Einatemkraft an anderen Stellen durch inspiratorische Luftverdünnung als luftaussaugende Kraft geltend macht. Verkehrte Einatembewegungen können bei hochgradigen akuten Verengerungen in Kehlkopf oder Trachea entstehen, z. B. bei Diphtherie und Pseudokrupp, aber auch bei ausgedehnter Verengerung gewissen Grades von (insbesondere kaudalen) Bronchiolen, wie wir später erörtern werden. Bei Diphtherie kann es im übrigen auch zu erheblicher Verengerung vieler Bronchialzweige durch entzündliche Schwellung der Schleimhaut und zellig-fibrinöse Membranen kommen. Bei an Diphtherie gestorbenen Kindern können der Sitz und die Ausdehnung der Verengerung große Verschiedenheiten darbieten. Nicht nur die Verengerung des Kehlkopfs, die zu einem inspiratorischen oder exspiratorischen Emphysem führen kann, sondern auch der Husten, die Bronchiolitis mit ihren Folgen, atelektatische Herde mit komplementärem Emphysem seien hier erwähnt.

Pseudokrupp kann dem diphtheritischen Krupp klinisch ähnlich sein. Bekanntlich beruht er auf einer starken entzündlichen, nicht diphtherischen Schwellung insbesondere der infraglottidealen Schleimhaut mit Stridor laryngeus, ohne Bildung von Pseudomembranen. HENOCH u. a. stellten ein subchordales entzündliches Ödem dabei fest. Diese Entzündung kann in die Bronchialzweige, ja bis in die Bronchiolen absteigen und diese bedeutend verengern. Pseudokrupp kann mit inspiratorischer Atemnot anfangen. Ich sah bei einem Mädchen von etwa acht Jahren aber wiederholt darauf eine exspiratorische Muskelanstrengung folgen, vielleicht indem die lockere geschwollene Schleimhaut während der Ausatmung in die Stimmritze eingepreßt wurde. Hat diese Schwellung jedoch abgenommen, während dafür durch Absteigen der Entzündung Verengerung der Bronchiolen an die Stelle getreten ist, so macht sich inspiratorische Muskelanstrengung bemerkbar, die abnimmt, sobald die Entzündung weitergeschritten ist und bronchopneumonische Herde entstanden sind. Damit wird die Atmung häufiger und oberflächlicher, wahrscheinlich durch Abnahme der Schwellung der Bronchiolenwand.

Wo solche verkehrte und sonst keine tiefe inspiratorische Erweiterungen des kaudalen Brustkorbabschnittes stattgefunden haben, sind die kaudalen Lungenteile nach dem Tode nicht emphysematös oder akut gebläht. Die sternoparasternalen und anstoßenden lateralen kranialen Lungenteile hingegen können mehr oder weniger gebläht und nach häufiger Wiederholung bei chronischer Bronchiolitis chronisch emphysematös sein. Wir kommen hierauf zurück beim bronchiolitischen Brustkorb (S. 68). Bei Krupp mit paradoxen Atembewegungen der kaudalen Teile sah ich nur akute Überdehnung der kranialen sterno-parasternalen Lungenteile. Ob durch akutes Larynxödem Emphysem entsteht, wissen wir nicht.

Folgende Versuchsergebnisse tragen zum Verständnis bei. MAREY fand beim normalen Menschen, der durch eine enge Röhre atmete, durch Aufzeichnung der Bewegungen des Brustkorbs Verlängerung der Einatmung, mitunter Verkürzung der Ausatmung, ähnlich wie bei einer ausschließlich inspiratorischen Verengerung. BERT fand dasselbe bei Hunden bei einer mäßigen Verengerung, außerdem aber durch sein anderes Verfahren Zurückhaltung von Luft. Bei einer

Zunahme der Verengerung nahmen das eingeatmete und das zurückgehaltene Luftvolumen ab, während Ein- und Ausatmung länger dauern. Dies stimmt überein mit der Angabe COHNHEIMS, der bei einer hochgradigen Verengerung der Trachea bei Kaninchen durch einen umgelegten Drahtring Anstrengungen in beiden Atmungsphasen sah (A. P. Abb. 349).

Eine *dauernde* Verengerung führt somit, je nach ihrem Grad und den individuellen Eigenschaften (Alter, Größe, Muskelkraft usw.) entweder zu in- und exspiratorischer Dyspnoe und Überfüllung der Lungen mit Luft durch Zurückhaltung, oder zu verlängerter Einatmung, manchmal mit verkürzter Ausatmung, aber ohne Überfüllung mit Luft, oder zu in- und exspiratorischer Atemnot ohne Überfüllung mit Luft.

Bei der Beurteilung der Überdehnung bestimmter Lungenteile müssen wir diese Möglichkeiten und den Sitz der Verengerung berücksichtigen. Ausschließlich inspiratorische oder dauernde Verengerung kann somit Emphysem kranialer (sterno-parasternaler und suprathorakaler) und kaudaler (insbesondere lateraler und diaphragmaler) Teile zur Folge haben. Werden aber die kaudalen Teile des Brustkorbs eingezogen oder bleiben sie bei der Einatmung zurück, so ist kein kaudales Emphysem zu erwarten.

Ob bei *langsam* zunehmenden chronischen Kehlkopfverengerungen durch Geschwülste oder Luftröhrenverengerungen Emphysem nachgewiesen ist als Folge der Verengerung, weiß ich nicht; bei solchen sehr langsam zunehmenden Stenosen werden die Atmungen angeblich erst später, und dann auch nur bei körperlichen Anstrengungen, tiefer. DEMME fand bei langsam zunehmenden Tracheostenosen Abnahme des Thoraxumfangs. Sollte hier eine unbemerkte Erweiterung des Brustkorbs voraufgegangen sein? Über Bronchostenose s. S. 56.

Was wissen wir vom Emphysem durch Erhöhung des Widerstands für die Ausatmung bei bestimmten Berufen und Krankheiten? Unter den schon genannten Berufen sind hier vor allem das Glasblasen und Musikblasen zu nennen. Die hier in Betracht kommenden Krankheiten gehen mit starkem hartnäckigem Husten oder mit chronischer Bronchiolenverengerung einher.

Wird der Widerstand für den exspiratorischen Luftstrom ungewöhnlich hoch, so strengen sich infolgedessen die Bauchmuskeln an. Kann die Luft bei einer solchen kräftigen Ausatmung nicht frei ausströmen und sind die Bronchien nicht verengert, so wird Luft aus den kaudalen in die kranialen Lungenbläschen gepreßt und diese dadurch aufgeblasen, gebläht (S. 20). In welchem Maße, hängt ab von der Luftfüllung der kaudalen Teile im Anfang der angestrengten Ausatmung, der Höhe des exspiratorischen Widerstandes und der Kraft der Bauchmuskeln. Durch diese Aufblasung können vor allem die sterno-parasternalen, anstoßenden lateralen (auch zentralen?), kranialen und mediastinalen Lungenteile und die Lungenspitze bis zum Emphysem überdehnt werden, während außerdem noch vereinzelte Gruppen von kranialen Lungenbläschen emphysematös gefunden werden können (Volumen pulmonis auctum exspiratorium). Die sterno-parasternalen Teile der Brustwand werden dabei gehoben.

Finden wir nun in der Tat rein exspiratorisches Emphysem nur in kranialen Lungenteilen? Zur Beantwortung dieser Frage müssen wir uns zunächst auf Zustände von rein exspiratorischer Atemnot kurzer Dauer beschränken, wozu keine sekundäre inspiratorische Lungenblähung hinzugekommen ist. Ein rein exspiratorisches Emphysem müssen wir als Folge von einzelnen Hustenstößen erwarten, die sich längere Zeit wiederholen, jedoch keine hartnäckigen, lange dauernden Hustenanfälle mit sekundären tiefen Einatmungen sind. Es kann dabei zu interstitiellem Emphysem kommen. So sezierte ich z. B. den 3. Nov.

1902 ein Kind mit Meningitis, das nicht gehustet, sondern fortwährend stark gegellt hatte. Es fanden sich ausschließlich im kranialen Lungenabschnitt stecknadelkopf- bis erbsengroße Bläschen interstitiellen Emphysems, vorwiegend sterno-parasternal, außerdem auch in der Lungenspitze und mehr lateral, ganz vereinzelte dorsal, im allgemeinen nicht nur subpleural, sondern auch in tieferen Teilen. Nach obiger Erörterung der Aufblasung der kranialen Teile in der zweiten Phase der Hustenbewegung ist auch diese Erscheinung klar.

Je nachdem das Emphysem zu einer dauernden Vergrößerung kranialer Lungenteile führt, erweitert sich der entsprechende Abschnitt des Brustkorbs nach dem Gesetz der Verteilung der Dehnungsgrößen. Ein zunehmender Tonus der verkürzten oder sogar hypertrophierenden Halsmuskeln und vielleicht auch Knorpelveränderungen mögen diese Formveränderungen des Thorax fördern. Der Brustkorb erscheint allmählich, besonders in seinen infraklavikularen Teilen und in der Brustbeingegend, vorgewölbt, wobei er eine annähernd „faßförmige" Gestalt annimmt, solange nicht eine starke inspiratorische Erweiterung des kaudalen Abschnitts hinzukommt. Die Zwischenrippenräume erscheinen gewöhnlich verbreitert und sind im kranialen Brustkorbabschnitt verstrichen, im kaudalen jedoch als seichte Gruben sichtbar. Es ist also, sei es auch in geringerem Maße, die Gestalt, die der Brustkorb während der zweiten Phase des Hustenstoßes annimmt (S. 19 f.), beim rein exspiratorischen Emphysem eine dauernde geworden. Diese Form des Brustkorbs ist aus manchen klinischen Darstellungen von NIEMEYER, BIERMER, EICHHORST u. a. wohlbekannt. Ich sah sie deutlich bei einem Müller und einem Marktschreier, beide mit chronischer Laryngitis und starken häufigen Hustenstößen, ferner bei zwei Glasbläsern. Der faßförmige Brustkorb ist nicht mit dem bronchiolitischen zu verwechseln, der sich durch kraniale Erweiterung und starke kaudale Verengerung auszeichnet (S. 68).

Man kann den faßförmigen Brustkorb nicht mit vollem Recht permanent inspiratorisch nennen, weil nicht außerdem eine dauernde Erweiterung der kaudalen Teile besteht. Diese kommt vielleicht mitunter allmählich durch tiefere Einatmungen hinzu bei Marktschreiern, Blasmusikern und Glasbläsern; es ist mir jedoch kein Fall bekannt geworden. Bei mehreren Kindern mit Keuchhusten ohne Rachitis mit zuvor ganz normalem Körperbau sah HENOCH sich eine starke Hühnerbrust entwickeln. Er schrieb sie mangelhaften Einatmungen, zumal bei Bronchopneumonie, zu. Nach DUPUYTREN, SHAW u. a. soll beträchtliche Tonsillarvergrößerung allmählich von Hühnerbrust gefolgt werden (angeführt von HENOCH S. 476).

In vollkommener Übereinstimmung mit der faßförmigen Gestalt erweisen sich bei der Autopsie die sterno-parasternalen und benachbarten kranialen Lungenteile emphysematös, während auch mehr lateral und sogar paravertebral herdförmiges Emphysem vorkommen kann. Auch die Lungenspitze und die Pleurakuppe (Abgüsse) können stark vergrößert sein.

Nicht immer sind jedoch die sterno-parasternalen Lungenteile infolge langandauernden kräftigen Hustens emphysematös. So fand ich bei der Autopsie einer 52jährigen Frau eine chronische Schleimhautentzündung der groben Bronchien, die wohl zu häufigem Husten geführt haben mag — eine genaue Krankengeschichte fehlte — und ein auf die Lungenspitze und anstoßende Lungenbläschen beschränktes Emphysem. Der Brustkorb hatte keine faßförmige Gestalt. Sämtliche Rippenknorpel waren fast ganz verkalkt, was die Erweiterung des Brustkorbs und die Hebung des Brustbeins, somit die Bildung der Faßform, verhindert haben mag.

Wir begegnen dem *akuten*, rein exspiratorischen Emphysem auch bei Kindern, die an akuten Krankheiten mit häufigem Husten sterben, und ferner bei Erwachsenen, die in ihrer letzten Lebenszeit stark erbrochen haben, oder nach allgemeinen Krämpfen oder Preßbewegungen bei einer Entbindung, während kein chronisches Emphysem oder akutes Emphysem durch einen anderen Faktor anzunehmen ist.

Rein oder vorwiegend exspiratorische Verengerungen können aber beim Menschen, ähnlich wie bei den Versuchstieren Berts, zu sekundären tiefen Einatmungen führen. Bei gewissem Grade und gewisser Dauer der exspiratorischen Verengerungen bleiben die Lungen am Ende der Ausatmung mit Luft überfüllt und die Einatmungen müssen infolgedessen tiefer werden. Wir sehen das bei bestimmten Blasmusikern mehr oder weniger deutlich, wenn das Mundstück des Instruments dem exspiratorischen Luftstrom einen hohen Widerstand entgegensetzt, wie z. B. das Mundstück nicht allein der Hoboe, sondern nach H. Fischer auch des Fagotts und der Klarinette. Beim Hoboisten können wir sehen, wie er tief einatmet, ehe er die Hoboe an den Mund setzt, um den intrapulmonalen Luftdruck durch die nachfolgende Ausatembewegung möglichst hoch zu machen. Es entweicht aber trotz der sehr bedeutenden Steigerung des intrapulmonalen Luftdrucks während einer solchen sehr langsamen Verkleinerung des Brustkorbs nur sehr wenig Luft aus den Lungen.

Dies hat zweierlei Folgen. Einmal werden während der Preßbewegung die kranialen Lungenteile mit großer Kraft von den kaudalen aufgeblasen, ähnlich wie in der zweiten Phase der Hustenbewegung. Sodann wird der Blasmusiker, noch ehe sich seine Lungen entleert haben, durch die Venosität seines Blutes zu erneuter Einatmung gezwungen. Diese mehr oder weniger schnappende Einatmung, wobei er zeitweise das Instrument absetzt, ist notwendig tiefer als die erste, denn die nur noch sehr wenig verkleinerten Lungen enthalten Luft von einer im Anfang der Einatmung supraatmosphärischen Spannung. Bei den folgenden Einatmungen wird der Brustkorb noch mehr erweitert, sofern die starke Spannung von Brustkorb und Lungen es gestattet. So würde schließlich wie im Tierversuch eine unerträgliche Beklommenheit entstehen, die weiteres Blasen unmöglich machen würde. Selbst der beste Blasmusiker, der seine Atmung gut zu verteilen versteht, würde diesem Los kaum entgehen, wenn nicht der Komponist Ruhepunkte eingeführt hätte. Bei „Stenosenatmung" nimmt das Atemvolumen, aber auch die Mittellage zu, ähnlich wie bei angestrengter Arbeit (Siebeck).

Es dürfte die Mühewaltung lohnen, die Bewegungen des kranialen und die des kaudalen Brustkorbabschnitts eines Blasmusikers während des Blasens zugleich aufzuzeichnen. Aber auch ohnedies müssen wir die Möglichkeit berücksichtigen, daß bei ihm zur exspiratorischen Vergrößerung des kranialen Lungenabschnitts eine inspiratorische Erweiterung der kaudalen und vielleicht auch kranialen Lungenteile hinzukommt. Sänger, Redner, Prediger usw. können auf ähnliche Weise wie Blasmusiker Lungenemphysem bekommen.

Nach übereinstimmenden Angaben setzt Glasblasen den Atemmuskeln noch höhere Anforderungen. Obwohl ich nicht in der Lage war, einen tätigen Glasbläser wahrzunehmen und mir keine Schilderung von anderen darüber bekannt geworden ist, dürfen wir annehmen, daß sich bei ihm ähnliche Verhältnisse wie beim Blasmusiker entwickeln, vielleicht mit einer kräftigeren Aufblasung der kranialen Lungenteile.

Wir müssen ferner annehmen, daß solche Berufe zu einer allmählich unvollkommener werdenden elastischen Nachwirkung und schließlich zu chronischem Emphysem führen, wobei der Brustkorb zunächst eine mehr oder weniger faßförmige Gestalt annimmt, dann aber auch in seinem kaudalen Abschnitt bis zu einer gewissen Grenze mehr und mehr dauernd erweitert wird, während das Zwerchfell mehr und mehr „herabsteigt" infolge der allmählich unvollkommener werdenden elastischen Nachwirkung und emphysematösen Volumenzunahme der Lungen. Vielleicht tragen auch Verlängerung der Rippenknorpel durch unvollkommene elastische Nachwirkung oder sonstige Veränderungen und ähnliche Veränderungen der dorsalen Rippengelenke und Verkürzung mit Hypertrophie der Kopfnicker zur dauernden Formveränderung des Brustkorbs bei. Es braucht nicht wiederholt zu werden, daß die Hals- und andere extrathorakale Blutgefäße dauernd erweitert werden, die rechte Herzkammer hypertrophieren kann (A. P. 792) usw. PRETTIN und LEIBKIND fanden freilich unter 250 arbeitenden Glasbläsern nach den üblichen klinischen Verfahren (Vitalkapazität, Stand des Zwerchfells und Beweglichkeit des Brustkorbs) nur in einigen Fällen Emphysem. Nach diesen Verfahren kann man aber nur Emphysem von großer Ausdehnung nachweisen. Und nicht alle Blasmusiker und Glasbläser bekommen gleich leicht Emphysem. Das hängt nicht allein vom Widerstand, sondern auch von der Verteilung des Atems und der Kraft und von der individuellen Disposition zu Emphysem ab. Emphysem macht sie arbeitsunfähig, so daß man kaum Emphysematischen unter Blasmusikern und Glasbläsern erwarten darf (METZ).

Neuere Untersuchungen, nämlich Bestimmungen der Mittellage der Lunge durch Beimischung von Wasserstoff zur eingeatmeten Luft, haben andere Ergebnisse gebracht. Die Mittellage des Lungenvolumens ist ihr Volumen bei der Mittelstellung zwischen ruhiger Ein- und Ausatmung. Ihr entspricht die Mittelkapazität, d. h. die halbe Summe von Residualluft und Vitalkapazität. Eine dauernd vermehrte Mittellage ohne Bronchi(ol)enverengerung bedeutet eine unvollkommene elastische Nachwirkung. Diese kann allmählich zunehmen bis schließlich Emphysem eintritt. Sie kann aber unter günstigen Umständen wieder verschwinden, wie wir schon früher bemerkt haben. In der Tat fanden BECKER und BRUNS bei vielen Blasmusikern, und LOMMEL bei vielen Glasbläsern eine erhöhte Mittellage und Zunahme der Residualluft. Die Verengerungen bei den Glasbläsern sind oft bedeutender als die bei den Blasmusikern.

Wir haben im obigen die Wirkung von vereinzelten Hustenstößen besprochen. Kommt es aber zu *Hustenanfällen,* so dürften die Folgen denen des Musik- oder des Glasblasens mehr oder weniger ähnlich sein. Denn auch beim Hustenanfall wird manchmal zunächst eine tiefe Einatmung gemacht, der eine Reihe von Hustenstößen folgt, die die Lungen nicht ausreichend entleeren, so daß die nächste Einatmung tief sein muß, ähnlich wie beim Blasmusiker und Glasbläser. Vielleicht trifft dies alles zwar nicht für alle, sondern bloß für bestimmte Fälle zu, so daß man ein gemischtes ex- und inspiratorisches Emphysem antrifft, während man lediglich ein exspiratorisches erwartete. Wir müssen allerdings die Möglichkeit berücksichtigen, daß inspiratorische Überdehnung erst eintritt, nachdem die Lunge durch die häufige exspiratorische Blähung in ihrem kranialen Abschnitt schon emphysematös, der Brustkorb wenigstens erweitert war. Das inspiratorische Emphysem des kaudalen Abschnitts erreicht jedoch wohl nur ausnahmsweise einen größeren Umfang. Nur eine genaue klinische Untersuchung während des ganzen Verlaufs wird mehr Sicherheit bringen können. BRUNS und TAMMANN fanden bei Bergarbeitern im Salzbau, die oft chronische Bronchitis durch Nässe und Zug bekommen, eine zu hohe Mittellage, obwohl es noch kein klinisches Emphysem war.

Als Beispiel, daß bei unzweifelhaften Anfällen von Hustenstößen inspiratorisches Emphysem der kaudalen Lungenteile nicht folgen muß, nennen wir die Folgen von Keuchhusten. Dabei besteht manchmal inspiratorischer Stridor laryngeus, wenigstens eine erschwerte Einatmung, und außerdem nicht selten

einige Bronchiolenverengerung. Durch beides werden die Einatmungen weniger
tief und die Lungen dabei weniger stark mit Luft gefüllt, außerdem, indem das
Kind sich stark krümmt, so daß von einer inspiratorischen Überdehnung der
kaudalen Lungenteile, ja sogar von einer exspiratorischen Blähung des kranialen Abschnitts kaum die Rede sein kann. Auch hieraus folgt die Forderung,
streng zu individualisieren und die Konstellation möglichst vollständig zu bestimmen.

Aus den angeführten Beobachtungen ergibt sich, daß Behinderung des exspiratorischen Luftstroms durch Erhöhung des Widerstands in der Mundöffnung
oder im Kehlkopf — und dies gilt mehr oder weniger auch für andere Preßbewegungen —, je nach der Konstellation von Muskelkraft, Widerstand, Erweiterungsfähigkeit des Brustkorbs und der Lungen usw., zur Folge hat:

entweder eine exspiratorisch erhöhte Mittellage des kranialen Abschnitts,
die wieder schwinden kann, oder bei Wiederholung der angestrengten Ausatmung allmählich zunehmen kann, bis schließlich allmählich ein chronisches
exspiratorisches Emphysem daraus entsteht; nur in bestimmten Fällen wird
von einem voraufgehenden akuten Emphysem als Vorstufe die Rede sein können;
entsprechend dem kranialen Angriffsabschnitt der aufblasenden Kraft entsteht
ausschließlich oder vorwiegend Emphysem der sterno-parasternalen und anstoßenden mediastinalen Lungenteile und der Lungenspitze;

oder eine Erhöhung der Mittellage durch exspiratorische Aufblasung und
tiefe Einatmungen, die wieder schwinden kann, oder von einem akuten bzw.
chronischen Emphysem gefolgt wird; zum exspiratorischen Emphysem kommt
dann inspiratorisches Emphysem vorwiegend oder ausschließlich der lateralen
kaudalen und angrenzenden bzw. auch diaphragmalen Lungenteile.

Jetzt wollen wir das akute und chronische Emphysem durch *Bronchiolenverengerung* infolge von Bronchiolitis gesondert erörtern. Diese getrennte Behandlung ist aus mehreren Gründen erforderlich. Denn einmal wird Bronchiolenverengerung mehr oder weniger durch die Atmung beeinflußt, indem sie durch
die Einatmung ab- und durch die Ausatmung zunimmt. Ferner wird die Luft
durch verengerte Bronchiolen mehr oder weniger in den Lungenbläschen abgeschlossen: sie kann nicht wie bei einer Laryngo- oder Tracheostenose ganz
frei von einem in einen anderen Lungenteil bewogen werden. Drittens schließen
sich an entzündliche Bronchiolenverengerung leicht atelektatische und bronchopneumonische Herde mit komplementärem Emphysem an.

Nach allgemeiner Erfahrung kommt Bronchiolitis besonders bei jüngeren
Kindern vor, und zwar nicht nur bei bestimmten Infektionskrankheiten wie
Masern, Keuchhusten, Grippe, sondern auch ohne solche „selbständig" im
Anschluß an Schnupfen, an Tracheitis ohne bemerkten Schnupfen, durch Erkältung oder Abkühlung von gewissem Grade und Dauer der Beine oder eines
anderen Teils der Körperoberfläche, durch einen scharfen östlichen oder nördlichen Wind usw., wobei Ermüdung außerdem eine Rolle spielen kann. Bronchiolitis hat überhaupt oft ihren Ursprung in der Schleimhaut der Nase oder
Luftröhre. Auch im hohen Lebensalter ist eine mehr oder weniger diffuse Bronchiolitis unter bestimmten Umständen (Bettlägerigkeit, Erschöpfung) nicht
selten, während sie bei nicht heruntergekommenen Erwachsenen nur bei bestimmten Infektionskrankheiten, wie z. B. Grippe oder Bauchtyphus, erscheint.
Während wir im 9. Kapitel auf die sich oft anschließenden bronchopneumonischen
Herde usw. zurückkommen, beschränken wir uns jetzt auf die Folgen der diffusen Bronchiolitis für die Atmung.

Die diffuse Bronchiolitis findet sich ausschließlich oder vorwiegend in den
kaudalen Bronchiolen. Sie dauert mitunter keine 24 Stunden und heilt bald

aus, in anderen Fällen viel länger, sie kann chronisch latent werden. Die Atmung wird in verschiedener Weise geändert. Wir dürfen die Erscheinungen so zusammenfassen: Je mehr und je größere bronchopneumonische Herde entstanden sind, um so weniger zeigen sich Verengerungserscheinungen der Bronchiolen, und um so häufiger und oberflächlicher wird die Atmung, manchmal bei erweitertem Brustkorb. Wir beschränken uns aber auf die Fälle mit deutlicher Atemnot, deren Typus ganz wie beim Asthma (BIERMER) sein kann: Orthopnoe, äußerste Anstrengung der dauernd gespannten Halsmuskeln, verlängerte Ausatmung ohne Anstrengung der Bauchmuskeln, wie einige, u. a. S. ELIAS, angeben und auch ich sah, während jedoch nach anderen Angaben diese Muskeln sich anstrengen. Dies sah ich auch beim Pseudokrupp, der einen Asthmaanfall einleitete. Auf jeden Fall werden bei bestimmter exspiratorischer Verengerung die Einatmungen allmählich tiefer. Durch die unvollkommenen Ausatmungen (S. 62) entsteht eine inspiratorische Lungenblähung bis zur Grenze der Erweiterungsfähigkeit von Brustkorb und Lungen, deren Dehnbarkeit um so kleiner wird, je nachdem sie schon gedehnt sind (S. 2).

Es gibt Fälle, worin die sterno-parasternalen und lateralen kaudalen Lungenteile so stark mit Luft überfüllt sind, daß sie bei der Autopsie aus dem geöffneten Brustkorb heraustreten. Macht man in solche überfüllte Lungenbläschen eine ganz feine Stichöffnung, so entweicht unter zischendem Geräusch Luft. Auch andere, namentlich benachbarte Lungenbläschen können mehr oder weniger deutlich vergrößert sein. Außerdem kann man in der unmittelbaren Umgebung von atelektatischen und bronchopneumonischen Herden komplementäres Lungenemphysem finden. Sind diese Herde nur in geringer Anzahl vorhanden, so erklärt die Bronchiolenverengerung alle Erscheinungen.

Die kaudalen, und auch wohl kranialen Bronchiolen, ebenso auch manche weitere Bronchialzweige sind mehr oder weniger verengert durch entzündliche Schwellung ihrer Wand, durch Anhäufung von Schleim und Exsudat. Auch die Stenosegeräusche während des Lebens und die autoptisch gefundenen atelektatischen Herde deuten darauf hin. Trotzdem begegnen wir mitunter der Bemerkung, daß die entzündeten Bronchialzweige erweitert sind. Es kann hier überhaupt von einer scheinbaren und einer wirklichen Erweiterung die Rede sein. Eine scheinbare Erweiterung liegt vor, wenn die entzündeten Bronchiolen einen runden Querdurchschnitt aufweisen, während nicht entzündete Bronchiolen eine gefaltete Schleimhaut mit kleinerem Lumen besitzen. Daß die entzündeten Bronchiolen erweitert seien, darf man aber daraus nicht folgern. Auch nicht erweiterte entzündete Bronchiolen können jenes Bild zeigen, indem sie sich nicht oder weniger als normale verengern bei der Öffnung des Brustkorbs, indem ihre Wand durch Anhäufung von weißen Blutkörperchen, Blut und Exsudat starrer geworden ist. Wir sehen mitunter Längsfalten der Schleimhaut örtlich bei einem Leukozyteninfiltrat fehlen. Nach längerem Bestande einer Entzündung kann aber in bestimmten Fällen wirkliche Erweiterung, Bronchiektase, erfolgen (S. 107). Auch in emphysematös werdendem Lungengewebe erweitern sich die Bronchiolen mehr oder weniger durch die gleiche Kraft, die das Emphysem bewirkte, und zwar um so mehr, je dünner und dehnbarer ihre Wand ist, also die Alveolengänge am meisten, dann die Bronchioli respiratorii usw. Auch die Zusammenziehung solcher erweiterten Bronchialzweige ist geringer, wenn ihre Wand durch Exsudat starrer geworden ist.

Will man die Bronchiallumina und die topographisch-anatomischen intrathorakalen Verhältnisse überhaupt etwas richtiger beurteilen, so empfiehlt sich, unter niedrigem Druck Formollösung in die Luftröhre, Bronchien und Lungen einzugießen oder einzuspritzen und dann die Luftröhre vor der

Herausnahme durch einen Kork oder einen aufzublasenden Gummiballon abzuschließen. Die Lungen verkleinern sich dann freilich noch etwas.

Bei Bronchiolitis weist das Verhältnis von Muskelkraft zum Widerstand, d. h. zum Druckunterschied $A-Aia$ (S. 58), große örtliche Unterschiede auf, indem die kaudalen Bronchiolen ausschließlich oder doch am ausgedehntesten und stärksten verengert sind, wozu noch kommt, daß die Kraft der kranialen Einatemmuskeln in der Regel größer erscheint als die der kaudalen.

Je nach der Ausdehnung der Bronchiolitis und der Verengerung der Bronchiolen und je nach der stattgehabten Anstrengung der Atemmuskeln finden wir größere oder kleinere Gebiete der Lunge emphysematös. Die Muskelkraft weist individuelle Unterschiede auf, sie kann außerdem durch die Krankheit abnehmen, während schließlich Störungen des Bewußtseins die Anstrengung verringern können. Andererseits kann die Verengerung der Bronchiolen so stark werden, daß auch bei Anstrengung der Einatemmuskeln paradoxe Atembewegungen des kaudalen Brustkorbabschnitts eintreten, so daß kaum Luft in den kaudalen Lungenabschnitt eingesogen wird, klinisch den paradoxen Atembewegungen bei kranialer Stenose ähnlich. Auch bei solcher Bronchiolitis ist die peripneumonische Furche, ähnlich wie bei einer kranialen Stenose, der Ohnmacht des Zwerchfells, sich in normaler Richtung zu bewegen, zuzuschreiben (S. 58). Die paradoxen Atembewegungen ereignen sich besonders bei Kindern und Jugendlichen mit biegsamen Rippen und geringerer, aber auch wohl bei Älteren mit größerer Muskelkraft. Trotzdem erweitert sich der kraniale Abschnitt des Brustkorbs bedeutend und erfolgt akutes Emphysem der sterno-parasternalen und angrenzenden kranialen Lungenteile, wobei aber — wie SEITZ betont hat — ihre Atembewegungen undeutlich und oberflächlicher werden können. Es entsteht so jener Gegensatz zwischen dem gewölbten kranialen und dem verengerten kaudalen Brustkorbabschnitt mit seinen überdies paradoxen Atembewegungen.

Die Verhältnisse sind aber andere als bei ausschließlich kranialer Stenose. Diese verhindert die Luftbewegungen zwischen den verschiedenen Lungenteilen keineswegs, so daß die kranialen Teile Luft aus den kaudalen ansaugen können. Sind aber gerade die kaudalen Bronchiolen stark verengert, so ist davon kaum mehr die Rede. Auch eine exspiratorische Blähung kranialer Lungenteile durch Husten erscheint aus demselben Grunde ausgeschlossen, und zwar um so mehr, wenn die kaudalen Bronchiolen durch die kräftige Zusammenpressung des kaudalen Brustkorbabschnitts abgeschlossen werden. Wären nur kraniale, aber kaum kaudale Bronchiolen verengert, so könnte exspiratorische Blähung kranialer Lungenteile erfolgen, indem die verengerten kranialen Bronchiolen durch die beim Hustenstoß eingepreßte Luft erweitert würden. Man beachte aber bei geringer Verengerung der kaudalen Bronchiolen auf jeden Fall die Möglichkeit, daß das bei der Autopsie nachgewiesene kraniale Emphysem nicht oder nicht ausschließlich inspiratorisch, sondern ganz oder zum Teil durch voraufgegangenen Husten entstanden ist.

Ausgedehnte akute Bronchiolitis führt bei ausreichender Muskelkraft zu tiefen Einatmungen, indem sich die Lungenbläschen bei der Ausatmung nicht ausreichend entleeren, und durch die tiefen Einatmungen, bei gewissem Verhältnis von der erweiternden Kraft zur örtlichen Erweiterungsfähigkeit des Brustkorbs und der Lungen, zu Lungenblähung.

Durch die Zusammenwirkung von inspiratorischer Blähung, von komplementärem Emphysem und von Emphysem durch Husten kann die akute Überdehnung einen großen Umfang gewinnen, besonders wenn die lateralen kaudalen Teile ebenfalls überdehnt wurden; sie ist aber nur auf dem kranialen Abschnitt beschränkt, wenn paradoxe Atembewegungen stattfinden oder der kaudale Abschnitt zurückbleibt.

Eine Bronchiolitis kann chronisch und sogar chronisch latent werden, doch dann und wann anfallsweise aufflackern. Kennzeichnen sich diese Anfälle verschieden langer Dauer durch Atemnot von bestimmter Form mit diffusen pfeifenden und giemenden Geräuschen, Lungenblähung und einem bestimmten Auswurf, so nennt man die Krankheit *Asthma bronchiale*. Freilich sind nicht immer all diese Kennzeichen da.

Ist aber jedes Asthma Folge einer solchen Bronchiolitis?

Ältere Kliniker haben Asthma einem tonischen Krampf des Zwerchfells, andere einem Krampf der Halsmuskeln zugeschrieben. SCHLESINGER u. a. haben aber palpatorisch und radioskopisch die Tätigkeit des Zwerchfells nachgewiesen, und die Halsmuskeln werden erst während des Anfalls dauernd gespannt. Außerdem deutet das weitverbreitete Giemen und Pfeifen auf eine Bronchiolenverengerung hin. Es kommt bloß darauf an, ob diese Verengerung einem tonischen Krampf der Bronchiolenmuskeln oder einer hyperämischen bzw. hyperämischentzündlichen Schwellung der Bronchiolenschleimhaut zuzuschreiben ist. Im ersten Fall wäre von einer Neurose die Rede. Die Wirksamkeit von Adrenalin deutet keineswegs ausschließlich auf eine Vagusneurose hin, denn Adrenalin vermag auch die (entzündlich) hyperämische Nasenschleimhaut und andere Gewebe zu Abschwellung zu bringen. Und eine Neurose vermag ohne weiteres den Auswurf nicht zu erklären. Dieser hat sich in manchen Fällen als eitrig erwiesen. Er ist nicht das Erzeugnis einer „Sekretion", sondern einer Exsudation. Das wiederholt festgestellte und vielleicht noch häufiger übersehene Fieber und die manchmal klinisch angenommenen pneumonischen Herde sind mit einer eitrigen Bronchiolitis in Übereinstimmung. Eosinophile Leukozyten finden wir oft bei Rhinitis, Appendizitis, malignem Granulom usw. im entzündeten Gewebe, sie deuten keineswegs auf eine Neurose hin. HOFFMANN und TEICHMÜLLER haben sogar eine chronische eosinophile Bronchitis ohne asthmatische Anfälle beschrieben; FR. MÜLLER fand dabei Eosinophilie des Blutes. In älteren Fällen mag der Auswurf (vorwiegend) schleimig sein wie bei chronischer Bronchitis oder Tracheitis ohne Asthma. Als hohe Ausnahme freilich wird eine dünne schleimige schäumige Flüssigkeit unter dem Gefühl einer drohenden Erstickung aufgebracht, so daß man an eine neurogene (?) Ex- oder Transsudation (ähnlich wie neurogenes Ödem) denken kann. In einem solchen Fall fand ich mikroskopisch chronische Entzündung der Nasenschleimhaut, die schon 25 Jahre vor dem Asthma zu Polypbildung geführt hätte. Der Kranke hatte fast nie flüssiges Exsudat bei Schnupfen. Die Asthmaanfälle stellten sich erst nach Kummer ein.

Eine genaue Krankengeschichte hat schon viele Ärzte, wie ELIAS und HEKMAN in Rotterdam, auch KLEINSCHMIDT, dazu geführt, rezidivierende Bronchiolitis als Anfang zu bezeichnen — ich kenne mehrere Fälle —, und neuerdings schreiben auch BRAUER, CZERNY, ECKSTEIN, O. MÜLLER und NONNENBRUCH (vgl. KÄMMERER) voraufgegangenen Bronchitiden oder anderen infektiösen Erkrankungen eine große Bedeutung zu. Masern, Keuchhusten und Grippe, alle mit Bronchitis, wurden auch aufgezeichnet. Die rasche Heilung vieler Fälle durch heiße Vollbäder oder heiße Dusche mit kurzen kalten Abreibungen ist mit dem bronchiolitischen Ursprung in Übereinstimmung. MARCHAND fand einmal post mortem mikroskopisch Bronchitis. Solche Antopsien sind sehr selten.

Wie kommt es, daß Bronchitis bei einigen zu einer solchen Bronchiolenverengerung führt, bei anderen nicht? Das wissen wir nicht. Nehmen wir eine besondere individuelle Disposition zu entzündlicher Gewebeschwellung an, ähnlich wie beim Pseudokrupp, beim „vasomotorischen Ödem" usw., so machen wir vielleicht eine richtige Gruppierung. Ob zu einer bronchiolitischen Verengerung je eine bronchiolospastische kommt, ist eine offene Frage.

Wodurch entstehen die Anfälle? Oft durch Schnupfen mit absteigender katarrhalischer Entzündung: Pseudokrupp, Bronchitis, Bronchiolitis, Bronchopneumonie. Oder es erscheint Pseudokrupp nach einer gewissen Abkühlung der Beine oder eines anderen Körperteils oder durch einen scharfen östlichen oder nördlichen Wind (in Holland); bei einem Erwachsenen stellten sich mehrmals täglich Anfälle mit Stridor laryngeus (durch Larynxödem?) und Gefühl drohender Erstickung ein, die durch Adrenalin schwanden. Auch das Rauchen von Zigaretten, das bei anderen Tracheitis ohne weiteres erregen kann, führt zum Anfall. Längerer Aufenthalt in einer trockenen heißen Luft (bei zentraler Heizung) kann eine gewisse Beklemmung auf der Brust herbeiführen. Ermüdung fördert den Anfall. Hat das Bronchialasthma einige Jahre bestanden, so mag der entzündliche Ursprung klinisch unklar werden, so daß man Asthma nervosum annimmt. Es ist nicht ausgemacht, ob es überhaupt besteht.

Auch chronische entzündliche hyperämische Schleimhautschwellung der Tuba Eustachii nimmt (nach dreißigjähriger täglicher Selbstbeobachtung) rasch durch obige Einflüsse zu: verengern sich die Hautgefäße durch Abkühlung, so weicht ihr Blut nach inneren Gebieten aus, nicht am wenigsten dorthin, wo die Blutgefäße durch Entzündung schon geschädigt sind (S. 122).

Asthmatischen können eine sehr empfindliche Schleimhaut der Luftwege haben, sogar empfindlich gegen mechanische Reize, wie lautes Lachen, Husten, eine Brotkruste im Rachen. Ferner erwähnte TROUSSEAU sehr hohe Empfindlichkeit gegen Ipecacuanhapulver, andere die gegen Pferdeluft, Pollen von Graminäen (Heuasthma) usw. Es ist die Frage zu beantworten, ob eine solche Überempfindlichkeit die Folge ist der Entzündung der Luftwege oder ob sie eine angeborene Idiosynkrasie darstellt. Man wäre erst dann berechtigt, in solchen Fällen von Allergie zu reden, wenn die Bronchiolitis oder die vermeintliche Neurose durch Einwirkung desselben Stoffes entstanden wäre. Man hat dies aber bisher nicht nachgewiesen. Es liegt kein Grund vor, die primäre Bronchiolitis, die zu Asthma führt, häufiger als ausnahmsweise, wenn je, einem Allergen zuzuschreiben.

Was sind die Folgen des Bronchialasthmas?

Bei bestimmten Konstellationen von Ausdehnung der Bronchiolitis und Grad der Bronchiolenverengerung, Kraft der Atemmuskeln und Weichheit der Rippen und Knorpel, entsteht bei Kindern einerseits inspiratorisches kraniales Emphysem, andererseits eine eigentümliche Einziehung des kaudalen Brustkorbabschnitts. In der anfallsfreien Zeit kann die Bronchiolenverengerung abnehmen oder anfangs gar schwinden. Durch folgende Anfälle und zunehmende dauernde Bronchiolenverengerung kann sich das Emphysem weiter ausdehnen. Wann kaudales Emphysem allmählich hinzukommt, erheischt weitere Forschung. Husten in der anfallsfreien Zeit kann das kraniale Emphysem vermehren.

Es kann aber auch in der anfallsfreien Zeit eine solche Bronchiolenverengerung bestehen bleiben, daß die inspiratorische Erweiterung des kaudalen Abschnitts erschwert wird und dieser Abschnitt mehr oder weniger zurückbleibt. Nimmt diese dauernde Bronchiolenverengerung allmählich zu, so wird der kaudale Abschnitt von Brustkorb und Lungen allmählich mehr dauernd eingezogen, während der kraniale Abschnitt eine emphysematöse Erweiterung aufweist (A. P. Abb. 352). Es werden also allmählich mehr und mehr die Verhältnisse während des Anfalls der akuten Bronchiolitis dauernd, und es entsteht der dauernde *bronchiolitische* oder *bronchiolostenotische Brustkorb*. ELIAS, HIJMANS VAN DEN BERGH, PETERS u. a. haben später diese Brustkorbform ebenfalls beobachtet und mit Asthma in Zusammenhang gebracht. Mitunter ist sie mehr oder weniger pyramidal, manchmal von unregelmäßiger Gestalt. Daß der bronchiolitische Brustkorb auch durch chronische Stenose der gröberen Bronchien, der Luftröhre oder des Kehlkopfes entstehe, ist mir nicht bekannt. Bei Tracheobronchitis mit Verengerungserscheinungen entsteht mitunter eine Trichterbrust.

Die bronchiolitische Brustkorbform bildet sich in den typischen Fällen bei Kindern ohne jedes Zeichen von Rachitis aus. Der typische rachitische Brustkorb kennzeichnet sich durch eine ganz andere Form, wie ältere und jüngere Kinderärzte (HENOCH, BIEDERT, PFAUNDLER u. a.) in Übereinstimmung mit der Erfahrung von Pathologen angeben: Abflachung und Einziehung der Seitenwände des Brustkorbs, nämlich von der dritten Rippe bis herab zur HARRISONschen Furche in der Höhe des Schwertfortsatzes; unterhalb dieser Umkremplung der Rippenbogen nach außen, Erweiterung der unteren, Verengerung der oberen Thoraxapertur, Vortreibung des Brustbeins mit den Rippenknorpeln, namentlich im unteren Abschnitt (Hühnerbrust), mit herzförmigem Querschnitt (PFAUNDLER). Diese rachitische Brustkorbform entsteht wohl infolge der Weichheit der Rippen durch die Spannungen der intrathorakalen Gebilde, die bei der Einatmung zunehmen, außerdem vielleicht noch durch die unmittelbare Wirkung der Atmungsmuskeln und durch die Auftreibung des Unterleibs. Es kann eine Abweichung von dieser Form vorkommen, die aber keine bronchiolostenotische ist. Denn der kraniale Abschnitt des bronchiolostenotischen Brustkorbs ist auch in den Seitenteilen erweitert und vorgewölbt und der kaudale Abschnitt im Gegenteil, besonders in ventro-dorsaler Richtung, zusammengeschnürt, so daß sein Querschnitt ein mehr oder weniger elliptischer mit frontaler Achse ist, gar kein herzförmiger wie der des rachitischen Brustkorbs. Man könnte vielleicht an eine erstarrte exspiratorische Stellung mit kranialem Emphysem denken, dafür sind aber zuviel die sagittalen und nicht die frontalen Dimensionen des kaudalen Abschnitts verkleinert. Auf den Einfluß auf die Herzwirkung und die statische Blutverteilung gehen wir nicht ein.

Es kann aber ein rachitisches Kind ohne rachitischen Brustkorb eine bronchiolitische Thoraxform bekommen durch Bronchiolitis. Außerdem ist die Möglichkeit nicht ausgeschlossen, daß sich eine rachitische Form mehr oder weniger verändert unter Einfluß einer chronischen Bronchiolitis. Ob ein Thorax piriformis durch kaudale Bronchiolitis entsteht, wird weitere Forschung ausmachen müssen.

Vermag der Kranke mit ausgedehnter kaudaler Bronchiolenverengerung auch den kaudalen Abschnitt des Brustkorbs und der Lunge zu erweitern, so erfolgt auch kaudale Lungenblähung bzw. inspiratorisches Emphysem. Wir können dies z. B. bei kräftigen Erwachsenen im Asthmaanfall sehen (A. P. Abb. 353).

Wir kommen zu folgender *Schlußzusammenfassung.*

Es gibt ein seniles bzw. präseniles und ein pathologisches Emphysem.

Das senile bzw. präsenile Emphysem ist senile bzw. präsenile Atrophie mit emphysematöser Vergrößerung der Lunge, in der Regel, wenn nicht immer, neben seniler bzw. präseniler Atrophie anderer Organe und Gewebe. Das senile Emphysem entsteht ohne außergewöhnliche Faktoren, die wir in den Krankengeschichten beim pathologischen Emphysem finden. Es entsteht ganz schleichend und wird meistens erst bei der Autopsie nachgewiesen.

Senile Lungenatrophie ist häufig, seniles Emphysem weniger häufig, präseniles und pathologisches (klinisches) Emphysem ist viel seltener.

Wir haben eine ganze Reihe von Störungen im Mechanismus und Dynamismus der Atmung erörtert, die innerhalb kurzer Zeit zu akutem Emphysem, nach längerem Bestehen oder öfterer Wiederholung, bei bestimmten Konstellationen der Muskelkraft, Erweiterungsfähigkeit des Brustkorbs und der Dehnbarkeit und Elastizität der Lungen zu chronischem Emphysem führen.

Das pathologische Emphysem kann schleichend entstehen, in manchen Fällen aber bildet es sich aus einem oft wiederholten, anfallsweise wiederkehrenden akuten Emphysem. In der großen Mehrzahl der Fälle, dies müssen wir aus den Krankengeschichten ableiten, sind bestimmte Störungen des Mechanismus und Dynamismus der Atmung vorausgegangen, und zwar in bestimmten Berufen (bei Glasbläsern, Blasmusikern usw.) oder bei bestimmten Krankheiten, die entweder zu oft wiederholten Hustenstößen oder zu Hustenanfällen mit tiefen Einatmungen oder zu Anfällen von ausgedehnter, vorwiegend kaudaler Bronchiolenverengerung mit Beklommenheit usw. (Bronchialasthma) führen.

Bei solchen Krankheiten tritt innerhalb kurzer Zeit akute Blähung oder akutes Emphysem ein, die wieder mehr oder weniger vollkommen schwinden kann. Nach längerem Bestehen oder öfterer Wiederholung entsteht aber allmählich Atrophie des Lungengewebes und wandelt sich damit das akute in chronisches Emphysem um, früher oder später, je nach der individuellen Konstellation (s. unten).

Gehen wir nun zur Beantwortung der auf S. 54 gestellten Fragen, so ist das Emphysem bei jenen Berufen und Krankheiten einer Überdehnung der Lunge zuzuschreiben, und zwar entweder einer exspiratorischen ohne weiteres, oder einer ex- und inspiratorischen, oder aber einer rein inspiratorischen, oder einer in- und exspiratorischen Überdehnung.

Die autoptische Wahrnehmung lehrt, daß bei einer inspiratorischen Überdehnung in den am meisten idealen Fällen anfangs ausschließlich oder ganz vorwiegend die sterno-parasternalen (mit oder ohne Lungenspitze) und in bestimmten Fällen auch die lateralen kaudalen Lungenteile überdehnt bzw. emphysematös werden; daß bei einer exspiratorischen Überdehnung anfangs die Lungenspitze, die sterno-parasternalen mit angrenzenden kranialen und mediastinale Lungenteile überdehnt und emphysematös werden, wenn nämlich Sternum und Rippenknorpel gehoben werden. Ausbreitung des Emphysems durch ex- oder inspiratorische Überdehnung ist dann möglich.

Ferner folgt aus den autoptischen Ergebnissen, daß gerade die Lungenteile, die am meisten in- oder exspiratorisch gedehnt wurden, ausschließlich oder ganz vorwiegend emphysematös sind.

Schließlich ergibt sich als Antwort auf die dritte Frage, daß der Sitz und die Ausdehnung des akuten sowie die des chronischen Emphysems in nicht allzu weit fortgeschrittenen Fällen im allgemeinen dem Angriffsabschnitt der übermäßig dehnenden Kraft entsprechen, wenn nicht sekundäre immer tiefer werdende Atmungen oder Preßbewegungen oder hinzutretendes seniles Emphysem zu einer weitergehenden Verbreitung geführt haben.

Es stimmen somit in den am meisten idealen Fällen der Sitz und die Ausdehnung des akuten bzw. chronischen Emphysems mit dem Angriffsabschnitt der übermäßig dehnenden Kraft überein.

Im übrigen müssen wir immer individuelle Verschiedenheiten der Elastizität und der Dehnbarkeit der Lunge beachten. Diese Eigenschaften stellen mit der Kraft der Atemmuskeln, der Erweiterungsfähigkeit des Brustkorbs und der Zusammendrückbarkeit der Mediastinalgebilde die Disposition zum Emphysem dar. Diese Disposition beteiligt sich an der Konstellation, die über das Auftreten von Emphysem entscheidet.

Ähnlich wie das chronische komplementäre Emphysem eine akute Vorstufe haben kann, müssen wir dies auch für das Emphysem durch kräftige Atembewegungen annehmen. Denn bei gleichartigen akuten und chronischen Atmungsstörungen finden wir akutes bzw. chronisches Emphysem von gleichem Sitz und gleicher Ausdehnung.

Es erheischt genaue Nachforschung, ob je nichtseniles bzw. nichtpräseniles Emphysem in bestimmten seltenen Fällen ohne pathologische Störung im Mechanismus und Dynamismus der Atmung entsteht. Es ist aber von vornherein die Möglichkeit zu betonen, daß bei einer großen Disposition zu Emphysem schon lautes Reden oder ähnliche Preßbewegungen dasselbe Emphysem erzeugen wie Hoboespielen oder Glasblasen oder Husten bei geringerer, normaler Disposition der Lunge. Auch eine leichte angeborene Enge von Bronchiolen käme in Betracht, weil sie zu Störungen im Dynamismus der Atmung führen würde — sie ist aber bisher nicht nachgewiesen. Schließlich ist primäre starre Dilatation des Brustkorbs als sehr hohe Ausnahme nicht ausgeschlossen, obwohl die Gründe für ihre Annahme bisher schwache sind.

Entstehung und Verlauf infektiöser Lungenentzündungen

VIII. Einleitung. Physikalische, biochemische und sonstige Faktoren. Fragestellung. Einteilung

Bis vor wenigen Jahren ging man bei der Erforschung der Entstehung und des Verlaufs infektiöser Lungenentzündungen oft einseitig vor, indem man sich ganz oder fast ausschließlich auf den Nachweis und die Erforschung der Wirkung der Mikrobe beschränkte. In diesem Jahrhundert hat sich aber allmählich, im Zusammenhang mit der Wiederbelebung der Konstitutionsforschung, mehr und mehr das Streben geltend gemacht, die Mikrobe in den Hintergrund zu drängen und ihr sogar höchstens eine untergeordnete Rolle zuzuerkennen, während man konstitutionelle Eigenschaften, mehr oder weniger geändert durch Einwirkung von Mikroben, als den Ursprung oder die Quelle weiterer Veränderungen stark hervorhob. Die allein entscheidende Bedeutung, die einige Forscher einer allgemeinen oder einer örtlichen geweblichen, von der Mikrobe hervorgerufenen vorausgesetzten Allergie zuschrieben, ist ein Beispiel dieser Forschungsrichtung. Diese einseitige Betrachtungsweise ist mindestens im gleichen Maße abzulehnen wie die einseitige bakteriologische, die sogar noch meistens den Vorzug hat, daß die infizierende Mikrobe nachgewiesen ist.

Es kommt außerdem an auf die Bedeutung des Namens Allergie. Wir verstehen darunter eine veränderte Empfindlichkeit bzw. Reaktionsfähigkeit des Körpers gegen einen bestimmten Stoff S nach Einwirkung dieses Stoffes S in gewisser *Stärke* und während gewisser *Zeit* bei bestimmter *Empfindlichkeit* (A. P. 35). Die veränderte Empfindlichkeit ist aus der erfolgenden Veränderung oder Reaktion abzuleiten. Nun mag man in vollkommen hypothetischer Weise diese Veränderung der Empfindlichkeit bzw. Reaktionsfähigkeit der Bildung von bestimmten, vollständig hypothetischen Antiallergenen zuschreiben, oder man mag dies dahingestellt lassen. In beiden Fällen gibt es aber noch andere Faktoren als den Stoff S, die die Empfindlichkeit und Reaktionsfähigkeit gegen S zu verändern vermögen, und die in gewissen Fällen hinzutreten, in anderen nicht. In allen Fällen wird außerdem die Reaktion nicht allein durch die Empfindlichkeit, sondern auch durch die Reizstärke (Virusstärke, d. h. das Produkt von durchschnittlicher Virulenz und Zahl der Mikrobe, vermehrt mit dem vorhandenen freien „gelösten" Gift) bedingt, wobei die Mikrobe in freie Berührung mit dem Gewebe kommen muß.

Es handelt sich hier um das Gesetz, daß die Wirkung eines Faktors oder Reizes, er möge Gift oder sonstwie heißen, durch das Verhältnis seiner Stärke zur Empfindlichkeit, oder bei Infektion zur Empfänglichkeit des Gewebes und die Dauer der Einwirkung bedingt wird. Je geringer eine dieser drei Größen ist, um so größer müssen die beiden anderen sein, soll eine Wirkung erfolgen. Viele Beobachtungen haben zur Erkennung dieses Gesetzes geführt (A. P. 38). Dieses Gesetz gilt auch für mikrobielle Einwirkungen. Es muß aber Immunität gegen eine Infektion nicht ʼder Unempfindlichkeit gegen ein Gift der Mikrobe gleich sein. Man ist gar nicht dazu berechtigt, die Virusstärke stillschweigend als gleichbleibend oder gleichgültig vorauszusetzen. Wir müssen vielmehr das Gegenteil annehmen, nicht allein weil bei einer Infektion Wechselwirkungen zwischen Körper und Virus eintreten (s. unten), sondern auch weil dazu noch andere Faktoren, exogene Einwirkungen auf Körper oder Virus, konstitutionelle Eigenschaften oder bestimmte Änderungen endogener Faktoren kommen können. Wir kommen hierauf später zurück. Eine wichtige Frage ist außerdem, *wie lange* eine Allergie die sie hervorrufende Einwirkung überdauert.

Obwohl noch manches zu erforschen ist, haben viele Beobachtungen am Menschen und Ergebnisse von Tierversuchen immer wieder nachdrücklich zur Schlußfolgerung geführt, daß die Entstehung einer infektiösen Lungenentzündung ebensowenig wie andere Erscheinungen in der lebenden Natur einem einzigen Faktor, sondern im Gegenteil einer *Konstellation* von Faktoren zuzuschreiben ist. Ein Faktor kann in verschiedenen Konstellationen eine entgegengesetzte Wirkung haben. Die Mikrobe stellt einen Faktor dar (oder einige Faktoren, wenn sie mehr als eine Wirkung hat), während die für eine bestimmte Infektion in Betracht kommenden Eigenschaften des menschlichen Organismus ebenso viele andere Faktoren der Konstellation sind, die die Entstehung der Infektion bedingt. In manchen Fällen machen sich aber außerdem noch andere Wirkungen oder Faktoren der Umwelt (äußere Faktoren) bei der Entstehung der Infektion geltend. Auch diese Faktoren haben somit Anteil an der Konstellation, so daß ohne sie die betreffende Infektion ausgeblieben wäre. Gerade diese äußeren Faktoren, wie Erkältung, atmosphärische Einflüsse usw., sind sowohl durch die einseitig bakteriologische als auch durch die einseitig konstitutionelle Forschung vernachlässigt worden. Erst in den letzten Jahren werden sie allmählich mehr in Betracht gezogen. Was hier für die Entstehung einer Infektion, d. h. Wachstum einer Mikrobe in lebendem tierischem Gewebe mit Änderung davon, gesagt wurde, gilt mutatis mutandis auch für ihren Verlauf.

Keine einseitige, sondern allein allseitige, möglichst vollständige Forschung vermag die Entstehung und den Verlauf von Infektionskrankheiten zu ergründen. Wir müssen bei der Erforschung der Entstehung und des Verlaufs einer infektiösen Lungenentzündung immer möglichst genau und vollständig die sie in ihren verschiedenen Stufen bedingenden Konstellationen bestimmen. Es mag die Forschung freilich gewissermaßen erleichtern, wenn wir eine Zweiteilung der Konstellation vornehmen und den mikrobiellen Faktor gegenüber der übrigen Konstellation betrachten, oder eine Dreiteilung, indem wir außerdem die inneren und äußeren Faktoren dieser übrigen Konstellation einigermaßen getrennt erforschen. Immer müssen wir aber bedenken, daß die Wirksamkeit der Konstellation die Wirkung ihrer Faktoren auf-, mit- oder gegeneinander bedeutet, so daß wir schon jetzt manchmal mit Recht von jedesmal sich ändernden Wechselwirkungen reden. Ohne Konstellation hat ein Faktor überhaupt keine Wirkung. Jede Konstellation bedingt eine bestimmte Wirkung.

Zur Erforschung der vollständigen Konstellation einer infektiösen Lungenentzündung ist unbedingt erforderlich eine genaue, zuverlässige, möglichst vollständige Krankengeschichte, nicht allein zur Feststellung des relativen Alters der Krankheitserscheinungen, sofern es möglich ist, unter Vermeidung von Fehlerquellen, sondern außerdem um zu wissen, welche Erkrankung(en) und sonstige Einwirkungen, auch von Berufen, Jahreszeiten usw., auf den Organismus vorausgegangen sind, die die Lungenentzündung in irgendeiner Weise beeinflußt haben könnten. Auch Aufenthalt in anderen Gegenden mit anderen klimatischen und sonstigen Verhältnissen kann von Bedeutung sein.

Bei der Erforschung der Entstehung und des Verlaufs müssen auch Faktoren nachgespürt werden, die sich nicht immer aus der Krankengeschichte ergeben, wie z. B. der Einfluß bestimmter Jahreszeiten und Witterungen und der Charakter bestimmter Epidemien, wie von Grippe, Masern, Keuchhusten, Diphtherie usw. Man deutet wohl mit den alten Ärzten den Charakter einer Epi- oder Endemie als „Genius epidemicus" an. Man ist jedoch nicht berechtigt, diesen Charakter ausschließlich bestimmten Eigenschaften der Mikrobe zuzuschreiben, weil andere Faktoren außerdem von Bedeutung sein können, wie bestimmte Jahreszeiten, Witterungen, Ernährungs- oder Erschöpfungszustände des Volks, wie z. B. bei der Grippeepidemie 1918.

Nur durch Zusammenwirkung von Pathologen und Ärzten, vor allem Hausärzten, werden wir die Entstehung und den Verlauf von Krankheiten kennenlernen, sofern dies möglich ist.

Im allgemeinen entstehen bestimmte infektiöse Entzündungen meistens in bestimmten, andere in anderen Lungenteilen, wie z. B. akute fibrinöse Pneumonie und manche akute herdförmige Entzündungen im kaudalen Lungenabschnitt, Lungentuberkulose bei Erwachsenen hingegen im kranialsten Lungenviertel. Weiter verlaufen im allgemeinen Entzündungen im kaudalen Abschnitt akut, solche im kranialen Abschnitt subakut oder chronisch. So gibt es Infektionen, die im kranialen Abschnitt einigermaßen andere Gewebsveränderungen mit etwas anderem atypischem Verlauf hervorrufen als im kaudalen. Es fragt sich, welche Rolle örtliche Verschiedenheiten der Lungeneigenschaften dabei spielen. Wir dürfen jedoch eine andere Verteilung des infizierenden Virus bei einer im übrigen gleichen Konstellation als möglichen alleinigen Ursprung jener Verschiedenheiten nicht von vornherein ausschließen.

Wir wissen nämlich aus einer großen Anzahl von Tierversuchen, daß eine örtliche Infektion nur dann erfolgt, wenn das betreffende Virus in gewisser Stärke mit Gewebe von bestimmter örtlicher Empfänglichkeit zusammentrifft. Entstammen die Mikroben einer frischen Reinkultur, so ist kein freies, durch die Mikrobe in irgendeiner Weise gebildetes oder aus ihrem Zerfall entstandenes Gift sofort beim Anfang der Infektion vorhanden, und es stellt dann das Produkt von durchschnittlicher Virulenz und Mikrobenzahl die Virusstärke dar. Die örtliche Gewebsempfänglichkeit schließt nicht nur die Empfindlichkeit gegen das mikrobielle Gift oder die mikrobielle Einwirkung, sondern außerdem einen für die betreffende Mikrobe geeigneten Nährboden ein. Sonst würde kein Wachstum, somit auch keine Infektion erfolgen.

Die zur Infektion erforderliche Virusstärke und erforderliche örtliche Empfänglichkeit sind Größen relativen Wertes. Je virulenter oder infektiöser eine Bakterie für ein bestimmtes Tier oder tierisches Gewebe ist, oder je größer die Empfänglichkeit dafür ist, desto geringer braucht die Mikrobenzahl zum Hervorrufen einer Infektion zu sein. Bekanntlich können Bakterien, die in geringer Anzahl ohne merkbare Folgen auf ein gewisses Tier einwirken, in größerer Zahl dieses Tier krank machen. Die gleiche Bakterie vermag aber in kleinerer Zahl das gleiche Tier zu infizieren in einem Gewebe, dessen Empfänglichkeit dafür örtlich oder infolge von allgemeinen Veränderungen des Organismus zugenommen hat (sekundäre Infektion).

Bei einer Infektion wirken Mikrobe und Gewebe gegenseitig aufeinander ein. Es wäre einseitig anthropozentrisch anzunehmen, daß allein die Mikrobe auf das menschliche Gewebe, und einseitig mikrobiozentrisch vorauszusetzen, daß allein das lebendige Gewebe auf die Mikrobe einwirke. Wenn wir denn auch zeitweise reden von einer „Reizung" des Gewebes durch eine Mikrobe, schließen wir keineswegs das Umgekehrte, d. h. Reizung der Mikrobe durch das Gewebe, aus. Diese lassen wir dann bloß einen Augenblick außer Betracht.

Vorderhand beschränken wir uns auf *primäre* Infektionen, d. h. auf Infektionen, die sofort in normalem Gewebe eines normalen Organismus erfolgen. Wir setzen dabei einen Augenblick voraus, daß die Mikrobe zuerst auf das Gewebe einwirkt, und betrachten den bakteriellen Faktor als Reiz und das tierische Gewebe als das gereizte. Diese Darstellung ändert den Inhalt der Erörterungen nicht, sie ermöglicht nur Vergleiche mit Wirkungen unbelebter Gifte. Es ist die Frage aber noch nicht beantwortet, ob die Mikrobe zunächst irgendein Gift (einen durch seinen Stoffwechsel oder durch den Tod und Zerfall von Bakterien frei gewordenen Stoff) abgibt, das auf das Gewebe einwirkt, oder ob die Mikrobe zunächst sich vermehrt, oder ob beides unabhängig voneinander eintritt. Auf keinen Fall erfolgt aber Infektion ohne ein gewisses *Verhältnis von der Virusstärke zur örtlichen Gewebsempfänglichkeit.*

Dieses Verhältnis kann während der erfolgten Infektion hin und her schwanken. Es entscheidet aber immer, auch in diesen Schwankungen, über die Natur der entzündlichen Gewebsveränderungen und deren Verlauf und Ausgang. Wir müssen hierzu jedoch bemerken, daß wir die Virusstärke nicht mit der gleichen Genauigkeit wie etwa die Stärke einer Kochsalzlösung chemisch zu bestimmen vermögen, während wir die Größe der örtlichen Gewebsempfänglichkeit für eine bestimmte Infektion ausschließlich an der zur Infektion oder an der zur Erzeugung einer bestimmten Infektionserscheinung erforderlichen minimalen Virusstärke zu messen vermögen.

Außerdem wissen wir von den meisten mikrobiellen Giften recht wenig, nicht einmal, ob es sich um einfache oder vielfache giftige Stoffe oder Enzyme handelt. Auf jeden Fall müssen wir immer bedenken, daß Änderung des Nährbodens nicht nur quantitative, sondern auch qualitative Änderung der Giftbildung zur Folge haben kann. Dies ist selbstverständlich für giftige Stoffe, die nur aus bestimmten Mutterstoffen im Nährboden (Gewebe), durch bestimmte, sei es auch verschiedene Mikroben gebildet werden, wie z. B. Milchsäure oder Indol. Wir müssen aber auch bedenken, daß die durch Zerfall von Mikroben entstehenden, für den Menschen giftigen Stoffe ebensowenig immer dieselben sein müssen wie etwa die aus dem Zerfall menschlicher Gewebe nach dem Tode entstehenden Stoffe.

Eine Mikrobe kann durch solche Gifte oder wie ein Enzym auf einen lebenden Organismus einwirken, was wir noch nicht zu unterscheiden vermögen. Die erfolgenden Erscheinungen werden aber nicht allein durch die Eigenschaften der Bakterie und der von ihr erreichten Zellen und Gewebe im allgemeinen, sondern zunächst durch die *Verteilung des Virus* bedingt. Diese Verteilung bestimmt nämlich die Virusstärke an den verschiedenen Stellen des Körpers. Die Erscheinungen einer Vergiftung werden durch die Verbreitung des Giftes im Organismus und durch die verschiedenen örtlichen Verhältnisse von Giftstärke zur Empfindlichkeit der Zellen oder Gewebe bedingt, wobei sich außerdem elektive Wirkungen geltend machen, indem nicht alle Zellen gleich empfindlich sind. Spritzt man z. B. einem Kaninchen 3 Tropfen Krotonöl, vermischt mit 3 Tropfen Olivenöl und 0,5 ccm Glyzerin, durch die Brustwand in den rechten Unterlappen, so bekommt das Tier nicht nur einen Entzündungsherd in diesem Unterlappen, sondern außerdem Durchfall durch das Krotonöl.

Ähnliches gilt auch für mikrobielles Virus. Dieses muß aber auch einen geeigneten Nährboden finden im Gewebe. Die innere Gelegenheit zur Infektion, d. h. zur Wechselwirkung zwischen Mikrobe und tierischem Gewebe, ist zu einem großen Teil abhängig vom Zufuhrwege des Virus (Viruswege), d. h. von Art und Ort der Aufnahme des Virus. Denn die aero-, broncho-, hämato- und lymphogene Verteilung des Virus ist eine verschiedene, wie wir später erörtern werden. Und es wird, gleiche örtliche Gewebsempfänglichkeit überall einen Augenblick vorausgesetzt, dort, wo die Mikroben in größter Zahl und ihr Gift in größter Menge angehäuft werden, Infektion am ehesten erfolgen. Je größer die Bewegungsenergie $\frac{1}{2} m \cdot v^2$ (m stellt die Masse, v die lineare Geschwindigkeit dar) des Vehikels ist, das die Mikrobe und ihr Gift mit sich führt, um so schwerer wird das Virus haften oder abgelagert werden und sich anhäufen durch Vermehrung. *Die Bewegungsenergie des Vehikels bedingt die physikalische Gelegenheit zur Infektion.*

Außerdem wird die Verteilung der Mikroben beherrscht durch die Verteilung des Vehikels: eingeatmete Luft und das Blut in Schlagadern werden in einem Röhrensystem von allmählich zunehmendem Gesamtdurchschnitt verteilt, und damit auch die von diesen Vehikeln mitgeführten Mikroben. Die kleinsten Venen und Lymphgefäße vereinigen sich hingegen zu allmählich dickeren, während außerdem mehrere Lymphgefäße in die gleiche Lymphdrüse einmünden; hier vereinigt sich somit Lymphe aus mehreren Lymphgefäßen, sogar vielleicht in denselben Lymphsinus. Es tritt somit Zerstreuung in den Luftwegen und Schlagadern, Vereinigung in den Lymphgefäßen und Venen ein. In den Gewebespalten kann sowohl Zerstreuung als Vereinigung erfolgen: Zerstreuung von Mikroben oder Gift, die aus einem Herd in die Gewebespalte des umgebenden Gewebes verschleppt werden, indem diese Gewebespalte nach allen Seiten mit anderen zusammenhängen, so daß die Mikroben zerstreut und gelöstes Gift durch fortgesetzte Vermischung mit Gewebesaft allmählich mehr verdünnt wird. Seine Konzentration kann außerdem abnehmen durch Bindung eines Teils an Gewebsbestandteile oder durch Zerlegung. Mikroben oder „gelöstes" freies Gift, die durch mehrere Gewebespalten demselben Lymphgefäß oder Vene zugeführt werden, erleiden dadurch hingegen eine Vereinigung.

Die lineare Geschwindigkeit v ist außerdem von Bedeutung für die Berührungsdauer des Vehikels bzw. des Virus (Mikrobe oder „gelöstes" freies Gift) mit der Wand des Gefäßes, des Spaltes oder der Luftwege. Diese Berührungsdauer bedeutet die Gelegenheit zur einseitigen Einwirkung auf die Wand und zur Wechselwirkung.

Je nach der Raschheit ihrer Vermehrung, der Abgabe ihrer giftigen Stoffe und der Art, der Natur dieser Stoffe, bedarf die Mikrobe einen verschieden minimalen Wert jener physikalischen Gelegenheit zur Infektion. Diese relativen Werte sind noch nicht in bestimmten Fällen gemessen worden. Nach HORWATH, WOLFFHÜGEL und RIEDEL, WELEMINSKY wird das Wachstum mancher Mikroben in strömenden Nährboden erschwert, so daß Staphylokokkus, B. pyocyaneus, B. anthracis, B. typhi, B. coli, B. subtilis rasch, Streptokokkus und B. diphtheriae mäßig rasch, Actinomyces langsam und der Tuberkelbazillus sehr langsam oder fast gar nicht wächst in strömender Bouillon von geeigneter Zusammensetzung. Die maximale Grenze der Stromgeschwindigkeit oder der Bewegungsenergie liegt für die verschiedenen Bakterien somit verschieden hoch. Aber nicht nur ihre Einwirkung auf das Gewebe, sondern auch die gegenseitige Wirkung des Gewebes auf die Mikrobe bedarf bestimmte Zeiten, die gemessen werden müssen. Diese Größen sind von Bedeutung, weil Einwirkung des Virus auf das Gewebe zugleich die physikalische Gelegenheit (etwa durch Stromverlangsamung infolge von Gefäßerweiterung) und die örtliche Gewebsempfänglichkeit ändern kann.

Wäre die örtliche Gewebsempfänglichkeit überall gleich, so würde die physikalische Gelegenheit allein den Sitz einer Infektion bedingen. Es kann aber die (biochemische) Empfänglichkeit für eine bestimmte Infektion in den verschiedenen Organen und Geweben sehr auseinandergehende Werte haben, wie z. B. aus den Versuchsergebnissen von HERMAN, ROGER, CARDARELLI, CHARRIN allein und mit DUCLERT, COURMONT, KRUSE und PANSINI, BOSC und GALAVIELLE hervorgeht. In diesen Versuchen wurde die gleiche Impfung einer bestimmten Mikrobe entweder in die gleichen Gewebe oder Organe bei verschiedenen Tieren oder in verschiedene Gewebe und Organe derselben Tierart ausgeführt.

Aus obigem folgt, daß wir zur Beantwortung der Frage, wodurch die verschiedenen Lungeninfektionen einen besonderen Lungenteil bevorzugen, bestimmen müssen: die Rolle der physikalischen sowie die der örtlichen biochemischen Gelegenheit (Gewebsempfänglichkeit) und die der sie beeinflussenden Faktoren. Die örtliche biochemische und physikalische Gelegenheit zusammen können wir als *örtliche Disposition* bezeichnen.

Die Rolle der physikalischen Gelegenheit zur Infektion, d. h. die Bewegungsenergie des Bakterienvehikels, in den verschiedenen Lungenteilen kann nur für jeden Zufuhrweg des Virus (Virusweg) gesondert erforscht werden.

WYSSOKOWITSCH spritzte Reinkulturen verschiedener Bakterienarten in eine Vene bei Hunden und Kaninchen ein. Saprophyten, auch einige pathogene Mikroben verschwanden innerhalb 24 Stunden spurlos aus dem Blute und wurden dann in Milz, Leber, Knochenmark und Nieren wiedergefunden. Wenngleich WYSSOKOWITSCH über die Lungen schweigt, dürfen wir annehmen, daß Mikroben auch in den Blutkapillaren dieses Organs in großer Anzahl hängenbleiben, weil in den Versuchen von PONFICK, HOFFMANN und LANGERHANS, RÜTIMEYER und Verfasser bei Meerschweinchen, Hunden und Kaninchen feinste Farbstoffteilchen ganz wie die Mikroben in den obengenannten Organen, aber in größter Menge in den Lungen festgehalten werden, was ohne weiteres verständlich ist aus der großen Stromverlangsamung des Blutes (A. P. 61f.) und aus der Tatsache, daß das Kapillargebiet der Lunge das erste ist, dem die in eine Körpervene eingeführten Körperchen begegnen. Die Körperchen werden gleichmäßig verteilt oder in kleinen Haufen angetroffen, und zwar um so gleichmäßiger in allen Lungenteilen, je mehr Körperchen eingeführt wurden. Nur bei einer geringen Menge war die Verteilung weniger gleichmäßig. Dies dürfte auch für Mikroben gelten. Beim Menschen finden wir dementsprechend Miliartuberkel bei allgemeiner hämatogener Miliartuberkulose (s. dort) nicht stärker angehäuft in bestimmten Lungenteilen; bei Pyämie finden sich die vereinzelten Herde ebensowenig vorwiegend in bestimmten Lungenteilen.

Die physikalische Gelegenheit für *hämatogene* Infektion ist somit in allen Lungenteilen gleich. Wenn nun eine hämatogene Infektion ausschließlich oder vorwiegend in einem bestimmten Lungenteil entsteht, muß die örtliche biochemische Empfänglichkeit diesen Sitz bedingen, wenn die physikalische Gelegenheit nicht zuvor geändert war. Dies gilt z. B. für die seltenen, von WEICHSELBAUM, GAMALEIA, JAKOWSKI, DÜRCK, KLIPSTEIN erregte akute infektiöse Entzündung in den „Unterlappen".

Die Verteilung von Bakterien in *Gewebesaft* oder *Lymphe* wird ausschließlich oder vornehmlich durch die Bewegungsenergie dieser Flüssigkeiten bedingt. Denn eigene Bewegungen sind bis jetzt nur bei einigen wenigen Bakterien beobachtet worden und dürften überhaupt nur bei fast oder vollkommen stillstehender Flüssigkeit in Betracht kommen. Und eine Verschleppung durch Phagozyten kann im allgemeinen zwar nicht in Abrede gestellt werden; viele Forscher haben sie aber vergeblich gesucht. Demgegenüber ist die Bewegungsenergie von Gewebesaft und Lymphe in der Lunge sehr groß: Wasser, das in die Luftröhre eingegossen wird, schwindet rasch (S. 30), ebenso geschmolzenes Exsudat bei fibrinöser Pneumonie. Welche Bedeutung eine starke Aufsaugung hat für die Entstehung einer Infektion, erhellt aus den Versuchsergebnissen von GRAWITZ, WALLGREN und HERMAN: Einführung von relativ großen Mengen Flüssigkeit mit pyogenen Mikroben in die Bauchhöhle von Hunden oder Kaninchen wurde nur dann von Infektion gefolgt, wenn die Virusstärke eine große oder das Bauchfell geschädigt war. Nach NÖTZEL wird auch die normale Pleura nicht leicht infiziert. Wir müssen annehmen, daß die physikalische Gelegenheit zur lymphogenen Infektion in der Lunge an bestimmten Stellen, wo sich Staubpigment vorwiegend anhäuft, also in den kranialen paravertebralen Teilen, den höchsten Wert hat usw., und daß sie überall im perivaskularen und peribronchialen Gewebe größer ist als im übrigen Läppchen. Dazu kommt noch, daß die Bewegung des Gewebesafts das Wachstum mancher Mikroben mehr oder weniger hemmt (S. 75).

Eine lymphogene Infektion der kaudalen Lungenteile deutet somit auf Zufuhr des Virus aus der Luft oder der Umgebung dieser Teile hin, z. B. aus intraabdominalen Lymphgefäßen. Man muß aber die Möglichkeit einer hämatogenen Zufuhr (etwa von Koli- oder Typhusbazillen) beachten und anatomische Gründe für die lymphogene Infektion (Veränderungen der Lymphwege, Lymphdrüsen usw.) anführen.

Bakterien, die aus der eingeatmeten Luft (oder aus Halslymphgefäßen?) in die Gewebespalte der kranialen Lungenteile gelangen, dürften ohne Infektion und Vermehrung nicht oder kaum in kaudale Richtung verschleppt werden.

Für die Verbreitung von Mikroben aus der Lunge und Pleura nach anderen Körperteilen kommt eine *retrograde* Bewegung von Gewebesaft bzw. Lymphe in Betracht, und zwar von Brust- in Hals-, Arm- und Bauchgefäße, ja wahrscheinlich auch in den Subduralraum des Rückenmarks, als mehr oder weniger anormale Erscheinung. Der Schwerkraft kommt dabei wahrscheinlich nur bei der Verschleppung von spezifisch schweren Körperchen oder bei stark verminderter Bewegungsenergie des flüssigen Vehikels entscheidende Bedeutung zu. Sonst sind es kräftige Preßbewegungen, die eine retrograde Bewegung zu bewirken vermögen. Für eine retrograde Bewegung aus dem Brustkorb nach Hals, Kopf und Armen ist dies ohne weiteres klar aus dem hohen supraatmosphärischen Druck, der im Brustkorb durch eine kräftige Preßbewegung entsteht. Hals-, Kopf- und Armgefäße schwellen demzufolge beträchtlich an. Retrograde Bewegung nach Bauchorganen wird aber erst möglich, wenn nach dem Ende des Pressens die Bauchmuskeln sich plötzlich entspannen und verlängern, ehe der Brustkorb sich erweitert, so daß der intraabdominale Druck, sei es auch nur einen Augenblick, einen niedrigeren Wert bekommt als der intrathorakale. Wie oft sie vorkommt, läßt sich schwer auch nur annähernd bestimmen. Wiederholt hat man Pigment, das wohl Staubpigment war, in paraaortalen intraabdominalen Lymphdrüsen und in der Milz nachgewiesen, wobei eine hämatogene Verschleppung ausschließlich nach dieser einzigen Stelle schwer anzunehmen war. Auch metastatische Infektionen von Brustorganen aus und Blastome, wie z. B. ein Brustdrüsenkrebs, der in die Lunge eingewachsen war, in Bauchorganen, oder ein kleiner verhornender Krebs in einer Nierenpyramide bei Speiseröhrenkrebs — sonst nirgends Krebs im Körper — wurden gefunden. In ähnlicher Weise erscheint eine retrograde lymphogene Tuberkulose der Milz, der Leber, des Bauchfells, des Nierenbeckens möglich (1904, 1923, A. P. 73ff.).

Für das Fortschreiten einer Infektion per continuitatem oder contiguitatem in die Umgebung oder metastatisch kommt es an auf die Richtung und Größe der Bewegungsenergie des verschleppenden Mediums, das an einen Herd angreift, und auf die physikalische Gelegenheit zur Anhäufung und die biochemische Empfänglichkeit an verschiedenen Punkten, die es erreicht. Man kann diesen Punkten eine verschiedene örtliche Disposition zu infektiöser oder toxischer Entzündung von jenem Herde aus zuerkennen.

Werden Mikroben in schwebenden trocknen Staubteilchen oder Flüssigkeitsteilchen eingeatmet, so nennen wir das eine *aerogene* Zufuhr bis zur Stelle des Niederschlages. Fallen sie auf die Schleimhaut eines Bronchus oder auf die Wand von Lungenbläschen nieder und erregen sie eine Entzündung, so nennen wir das eine aerogene Bronchitis bzw. Pneumonie. Die Möglichkeit einer aerogenen Zufuhr bis in die Bronchien und Lungenbläschen haben Versuche von KOCH, CORNET, TAPPEINER, CADÉAC und MALLET, FLÜGGE und seinen Mitarbeitern u. a. mit zerstäubten Aufschwemmungen von Tuberkelbazillen oder anderen Bakterien, solche von CORNET auch mit in trocknen Staubteilchen in der Luft schwebenden Tuberkelbazillen erwiesen. Ferner konnte FRIEDLÄNDER bei Mäusen durch Einatmung von zerstäubten Pneumokokken Pneumonie hervorrufen. Die Versuche DÜRCKs, der Reinkulturen von Pneumonieerregern mittels eines Sprays intratracheal einblies, gehören eher zu den bronchogenen Infektionen. SILFAST fand nach intratrachealer Einspritzung mehr herdförmige, nach Einatmung mehr diffuse pneumonische Infektionen. Eingeatmete Teilchen werden in die Bronchialverzweigungen immer mehr verteilt über die an Zahl stark zunehmenden Bronchien und Bronchiolen, und noch mehr über die gesamte Alveolenoberfläche, nahezu 90 qm.

Während im allgemeinen durch Einatmung von zerstäubten Bakterien pneumonische Herde, besonders in den kaudalen Lungenteilen, selten eine diffuse Pneumonie hervorgerufen wurde, fand HILDEBRANDT bei tracheotomierten Kaninchen (nach Genesung der Wunde) 4 Tage nach der Einatmung von Aspergillus fumigatus, eine „Hepatisation" kranialer Lungenteile, und Herde in den übrigen Teilen. Dieser Sitz der Infektionsherde kommt mit den Befunden ARNOLDS nach Ruß- oder Ultramarineinatmungen kurzer Dauer bei mäßigem Staubgehalt (S. 36) überein. Die physikalische Verteilung des Aspergillus kann somit ohne weiteres den Sitz und die Ausbreitung der Infektionsherde bestimmt haben.

Wie sind aber die Befunde anderer Forscher mit anderen Mikroben zu erklären, wo gerade die kaudalen Lungenteile Sitz der akuten Infektion waren? Durch Verschiedenheiten in der Dauer der Einatmung, oder des Bakteriengehalts der eingeatmeten Luft? Oder durch größere biochemische *Empfänglichkeit* der kaudalen Teile? Dies ist am wahrscheinlichsten, weil die Dauer der Einatmung und das spezifische Gewicht der Mikroben wohl keine höheren Werte hatten als in HILDEBRANDTS Versuchen. Ist doch das spezifische Gewicht von Mikroben überhaupt sehr niedrig (RUBNER).

Fragen wir, welche Bedeutung diese Ergebnisse haben für das Verständnis der aerogenen Infektionen beim Menschen, so müssen wir einen Unterschied stark betonen: Die von ihm eingeatmete Luft mag oft reich an harmlosen Bakterien sein, pathogene Mikroben enthält sie nur ausnahmsweise, und auch dann in nur geringer, nur als hohe Ausnahme in großer Zahl. Die „Ubiquität" krankmachender Bakterien in der atmosphärischen Luft ist eine überwundene Lehre. Man findet sie nur in der Umgebung von Kranken, gebunden an Staub- oder Flüssigkeitsteilchen, wie aus den Untersuchungen von EMMERICH, WELZ, EISELSBERG, NETTER, LANDERER, NEISSER, CONCORNOTTI u. a. für Strepto-, Pneumokokken usw., und aus denen von CORNET, KÜSS, FLÜGGE und seinen Mitarbeitern u. a. für den Tuberkelbazillus hervorgeht.

Die große Bedeutung obengenannter und anderer Versuchsergebnisse ist die, daß sie übereinstimmend bewiesen haben, daß nur eine große Menge eingeatmeter pathogener Mikroben eine normale, nicht thermisch, chemisch oder mechanisch veränderte Lunge *akut* zu infizieren imstande ist (s. unten). Wir verstehen dies aus den Versuchen KAYSERS und HILDEBRANDTS: Eine so große Anzahl der eingeatmeten Keime fällt in den kranialen Luftwegen nieder, daß die in die Lunge gelangende Zahl nicht zur Erregung einer akuten Entzündung ausreicht. Um so weniger, indem die Lunge überdies eine gewisse Anzahl mancher pathogener Mikroben durch Verteilung (s. oben) und vielleicht auch biochemisch unschädlich macht. Die in den Luftwegen niedergeschlagenen Keime können eine Schleimhautentzündung erregen, die mitunter zu einer sekundären Lungenentzündung führt.

Primäre akute aerogene Infektionen der Lunge beim Menschen sind anscheinend selten. Dies gilt auch für die akute fortschreitende, nicht aber für die beschränkte Lungentuberkulose. Wir kommen hierauf zurück.

Als *bronchogen* bezeichnen wir jede Lungeninfektion, die sich entweder sekundär aus der Fortsetzung einer absteigenden, infektiösen Broncho-bronchiolitis entwickelt, oder primär oder sekundär der Aspiration bzw. dem Einfließen von bakterienhaltigem Schleim oder Flüssigkeit aus den Bronchien — also die Bronchialwand entlang — ihre Entstehung verdankt. Meistens wird im letzteren Falle wohl eine Broncho-bronchiolitis zugleich entstehen oder sogar vorausgehen. Diese würde also den Übergang zu der absteigenden Broncho-bronchiolitis darstellen.

Bei der Besprechung der bronchopneumonischen Infektionen kommen wir auf die sich auf das Lungengewebe fortpflanzende Bronchialinfektion zurück. Hier soll nur die Rede sein von Ansaugung bzw. Einfließen bakterienhaltiger Flüssigkeiten die Bronchialoberfläche entlang. Dabei bleibe dahingestellt, ob eine Infektion der Bronchialverzweigungen stattfindet oder nicht, auch ob die erfolgende Infektion eine primäre oder eine metastatische ist. Wir sehen hier also auch ab von Infektionen infolge von Aspiration eines festen Gegenstandes, wie Speiseteile.

Ansaugung bzw. Einfließen mikrobenhaltiger Flüssigkeiten kann unter verschiedenen Bedingungen stattfinden. Zunächst kann bei Menschen und Tieren, die ins Wasser gefallen bzw. getaucht und vollkommen bewußtlos, fast tot, daraus gezogen sind, Flüssigkeit in die Lungen eingeströmt sein. Über die Verteilung dieser Flüssigkeit läßt sich nichts mit Sicherheit sagen. Man darf sie nämlich nicht der Verteilung der Flüssigkeit bei Ertrunkenen gleichstellen. Sie kommt vielmehr der jetzt zu erörternden Verteilung geringer Flüssigkeitsmengen gleich.

Entsprechen Sitz und Ausbreitung der infektiösen Aspirationspneumonie der physikalischen Gelegenheit?

GAMALEIA, LIPARI, KREIBICH, KLIPSTEIN, SILFAST, BOSC und GALAVIELLE (mit Micrococcus tetragenus) haben durch intratracheale Einspritzung, DÜRCK durch intratracheale Einblasung mittels eines Sprays von geringen Mengen bakterienhaltiger Flüssigkeiten bei Kaninchen, STUBENRATH dadurch, daß er Tiere in verschiedene Flüssigkeiten untertauchte, Lungeninfektion erregen können. Meist war die Einwirkung mechanisch, thermisch oder chemisch das Lungengewebe schädigender Faktoren notwendig. HEIDENHAIN erregte bei Hunden bronchopneumonische Herde durch Einatmung heißer Wasserdämpfe (60°), während Einatmung trockner heißer Luft wirkungslos war. Es traten dann mehrere Herde auf, ob mit oder ohne Bronchitis oder Bronchiolitis, ist nicht immer klar aus den Beschreibungen. Diese Herde konnten zum Teil zusammenfließen, erreichten aber nur ganz ausnahmsweise eine große Ausdehnung. Soweit dies aus den Beschreibungen ersichtlich ist, wurden sie meistens nur in den „Unterlappen" und nur ausnahmsweise in den „Oberlappen" gefunden. Vgl. auch S. 126f.

Auch beim Menschen, der innerhalb der ersten Tage der Krankheit, also vor sekundärer Ausbreitung der Herde, zur Autopsie gelangt, finden sich manchmal mehrere kleinere Entzündungsherde in den zentralen Lungenteilen. Wir müssen nach dem Sitz und der Größe der Herde, wobei Bronchitis vorhanden sein oder fehlen kann, verschiedene Fälle unterscheiden.

Die Versuchsergebnisse von NOTHNAGEL, SEHRWALD, FLEINER und Verfasser lehren die Verteilung verschieden großer Mengen Flüssigkeit. Obwohl Ausnahmen vorkommen, die durch eine besondere Körperhaltung oder Unregelmäßigkeiten in der Atmung bedingt werden, dürfen wir annehmen, daß die Lungen eine große Menge Flüssigkeit, die in die Luftröhre eingegossen wird, rasch aufsaugen (S. 30). (Auch interpleural eingeführte Flüssigkeit kann rasch in die Gewebespalte, Lymph- und Blutwege aufgenommen werden.) Enthält die eingegossene Flüssigkeit Blutkörperchen oder sonstige farbige Körperchen, wie unlösliches Berlinerblau, so lagern sich diese ins Lungengewebe ab, und zwar je nach der Flüssigkeitsmenge in verschiedenen Teilen: Bei einer kleinen Flüssigkeitsmenge findet man beim sofort getöteten Tier kleine Farbstoffherde in den zentralen Lungenteilen. Ist die Menge etwas größer, so sind diese Herde etwas größer, indem sie zum Teil zusammenfließen, während außerdem auch kleine periphere Herde nachweisbar sind. Wir verstehen diese Befunde durch die Annahme, daß eine geringe Menge Flüssigkeit die Bronchialwand entlang einfließt, vor allem der Schwerkraft folgend, und zuerst die zentralen Seitenzweige erreicht. Ist die Menge sehr gering, so bleibt für periphere Zweige nichts übrig; ist sie etwas größer, so finden wir außerdem periphere Herde. Ist die Menge endlich so groß, daß weite zentrale Bronchi durch einen Flüssigkeitszylinder verschlossen werden, so tritt eine inspiratorische ansaugende Kraft („Aspiration") oder vielleicht auch einmal eine exspiratorische fortpressende Kraft in kraniale Bronchi gegenüber der Schwerkraft in den Vordergrund. Die Flüssigkeit wird sich dann in der Richtung der größten Kraft bewegen. Die größte ansaugende inspiratorische Kraft ist die in den lateralen kaudalen Stammbronchus. Dementsprechend finden wir manchmal beim Menschen mit ausreichend tiefer Atmung eine „Aspirationspneumonie" an seinem Ende, lateral kaudal. Dieser Herd kann die Größe einer Mannesfaust erreichen oder noch größer sein. Manchmal können wir einen Aufbau aus kleineren traubenförmigen Herden erkennen und finden wir auch in der Umgebung solche kleinere Herde (A. P. Abb. 27 u. 28). Seltener sind größere Aspirationsherde allein im mittleren Lungendrittel, wahrscheinlich bei Lagerung auf der gleichen Seite bei nichttiefer Einatmung entstanden. Die Quelle mag in der gleichen oder in der anderen Lunge oder im Mund usw. sitzen.

Wir müssen aber nicht bei allen Menschen, die nach einem Fall ins Wasser eine Lungeninfektion bekommen, diese Infektion einer Aufnahme von mikrobenhaltiger Flüssigkeit in die Atmungswege zuschreiben. Es kann eine solche Pneumonie durch Abkühlung und Autoinfektion entstehen.

Auf der anderen Seite beweist das Freibleiben eines Lungenteils von Infektionsherden an und für sich durchaus nicht, daß in den betreffenden Lungenteil keine Flüssigkeit eingedrungen war. Denn der Gehalt aller Flüssigkeitsteile an entzündungserregenden Mikroben dürfte wohl nicht derselbe sein; und ferner ist es nicht erwiesen, daß alle Lungenteile für den betreffenden bakteriellen Reiz gleich empfänglich sind, das Umgekehrte ist sogar wahrscheinlich (s. unten).

Es kann aber auch von einer tuberkulösen Kaverne in derselben oder in der anderen Lunge aus erweichter Käse mit oder ohne Eiter, oder bronchitisches Exsudat, oder der Inhalt eines in die Luftwege durchgebrochenen peribronchialen Abszesses, z. B. bei Speiseröhrenkrebs, oder Eiter aus einem durchgebrochenen Tonsillarabszeß, oder Mageninhalt bei Erbrechenden, insbesondere wenn das Bewußtsein getrübt ist, in die Bronchien gelangen und bis in die Lungenbläschen einfließen oder angesogen werden. In diesen Fällen finden wir entweder kleinere Herde in geringer Anzahl in zentralen Lungenteilen; oder, wenn sie zahlreicher sind, auch in mehr peripheren Teilen, oder einen größeren Herd, der aus traubenartigen kleineren bestehen kann, am Ende des lateralen kaudalen Stammbronchus, manchmal mit kleineren Herden in der Umgebung.

In der Nähe einer Kaverne finden sich nicht selten kleine Herde, die als bronchogene zu betrachten sind. Ihr Sitz ist vielleicht durch Einfließen von kleinen Mengen in die Bronchien, wozu noch eine Lage auf der gleichen Seite kommen kann, zu erklären. Auch müssen wir die Möglichkeit berücksichtigen, daß Bronchialinhalt durch Hustenstöße insbesondere in periphere kraniale Bronchialzweige und Lungenbläschen geschleudert wird (Hustenmetastase, A. P. Abb. 28).

Aspiration einer bakterienhaltigen Flüssigkeit kann somit zur Entstehung von vielfachen, zum Teil zusammenfließenden Entzündungsherden führen. Nur ganz ausnahmsweise betrifft die Pneumonie einen großen Abschnitt der Lunge. Die physikalische Gelegenheit vermag den Sitz in den zentralen Lungenteilen und, besonders bei Einsaugung größerer Mengen, auch andere Herde im kaudalen Lungenabschnitt, insbesondere am Ende des großen lateralen kaudalen Stammbronchus, ohne weiteres zu erklären. Bei fast ertrunkenen Menschen oder Tieren kann sie vielleicht auch solche in den kranialen Teilen bedingen.

Die in den vorigen Seiten gemachten *Schlußfolgerungen* können wir folgendermaßen *zusammenfassen:*

Keine Infektion ist möglich ohne ausreichende physikalische Gelegenheit.

Für Mikroben, die mit dem *Blutstrom* der Lunge zugeführt werden, ist die physikalische Gelegenheit zur Infektion in allen Teilen gleich.

Zur *lymphogenen* Infektion ist in den kranialen und besonders in den kranialen paravertebralen und zentralen Lungenteilen die größte physikalische Gelegenheit.

In diesen Lungenteilen finden auch mit dem *Luftstrom* zugeführte Bakterien die größte physikalische Gelegenheit zur Infektion.

Zu einer *bronchogenen,* durch Einfließen mikrobenhaltiger Flüssigkeit erregten Infektion ist die physikalische Gelegenheit in zentralen und angrenzenden Lungenteilen am größten, wenn die Flüssigkeitsmenge eine kleine ist, und am Ende des lateralen kaudalen Bronchus, wenn sie groß ist, durch Aspiration. Außerdem ist Hustenmetastase möglich in kraniale Bronchialzweige und Lungenteile verschiedenen Sitzes.

Aus diesen Schlußfolgerungen geht hervor, daß der Sitz einer hämatogenen Infektion in einem bestimmten Lungenteil bei Versuchstieren und beim Menschen sich nicht durch eine normale größere physikalische Gelegenheit erklären ließe. Obwohl wir ferner den Sitz von einigen aerogenen Infektionen in den kranialen, und den Sitz von Pneumonien durch Einfließen oder Ansaugen von infizierenden Stoffen in den zentralen und angrenzenden oder in kaudalen lateralen Lungenteilen ganz aus der größten physikalischen Gelegenheit verstehen, wäre doch die Entstehung nichtmetastatischer akuter Infektionen fast immer in kaudalen Lungenteilen dadurch nicht klar. Allein lymphogene Zufuhr des Virus aus den Bauchlymphgefäßen würde diesen Sitz ohne weiteres bedingen. Diese seltene Infektion wäre aber eine sekundäre.

Die physikalische Gelegenheit bedeutet aber nur einen quantitativen Begriff. Sie kann gegenüber qualitativen Verschiedenheiten des Virus bzw. der örtlichen (biochemischen) Empfänglichkeit mehr oder weniger in den Hintergrund treten.

Wir müssen daher die Rolle der *qualitativen* Verschiedenheiten von *Virus* und örtlicher *Empfänglichkeit* bei den verschiedenen Lungeninfektionen in ihren relativen Werten in den verschiedenen Lungenteilen festzustellen suchen. Es fragt sich also zunächst, ob die akuten infektiösen Entzündungen in kaudalen Lungenteilen anderen Bakterien ihren Ursprung verdanken als die chronischen in kranialen Teilen. Zur Beantwortung dieser Frage kann man die Sputa untersuchen. Hierbei soll man aber bedenken, daß, wie u. a. CLAISSE und PFEIFFER dargetan haben, die Flora des infizierten Lungengewebes durchaus nicht immer der Flora der hinzugehörigen Bronchien gleich ist, so daß die Untersuchung der Sputa allein unzureichend ist. Aber auch in den Fällen, wo der Auswurf nur eine Reinkultur einer Bakterie aufweist, muß die Flora des Lungengewebes durch mikroskopische und kulturelle Untersuchung festgestellt werden.

Wenn im rasch nach dem Tode ausgeschnittenen und fixierten, frisch entzündeten Lungengewebe immer nur dieselbe infektiöse Bakterie aufgefunden wird, muß man die Möglichkeit untersuchen, ob diese Bakterie einen gewissen Anteil an der Lungenentzündung gehabt hat; um so mehr, wenn sie während des Lebens im Sputum gefunden wurde.

Aus den Untersuchungen von WEICHSELBAUM, A. FRÄNKEL, WOLFF, PÄSSLER u. a. geht hervor, daß bei der fibrinösen Pneumonie meistens der Diplococcus lanceolatus von TALAMON-FRÄNKEL gefunden wird. In vereinzelten Fällen aber wurden Streptokokken, Staphylokokken, Friedländersche Bazillen oder sogar (J. MÜLLER) Kolibazillen nachgewiesen. PÄSSLER erhielt bei der bakteriologischen Untersuchung von 50 fibrinösen Pneumonien in 6 Fällen aus dem während des Lebens entnommenen Venenblut Reinkulturen von Pneumokokken, in zwei anderen Fällen einen Streptococcus longus bzw. den Pneumobazillus Friedländer. In diesen letztern Fällen handelte es sich um Pneumonien, die klinisch und autoptisch nicht sicher von der typischen fibrinösen Pneumonie zu unterscheiden waren. GRÜNBERG (s. STAEHELIN) fand in Basel unter 29 autoptischen Fällen zweimal allein Streptokokken, einmal Friedländers Bazillus und einmal einen nicht bestimmbaren Bazillus. Andere Angaben ohne Autopsie bleiben hier außer Betracht.

Es gibt ferner akute herdförmige Entzündungen des kaudalen Lungenabschnitts, die keine typische fibrinöse Pneumonien sind, wie solche bei Grippe. Auch dabei sind Pneumokokken häufig gefunden, in Reinkultur oder gemischt mit Strepto-, Staphylokokken, Friedländer-Bazillen, mit Diphtherie-, Koli- bzw. Influenzabazillen. Jede der hier genannten Bakterien wurde aber mitunter in Reinkultur nachgewiesen. Diese Herdpneumonien setzen ausschließlich oder hauptsächlich in zentralen und kaudalen Lungenteilen ein, ebenso wie die in Versuchen mit jenen Mikroben erzeugten überhaupt (s. später). Die gleichen Bakterien hat man aber auch bei subakuten oder chronischen Lungeninfektionen in kranialen Lungenteilen, wie z. B. bei einigen „atypischen" Lungenentzündungen, auch im Auswurf bei Lungentuberkulose oft gesehen.

Es wäre aber möglich, daß die morphologisch gleichen Bakterien Unterschiede der infektiösen Eigenschaften aufweisen, so daß sie einen anderen Nährboden fordern und einen anderen Reizerfolg erzielen. Diese Frage wäre nur durch eine größere Reihe von Versuchen zu beantworten. Denn bei der Beobachtung am Menschen würde immer unklar bleiben, welche Verschiedenheiten der infektiösen Eigenschaften den Bakterien schon vor der Infektion innewohnten, und welche eben durch ihren Aufenthalt im Lungengewebe erworben würden. Solche Versuche würden aber sehr wahrscheinlich für die primäre fibrinöse Lungenentzündung scheitern. Denn primäre hämato-, lympho-, aero- oder bronchogene Pneumonie hat man nur ganz ausnahmsweise erzeugt. Es folgte dabei in fast allen Fällen entweder eine rasch tötende Allgemeininfektion oder eine andere örtliche Infektion.

Zu welchem Ergebnis man aber auch gelangen sollte, immer bliebe es offenbar doch notwendig, den normalen kaudalen Lungenteilen andere biochemische Eigenschaften als den normalen kranialen zuzuerkennen. Bei den Beobachtungen am Menschen ist freilich ohne weiteres die Möglichkeit nicht ausgeschlossen, daß das Lungengewebe schon vor der Infektion erkrankt oder anderweitig verändert wäre, so daß die physikalische Gelegenheit in den kaudalen Lungenteilen größer als die der kranialen geworden wäre. Dadurch könnte der Sitz einer solchen sekundären Lungeninfektion schließlich doch durch die größte physikalische Gelegenheit allein bedingt sein.

·Es fragt sich also, ob *primäre* Infektionen der kaudalen Lungenteile zur pathologischen Beobachtung gelangt sind, d. h. Infektionen, die in normalen Lungen eines normalen Individuums, im Gegensatz zu den sekundären Infektionen, die bei einem anormalen Menschen oder Tiere oder in einer veränderten Lunge eines im übrigen normalen Individuums erfolgen. Zu den sekundären Infektionen gehören also nicht allein die metastatischen und fortgeleiteten Lungeninfektionen, sondern auch Infektionen der Lunge bei Kranken aller Art, und solche bei zuvor normalen Menschen nach der Einwirkung äußerer schädlicher Einflüsse, wie Kontusion der Lunge, Erkältung, gewisse Witterungszustände usw. Wir bezeichnen diese Einflüsse als Faktoren, ebenso wie die infizierenden Mikroben und die Eigenschaften, die die Gewebsempfänglichkeit darstellen.

Bei einer sekundären Lungeninfektion soll erforscht werden, welche Konstellation wirkte und welche Veränderungen sie im Organismus und in den Geweben hervorrief. Diese können eben durch ihre Verschiedenartigkeit klarer die Bedeutung der physikalischen Gelegenheit und der biochemischen Empfänglichkeit in den verschiedenen Lungenteilen zeigen als die primären Lungeninfektionen an und für sich. Denn eine große Anzahl von verschiedenartigen Beobachtungen kann gleichsam eine genügende Zahl Gleichungen mit mehreren Unbekannten darstellen, woraus, sei es auch mit großer Vorsicht und Zurückhaltung, weil noch unbekannte Faktoren mitwirken können, alle oder einige jener Unbekannten gelöst werden können. Je größer die Anzahl von Beobachtungen ist, die die Rolle von Gleichungen spielen können, desto fester kann unser Urteil begründet werden. Die Frage soll daher auch beantwortet werden, ob die spätere Verbreitung der Infektion denselben oder ähnlichen Faktoren zuzuschreiben ist wie ihre Entstehung. Aber immer muß die Konstellation möglichst vollständig berücksichtigt werden.

Ferner sollen die örtlichen anatomisch-histologischen Eigenschaften der Lunge und die Eigenschaften der infizierenden Bakterie bestimmt werden. Auch hier erscheint die Frage nach der Histogenese wie immer wichtig, wenn wir einen Einblick in den Vorgang und seine Entstehung, d. h. in die Pathogenese, gewinnen wollen.

Im Anschluß an obiges stellen wir dann die Frage nach dem Zusammenhang von Sitz und Verlauf der übrigens gleichen Lungeninfektionen. Schließlich muß, wo möglich, der Virusweg aufgespürt werden.

Nacheinander werden wir somit für die verschiedenen Lungenentzündungen durch Pneumo-, Strepto-, Staphylokokken, Friedländers Bazillen, Diphtherie-

und Influenzabazillen usw. und für die verschiedenen Formen der Lungentuberkulose folgende Fragen zu beantworten suchen:

1. Wo beginnt die infektiöse Entzündung? Wohin schreitet sie fort?

2. Welche Mikrobe ist der Infektor? Ist die Infektion eine primäre oder sekundäre?

3. Wie beeinflussen pathologische Faktoren die sekundäre Infektion? Durch Änderung der Virusstärke, der physikalischen Gelegenheit oder der örtlichen Gewebsempfänglichkeit?

4. Ist die spätere Ausbreitung der Entzündung aus denselben Gesichtspunkten wie ihre Entstehung zu erklären?

5. Welche Bedeutung hat der Sitz für die Natur der Gewebsveränderungen und den Verlauf? Welche andere Faktoren beeinflussen den Verlauf?

6. Was war der Virusweg?

Eine *Einteilung* der infektiösen Lungenentzündungen kann man nach einem verschiedenen Maßstab vornehmen. Während man die tuberkulösen, luischen, malign-granulomatösen Lungenentzündungen, Aktinomykose, Malleus, Pest, Milzbrand (Hadernkrankheit) nach dem Infektor nennt, erscheint dies für die anderen herdförmigen, diffusen und atypischen Entzündungen weniger empfehlenswert, weil mehrere Mikroben (Diplokokken, Pneumo- und Streptokokken) nicht allein bei diesen, sondern auch bei Grippe, Diphtherie, Masern, Keuchhusten im entzündeten Lungengewebe nachweisbar zu sein pflegen, weil somit häufig eine Mischinfektion vorliegt, wobei nicht immer klar ist welche Mikrobe als primärer, welche als sekundärer Infektor auftrat. Man kann die hier gemeinten Infektionen folglich nicht als Pneumo- oder Streptokokkeninfektion usw. ohne weiteres kennzeichnen.

Diese Infektionen werden ferner manchmal durch die gleichen Faktoren gefördert. Eine allein hierauf sich gründende Einteilung würde ebenfalls fehlgehen.

Klinische Merkmale allein können ebensowenig zum Ziel einer richtigen Gruppierung führen, denn sie reichen nicht aus zur Erkennung morphologisch, d. h. anatomisch bzw. histologisch oder ätiologisch verschiedener Lungeninfektionen.

Eignet sich denn ein morphologischer, also ein anatomischer oder histologischer Maßstab oder die Vereinigung von beidem zu einer befriedigenden Einteilung? Eine rein morphologische Einteilung könnte im günstigsten Fall allein den Pathologen, nicht aber den Kliniker befriedigen, so lange er die einzelnen Formen nicht zu erkennen vermag. Der Pathologe, der die Ätiologie und Pathogenese erforscht, und nicht lauter äußere Formen versammeln will, braucht aber eine Krankengeschichte und bakteriologische sowie andere ätiologische Einzelheiten, die auch der Kliniker nicht entbehren kann, während dieser ohne Kenntnis der geweblichen Veränderungen im Organismus keine Einsicht in die Krankheit und ihre Erscheinungen zu gewinnen und zu begründen vermag.

So werden wir geführt zu einer Einteilung nach morphologischem Maßstabe unter Berücksichtigung der Krankengeschichte, der Krankheitserscheinungen, des Verlaufs, der ätiologischen und sonstigen pathogenetischen Einzelheiten.

Wir unterscheiden zunächst nach anatomischem Maßstabe wie bei anderen Körperteilen *herdförmige, diffuse* und *diffus herdförmige* oder „disseminierte" Entzündungen, wobei der Umfang, die äußere Gestalt und der Sitz genau anzugeben sind. Herdförmig nennen wir eine Entzündung von relativ (mit Hinsicht auf den Umfang des Organs) kleinem Umfang. Diffus, wie z. B. die typische fibrinöse Pneumonie, eine ununterbrochene Entzündung eines ganzen Organs oder eines relativ großen Abschnitts eines Organs, während eine Entzündung diffus herdförmig heißt, wenn im ganzen Organ (wie z. B. bei der allgemeinen hämatogenen Miliartuberkulose) oder in einem großen Abschnitt viele Herde vorkommen. Zwischen diesen Formen gibt es keine scharfe Grenzen. Um so weniger, indem diffuse Entzündungen fast immer entstehen durch rasche oder langsame Vergrößerung eines einzigen Herds oder mehrerer Herde, die sich zu einem diffusen Gebiet vereinigen. Je rascher mehrere Herde an Umfang zunehmen und sich vereinigen, um so größer ist die Chance, daß sich die Entstehung einer diffusen Entzündung aus mehreren Herden der Beobachtung entzieht, wie manchmal bei der akuten fibrinösen Pneumonie und bei der anfangs vorwiegend exsudativen, später käsigen Pneumonie. Die herdförmigen Pneumonien stellen daher gleichsam eine mehr elementare Form dar, so daß wir damit anfangen.

Bei jeder anatomischen Form erhebt sich die histologische Frage nach der *Natur der Gewebsveränderung*. Diese Natur kann als Maßstab zu einer weiteren Gruppierung dienen. Man darf aber nie zugleich einen anatomischen und einen histologischen Maßstab anwenden, weil dann keine einheitliche, sondern eine unbrauchbare, nicht zutreffende Einteilung entsteht, wenn nicht der Zufall rettet. Etliche Einteilungen der Lungentuberkulose wären als Beispiele eines mißlungenen Einteilungsversuchs anzuführen.

Schließlich können wir klinische, ätiologische und pathogenetische Bezeichnungen und Andeutungen des Viruswegs (aerogen, bronchogen usw.) hinzufügen. Wir werden gesondert besprechen die typischen herdförmigen, die typischen diffusen und die atypischen nichttuberkulösen infektiösen Lungenentzündungen und die tuberkulösen Lungenentzündungen. Die Kenntnis der atypischen Formen ist von Bedeutung für das Verständnis der typischen.

IX. Die akuten typischen herdförmigen nicht-tuberkulösen infektiösen Entzündungen

Wir können sie kurz wie andere Verfasser auch als akute typische Herdpneumonien andeuten.

Der Bau eines Herdes kann ein verschiedener sein, gleichgültig was der Virusweg war. Der Herd kann überall im großen und ganzen gleich aufgebaut sein, z. B. aus angehäuften Lymphozyten oder Plasmazellen, vielleicht mit einer Spur Fibrin und ganz vereinzelten epithelioiden Zellen in übrigens nahezu normalem oder hyperämischem Gewebe. Oder wir erkennen in typischen Fällen einen mehr oder weniger schichtförmigen Bau, indem sich um oder neben einem Herdkern Schichten mit anderen Gewebsveränderungen finden. Der Herdkern liegt keineswegs immer im Mittelpunkt, sondern mitunter sehr stark exzentrisch, oder sogar ganz am Rande des Herdes. Die Schichten sind somit mehr oder weniger vollständig ringsum den Kern ausgebildet, oder bloß in einer Richtung entwickelt, oder es finden sich Abweichungen von diesen zwei Typen; auch die Zahl der Schichten ist nicht immer gleich. Sie stellen eine *kollaterale Entzündung* dar. Sie vergrößert den Herd, der weiterhin als Kern des vergrößerten Herdes bezeichnet wird. Das kollateral entzündete Gebiet kann einen verschiedenen Umfang erreichen. Mitunter ist das ganze entzündete Gebiet so groß wie eine Faust oder noch größer, während der Kern so groß wie etwa ein Stecknadelkopf oder kleine Erbse ist. Solche Verhältnisse finden sich z. B. um einen akut vereiternden oder verkäsenden Kern, wie wir auch außerhalb der Lunge nicht selten sehen. Bei akuten pyämisch-embolischen oder bronchopneumonischen Herden in den Lungen treffen wir sehr oft mehrere Schichten ausgebildeter kollateraler Entzündung an.

Die gesetzmäßige Aufeinanderfolge bestimmter Schichten ist von Bedeutung, weil sie mit der Entstehung kollateraler Entzündung zusammenhängt. Die Schnittrichtung muß aber so sein, daß sowohl der Kern, als sämtliche Schichten, und nicht etwa allein die äußerste Schicht durchschnitten werden. Liegen einige Herde einander so nahe, daß sie zum Teil zusammenfallen, so kann der schichtförmige Bau in diesen Teilen unklar werden.

Wie und wodurch entstehen Herde von gleichmäßigem und Herde von schichtförmigem Bau? Es sind schon längst von verschiedenen Pathologen und Ärzten (z. B. in der Haut) Herde angedeutet worden, worin man ein Zentrum und eine periphere es umgebende, z. B. hyperämische Schicht („Hof") unterschied. Man hat sogar ein kollaterales Ödem schon längst angenommen. Wer aber meint, daß jene Andeutungen und Namen eigentlich dasselbe bedeuten wie der Begriff kollaterale Entzündung, verkennt den Unterschied. Jene Namen, und so auch die oft nicht zutreffende Bezeichnung zirkum- oder perifokale Entzündung sind nicht zutreffend, wenn die kollaterale Entzündung den Kern nicht umgibt, sondern sich einseitig verbreitet; außerdem sind sie rein beschreibend und nicht pathogenetisch, mit Ausnahme der Bezeichnung kollaterales Ödem. Dieses kollaterale Ödem wurde jedoch als Stauungsödem in der Umgebung eines Eiterherds aufgefaßt, freilich ohne ausreichenden Grund, wie ich schon an anderer Stelle betont habe. Die von mir vorgeschlagene Bezeichnung kollaterale Entzündung entstand aus einer experimentellen Beantwortung der Frage nach dem Zusammenhang von Stärke eines entzündungserregenden Stoffes, örtlicher Gewebsempfänglichkeit und Natur der erfolgenden entzündlichen Gewebsveränderungen. Diese Versuche (S. 87ff.) finden sich schon zum großen Teil in der ersten Auflage dieses Werks, der Name kollaterale Entzündung entstand aber erst etwas später (1902, 1907).

Betrachten wir zunächst ein vollständiges Beispiel aus der menschlichen Pathologie, nämlich einen frisch vereiternden Herdkern oder einen Kern aus frisch erweichendem Käse. Wir sehen z. B. um einen eitrig entzündeten Bronchiolus oder um eine Höhle, die eitrig durch eitrige Erweichung oder durch Verkäsung mit Erweichung entstanden ist, eine nekrotische Gewebeschicht mit zerfallenen oder zerfallenden Leukozyten, dann eine Schicht lebenden Gewebes, von lebenden Leukozyten durchsetzt, ferner eine Schicht überwiegend fibrinös, dann eine Schicht überwiegend serös entzündeten Gewebes, schließlich Hyperämie (A. P. Abb. 158ff.). Die Schichten sind nicht immer überall scharf abgegrenzt, wir finden im Gegenteil Grenzgebiete, wo sie mehr oder weniger gemischt sind. Ausgetretenes Blut kann ganz fehlen oder stellenweise nachweisbar sein. Abgehobene Epithelzellen sind besonders in der Schicht mit seröser Entzündung, neugebildete Bindegewebszellen in den Schichten mit lebenden Leukozyten und Fibrin zu sehen. Unregelmäßigkeiten in der Schichtbildung begegnen wir an Stellen, wo das Lungengewebe durch ein anatomisches Gebilde von anderen physikalischen Eigenschaften, wie z. B. eine Schlagader unterbrochen wird.

Gerade in der Lunge sehen wir öfter als in andern Organen eine voll ausgebildete kollaterale Entzündung, weil das Lungengewebe reich ist an Blutkapillaren, so daß reichliche Exsudation möglich ist, um so mehr, indem das Exsudat sich leicht in den Lungenbläschen anhäufen kann, die sich außerdem ziemlich leicht erweitern lassen. Ferner vermehren die Bindegewebszellen sich leicht und schwillt das sehr empfindliche Alveolenepithel leicht an, wodurch es von seiner Unterlage, die nicht im gleichen Maße an Haftfläche gewinnt, gelockert und abgehoben wird. Wir können somit auch die proliferativen und degenerativen Erscheinungen an der Lunge ausführlich studieren, auch an Versuchstieren, während schließlich die Atembewegungen, die eine kräftige

Bewegung von Gewebesaft und Lymphe unterhalten, zur Erforschung der Resorptionserscheinungen befähigen. In andern Körperteilen ist die Schichtbildung öfters weniger vollständig.

Warum nicht immer alle Schichten vorhanden, oder nur zum Teil, oder einseitig entwickelt sind, ergibt sich aus örtlichen Verhältnissen der Stärke des entzündungserregenden Stoffes zur Gewebsempfänglichkeit. Die gesetzmäßige Aufeinanderfolge vollentwickelter Schichten in bestimmten Fällen legt den Gedanken nahe, daß vom Herdkern aus, also z. B. von einem eitrig entzündeten Bronchiolus, „gelöstes" freies Gift durch die Gewebespalte in die Umgebung diffundiere oder durch den Gewebesaft verschleppt werde, während dabei allmählich seine Konzentration (Stärke) abnehme durch Verteilung über eine allmählich zunehmende Menge Gewebesaft, durch Bindung an Gewebsbestandteile oder an Stoffe im Gewebesaft, vielleicht auch durch Zerlegung. Ist der Kern eitrig, so mag Fibrin im kollateralentzündeten Gebiet fehlen durch Verbreitung eines fibrinolytischen Stoffes. Sind die physikalische Gelegenheit und die biochemische Gewebsempfänglichkeit überall gleich, so ergibt sich aus der abnehmenden Konzentration des Gifts die Möglichkeit von anderen Entzündungsformen, je nach der Abnahme dieser Größe, d. h. je nach der Entfernung vom Herdkern. Die Entzündung, die erfolgt durch Verschleppung des Gifts in die kollateralen Gewebespalte, nennen wir deshalb kollaterale Entzündung, gleichgültig, ob sie sofort, nahezu zugleich mit dem Kern, durch sofortige Verbreitung von Gift, oder erst nachträglich, durch Giftanhäufung im Kern, entsteht. Werden auch Bakterien ins kollateral entzündete Gebiet verschleppt, so ist die von ihnen daselbst erregte infektiöse Entzündung eine *selbständige*.

Der Herdkern muß nicht nekrotisch, er kann fibrinös zellig entzündet sein. Dann gelangt aber oft weniger Gift in die Umgebung und bildet sich keine oder bloß eine dürftige kollaterale seröse Entzündung aus. Entsteht durch einen bestimmten Stoff etwa langsam ein Lymphozyten- oder Plasmazelleninfiltrat, so sehen wir gar keine kollaterale Entzündung, sondern einen gleichmäßig aufgebauten Herd.

Entsteht in bestimmten Fällen vielleicht kollaterale Entzündung durch einen Stoff, der aus erweichten oder wenigstens nekrotischen Zellen des Organismus gelockert wird, weil die kollaterale Entzündung bei Erweichung so ausgedehnt ist? Einen Saum kollateral entzündeten Gewebes finden wir allerdings oft bei ischämischer Nekrose, und zwar auch dann, wenn wir keine Mikroben nachzuweisen vermögen, so daß sehr wahrscheinlich der entzündungserregende Stoff aus toten Gewebsbestandteilen entsteht. Das schließt aber keineswegs die Möglichkeit aus, daß auch bakterielle Stoffe eine kollaterale Entzündung hervorzurufen vermögen. Wir vermögen die ausgedehnteren kollateralen Entzündungen mit verschiedenen Schichten nicht aus dem schmalen Saum bei ischämischer Nekrose zu verstehen. Daß gerade bei Erweichung oder wenigstens bei frischer Nekrose ausgedehnte kollaterale Entzündung erfolgt, wäre wohl der großen Giftstärke zuzuschreiben, ohne die Erweichung oder Nekrose nicht erfolgt sein würde. Es ist im übrigen die kollaterale Verbreitung einer Mischung von bakteriellen und nichtbakteriellen entzündungserregenden Stoffen in bestimmten Fällen als möglich zu betrachten.

Durch Tierversuche wurde die grundsätzliche Frage beantwortet, welche Veränderung ein einfacher, steriler, nichtbakterieller Stoff in verschiedenen Konzentrationen in der Kaninchenlunge bewirkt. Wegen seiner oben erwähnten Eigenschaften wurde dieses Organ gewählt. Es wurden bei 2 bis 3 Monate alten Kaninchen je die unten zu erwähnenden Stoffe, nach Entfernung der Haare und Reinigung der Haut auch mit absolutem Alkohol, unmittelbar durch die Brustwand immer an derselben Stelle im 6. Zwischenrippenraum, 2 bis 3 mm lateral von der Angularlinie, senkrecht auf der Tangentialfläche und 12 bis 13 mm tief in die Lunge eingespritzt. Die Flüssigkeit trat dann in die Mitte des Unterlappens aus. Dieses Verfahren hat über der intratrachealen Einspritzung den Vorzug, daß man die Menge, die einen bestimmten Lungenteil erreichen soll, genau bestimmen und den Lungenteil genau wählen kann. Allein die Möglichkeit, daß der Stoff gerade in einen Bronchus oder in ein Blutgefäß eingespritzt wird, ist nicht sicher zu vermeiden.

Mit verschiedenartigen einfachen Stoffen (Krotonöl, Ameisensäure, Perubalsam, Arg. nitr., Amm. liq.) wurden Versuche angestellt. Aus den Befunden ergibt sich, daß wir damit in der Kaninchenlunge, je nach der Konzentration des Stoffes, verschiedenartige Entzündungen zu erregen vermögen. Bei gewissen Konzentrationen entstehen Herde, die aus einem Kern und mehreren Schichten aufgebaut sind. Je geringer die Konzentration innerhalb gewisser Grenzen ist, um so weniger Schichten. Der Kern entspricht der Stelle, wo der entzündungserregende Stoff aus der Kanüle trat, somit in größter Stärke einwirkte. War der Kern nekrotisch, so bestand die erste Schicht aus Lungengewebe, das von Leukozyten durchsetzt war, die an der Kerngrenze zerfallen waren. Hier war auch das Lungengewebe mehr oder weniger deutlich nekrotisch. Die zweite Schicht wies vorwiegend fibrinöses Exsudat, die dritte Schicht wies seröses Exsudat mit mehr oder weniger abgehobenen Epithelzellen und erweiterten Blutkapillaren auf. Außerdem kamen in vereinzelten Versuchen Blutaustritte vor. Ein fibrinös entzündeter Kern wurde nur von serös entzündetem bzw. hyperämischem Gewebe umgeben.

Bei gewisser Konzentration bestimmter Stoffe (z. B. Krotonöl) bildet sich ein Herd aus einheitlich verändertem Gewebe, z. B. bloß Anhäufung von Lymphozyten mit proliferativer Zellreizung.

Aus allen diesen Versuchen folgt:

1. Verschiedenartige einfache chemische Stoffe können ohne weiteres in bestimmter Stärke die gleiche Entzündungsform hervorrufen;

2. derselbe einfache Stoff vermag in verschiedener Stärke verschiedene Entzündungsformen zu erzeugen;

3. der schichtförmige Bau des Herdes durch kollaterale Entzündung läßt sich ohne weiteres erklären aus einer Verteilung und geringeren Konzentration des entzündungserregenden Stoffes, je nachdem sich dieser vom Kern entfernt.

Es ist damit grundsätzlich die Möglichkeit erwiesen, daß auch Entzündungsherde infektiösen Ursprunges, die einen schichtförmigen Bau aufweisen, diesen Bau einer kollateralen Verbreitung eines freien, d. h. nicht an die Mikrobe gebundenen „gelösten" bakteriellen Gifts in die Umgebung des Herdkerns verdanken.

Wir müssen erwarten, daß, wenn ein bakterielles Gift sich an einer Stelle in zunehmender Stärke anhäuft, nacheinander Hyperämie, seröse Entzündung, plasmatische Entzündung mit Fibrinbildung, Diapedese von Leukozyten und schließlich Zerfall dieser Blutkörperchen und sogar Nekrose des Gewebes erfolgen können. Bei der fibrinösen Pneumonie entstehen diese Veränderungen in der Tat nacheinander, obwohl es dabei nicht zur Gewebsnekrose kommt. Wollten wir eine diffuse fibrinöse Pneumonie durch einen gelösten toten einfachen Stoff erzeugen, so müßten wir täglich öfters an mehreren Stellen eine geringe Menge in gleicher oder in zunehmender Stärke in die Lunge einspritzen. Bei einem Abszeß gehen der Vereiterung des Gewebes Hyperämie mit flüssiger Exsudation, Anhäufung von Leukozyten und Nekrose in dieser Reihenfolge voraus.

Aus obigen Versuchsergebnissen verstehen wir auch, daß verschiedenartige Bakterien die gleichen entzündlichen Gewebsveränderungen hervorzurufen vermögen bei einem bestimmten Verhältnis des „gelösten" freien mikrobiellen Giftes zur Gewebsempfänglichkeit. Man möge dies beim Gebrauch der Bezeichnungen Spezifität und spezifisch immer bedenken!

Es entscheidet immer das Verhältnis zwischen Reizstärke und Gewebsempfänglichkeit (Reizbarkeit) oder anders ausgedrückt: die Konstellation sämtlicher Faktoren, die diese Größen bedingen. Dabei kann das Gift ein einfaches sein oder eine Mischung verschiedener freier, „gelöster" mikrobieller Gifte oder mikrobieller und nichtmikrobieller Stoffe. Früher oder später können auch Mikroben durch die kollateralen Gewebespalte verschleppt werden, sich in der Umgebung des Herdkernes oder in größeren Abständen ansiedeln, sich vermehren, und eine selbständige Entzündung erregen, sobald ein gewisses Verhältnis ihrer Virusstärke zur örtlichen Gewebsempfänglichkeit verwirklicht ist. Diese örtliche Gewebsempfänglichkeit kann durch die voraufgegangene kollaterale Entzündung geändert, vermehrt oder verringert sein. Hierauf kommen wir bei der Beantwortung der vierten Frage zurück.

Je stärker die Bewegung des Gewebesafts ist, um so leichter wird gelöstes Gift aus einem Herdkern ausgespült, um so leichter wird es aber auch weiter fortgespült, d. h. resorbiert, und um so schwerer werden sich Schichten kollateraler Entzündung ausbilden. Dieser Gegensatz ist von Bedeutung zum Verständnis der Verschiedenheiten der Ausdehnung, denen wir in verschiedenen Lungenteilen bei Entzündungen verschiedenen, auch bei solchen tuberkulösen Ursprunges, begegnen. Es können dabei scheinbare Widersprüche erwachsen.

Im Zusammenhang mit einer verschiedenen Bewegungsenergie des Gewebesaftes können die verschiedenen Schichten der kollateralen Entzündung verschieden stark entwickelt sein, ja sogar stellenweise oder ganz fehlen.

Die kollaterale Entzündung hat allgemeine und zwar nicht am wenigsten klinische Bedeutung, indem sie zu Funktionsstörungen, mitunter erheblichen Grades, wie z. B. durch inneren Wasserkopf zu Erscheinungen erhöhten Hirndrucks führt; aber auch, weil sie durch ihre Ausdehnung den klinischen Nachweis eines Entzündungsherdes („Infiltrats") ermöglicht, der ohne kollaterale Zunahme der Wahrnehmung entgehen würde.

Die kollaterale Entzündung ist nicht an einige wenige bestimmte Gifte gebunden, sondern im Gegenteil eine weitverbreitete Erscheinung, die überall eintreten kann, wo ein entzündungserregendes Gift in die kollateralen Gewebespalte verbreitet und dabei verdünnt wird, so daß das örtliche Verhältnis von Giftstärke zur Gewebsempfänglichkeit ein anderes wird als im Herdkern, aber doch noch ausreicht zum Hervorrufen einer anderen Entzündungsform. Die kollaterale Entzündung ist, wie wir schon oben sahen, keineswegs immer zelliger, sie ist im Gegenteil sehr oft fibrinöser oder serös-exsudativer oder hyperämischer Natur, abhängig von den örtlichen Verhältnissen der Giftstärke zur Gewebsempfänglichkeit. Außerdem mögen sich noch besondere Eigenschaften des Gifts geltend machen. Nicht alle entzündungserregenden Stoffe werden z. B. in der dazu geeignetsten Konzentration eine gleiche positivchemotaktische oder proliferative Reizung ausüben. Andererseits weist die proliferative Fähigkeit des Gewebes Verschiedenheiten auf.

Bei allen herdförmigen Lungenentzündungen, gleichgültig welchen Ursprungs, kann mehr oder weniger, mitunter sehr ausgedehnte kollaterale Entzündung vorkommen, sowohl bei aero- als bei broncho-, lympho- und hämatogenen Entzündungen. Bei pyämischen Herden findet sich mitunter eine ausgedehnte seröse, kollaterale Entzündung, die an der frischen Schnittfläche bei der Autopsie wie ein gelatinöses Infiltrat erscheint, jedoch im Gegensatz zum tuberkulösen gelatinösen Infiltrat, das sich lange erhalten läßt, so bald schwinden kann, daß man es schon am nächsten Tag vergeblich sucht. Wahrscheinlich ist die Flüssigkeit bei den pyämischen Herden viel ärmer an Eiweiß (durch proteolytische Einflüsse vom eitrigen Herdkern aus?) als beim tuberkulösen gelatinösen Infiltrat, und dadurch weniger haltbar.

Es kann das Gift sofort aus dem Kern in die kollateralen Gewebespalte verbreitet werden, wie in unseren Tierversuchen, oder erst nachträglich sogar nach längerer Zeit, in ausreichender Menge angehäuft und kollateral verbreitet werden, wie sich besonders bei Lungentuberkulose oft ereignet.

Nimmt die Giftstärke im kollateral entzündeten Gewebe allmählich zu, so kann sich die Natur der Gewebsveränderung dementsprechend ändern. Es kann so schließlich zu Nekrose, mitunter in der besonderen Form von Verkäsung, ja sogar zu Erweichung kollateral entzündeten Gewebes kommen. Dieses dürfte aber nur bei Zufuhr einer gewissen Menge von lebenden oder toten, insbesondere von zerfallenden oder zerfallenen Mikroben geschehen.

Nach pathogenetischem Maßstab unterscheiden wir ferner traumatische, hämatogene, lymphogene, aerogene und bronchogene Herdpneumonien.

Traumatische Herdpneumonien, die sich einer die Brustwand und die Lunge durchbohrenden Verletzung anschließen, hat man während des Kriegs vor allem nach Schußverletzungen, relativ weniger nach Stichverletzungen und nach Rippenbrüchen gesehen. Infektion des Schußkanals schließt sich besonders an Granatverletzungen an; sie führt oft zu Vereiterung oder Gangrän (vgl. MERKEL). Herdförmige Entzündung kann dabei auch in gewisser Entfernung, angeblich meist „in den Unterlappen", durch Aspiration entstehen. Quetschung mit mittelbarer Lungenverletzung führt angeblich meist zu diffuser Pneumonie.

Hämatogene Herdpneumonien entstehen metastatisch von einem bakterienhaltigen Embolus oder Thrombus aus, sofern es nicht durch Verletzung eines Blutgefäßes oder während des intrauterinen Lebens durch das mütterliche Blut zugeführte Mikroben sind, die eine primäre Entzündung erregen, wie z. B. bei der angeborenen Lues oder Tuberkulose. Die pyämischen Herde treten nicht häufiger in bestimmten als in anderen Lungenteilen auf. Wir erkennen die Zufuhr durch das Blut aus den Mikrobenemboli in den Blutgefäßchen, während außerhalb dieser Gefäßchen keine oder nur viel weniger Bakterien nachweisbar sind. Bei Pyämie erfolgt bald Nekrose und Vereiterung.

Lymphogene herdförmige Lungenentzündungen können sich an eine Entzündung der Umgebung anschließen, wie z. B. malignes Granulom, das von den Halslymphdrüsen aus die Hiluslymphdrüsen und das Hilusgewebe erreicht, wonach das Virus nach mehreren eigenen Beobachtungen von da aus in die Lunge, besonders kaudal, und sogar in die Pleura und in den Herzbeutel verschleppt werden kann und zelligproliferative Entzündungsherde, sogar interlobulare Entzündung erregt (vgl. LIGNAC). Andere Beispiele sind die interlobulare Entzündung und die Pleuritis, z. B. bei Grippe. Diese sind alle sekundäre lymphogene Entzündungen. Die Pneumonie, die sich sofort einer aerogenen Zufuhr von Virus anschließt, ist eine primäre aerolymphogene Entzündung, weil die Mikroben aus der intraalveolaren Luft geradewegs durch die Kittleisten in die Gewebespalte aufgenommen werden und von da aus entweder an Ort und Stelle, oder an einer tieferen Stelle, wohin sie zunächst verschleppt werden, eine Entzündung erregen. Bei weiterer Verschleppung kommt sogar eine retrograde Bewegung nach verschiedenen Richtungen hin in Betracht.

Aerogene Herdpneumonie entsteht durch Einatmung von Fremdkörpern, Flüssigkeiten oder Kampfgas. Eingeatmete Körperchen können schon während der Einatmung niederfallen; sie können aber auch schwebend bleiben und während der Ausatmung nach einer andern Stelle mit der Luft mitgenommen werden und dort sich festsetzen an die Wand eines Bronchialzweigs, der Luftröhre oder von Lungenbläschen, wohin sie durch einen Hustenstoß oder sonstige Preßbewegung geschleudert wurden. Die entzündungserregenden Stoffe gelangen im allgemeinen mit der eingeatmeten Luft bis in die feinsten Bronchialverzweigungen und Lungenbläschen wie die Staubteilchen und Bakterien in den früher genannten Versuchen (S. 36). Offenbar kann Aktinomykose und Milzbrand der Lunge durch Einatmung von kleinen Fremdkörperchen mit der Mikrobe, entstehen. In einem Museumpräparat finden sich etliche subpleurale vereiternde aktinomykotische Herde im kranialen Abschnitt; wurde der Pilz vielleicht durch Hustenstöße dort hinein geschleudert? Ob die Lungenpest aero- oder bronchogenen Ursprungs ist, erheischt weitere Forschung. Die mit der eingeatmeten Luft bis in die Lungenbläschen eingeführten Mikroben erregen dort eine aerolymphogene Entzündung (s. oben).

Als *Bronchopneumonie* bezeichnet man die herdförmige Entzündung von Bronchiolen und dem hinzugehörigen Lungengewebe. Sie ist in der Regel *bronchogen*, kann aber auch aerogen sein, was z. B. bei den Bronchopneumonien nach Einatmung eines entzündungserregenden Gases anzunehmen ist, wenn nicht sekundäre Infektion mit im Spiele ist. Im folgenden deuten wir als Bronchopneumonie ohne die Bezeichnung aerogene, die bronchogene herdförmige Entzündung an.

Die typische Gestalt des bronchopneumonischen Herdes ist eine traubenartige oder auf Durchschnitt einem Kleeblatt oder sonstigem Blatt mehr oder weniger ähnlich. Ihre Größe wechselt sehr. Wir nennen einen Herd nur dann lobular oder azinös, wenn er gerade ein Läppchen oder einen Azinus einnimmt, was wir nachweisen müssen.

Herde, die durch Aspiration entstanden sind, können auch eine ähnliche Gestalt aufweisen wie die bronchopneumonischen, obwohl die Bronchialentzündung dabei fehlen kann. Ein großer Aspirationsherd erweist sich manchmal als aus kleineren trauben- oder blattförmigen Herden aufgebaut; in anderen Fällen ist durch fortschreitende Vereinigung der Herde, Nekrose oder (eitrige) Erweichung dieser Aufbau nicht nachweisbar, doch hat er wahrscheinlich trotzdem manchmal anfangs bestanden.

Wir wollen jetzt die sechs Fragen für die *bronchogenen Herdpneumonien* beantworten.

1. Wo beginnt die infektiöse Entzündung, wohin schreitet sie fort?

Alle bronchogenen Entzündungen des Lungengewebes sind sekundär. Die typischen bronchogenen Herdentzündungen müssen wir zunächst einigermaßen gruppieren, je nachdem sie sich einer selbständigen Bronchiolitis anschließen (erste Gruppe), oder bei Infektionskrankheiten, wie Masern, Keuchhusten, Scharlach und Diphtherie bei Kindern, und Grippe, Typhus abdominalis, Pest usw. bei Kindern und Erwachsenen entstehen (zweite Gruppe). Die erste Gruppe der bronchogenen Herdpneumonien ohne weiteres ist vor allem eine Erkrankung des Kleinkindesalters, etwa bis zum 5. Lebensjahr (vgl. auch ENGEL). Ferner erscheint sie, sei es auch viel seltener als bei kleinen Kindern, im hohen Greisenalter, und zwar vor allem im Anschluß an Hypostase. Im übrigen können bronchogene Herdentzündungen durch Aspiration in jedem Lebensalter erfolgen. Alle bronchogene Herdentzündungen haben eine traubenartige Gestalt oder einen blattförmigen Durchschnitt. Durch Vergrößerung kann dieses Kennzeichen undeutlicher werden. Auch aerogene Herde können es aufweisen.

Ebenso wie bei kleinen Kindern, kommt auch bei größeren Kindern und Erwachsenen, sei es auch viel seltener, Bronchopneumonie bei bestimmten

Infektionskrankheiten vor, und zwar bei Erwachsenen bei Grippe, seltener bei Typhus und ferner bei Lungenpest.

Die Angaben anderer und eigene Erfahrung über Lungenentzündung der ersten Gruppe in den ersten drei Tagen nach der Geburt, z. B. durch Aspiration von Fruchtwasser, ermöglichen nicht eine Beurteilung und Beantwortung der Frage nach ihrem Sitz. Die bronchogene Herdpneumonie bei Säuglingen, die erst vier Tage nach der Geburt sterben, kennzeichnet sich wie die Herdentzündung älterer Säuglinge vor allem durch paravertebralen kaudalen und zentralen Sitz (paravertebrale Pneumonie), wie auch St. ENGEL betont. STEFFEN nannte das „Streifenpneumonie". Die diffuse Bronchiolitis ist vorwiegend eine kaudale (S. 64). Die Bronchopneumonie der Kinder unter sechs Jahr zeichnet sich mitunter aus durch Atelektase im paravertebralen Abschnitt und in anstoßenden kaudalen Lungenteilen und, wenn die Kraft der Atemmuskeln nicht zu gering war, durch akutes Emphysem in den sternoparasternalen Lungenteilen, mitunter auch in den anstoßenden lateralen und in bestimmten Fällen in noch mehr lateralen kaudalen Teilen. Vereinzelte atelektatische Herde können sich auch im kaudalen Abschnitt finden, der manchmal, wo kein Emphysem erkennbar ist, mehr oder weniger dunkelrotblau aussieht. Eingesprengte Entzündungsherde ragen etwas hervor und zeichnen sich durch eine grauweißliche Farbe mit einem Stich ins Gelbliche aus. Durch alle diese Veränderungen kann die Lunge bei den Herdpneumonien der ersten Gruppe das bekannte, mehr oder weniger bunte Aussehen bekommen.

Atelektase und Emphysem sind mechanische Folgen der Bronchiolitis und treten dementsprechend auf: Atelektase in den Lungenläppchen, deren Bronchiolen durch Schwellung ihrer Wand und durch Anhäufung von Exsudat stark verengert oder gar verschlossen sind, während die inspiratorische erweiternde Kraft nicht zur Überwindung dieses Widerstandes und zur Wiederherstellung der Durchgängigkeit imstande ist; d. h. zunächst besonders in den paravertebralen kaudalen Teilen, wo starke Hyperämie zu einer bedeutenden entzündlichen Schwellung und schließlich Verschluß der Bronchiolen führt, sodann auch in den paravertebralen kranialen Teilen, wo die erweiternde Kraft noch geringer und die Hyperämie bei kleinen Kindern kaum geringer ist. Rückenlage kann Hypostase, d. h. diese Hyperämie, fördern. So beobachten wir nicht selten eine zusammenhängende Atelektase der paravertebralen kranialen und kaudalen Teile, die kaudal etwas breiter ist als kranial. Es gibt somit eine paravertebrale Pneumonie, eine paravertebrale Atelektase und außerdem in andern Fällen abwechselnd atelektatische und bronchopneumonische Herde im paravertebralen Abschnitt. Allerdings werden nicht selten auch die anstoßenden lateralen Lungenteile atelektatisch bzw. pneumonisch. Manchmal sind jedoch die den mediastinalen angrenzenden paravertebralen Lungenbläschen lufthaltig und vielleicht sogar erweitert, als Folge einer geänderten Verteilung der Dehnungsgrößen, indem sie sich bei der Einatmung viel mehr ausdehnen lassen als die übrigen paravertebralen Lungenteile; ändern sich dabei doch die Dehnungsgrößen der mediastinalen Gebilde kaum. Auch die dem Zwerchfell nahe liegenden paravertebralen Lungenbläschen werden nicht häufig atelektatisch, vielleicht nur bei einer heftigen Bronchiolitis bei einem jungen oder sehr muskelschwachen Kinde, wenn das Zwerchfell entweder in Ruhe bleibt oder bei der Einatmung sogar kranialwärts bewogen wird. Außerdem können noch in anderen, sogar in lateralen kranialen Lungenteilen atelektatische Herde entstehen, aber fast nie kranial von der dritten Rippe. Mitunter bildet sich an den kaudalen Lungenrändern ein schmaler Saum luftleeren Gewebes aus, wenn die Bronchiolitis eine gewisse Zeit bestanden hat bei einem muskelschwachen Kinde oder bei getrübtem Bewußtsein. Auch vereinzelte, tieferliegende Läppchen können atelektatisch werden.

Inspiratorisches Emphysem kann besonders in den sternoparasternalen und angrenzenden kranialen Lungenteilen entstehen (nach der Krankengeschichte) durch tiefe inspiratorische Erweiterungen des kranialen Brustkorbabschnitts, während der kaudale Abschnitt zurückblieb oder sogar eingezogen wurde. Außerdem kann komplementares Emphysem stellenweise nachweisbar sein. Ob noch exspiratorisches Emphysem anzunehmen ist, entstanden durch Husten *vor* einer nennenswerten Verengerung der kaudalen Bronchialzweige, als Aufblasung des kranialen Lungenabschnitts durch kräftige Hustenstöße noch möglich war, muß in jedem Einzelfall erwogen werden.

Die ersten bronchopneumonischen Herde im Anschluß an eine selbständige Bronchiolitis finden sich in der Regel im kaudalen Lungenabschnitt, und zwar sowohl in zentralen als in peripheren, namentlich paravertebralen, die späteren aber auch in andern Lungenteilen, nach den Angaben vieler Kliniker, wie BARTELS, ZIEMSSEN, STEFFEN, HENOCH, JÜRGENSEN, MOSNY, EICHHORST, KROMAYER, ENGEL u. a., womit die autoptische Erfahrung in Übereinstimmung ist. Mitunter findet man klinisch die ersten, oder autoptisch die einzigen Herde in der Lingula der linken Lunge, die weniger dehnbar zu sein scheint. Ich habe einige Male bei Kindern mit rachitischem Brustkorb mit abgeflachten Seitenwänden die ersten Zeichen in lateralen kaudalen Lungenteilen gefunden. Zu diesen können schubweise andere Entzündungsherde hinzukommen, zunächst in denselben, dann aber auch in andern Lungenteilen, aber selten im kranialsten Lungenviertel.

Die bronchopneumonischen Herde können durch normales oder nur wenig verändertes, blutreiches, ödematöses Gewebe, oder durch luftleere, oder im Gegenteil emphysematöse Läppchen voneinander getrennt sein. In andern Fällen können sich mehrere bronchopneumonische Herde vereinigen, so daß nahezu der ganze kaudale oder sogar ein größerer Abschnitt ein ununterbrochen entzündetes Gebiet darstellt. Bei einer solchen atypischen „pseudolobaren" Entzündungsform (11. Kapitel) sind die Grenzen der Lungenläppchen, besonders in frischen Fällen, an manchen Stellen, wo sie noch nicht vollständig zusammengestoßen sind, mehr oder weniger deutlich zu erkennen. In wieder anderen Fällen finden wir eine paravertebrale kaudale und zentrale Herdpneumonie, weniger oder gar nicht in den paravertebralen kranialen Teilen.

Einmal fand sich bei einem Kind von 15 Monaten nach einer Hautverbrennung, die es nur wenige Tage überlebte, eine zum Teil pseudolobare Bronchopneumonie mit etlichen Streifen: gegenüber den 6. bis 9. Zwischenrippenwänden paravertebral-lateral grauweißgelbliche, an der pleuralen Oberfläche hervortretende Streifen luftleeren Lungengewebes mit vorwiegend fibrinösem Exsudat, gegenüber den Rippen eingesunkene dunkelblauschiefrige Streifen Lungengewebes mit wenig Luft und wenig zelligem Exsudat in seinen Bläschen. Wahrscheinlich wurde diese vorwiegend interkostale Pneumonie begünstigt durch größere Atmung der interkostalen Lungenbläschen, indem die inspiratorische Verbreiterung der Zwischenrippenwände eine stärkere erweiternde Wirkung hatte als die Rippenbewegungen (S. 43). Die durch Bronchiolitis erschwerte Lüftung jener Bläschen übertraf dadurch die der kostalen.

Die Herdpneumonien bei den in der 2. Gruppe genannten *Infektionskrankheiten* Masern, Keuchhusten, Scharlach und Diphtherie, zeichnen sich im allgemeinen aus durch eine oft weitere Verbreitung der Entzündungsherde und in den Hintergrund tretende Atelektase. Mehr diffuses inspiratorisches Emphysem oder Emphysem verschiedener Ausdehnung durch Husten kann vorhanden sein. Sie kommen nach dem 5. Lebensjahr um so seltener vor, je älter das Kind ist.

Die Herdpneumonien bei Masern und Keuchhusten sind sich sehr ähnlich; die bei Scharlach sind selten und unterscheiden sich wie es scheint wenig von denen bei Masern und Keuchhusten. Ich selber habe nur ein paar Fälle mit geringfügigen Veränderungen gesehen, die beschränkte, vorwiegend miliare, zelligproliferative bronchopneumonische (peribronchiolitische) Herde von mehr oder weniger traubenartiger Form darstellten.

Bei Masern, Keuchhusten und Diphtherie können wir in allen Lungenteilen bronchopneumonische Herde antreffen, bei Masern und Diphtherie oft auch im kranialsten Viertel; im kaudalen Abschnitt pflegen sie allerdings am zahlreichsten zu sein und im kranialen Abschnitt um so seltener, je mehr man sich der (suprathorakalen) Lungenspitze nähert. Die Größe der Herde ist wechselnd. Im allgemeinen sind sie bei Masern und Keuchhusten kleiner als bei Diphtherie, und stellen sie kleine Trauben zellig entzündeten peribronchialen Gewebes dar. Wir finden mitunter Reste (z. B. eine Schicht Alveolen mit geschrumpftem Fibrin und wenig weißen Blutkörperchen) einer anfangs wohl ausgedehnteren kollateralen Entzündung, die später zum Teil durch Resorption serösen bzw. anderen Exsudats verschwand.

Bei Diphtherie sind die Herde manchmal größer, und weisen sie auf Durchschnitt eine blattförmige und eine etwas gelblichere Farbe auf. Es kommen aber Ausnahmen nach jeder Richtung vor. Es können größere Herde zusammenfließen zu einer pseudolobaren Form. Wir können aber auch ausnahmsweise ausgedehnteres Emphysem und Atelektase zu Gesicht bekommen. Bei Diphtherie tritt oft eine zelligfibrinöse Entzündung der Luftröhre und der Bronchialzweige in den Vordergrund, wodurch sich diese Herdpneumonie von den anderen abhebt. Sie greift rasch auf das Lungengewebe über. Mitunter treten hämorrhagische Herde bei Diphtherie auf (früher auch durch Serumeinspritzung?).

Vergleichen wir den mikroskopischen Bau der Herde in den verschiedenen Fällen der beiden Gruppen, so kommen wir zur Schlußfolgerung, daß bei allen der Herd aus einem Kern mit mehr oder weniger deutlich nachweisbarer schichtförmiger kollateraler Entzündung besteht. Bei den selbständigen Herdpneumonien von Kindern unterhalb sechs Jahren pflegen wir in den typischen Fällen eine eitrige Bronchiolitis als Kern anzutreffen. In der Bronchiolenwand sehen wir angehäufte Leukozyten in verschiedener Anzahl, sogar im peribronchialen Gewebe und in anstoßenden Lungenbläschen. Dann kommt eine Schicht mit Leukozyten, abgehobenen Epithelzellen und mehr oder weniger Fibrin, ferner eine Schicht Lungenbläschen mit abgehobenen Epithelzellen, serösem oder plasmatischem Exsudat und weiten, bluterfüllten Kapillaren, schließlich Alveolen mit weiten Kapillaren und nur Spuren Exsudat. Diese Veränderungen finden sich in verschiedenen Schattierungen, der Entwicklungs- bzw. Verlaufsstufe der Bronchopneumonie entsprechend.

Ähnliche Veränderungen treffen wir auch bei frischen Herdpneumonien bei Masern, Keuchhusten und Grippe (S. 137) an. Dann sind die Herde manchmal größer als nach längerer Frist. Es sind gewöhnlich traubenförmige Herde, wobei die Herdkerne von miliarer Größe sind. Mikroskopisch finden wir eine zellige oder eitrige Bronchiolitis und Peribronchiolitis mit mehr oder weniger epithelioiden Bindegewebszellen oder nach einiger Dauer relativ junges, aber dennoch schon mehr oder weniger faseriges Bindegewebe peribronchial, aber auch in gewissem Abstande von der Bronchiolenwand. Außerdem Alveolen mit mehr oder weniger zelligfibrinösem Exsudat, das nach einiger Zeit zusammengeschrumpft und grobfaserig geworden sein kann. Etwas ferner vom Bronchiolus abgehobene Epithelzellen in verschiedener Anzahl und vereinzelte weiße Blutkörperchen in Lungenbläschen. In den Alveolenwänden weite, bluterfüllte Haargefäßchen. Auch hier kommen Schattierungen vor. Die zellige Entzündung des Lungengewebes kann eine eitrige werden, so daß miliare oder größere Abszesse entstehen, z. B. bei Masern.

Greifen zwei oder mehr Entzündungsherde mit ihrem kollateral entzündeten Gebiet ineinander, so kann das mikroskopische Bild verwirrt erscheinen, indem eine große Anzahl von Alveolen mit verschiedenem Exsudat scheinbar regellos nebeneinander liegen, was auch der Fall sein kann, wenn man bloß den Durchschnitt eines peripheren Teils zu Gesicht bekommt. Man bekommt aber Klarheit durch Serienschnitte oder durch Schnitte senkrecht auf den zuerst gemachten Schnitt, wodurch die Kerne der Herde getroffen werden. Sobald man die verschiedenen Herdkerne zu Gesicht bekommt, hört die Undeutlichkeit des Bildes meist wohl auf.

Die oben geschilderten Veränderungen bei chronischer Herdpneumonie bei Masern, Keuchhusten und Grippe können allmählich einer in den Vordergrund tretenden proliferativen Entzündung Platz machen, worauf wir auf S. 105 f. zurückkommen.

2. Welche Mikrobe ist der Infektor? Ist die Infektion eine primäre oder eine sekundäre?

Die infektiöse herdförmige Lungenentzündung ist ausnahmslos eine sekundäre, wenn ihr die infektiöse Bronchiolitis voraufgeht, um so mehr, wenn diese Broncho-Bronchiolitis eine sekundäre ist.

Während man im Anfang der mikrobiologischen Forschung die Infektionen der Atmungsorgane ohne weiteres als primäre aerogene zu betrachten pflegte, sind wir davon zum größten Teil zurückgekommen. Außer der Möglichkeit einer aerogenen Ansteckung ist allmählich mehr und mehr die einer späten oder Autoinfektion, sowie die einer metastatischen Infektion in Betracht gekommen; in den letzten Jahren erwägt man mehr und mehr die Möglichkeit einer primären Ansteckung der kranialen Luftwege, wenigstens Einwirkung eines filtrierbaren Virus mit sekundärer Autoinfektion durch die gewöhnlichen Pneumonieerreger (S. 97 f.). Eine kurze Erläuterung erscheint hier angebracht. Kommt zu einer Enteritis eine Herdpneumonie, so erhebt sich die Frage, welche Rolle die Bakterien dieser Enteritis dabei spielen. Man hat freilich in einzelnen Fällen Kolibazillen, in anderen Typhusbazillen im entzündeten Lungengewebe nachgewiesen, aber außerdem auch andere Mikroben im bronchitischen Exsudat und im entzündeten Lungengewebe. Bei Grippe findet sich allerdings häufig PFEIFFERS Influenzabazillus im Auswurf oder auch im entzündeten Gewebe, aber außerdem andere Bakterien, während der Influenzabazillus nicht immer nachgewiesen wurde; bei Diphtherie finden sich außer Diphtheriebazillen auch andere Mikroben im Auswurf und im entzündeten Lungengewebe. Es sind vor allem Pneumokokken allein oder mit anderen Diplo- oder Streptokokken, Pneumoniebazillen oder Staphylokokken, die wir auch bei Masern und Keuchhusten antreffen, mit PFEIFFERS Influenzabazillus bzw. einer Mikrobe, die sich mikroskopisch nicht davon unterscheiden läßt, gefunden, und zwar auch dann, wenn klinisch keine Erscheinungen von Grippe bestehen. Man findet den Influenzabazillus auch oft im Auswurf von Phthisischen, ohne deutliche Erscheinungen von Influenza (Grippe). Nach SELIGMANN und WOLFF sei der Influenzabazillus außerdem ein sehr regelmäßiger Begleiter des Masern- und Keuchhustenvirus. LEVINTHAL meint hingegen, daß der Influenzabazillus nur während einer Grippeepidemie häufiger als sonst bei Masern und Keuchhusten nachweisbar ist. Aus all diesen Befunden geht aber hervor, daß der Influenzabazillus zu den allgemeinen „Pneumonieerregern" gerechnet werden muß, die bei verschiedenartigen Lungenentzündungen in verschiedener Häufigkeit nachgewiesen worden sind. Diese Bakterien finden wir auch, mit Ausnahme des Diphtheriebazillus, mehr oder weniger häufig bei Bronchitis, und zwar anscheinend am häufigsten Pneumokokken und andere Diplokokken.

Ohne auf die noch nicht ausreichend sichergestellten verschiedenen Formen von Pneumo-, sonstigen Diplo- und Streptokokken einzugehen, wollen wir uns auf die Bemerkung beschränken, daß mehrere Forscher, sei es auch nur vereinzelte aus letzter Zeit, gerade diese Mikroben im Speichel, in Mundbelägen und im Nasenschleim vollkommen gesunder Menschen nachgewiesen haben (NEUMANN, A. FRÄNKEL, MILLER, NETTER, BESSER, PAULSEN, VIDAL und BEZANÇON, MACÉ, STÜHLERN bei Typhus, MÉNÉTRIER und WEICHSELBAUM bei Grippe u. a.; vgl. auch KUCZYNSKI und WOLFF, RÉNON, KREIBICH). Auch bei Lungentuberkulose pflegen die gleichen Mikroben im bronchitischen Exsudat nachweisbar zu sein. BEZANÇON und GRIFFON fanden Pneumokokken durch Kultivierung in Kaninchenserum regelmäßig im Schleim der Mandeln bei Menschen, die vollkommen gesund waren oder wenigstens keine Pneumonie hatten. Nach HILBERT sei der Streptococcus longus ein regelmäßiger Bewohner der Mandeln. Außerdem fanden BESSER, CLAISSE, MACÉ, BARTHEL und FR. MÜLLER in normalem Bronchialschleim ganz frischer Leichen und bei Tieren sofort nach gewaltsamem Tode jene Bakterien, obwohl ein Eindringen nach dem Tode nicht immer auszuschließen war. Ferner wiesen DÜRCK und in neuerer Zeit QUENSEL und WROSEK nach, daß normales Lungengewebe Mikroben enthalten kann, am häufigsten sporenbildende, seltener Pneumokokken und andere virulente Bakterien (QUENSEL). KÄLBLE fand in normalen parabronchialen Lymphdrüsen 20 gesunder Schweine 15mal verschiedene pathogene Keime, worunter auch die obengenannten, meistens mehrere Arten zugleich, und BONI in den Lungen von 20 frisch getöteten Schweinen in der Mehrzahl der Fälle Bakterien, unter denen 5mal den Diplococcus lanceolatus, übrigens auch die obengenannten Pneumonieerreger mit Ausnahme des Influenzabazillus. Diese Befunde erinnern an den Nachweis von lebenden Tuberkelbazillen in wenig oder nicht geänderten Lymphdrüsen.

Wir dürfen somit annehmen, daß sich auf der Schleimhaut der Nase, der Mundhöhle und der Bronchien, sowie im Lungengewebe lebendige, mehr oder weniger virulente Keime als Schmarotzer oder in latentem Zustand aufhalten können, und unter diesen Keimen vor allem obige Mikroben. Diese Mikroben mögen nach kürzerer oder längerer Zeit absterben; so lange sie am Leben sind, besteht die Möglichkeit, daß sie, sobald das Gewebe in ihrer unmittelbaren Umgebung in bestimmter Weise geändert wird, sich vermehren, Gift abgeben, als sekundäre Infektoren eine Entzündung der Schleimhaut bzw. des Lungengewebes erregen. Sind es Bakterien, die als Schmarotzer auf der Schleimhaut leben, ähnlich wie Staphylokokken auf der Haut, so nennen wir die erfolgende Infektion eine *Autoinfektion*. Entsteht eine Infektion durch Aufleben von primär latenten Mikroben im Bronchial- oder Lungengewebe, so nennen wir sie eine *späte Infektion*.

Weil nun bei Bronchitis und bei den herdförmigen Lungenentzündungen fast immer obengenannte entzündungserregende Mikroben im Auswurf gefunden werden, und zwar in ungefähr derselben relativen Häufigkeit wie bei normalen Menschen auf der Schleimhaut der Mundhöhle oder der Atmungswege bzw. im Lungengewebe, tritt die Möglichkeit in den Vordergrund, daß sie sekundär entweder allein oder in Zusammenwirkung mit anderen noch unbekannten entzündungserregenden Keimen die Herdpneumonie hervorrufen.

Wie könnten sie es sekundär tun?

Das wäre möglich bei den Entzündungen der Luftwege, die sich an Erkältung oder an Einwirkung bestimmter Witterungen, wie die eines scharfen Ost- oder Nordwindes, oder an Abkühlung gewissen Grades eines Teils der Körperoberfläche durch ungenügende Kleidung oder Heizung, Zug usw. anschließen. Ob diese Faktoren bloß dadurch die bisher schmarotzenden oder latenten Mikroben in Infektoren umwandeln, daß sie die Schleimhaut oder sonstiges Gewebe, wo die Bakterien verbleiben, in hohem Grade hyperämisch machen, oder außerdem durch andere Veränderungen, die sie örtlich oder im ganzen menschlichen Körper hervorrufen, wissen wir nicht. Vor allem kommt die Möglichkeit in Betracht, daß schon eine latente chronische Entzündung bestand, die leicht durch obige Faktoren zunimmt, und daß dann im entzündlich hyperämischen Gewebe mit serösem Exsudat die Mikroben aufleben und als Infektoren die Entzündung als infektiöse Entzündung stark verschlimmern. Wir werden S. 116ff. auf obige Faktoren und auf die Bedeutung einer sterilen entzündlichen Hyperämie für das Aufleben latenter Bakterien und für akute infektiöse Entzündung gerade durch obige Bakterien zurückkommen. Wir haben im übrigen schon bei der Besprechung der Bronchiolitis auf die Bedeutung dieser Faktoren hingewiesen. Ist einmal eine Bronchiolitis gewissen Grades entstanden, so bedeutet weitere Ausbreitung Herdpneumonie, wie wir unten erörtern werden. Die Bronchopneumonie im Anschluß an eine selbständige Bronchiolitis beginnt somit mit dieser häufig in der Nase oder der Luftröhre.

Die soeben genannten äußeren Faktoren vermögen also bei einer bestimmten Konstellation eine sekundärinfektiöse Rhinitis (Schnupfen) oder Angina oder Tracheitis, mitunter Pseudokrupp oder Bronchitis zu bewirken, die ohne weiteres zurückgehen kann, in bestimmten Fällen aber absteigt bis in die Bronchiolen und dann auf das Lungengewebe übergreift. Ob die Koryza in diesen Fällen eine ansteckende ist, ist eine offene Frage.

In anderen Fällen aber ist die Einwirkung obengenannter Faktoren nicht nachweisbar und scheint ein Schnupfen durch Ansteckung entstanden zu sein. Trotzdem können sich die gleichen Mikroben wie in obigen Fällen im bronchitischen Exsudat finden, ebenso wie bei Masern, Keuchhusten, Grippe, obwohl hierbei außerdem häufiger als sonst der Influenzabazillus von PFEIFFER, und bei Lungentuberkulose.

Wie geschah in diesen Fällen die Ansteckung? Wurden die im bronchitischen Exsudat nachgewiesenen Mikroben von Kranken auf Gesunden übertragen? Gewißheit haben wir darüber nicht. In letzter Zeit haben aber immer mehr Forscher auf eine andere Möglichkeit hingewiesen. KRUSE hat zuerst 1914 auf die Übertragbarkeit einer akuten Koryza durch ein filtrierbares Virus aufmerksam gemacht, FOSTER, OLITSKY und MC.CARTEY schlossen sich dieser Ansicht an. Es soll ein Virus sein, das sich ausschließlich in den ersten Stunden im „Nasensekret" finde. Versuche bei Menschen, die sich freiwillig zur Verfügung stellten, deuteten darauf hin. Die Art und Natur dieses Virus ist noch näher festzustellen. Es gibt mehrere anaerobe filtrierbare Virus, aber B. pneumosintes wurde bei Koryza nicht nachgewiesen.

Nehmen wir in bestimmten Fällen eine Ansteckung und Übertragung von akuter Koryza durch ein filtrierbares Virus an, das eine entzündliche Hyperämie mit seröser Exsudation und vielleicht noch andere Veränderungen hervorruft, so könnten auf diesem Boden die schon vorhandenen, aber bisher noch unwirksamen Diplokokken oder andere Mikroben sich sekundär in Infektoren umwandeln und in bestimmten Fällen die Schleimhautentzündung zu weiterer Entwicklung bringen.

In ähnlicher Weise könnte auch bei Masern und Keuchhusten die Ansteckung durch ein filtrierbares, rasch verschwindendes Virus stattfinden, worauf dann die bisher unwirksamen Mikroben wie bei der ansteckenden Koryza als sekundäre Infektoren in bestimmten Fällen eine bis in die Bronchiolen absteigende infektiöse Entzündung und Übergreifen auf das Lungengewebe hervorrufen. Von dem filtrierbaren Virus bei diesen Infektionskrankheiten wissen wir aber noch nichts Sicheres. Bei Masern kommt ein Enanthem als primäre Schädigung der Schleimhaut der Luftwege durch das Masernvirus in Betracht. Dieses Enanthem mag die sekundäre Infektion fördern.

Auch Grippe soll nach neueren Forschungsergebnissen infolge von Ansteckung durch ein filtrierbares ansteckendes Virus entstehen. Der Influenzabazillus von PFEIFFER fehlt nicht selten bei Grippe, kommt aber auch ohne Grippe bei Schleimhautentzündung der Atemwege vor, während neben ihm bei Grippe die obengenannten sekundären Infektionserreger in der Regel nachweisbar sind; man ist über seine Bedeutung als Grippeerreger nicht einig (vgl. WOLFF und KUCZYNSKI, und BOËZ). Vielleicht kommt ihm aber eine Bedeutung als Erreger von Lungenentzündung bei Grippe zu. Nach den Versuchen von NICOLLE und LEBAILLY, KRUSE und SELTER (Selbstversuche), YAMANASHI, SAKAHAMI und IWASHIMA erregten OLITSKY und GATES bei Kaninchen Erscheinungen von Grippe, indem sie ein Spülicht aus der Nasenrachenhöhle eines Influenzakranken in den *ersten* Stunden der Krankheit in die Luftröhre einführten. Den 1. oder 2. Tag erkrankt das Kaninchen, seine Bluttemperatur steigt um 1° oder 2° an, das Haar wird struppig, es entsteht Leukopenie wie bei Grippe, nach zwei oder drei Tagen ist es wieder normal, weil keine sekundäre Infektion folgte. Tötet man es, so findet man nur Lungenödem, emphysematöse Teile und kleine Blutungen, wie man auch bei bald sterbenden Influenzakranken findet, auch stellenweise Abhebung der Schleimhaut und Nekrose. Man kann auch mit zerriebenem Lungengewebe von infizierten Kaninchen Grippe hervorrufen, wie man annimmt, durch ein filtrierbares Virus. Durch intratracheale Einführung dieses Virus bei Kaninchen werden die Lungen ohne Ausnahme empfänglich für eine typische Pneumonie durch Strepto- oder Pneumokokken oder PFEIFFERS Bazillus, die ohne jenes Virus keine Pneumonie erregten. Es gelang nicht, wirksames Virus später als 36 Stunden nach dem Anfang der Infektion nachzuweisen. OLITSKY und GATES wiesen noch andere anaerobe Mikroben als den anaeroben B. pneumosintes (Lungenbeschädiger) im Nasenschleim von Influenzakranken und von normalen Menschen nach. Sie riefen mittels des B. pneumosintes Hyperämie der Lunge mit Blutungen hervor. Während sie durch andere Mikroben bei Kaninchen sonst keine Pneumonie erregen konnten, gelang dies ohne Ausnahme nach voraufgehender Infektion durch den B. pneumosintes.

Ob in allen hier besprochenen Fällen das Absteigen der Schleimhautentzündung bis in die Bronchiolen und das Übergreifen auf das Lungengewebe beim Menschen gefördert wird etwa durch eine vorbereitende Hyperämie infolge der Einwirkung eines nichtmikrobiellen Faktors, wie Erkältung, Abkühlung, Erschöpfung usw., oder des filtrierbaren Virus, ist eine Frage, die, sofern ich weiß, noch nicht einmal gestellt worden ist. Ist aber einmal eine Broncho-Bronchiolitis eingetreten, so vermag diese das Lungengewebe in bestimmten Fällen durch kollaterale Hyperämie oder Exsudation herdförmig empfänglicher für bestimmte infektiöse Entzündungen zu machen (s. weiter unten).

Außerdem spielen besondere konstitutionelle Eigenschaften beim schwächlichen, beim rachitischen, beim skrofulösen Kinde und besonders Empfindlichkeiten für Abkühlung und Erkältung, für bestimmte Witterungen und dergleichen äußere Faktoren eine manchmal große Rolle. Ferner gehen nicht selten Störungen der Tätigkeit des Magen-Darmkanals oder Hungerzustände oder Erschöpfung der herdförmigen Bronchopneumonie voraus. Wir erinnern an die schon hervorgehobene Bedeutung des Kleinkindesalters. Diesen Einfluß von Alter und Ernährungszustand auf die Entstehung von Bronchopneumonie hat man auch bei Hunden festgestellt (CADÉAC).

Diphtherie entsteht in der Regel anscheinend durch Ansteckung; nach Autoinfektion bei Bazillenträgern ist aber zu fahnden. Die in die Luftwege absteigende und auf das Lungengewebe übergreifende Entzündung ist jedoch manchmal nicht dem Diphtheriebazillus allein, sondern außerdem oder ausschließlich anderen obengenannten sekundären Infektoren zuzuschreiben. Aus letzterer Zeit liegen hierüber jedoch keine Beobachtungen vor.

3. Wie beeinflussen die pathologischen Faktoren die Entstehung einer herdförmigen Bronchopneumonie?

Beeinflussen sie die physikalische Gelegenheit, die biochemische Empfänglichkeit, die Virusstärke oder alles? Entspricht der Sitz der bronchopneumonischen Herde der größten physikalischen oder der größten biochemischen Empfänglichkeit oder beidem?

Wir sind zur Schlußfolgerung gekommen, daß die bronchogene Herdpneumonie immer eine sekundäre infektiöse Entzündung ist. Die Lunge wird überhaupt nicht leicht primär infiziert. Es kommt auch hier auf das Verhältnis von der Virusstärke zur örtlichen Gewebsempfänglichkeit an. Nun findet sowohl bei aero- als bei hämatogener Zufuhr eine Verteilung des Virus statt (S. 74ff.), so daß die örtliche Virusstärke nur ausnahmsweise zur sofortigen akuten Infektion ausreichen dürfte. Dann folgt aber außerdem, sofern die Mikroben nicht an feste Gewebsbestandteile gebunden werden, bei aero- und lymphogener, und später auch bei hämatogener Infektion weitere Verschleppung durch Gewebesaft und Lymphe, und zwar um so mehr, je größer die Bewegungsenergie dieser Flüssigkeiten ist. SILFAST fand schon nach 15 Minuten Keime in den parabronchialen Lymphdrüsen. Schließlich kommt es auf die Empfänglichkeit des Gewebes und auch auf seine bakteriziden Eigenschaften an, die BAUMGARTEN, GRAMMATSCHIKOFF, NEBELTHAU, ROGER, RONZANI, HOPKINS und PARKER gegenüber einigen Mikroben nachgewiesen haben wollen. Vielleicht spielen die sehr zahlreichen Endothelzellen der Blutkapillaren dabei eine Rolle. Welcher Anteil den Flimmerbewegungen der Bronchialepithelien und dem Bronchialschleim zukommt, ist unentschieden. Daß hämatogene Lungenabszesse bei Pyämie oder bei vereiternder Thrombose und hämatogene septische Pneumonie bei Sepsis entstehen, erklärt sich aus der ausnahmsweise hohen örtlichen Virusstärke. So tritt auch wohl in seltenen Fällen eine nichttuberkulöse aerogene Lungenentzündung ein, die herdförmig sein kann, aber vielleicht nie eine akute aerogene Broncho-Bronchiolitis durch Pneumo- oder sonstige Diplokokken, Strepto- und Staphylokokken, Friedländer-Bazillen oder Influenzabazillen. Denn eine größere Menge pathogener Mikroben findet sich wohl nur als hohe Ausnahme in der eingeatmeten Luft (S. 78f.).

Aus obigen Versuchsergebnissen folgt, daß tierisches Lungengewebe schwer durch die genannten Mikroben infiziert wird, wenn die Virusstärke nicht sehr groß oder das Gewebe nicht in irgendeiner mechanischen oder sonstigen physikalischen oder chemischen Weise geschädigt ist. Dies dürfte auch für die menschliche Lunge gelten.

Welchen Einfluß hat nun die infektiöse Bronchiolenentzündung auf die Virusstärke und die Empfänglichkeit des Lungengewebes? Ob die Virulenz der Bakterien im Laufe der Erkrankung zunimmt, abnimmt oder ungeändert bleibt, hat man noch nicht untersucht. Es ist theoretisch möglich, daß ein gelöster mikrobieller Stoff ins Blut aufgenommen wird und die allgemeine Empfänglichkeit erhöht oder erniedrigt; auch daß gelöstes Gift in die kollateralen Gewebespalte gerät und eine kollaterale Hyperämie mit seröser Exsudation oder ohne solche hervorruft. Allgemeine Änderungen sind aber bisher nicht nachgewiesen, eine kollaterale Hyperämie mit oder ohne seröse Exsudation können wir hingegen häufig bei Bronchiolitis in verschiedener Ausdehnung zu Gesicht bekommen. Eine solche entzündliche Hyperämie, besonders die mit seröser Exsudation, vermag das Wachstum bestimmter Mikroben und infektiöse Entzündung zu fördern; sie mag kollateral durch bakterielle Gifte oder durch bestimmte äußere Faktoren entstehen (S. 119).

Ferner müssen wir Fälle unterscheiden, worin eine mehr oder weniger starke Bronchiolenverengerung die Atembewegungen der hinzugehörigen Läppchen verringert, wie bei der selbständigen Bronchopneumonie, und solche, worin dies kaum oder nicht geschieht, nämlich wenn sie einen nur geringen Grad hat oder wenn die Entzündung rasch von dem Bronchiolus in irgendeiner Weise auf das Lungengewebe übergreift und die Lungenbläschen sich rasch mit Exsudat füllen, wie z. B. bei Grippe und Diphtherie. Bei Masern und Keuchhusten begegnen wir verschiedenen Fällen und Abstufungen, auch verschieden großen und verschieden zahlreichen Herdpneumonien.

Welchen Einfluß hat akute entzündliche Bronchiolenverengerung gewissen Grades auf die Atembewegungen und die Empfänglichkeit des hinzugehörigen Läppchens? Es ist eine immer wieder von Klinikern und Pathologen hervorgehobene Erfahrung, daß akute Bronchiolitis meist mit einer, sei es auch beschränkten Entzündung des zu den entzündeten Bronchiolen hinzugehörigen Lungengewebes besteht. Demgegenüber erkennen wir eine gewisse Schranke zwischen Entzündung der groberen und der kapillaren Bronchien, während die Alveolengänge anatomische und funktionelle Übergänge zwischen Bronchiolen und Alveolen darstellen. Diese Schranke ist bei nicht heruntergekommenen Erwachsenen nur durch eine große Virusstärke, wie z. B. bei akuter Grippe, zu überschreiten; bei Kindern ist sie um so weniger ausgeprägt, je jünger das Kind ist, weil erfahrungsgemäß bei einem Kind um so häufiger Bronchiolitis sich einer Bronchitis anschließt, je jünger und je schwächer das Kind ist.

Wir haben schon auf die Möglichkeit hingewiesen, daß das Lungengewebe durch gelöstes mikrobielles Gift oder durch den der Infektion voraufgehenden Faktor, vielleicht zum Teil durch Nervenwirkung, mehr oder weniger gleichmäßig hyperämisch wird. Das Herdförmige der infektiösen Bronchopneumonie deutet aber darauf hin, daß örtliche, an die einzelnen Bronchiolen gebundene Faktoren ihren Sitz bestimmen. Von einer infektiösen Bronchiolitis aus kann durch kollaterale Verbreitung von gelöstem freiem Gift eine kollaterale entzündliche Hyperämie mit oder ohne Exsudation erfolgen, die der infektiösen Entzündung Vorschub leistet.

Aber außerdem macht sich auch die Abnahme der Atembewegungen als Folge der Bronchiolenverengerung geltend. Im allgemeinen tritt nach klinischer Erfahrung Bronchiolitis mit Bronchopneumonie bei schwächlichen Kindern mit oberflächlichen Atembewegungen ein, und zwar gerade vor allem in kaudalen Lungenteilen, die sich durch einen größeren Blut- und Saftgehalt und durch geringere Atembewegungen auszeichnen, bei rachitischen oder nicht-rachitischen schwachen Kindern manchmal in der Gegend der Lingula der linken Lunge und an der symmetrischen Stelle rechts, wo die Atembewegungen zurückbleiben oder sogar inspiratorische Einziehungen sichtbar sind. Wenn nun durch entzündliche Bronchiolenverengerung die Atembewegungen der hinzugehörigen Lungenbläschen abnehmen, liegt es auf der Hand, dieser Veränderung eine die Herdpneumonie fördernde Wirkung zuzuschreiben, indem die daraus erfolgende Abnahme der Bewegungsenergie von Gewebesaft und Lymphe einer Anhäufung von gelöstem und ungelöstem Gift Vorschub leistet. Weitere kollaterale Hyperämie und flüssige Exsudation, dann aber auch Infektion des Lungengewebes folgen. Die hier in Betracht kommenden Infektoren haben jedoch ein gewisses Bedürfnis nach Sauerstoff, während Kohlensäure ihre Vermehrung, nach Versuchen in vitro von C. FRÄNKEL und H. J. HAMBURGER, beeinträchtigt. Wenn somit die äußere Atmung der zum entzündeten Bronchiolus gehörigen Lungenbläschen mit der Verringerung ihrer Atembewegungen allmählich abnimmt, wird die Infektion allerdings durch die infolgedessen zunehmende physikalische Gelegenheit allmählich mehr erleichtert, aber zugleich durch den zunehmenden Sauerstoffmangel und die Anhäufung von Kohlensäure gehemmt. Tritt durch Verschluß eines Bronchiolus Atelektase ein, so wird infektiöse Entzündung im atelektatischen Gewebe kaum erfolgen können, um so schwerer, weil atelektatisches Gewebe allerdings hyperämisch zu sein scheint, seine bläulichschiefrige Farbe aber sauerstofffreiem Hämoglobin in den stark aufeinandergedrängten und geschlängelten Blutkapillaren zuzuschreiben ist; es enthält trotz der dunkleren Farbe weniger Blut in jedem Haargefäß als zuvor und ist überhaupt trocken. Diese Trockenheit erschwert die Infektion noch mehr. Außerdem ist die Bewegungsenergie des Gewebesafts so gering, daß von einer Verschleppung von Virus aus dem Bronchiolus in das Lungengewebe kaum die Rede sein kann.

Es ist denn auch nicht nachgewiesen oder auch nur wahrscheinlich gemacht worden, daß die Ansicht von BARTELS in seiner trefflichen alten Darstellung der Bronchopneumonie bei Masern zu Recht besteht, daß die Atelektase eine notwendige Vorstufe der Bronchopneumonie sei. Wir finden allerdings ausnahmsweise einen kleinen Entzündungsherd, eine Ansammlung spärlicher Leukozyten (nicht zu verwechseln mit eingedicktem Exsudat in einem Bronchiolus oder Alveolengang), in einem atelektatischen Läppchen, vermögen dann aber nicht zu erweisen, daß dieser Herd jünger ist als die Atelektase und ebensowenig das Umgekehrte. Demgegenüber begegnen wir sehr viel häufiger bronchopneumonischen Herden, die von lufthaltigen peripheren Lungenbläschen desselben Läppchens umgeben sind oder lufthaltige Alveolen einschließen. Hier ist von Atelektase keine Rede, d. h. von Luftleerheit durch bis aufs äußerste fortschreitende Verkleinerung der Lungenbläschen.

Auch in emphysematösem, ebenfalls trockenem und außerdem sehr blutarmem Gewebe erfolgt, beiläufig bemerkt, infektiöse Entzündung anscheinend nicht leicht; die Lüftung dürfte dazu ausreichend sein, die äußere Atmung jedoch vielleicht nicht.

Wir werden zur Annahme geführt, daß infektiöse Entzündung bei akuter Bronchiolitis insbesondere erfolgt im Lungengewebe, dessen Atembewegungen allerdings geringer geworden sind, dessen äußere Atmung aber dem Bedürfnis des Infektors oder der Infektoren ausreichend entspricht. Solches Gewebe kann blutreicher und feuchter als zuvor sein, was Zunahme der biochemischen Empfänglichkeit bedeuten würde. Die Flora des entzündeten Lungengewebes hat sich allerdings manchmal als einfacher erwiesen als die der entzündeten Bronchiolen (S. 95f.). Nun sind die kaudalen Bronchialverzweigungen bei akuter (eitriger) Bronchitis und Bronchiolitis, wohl infolge ihres höheren mittleren Blut- und Saftgehalts und ihrer größeren Dehnbarkeit, d. h. Fähigkeit arterieller Hyperämie, in der Regel am meisten geschwollen und verengert. Ferner sind die inspiratorischen Erweiterungen von paravertebralen kranialen und zentralen Lungenbläschen und Bronchiolen am geringsten und in den paravertebralen kaudalen Teilen um so geringer, je kranialer sie liegen. Aus dem größeren mittleren Blut- und Saftgehalt und den geringeren Atembewegungen, beides mitunter noch vermehrt durch Rückenlage, versteht sich die Entstehung von bronchopneumonischen sowie von atelektatischen Herden, je nach der Bedeutung jener Faktoren.

Je jünger und je schwächer das Kind ist, um so eher bekommt es eine selbständige Bronchiolitis und dann Herdpneumonie oder Atelektase. Weil kein Grund vorliegt zur Annahme, daß kleine und schwache Kinder vorbereitenden Faktoren mehr ausgesetzt sein sollten als ältere und stärkere, suchen wir konstitutionelle Erklärungen dieses Unterschiedes. Man mag mit Recht eine größere Labilität der Vasomotoren, eine mangelhafte körperliche Erziehung (ungenügende Einwirkung von frischer freier Luft, kaltem Wasser, ungenügende Körperbewegungen, unzweckmäßige Kleidung) als Faktoren hervorheben, es fragt sich aber, ob diese Faktoren im allgemeinen so viel abnehmen bei fortschreitendem Wachstum, daß diese Abnahme den Unterschied verständlich machen könnte. Demgegenüber nehmen sicher alle Dimensionen, auch die der Bronchialverzweigungen und alle Muskelkräfte, auch die der Atemmuskeln, zu. Junge Hunde bekommen ebenfalls oft infektiöse Bronchopneumonie, ältere nicht (CADÉAC u. a.). Die mit dem Wachstum größer und kräftiger werdenden Atembewegungen und der zunehmende Radius der Bronchiolen lassen eine Verengerung immer weniger zu. Dazu kommt wahrscheinlich eine abnehmende Empfänglichkeit für die Pneumonieerreger, die gewöhnlich bei den selbständigen bronchogenen Herdpneumonien nicht sehr virulent sind.

Zu dieser Annahme führt auch die Erfahrung, daß muskelschwach gebliebene oder gewordene Kinder häufiger Herdpneumonie bekommen als andere gleichen Alters. Auch rachitische Kinder, die erfahrungsgemäß öfter als normale Kinder gleichen Alters Bronchopneumonie bekommen, zeigen sich durch mangelhafte, zum Teil oberflächliche Atmung und außerdem durch häufige katarrhalische Entzündung der Atemwege aus. Sie bekommen oft bronchopneumonische Herde gerade zunächst in den lateralen und parasternalen kaudalen Teilen, die bei der Einatmung zurückbleiben oder sogar eingezogen werden. Damit sei bei Rachitis eine allgemein höhere Empfänglichkeit für Entzündung nicht ausgeschlossen, sondern bloß die große örtliche Bedeutung der mangelhaften Atmung betont. Bei exsudativer Diathese ohne solche Atmung scheint Bronchopneumonie nicht besonders oft vorzukommen. Dieser Punkt bedarf jedoch noch genauer Prüfung.

Bei älteren Kindern und sogar bei Erwachsenen entstehen Bronchiolitis und bronchopneumonische Herde, im Einklang mit obigem, nur dann, wenn die Muskelkräfte durch vorherige Krankheit oder ungenügende Nahrung oder Bewußtseinsstörung abgeschwächt sind, oder wenn eine große Virusstärke zur Einwirkung gelangt, wie z. B. mitunter bei Grippe, oder wenn die Lunge durch voraufgegangene z. B. chronische proliferative Entzündung von gewisser Ausdehnung, wie sie nach Keuchhusten oder Masern mitunter eintritt, so geändert ist, daß die Atembewegungen eingeschränkt sind.

Auch im Einklang mit obiger Annahme ist die Wirksamkeit heißer Bäder mit nachfolgender rascher kalter Abreibung oder Dusche, wodurch die Haut hyperämisch, Lungenbläschen und Bronchialzweige hingegen blutärmer und weiter, und infolgedessen die Atembewegungen freier und ausgiebiger werden (S. 117).

Mitunter ist die Virusstärke aber so groß, daß auch ohne besondere vorbereitenden Faktoren rasch Entzündungsherde diffus in der Lunge entstehen.

Dies trifft wohl für viele Bronchopneumonien bei Masern, Keuchhusten, Diphtherie und Grippe zu.

Jetzt müssen wir noch die Frage beantworten, *wo* und *wie* das entzündungserregende Virus von den entzündeten Bronchiolen in das Lungengewebe verschleppt wird. Es kann die infektiöse Entzündung quer durch die Bronchiolenwand zunächst peribronchiales, dann mehr oder weniger weiter liegende Lungenteile erreichen. Oder es kann eine infektiöse Endobronchitis sich der inneren Wandschicht entlang bis in die Alveolengänge und dann in die Lungenbläschen fortpflanzen. Oder es kann bakterienhaltiger Bronchioleninhalt in die Alveolengänge und Alveolen einfließen oder eingesogen werden (Aspiration) und so kleine Entzündungsherde erzeugen. Die erste Entstehungsweise können wir eine *transbronchiale*, wohl meistens *transbronchitische*, die zweite eine *endobronchitische*, die dritte eine *intrabronchiale* nennen. Was am meisten vorkommt, und in welchen Fällen, erheischt weitere Forschung. Die transbronchitische Verbreitung durch die Gewebespalte kommt oft vor. Der Unterschied ist makroskopisch lange nicht immer klar, um so weniger, weil Kombinationen möglich sind. In den meisten Fällen sind, was bei jeder Entstehung möglich ist, die peripheren Teile der Läppchen zunächst frei von Entzündung.

4. Ist die spätere Ausbreitung der Entzündung aus denselben Gesichtspunkten wie ihre Entstehung zu erklären?

Die bronchogene Herdpneumonie bei Kindern kann verschieden verlaufen. Mitunter sind klinisch nur geringfügige auskultatorische Zeichen wahrnehmbar, und es tritt bald Genesung ein. In anderen Fällen hingegen erfolgt nach rascher Ausbreitung der Tod, in wieder anderen Fällen machen sich mehrere Schübe bemerkbar mit schließlichem Ausgang in Heilung oder Tod, während außerdem mancherlei Schattierungen möglich sind, worauf wir nicht eingehen können.

Die spätere Ausbreitung wird im allgemeinen durch die gleichen Faktoren beeinflußt, die die Entstehung des ersten Herdes bedingten. Die Vergrößerung des einzelnen Herdes wird gefördert durch die kollaterale Entzündung. Die Verringerung der Atembewegungen und damit der Bewegungsenergie des Gewebesafts bedeutet einerseits freilich Zunahme der physikalischen Gelegenheit zu lymphogener Anhäufung, andererseits aber geringere Verschleppung von Keimen aus dem peribronchialen Gewebe oder aus dem Herdkern überhaupt in die Umgebung, somit einen gewissen Gegensatz (S. 89). Je mehr weiße Blutkörperchen und gerinnendes Exsudat sich im peribronchialen Gewebe anhäufen und Gewebespalte und Lymphgefäße durch Druck verengern, um so mehr wird diese Verschleppung erschwert.

Ferner werden aber allmählich mehr Herde entstehen können. In der Regel werden in zweiter Reihe Lungenläppchen befallen, deren Eigenschaften (Größe der Atembewegungen, Blut- und Saftgehalt, Verengerungsgrad der Bronchiolen) denen der zuerst entzündeten nahezu gleich sind. Das sind erfahrungsgemäß vor allem die benachbarten Läppchen, obwohl die einzelnen, zum Teil oder ganz entzündeten Läppchen sich keineswegs immer berühren, sondern durch nicht oder kaum entzündete getrennt sein können. Aber auch Läppchen in größerer Entfernung geraten ab und zu in Entzündung. Zur Beurteilung der Entstehung dieser Entzündung müssen wir von den in den vorigen Seiten erörterten Gesichtspunkten ausgehen und außerdem versuchen, noch nicht erkannte Faktoren nachzuweisen. Wir müssen dabei die Möglichkeit beachten, daß Läppchen auch in Entzündung geraten können durch intrabronchiale

Aspiration von Exsudat aus anderen Bronchien oder Bronchiolen oder indem infektiöses Exsudat durch Hustenstöße in kraniale Bronchien bzw. Bronchiolen und Lungenbläschen hineingeschleudert wird, während die zum Läppchen hinzugehörigen Bronchialzweige von Entzündung frei sein können.

Bei längerer Dauer können immer mehr Herde entstehen, während die älteren in Ausheilung begriffen sind, so daß eine schubweise fortschreitende Entzündung, an Erysipel erinnernd, entsteht. Die Annahme, daß solche Herdpneumonien ebenfalls von Streptokokken abhängig seien, entbehrt der erforderlichen Begründung.

In bestimmten Fällen vergrößern sich die Herde mitunter ziemlich rasch. Berühren sich die kollateral entzündeten Gebiete, so redet man von einer „konfluierenden" Herdpneumonie, und bei gewisser Ausdehnung von einer pseudolobaren Pneumonie (11. Kapitel).

5. Welche Bedeutung hat der Sitz für die Natur der Gewebsveränderungen und den Verlauf? Welche anderen Faktoren beeinflussen den Verlauf?

Es ist zur Zeit noch nicht möglich, die Rolle der verschiedenen Faktoren genau anzugeben. Nicht allein erschweren die vielfachen Wechselwirkungen die Beurteilung, sondern wir kennen die verschiedenen Faktoren noch nicht einmal ausreichend. Was z. B. die Bildung von mehr Fibrin im Lungengewebe bei Diphtherie in manchen Fällen und, obwohl seltener, auch bei Masern als bei Keuchhusten und bei der selbständigen Bronchopneumonie bewirkt, ist eine noch unbeantwortete Frage. Der Diphtheriebazillus erregt allerdings überhaupt auffällig häufig Entzündung mit viel fibrinösem Exsudat, besonders in den Luftwegen, aber gerade im Lungengewebe wurde Fibrin weniger gefunden, während doch Fibrin auf seröse Häute besonders oft in großer Menge abgelagert wird nach Einwirkung verschiedener Mikroben, ähnlich wie bei unseren Tierversuchen durch Einwirkung sehr verschiedener Gifte (S. 88). Es geht hieraus wieder hervor, daß wir sowohl die Eigenschaften des Gifts als die des Gewebes, d. h. die vollständige Konstellation, berücksichtigen müssen. Dies gilt auch für die andern Entzündungsformen. Wir verfügen nicht über genaue Beobachtungen von nichttuberkulösen Herdpneumonien ausschließlich in kranialen Lungenteilen. Obwohl HENOCH solche bei Kindern klinisch beobachtet hat, die akut einsetzten und später sehr langsam verliefen und auch ich das am lebenden Kinde gefunden habe, fehlen uns die erforderlichen autoptischen Befunde. Aber es scheinen im allgemeinen die kaudalen Herde rascher durch Resorption zu schwinden als die kranialen (S. 133).

Welchen Einfluß die vorbereitenden Faktoren, wie Erkältung oder filtrierbares Virus usw., und welche Rolle die Natur der sekundär infizierenden Bakterien auf den Verlauf ausüben, muß durch weitere Forschung gesetzmäßig festgestellt werden. Dabei wird man die Konstellationen miteinander vergleichen müssen. Aber schon jetzt dürfen wir annehmen, daß die kräftigeren und größeren Atembewegungen und die größere Bewegungsenergie des Gewebesafts in den am meisten kaudalen Lungenteilen den Verlauf beschleunigen. Demgegenüber werden die Bewegungsenergie und die Abfuhr des Gewebesafts und der Lymphe verringert durch starke peribronchiale und perivaskulare Leukozyteninfiltraten, die die gleichnamigen Lymphgefäße und Gewebespalte verengern und damit die Abfuhr der Lymphe und der Entzündungs- und Infektionsstoffe beeinträchtigen. Kommt dazu allmählich Bindegewebsbildung, so wird die Abfuhr noch mehr erschwert. Rückfälle, schubweise auftretende Verschlimmerungen oder Vermehrung von Infektionsherden sind denn auch keine seltenen Erscheinungen im Verlauf der bronchopneumonischen Infektion bei Masern, Keuchhusten und mitunter auch bei Influenza.

Wir haben bei der Beantwortung der vorigen Frage schon auf die Bedeutung der kollateralen Entzündung, der Bronchiolenverengerung und der Bewegungsenergie des Gewebesafts und der Lymphe für die Vergrößerung eines Herdes und für die Resorption, und auf die Abnahme der Lüftung und äußeren Atmung hingewiesen. Das sind somit auch Faktoren, die den Verlauf beeinflussen. Wir können im allgemeinen sagen, daß der Sitz und die Natur der ersten Gewebsveränderungen die physikalische Gelegenheit, die biochemische Empfänglichkeit und die Bereitschaft zu bestimmten erfolgenden Entzündungsformen, folglich den Verlauf beeinflussen. Die daraus entstehenden Gewebsveränderungen beeinflussen die dann folgenden usw. Je geringer die Bronchiolenverengerung ist, je tiefer die Atembewegungen des in Entzündung geratenen Lungengewebes überhaupt sind, um so mehr nähern sich die morphologischen und vitalen Eigenschaften denen der diffusen Lungenentzündungen, wie z. B. der fibrinösen Pneumonie. Eine Schmelzung wie die des zellig-fibrinösen Exsudats bei der typischen zellig-fibrinösen Pneumonie, und damit eine Krise, tritt aber nicht ein. Und wenn im Gegenteil, wie manchmal bei Masern, Keuchhusten und Influenza, auch und sogar insbesondere in paravertebralen kaudalen Lungenteilen peribronchiale und perivaskulare Leukozytenanhäufungen hartnäckig bestehen bleiben, wird der Verlauf auch bei akutem Anfang und geringer Bronchiolenverengerung und bei kaudalem Sitz schließlich ein träger und gar chronischer. Auch bei Diphtherie finden wir ähnliche peribronchiale und perivaskulare Anhäufungen von weißen Blutkörperchen. In diesen Fällen stirbt das Kind aber in der Regel bald. Ob sie sich nach dem späten Diphtherietod nachweisen lassen, ist noch zu erforschen.

Aus dem gleichen Gesichtspunkt, nämlich aus einer geringen Bewegungsenergie des Gewebesafts und der Lymphe, verstehen wir auch den langsamen Verlauf, mitunter mit Rückfällen, bei Kindern mit oberflächlichen Atembewegungen durch Muskelschwäche oder örtlich durch Abflachung oder Einziehung der lateralen kaudalen Brustkorbteile bei Rachitis usw., auch bei Verunstaltungen des Brustkorbs, die die Atmung oberflächlicher machen.

Ferner ist für den Verlauf von Bedeutung der Grad von Eiterbildung und Eiteranhäufung, insbesondere in Bronchiolen, durch nicht ausreichenden Auswurf. Anhäufung von frischem Eiter bedeutet zugleich Anhäufung von Bakterien und ihren Giften und Aufnahme davon in die kollateralen Gewebespalte mit Verschlimmerung der kollateralen Entzündung, und ins Blut mit Schädigung des Allgemeinzustandes.

Ferner dürften Pleuritis, Perikarditis, Lymphadenitis, Peritonitis von Einfluß auf den Verlauf sein, auch dann, wenn das klinisch nicht klar zutage tritt. Beachtung erheischen auch Verdauungsstörungen durch häufige follikulare oder sonstige Enteritis und Gastritis usw., insbesondere wenn sie zu Obstipation und Meteorismus führen, der die Atembewegungen beeinträchtigt und damit der Heilung entgegenwirkt. Es gibt Fälle, worin man im Anschluß an einen Diätfehler Verschlimmerung der Bronchopneumonie, sogar mehrmals, beobachtet. Auch Ermüdung durch Unterhaltung, Spiel usw. vermag die Heilung zu verzögern oder gar einen Rückfall herbeizuführen (S. 127). Einmal sah ich bei einem Knaben von zwei bis drei Jahren eine hartnäckige Bronchiolitis, abwechselnd mit eitriger Mittelohrentzündung, die erst dauernd heilte nach Entleerung des Eiters.

Geht die Bronchopneumonie in Heilung über, so wird wahrscheinlich zunächst das kollaterale Exsudat aufgeräumt. Wir finden nämlich bei der Autopsie in chronischen und sogar in nicht ausgeheilten, sondern latent gewordenen Fällen von Bronchopneumonie nach Masern, Keuchhusten oder Influenza, die klinisch bloß als „Bronchitis" fortbestehen mag, nur auf die Bronchial- bzw. Bronchiolenwand, das peribronchiale oder auch perivaskulare Gewebe beschränkte Anhäufungen von Lymphozyten (s. oben), und vielleicht vereinzelte Lymphozyten in gewissem Abstande, während sich mehr oder weniger neugebildete Bindegewebszellen oder gar bindegewebige Stränge nachweisen lassen. Von einer exsudativen Bronchopneumonie kann da die Rede kaum mehr sein, und klinische Erscheinungen fehlen dann manchmal auch ganz. Diese Veränderungen scheinen in den paravertebralen kaudalen und anstoßenden Lungenteilen in der Regel am beharrlichsten zu sein. Hat sich ein deutlicher bronchiolitischer (bronchiolostenotischer) Brustkorb ausgebildet, so kann diese zellig-proliferative Entzündung ausgedehnter sein. Es kommen jedoch Ausnahmen vor, wo man auch im angrenzenden Teil des kranialen Lungenabschnitts die Folgen einer proliferativen Entzündung verschiedener Ausdehnung findet ohne irgendein Zeichen von tuberkulösem oder pneumonokoniotischem Ursprung. Bemerkenswert ist, daß die proliferative Entzündung im kaudalen Abschnitt einen überwiegend intralobularen, im kranialen Abschnitt hingegen einen nahezu ausschließlich interlobularen Sitz, sogar in derselben Lunge, haben kann. [Vgl. Krkh.forschg 8, 163 (1930) Abb. 5.]

Hiermit haben wir einen anderen, den mitunter vorwiegend *interlobularen Sitz* der proliferativen Entzündung erwähnt. Man betrachtet sie in der Regel als pleurogenen Ursprungs, weil die verdickten interlobularen Septen mit einem ebenfalls proliferativ verdickten Lungenfell zusammenhängen. Diese Ansicht ist jedoch nicht hinreichend begründet. Allerdings hängen die interlobularen Lymphgefäße mit den subpleuralen, und diese mit der pleuralen Oberfläche zusammen und ist damit die Möglichkeit gegeben, daß entzündungserregende Keime aus diesen in jene, aber andererseits auch die Möglichkeit, daß sie aus jenen in diese verschleppt werden.

Wie können wir entscheiden, welche Virusverschleppung vorgelegen hat? Zunächst durch die Beantwortung der Frage, woher die Keime in beiden Fällen kommen. In die Gewebespalte und Lymphgefäße des (sub)pleuralen Gewebes können Keime aus der Brustwand, den mediastinalen Gebilden, aus den Halsoder aus den Bauchlymphgefäßen eingeschleppt werden, aber auch aus den Gewebespalten oder Lymphgefäßen der Lunge, worin sie aus den Luftwegen aufgenommen worden sind. In diesem Fall sind sie wohl zunächst in perivaskulare und peribronchiale und von da aus in interlobulare und dann in (sub)pleurale Lymphgefäße oder Gewebespalte geraten. Es fehlt ein ausreichender Grund zur Annahme einer anderen Möglichkeit, obwohl sie nicht ohne weiteres abzulehnen ist, daß nämlich aus subpleuralen Lungenbläschen Keime in die Gewebespalte dieser Bläschen und dann in Gewebespalte bzw. Lymphgefäße des (sub)pleuralen Gewebes geraten. Aus den Krankengeschichten erhellt auf jeden Fall, daß manchmal (oder immer?) bronchogene Herdpneumonie voraufging. Dies ist besonders deutlich bei akuter interlobularer zelliger oder eitriger Lymphangioitis, die zur Pneumonia dissecans führen kann, z. B. bei Grippe, und zwar vorwiegend in subpleuralen Teilen. Im allgemeinen erfolgt Pleuritis bei infektiösen Lungenentzündungen um so mehr, je ausgedehnter und akuter sie sind, weil dann auch die Chance, daß Keime das (sub)pleurale Gewebe erreichen, am größten ist. Eine andere Zufuhr von Keimen kommt nicht so oft in Betracht.

Wodurch in bestimmten Fällen die interlobulare Entzündung vorwiegend subpleural erfolgt, ist noch zu erforschen. Sicher ist, daß sie in andern Fällen auch in tieferen Lungenteilen entsteht. Wenn aber in akuten oder subakuten Fällen von interlobularer Entzündung, mitunter in Form einer „dissezierenden Pneumonie", eine klinisch erkannte und autoptisch nachweisbare akute bronchogene Herdpneumonie voraufging und auch die interlobulare Entzündung von dieser Bronchopneumonie aus entstanden sein dürfte, warum sollte denn eine chronische proliferative interlobulare Entzündung, gleichfalls klinisch im Anschluß an eine chronische Herdpneumonie oder chronische „Bronchitis", nicht auf dem gleichen Wege, sondern auf dem pleurogenen Umwege erfolgen? Man könnte mit mindestens gleichem Recht behaupten, daß die proliferative Pleuritis sich einer proliferativen interlobularen Entzündung anschließe. Damit wäre eher in Übereinstimmung zu bringen, daß proliferative Pleuritis ganz fehlen kann. Sowohl die proliferative Pleuritis, als die proliferative interlobulare Entzündung können durch eine broncholymphogene Infektion entstehen — die voraufgehende Bronchopneumonie weist darauf hin, ihr klinisches Fehlen schließt sie nicht aus; ob aber das Virus immer ausschließlich durch interlobulare Lymphgefäße der Pleura zugeführt wird, ist eine offene Frage.

Die chronische proliferative Entzündung wird von *Schrumpfung* gefolgt, die zu Verkleinerung eines verschieden großen Abschnitts der Lunge und in bestimmten Fällen zu *Bronchiektase* oder in anderen im Gegenteil zu *Verengerung* von Bronchien führt. Daß die klinisch erkennbare Bronchiektase fast immer im kaudalen Lungenabschnitt, und zwar meistens paravertebral oder zentral sitzt (wir gebrauchen das Wort Bronchiektase zur Andeutung auch von Erweiterung mehrerer Bronchialzweige), wird allgemein bestätigt. Daß aber Bronchiektase nie im kranialen Lungenabschnitt vorkommen sollte, ist unrichtig. Nicht allein tuberkulöse proliferative Entzündung kann zu Schrumpfung des kranialsten Viertels oder eines größeren Teils des kranialen Abschnitts, sogar des ganzen Oberlappens mit Bronchiektase (Vgl. Krkh.forschg **1930**, Abb. 18) führen, sondern auch eine solche Entzündung pneumonokoniotischen oder anderen Ursprungs vermag das. Im Leidener Path. Museum finden sich mehrere Präparate. Die (besonderen) Konstellationen in diesen Fällen sind unter Berücksichtigung der Krankengeschichten genau festzustellen. (Vgl. Krkh.forschg **1930**.)

Was bedingt aber die Erweiterung oder Verengerung der Bronchien bei Schrumpfung von Bindegewebe?

Vergleichen wir die verschiedenen Fälle untereinander, so lautet die Antwort: Der Sitz und die Ausdehnung des schrumpfenden Bindegewebes. Es halten aber die Zahl und die Weite der Bronchiektasen durchaus keinen gleichen Schritt mit der Verbreitung, der Menge und dem Alter des schrumpfenden Bindegewebes, sondern eine gewisse Schrumpfung ist Bedingung, übrigens kommt es auf den Sitz des schrumpfenden Bindegewebes an. Häufig sehen wir eine große Menge geschrumpften, faserreichen bzw. hyalinen Bindegewebes entzündlichen Ursprunges ohne eine Spur von Bronchiektase, im Gegenteil sogar mit verengerten Bronchien. Demgegenüber finden wir mitunter schon bei kleinen Kindern unverkennbare Bronchiektase bei einer makroskopisch nicht oder kaum erkennbaren Menge schrumpfender bindegewebiger Bündel entzündlichen Ursprungs im Lungenläppchen.

Von mehreren Seiten wird als notwendig für die Entstehung von Bronchiektase Pleuraverwachsung vorausgesetzt, aber mit Unrecht. Denn Pleuraverwachsung kann vollständig fehlen. Warum sollte Schrumpfung ohne Verwachsung der Pleurablätter sogar zu Bronchialverengerung führen? Auch ohne Verwachsung bleiben sich die Pleurablätter berühren, keine Flüssigkeit oder Gas häuft sich dazwischen auf. Und daß Bindegewebsschrumpfung zu Bronchialverengerung führe, indem Verwachsung der Pleurablätter ihre Verschiebung hemmen sollte, wäre nicht verständlich. Dieser Zusammenhang ist auch nicht erwiesen.

In den meisten Fällen von Bronchiektase sind aber die Pleurablätter in der Tat verwachsen, was nicht wundernehmen kann, weil doch proliferative Lungenentzündung auch ohne Bronchiektase oft mit adhäsiver Pleuritis einhergeht. In bestimmten Konstellationen mag sie vielleicht Faktor von Bronchiektase sein. Auch die „postempyematöse" Bronchiektase dürfte gleichfalls einer proliferativen Lungenentzündung mit Schrumpfung zuzuschreiben sein. Wir kennen auf jeden Fall Lungen mit Pleuraverwachsung bzw. Pleuraschwarte und Lungenschrumpfung mit oder ohne Bronchiektase und Lungenschrumpfung ohne Pleuraverwachsung mit oder ohne Bronchiektase.

Wie entscheidet denn der Sitz, ob bei Lungenschrumpfung Bronchiektase erfolgt oder nicht? Oder entscheidet etwas anderes?

Bei einer reinen proliferativen interlobularen Entzündung mit Schrumpfung des entzündlich gebildeten Bindegewebes muß eher Verengerung als Erweiterung der zwischen den schrumpfenden Septen liegenden Bronchien erfolgen. Denn Schrumpfung dieser Septen bedeutet Verkleinerung ihrer Oberflächen, so daß sich die Schnittpunkte ihrer Durchschnitte nähern und die von diesen Septen eingeschlossenen Lungenbläschen und Bronchialzweige sich verengern. Eine Bronchiektase entsteht denn auch ebensowenig wie in einem größeren Lungenabschnitt, der durch Schrumpfung einer Pleuraschwarte kleiner wird. Es ist aber möglich, daß *neben* einem durch Schrumpfung verkleinerten Lungenteil Bronchiektase erfolgt, indem der ganze schrumpfende Abschnitt einen bronchifugalen (erweiternden) Zug auf benachbarte Bronchien ausübt.

Es leuchtet ferner ohne weiteres ein, daß ein bronchialer oder peribronchialer bindegewebiger Zylinder durch gleichmäßige Schrumpfung (in bronchipetaler Richtung) den Bronchus gleichmäßig verengern wird. Dies ereignet sich in der Tat, obwohl wir nur relativ selten eine gleichmäßige Bronchialverengerung sehen. Eine örtlich umschriebene Verengerung als Folge einer örtlich umschriebenen Schrumpfung ist häufiger nachweisbar.

Bronchialerweiterung durch Schrumpfung von Bindegewebe entzündlichen Ursprunges wird allein erfolgen, wenn diese örtlich umschrieben oder an den ganzen Umriß eines Bronchus angreifende schrumpfende Kraft eine bronchifugale Richtung hat und die Bronchialwand ausreichend auszudehnen vermag. Eine solche Kraft vermögen schrumpfende Bindegewebsbündel auszuüben, die mit einem Ende an der Bronchialwand festsitzen und deren anderes Ende sich in einem gewissen Abstand der Bronchialwand intralobular oder irgendwo sonst findet.

Nun kann durch proliferative Entzündung an mehreren Stellen in verschiedenen Richtungen Bindegewebe gebildet werden. Bildet sich zylindrische Verdickung der Bronchialwand oder des peribronchialen Gewebes und außerdem Bindegewebe mit bronchifugaler Schrumpfung, so wird der betreffende Bronchus gleich weit bleiben oder enger oder weiter werden, je nachdem die beiden entgegengesetzten schrumpfenden Kräfte gleich sind oder die eine die andere übertrifft. Daß die Dehnbarkeit der Bronchialwand durch eine zylindrische Bindegewebsbildung abnimmt und Null nähert, je nachdem die Wand knorpelhart wird, müssen wir annehmen. Finden wir einen erweiterten Bronchus mit knorpelharter Wand, so muß die Ektasie vor der Sklerose eingetreten sein. Wir müssen im allgemeinen bei der Beurteilung der Entstehung oder des Ausbleibens von Bronchiektase die örtlichen und zeitlichen Verhältnisse genau berücksichtigen. Dann wird sich auch eine Bronchiektase inmitten einer interlobularen proliferativen Entzündung als möglich erweisen usw.

Diese Verhältnisse bestimmen auch die *Form* einer Bronchiektase, ob sie eine zylindrische oder diffuse, eine sack- oder spindelähnliche, eine variköse oder andere ist.

Ausgedehnte intralobulare Bindegewebsbildung mit Schrumpfung wird zu vielfacher Bronchiektase führen können, sowohl im kranialen als im kaudalen Abschnitt, und zwar dann, wenn die durch das schrumpfende Gewebe ausgeübte Kraft zur Erweiterung der Bronchien ausreicht. Es kommt immer auf die Dehnbarkeit der Bronchuswand, den Angriffspunkt, die Größe und Richtung der schrumpfenden Kraft an. Je dehnbarer die Bronchialwand ist, um so leichter, ceteris paribus.

Man hat schon früher wiederholt Bronchiektase einer Abschwächung der Bronchialwand zugeschrieben, ohne diese jedoch nachzuweisen oder annehmlich zu machen. Wir sind nicht berechtigt, Entzündung ohne weiteres dafür verantwortlich zu machen. Man wird wohl nicht behaupten, daß eine katarrhalische Schleimhautentzündung ohne weiteres die Dehnbarkeit der Bronchialwand vergrößern sollte. Aber auch eine zellige Entzündung der tieferen Bronchialwandschichten vermöchte das nicht, während eine dazukommende Bildung von Bindegewebe sie allmählich geradezu verringern würde. Kommt dann Ablagerung von Hyalin hinzu, so kann die Wand sogar knorpelhart werden, abgesehen von einer möglichen Bronchialverengerung durch Schrumpfung. Es kann Nekrose, eitrige oder gangränöse Erweichung die Dehnbarkeit vermehren. Das sind aber Ausnahmen.

Wir müssen ferner die Möglichkeit anerkennen, daß Erhöhung des intrapulmonalen Luftdrucks Bronchiektase fördere. Erhöhung des intrabronchialen Luftdrucks mit Erweiterung des Bronchus ist aber ausschließlich denkbar als Folge einer angestrengten Ausatmung durch erhöhten exspiratorischen Widerstand, nämlich bei Hustenstößen und bei sonstigen Preßbewegungen in kranialen Bronchialzweigen, wobei diese Bronchien durch den kaudalen Lungenabschnitt aufgeblasen werden; die kaudalen Bronchialzweige werden zugleich mehr oder weniger verengert. Die Bronchialzweige in chronisch emphysematösem Lungengewebe pflegen etwas diffus erweitert zu sein. Ob aber je Bronchiektase von klinischer Bedeutung allein durch intrabronchiale Luftdruckerhöhung entsteht, erscheint recht fraglich.

Man hat auch fortwährender Anhäufung von Exsudat in einem Bronchus eine erweiternde Kraft zugeschrieben. Eine derartige Anhäufung tritt jedoch nicht primär, d. h. nicht ohne Bronchialverengerung oder Bronchiektase ein.

Eine andere Folge von Bindegewebsschrumpfung in gewisser Ausdehnung ist *Lungenblutung*, d. h. Blutung aus Lungen- oder aus Bronchialgefäßen. Nach mehreren klinischen Angaben (vgl. z. B. STAEHELIN) sind Hämoptysen bei nichttuberkulöser Bronchiektase und bei Lungentuberkulose klinisch nicht zu unterscheiden, wenn nicht der Nachweis von Tuberkelbazillen im Auswurf einen Anhaltspunkt darbietet. Das kann nicht wundernehmen. Denn zunächst kann auch durch tuberkulöse Lungenschrumpfung sogar mehrfache Bronchiektase erfolgen. Außerdem enthält andererseits die Wand einer nichttuberkulösen Bronchiektase oft erweiterte Blutgefäße, die durch geschwürige Nekrose einreißen und bluten können, während ferner die Schleimhaut schwammig sein kann wie die einer Kavernenwand, so daß kapillare Blutungen erfolgen.

Schließlich kann Lungenschrumpfung zu Blutstauung und dadurch zu Lungenblutung führen, ähnlich wie bei Mitralisstenose und in bestimmten Fällen von Herzinsuffizienz. Das schrumpfende Gewebe übt nämlich einen Druck auf die darin befindlichen Blutgefäße aus, der ganz allmählich zunimmt. Es verengern sich dadurch zunächst die Blutgefäße mit dem niedrigsten Blutdruck, also die größten Venen, merkbar. Der Blutdruck ist nämlich die Kraft, die der Zusammendrückung widerstrebt, wenn er höher als der Druck des Luftkreises ist. Dann ist die Gefäßwand gedehnt und gespannt und widerstrebt sie einer Verengerung nicht; ihre Spannung bedeutet im Gegenteil eine verengernde Kraft, die sich mit dem Blutdruck das Gleichgewicht hält (A. P. 58). Werden die weitesten Venen verengert, so erfolgt Blutstauung mit Erweiterung der engeren Venen und Kapillaren. Durch die mit der Zusammenschrumpfung einhergehende Verkleinerung eines Lungenteils werden die Blutgefäße zugleich auch verkürzt, geschlängelt oder sogar abgeknickt. Diese Blutstauung kann zu Blutungen führen, die durch Hustenstöße und sonstige Preßbewegungen gefördert werden. Nimmt die Schrumpfung allmählich zu, so werden auch die kleinen Venen, und schließlich auch die Kapillaren mehr oder weniger verengert. Damit nimmt die Chance auf Blutungen allmählich ab, so daß diese schließlich ausbleiben können, abgesehen von Blutungen aus der Schleimhaut einer Bronchiektase, die noch erweiterte Venen und Kapillaren enthalten und außerdem geschwürig sein kann. Auch bei Lungentuberkulose können wiederholt Stauungsblutungen entstehen, mitunter mehrmals jährlich viele Jahre lang — wie ich sah —, die mit fortschreitender Schrumpfung aufhören können, wenn nicht die Gewebsveränderungen in die Umgebung fortschreiten oder Schleimhautblutungen eintreten.

Man hat schon längst *Trommelschlägelfinger* und *-zehen* mit Bronchiektase in Zusammenhang gebracht und sie als eine Erscheinung davon betrachtet. Sie sind aber wohl einer Blutstauung in den Endgliedern der Finger und Zehen zuzuschreiben, obwohl wir nicht über morphologische Einzelheiten verfügen. Sie kommen nicht allein bei Bronchiektase vor infolge des erschwerten Abflusses des Blutes, sondern auch bei gewissen Herzfehlern, chronischer Pleuritis, Lungentuberkulose, durch eine ähnliche Blutstauung. Nimmt diese ab, so können die Anschwellungen der Finger und Zehen schwinden.

6. Was war der Virusweg?

Zur Beantwortung dieser Frage müssen wir zunächst die *Viruspforte* und dann die weiteren Veränderungen im Organismus bestimmen. Die Viruspforte können wir aus der Krankengeschichte und aus einer genauen klinischen bzw. autoptischen morphologischen Untersuchung erkennen. Wir haben hervorgehoben, daß die bronchogene Herdpneumonie immer eine sekundäre ist; primäre aerogene Herdpneumonien sind sehr selten. Es geht nämlich immer eine infektiöse Bronchitis der bronchogenen Herdpneumonie vorauf, sofern wir das durch rechtzeitige klinische Untersuchung beurteilen können. Andere Fälle, wo der Arzt eine schon ausgebildete Bronchopneumonie fand, sind so analog, daß wir auch dafür die gleiche Genese annehmen dürfen.

Es fragt sich somit, woher die Mikroben kommen, die die Bronchi(oli)tis erregen, und welchen Weg entlang. Wie wir schon gesehen haben, weist die Flora des Auswurfs auf die Notwendigkeit einer genauen Forschung hin, ob nicht ausschließlich oder vorwiegend eine Autoinfektion der gewöhnlichen Pneumonieerreger in bestimmten Fällen auf dem Boden einer durch ein Gift, z. B. bei Enteritis, entzündlich hyperämisch gewordenen Bronchialschleimhaut und Lungengewebes im Spiele ist.

In fast allen anderen Fällen handelt es sich um eine selbständige Bronchopneumonie durch Auto- oder späte Infektion im Anschluß an die Einwirkung eines äußeren Faktors, wie Abkühlung mit erfolgendem Schnupfen oder Angina, an eine anscheinend primäre Tracheitis oder Bronchitis; oder um Auto- oder späte Infektion im Anschluß an eine Infektionskrankheit wie Masern, Keuchhusten, Grippe, Diphtherie. Die drei zuerst genannten Krankheiten werden wahrscheinlich durch ein filtrierbares Virus übergebracht, das dann bald von einer sekundären Auto- oder späten Infektion gefolgt wird (S. 97f.). Auch Schnupfen kann in bestimmten Fällen wahrscheinlich durch ein ansteckendes filtrierbares Virus, ähnlich wie Grippe, entstehen. Grippe pflegt mit Schnupfen anzufangen. Gesetzmäßige weitere Forschung ist erforderlich.

Inwiefern bei Diphtherie Autoinfektion (bei Bazillusträgern) möglich ist, muß weitere Forschung ausmachen.

Ob Lungenpest aerogen oder bronchogen entsteht, ist unentschieden. In freilich noch nicht bestätigten Versuchen gelang es BATZAROFF, bei Meerschweinchen eine Bronchopneumonie zu erregen, indem er bei diesen Tieren Pestbazillen auf die Nasenschleimhaut einführte.

X. Typische akute diffuse Lungenentzündung

Wir meinen damit die typische diffuse fibrinöszellige oder fibrinöse Pneumonie; man deutet sie oft als lobare an; mit Unrecht, weil sie häufiger weniger oder mehr als genau einen Lappen einnimmt.

Die typische fibrinöse Pneumonie zeichnet sich bekanntlich klinisch aus durch plötzlichen Anfang mit Schüttelfrost mit schwerem Krankheitsgefühl, gefolgt durch eine Febris continua mit kritischem Ende. Sowohl die übrigen klinischen Erscheinungen, als die rasche Zunahme der Entzündung und die sich rasch auseinander entwickelnden Stufen weisen auf eine heftige akute Entzündung hin: die starke Hyperämie mit plasmatischer Exsudation (Anschoppung, engouement), die rote Hepatisation mit zunehmender starker Fibrinbildung und nachfolgender Anhäufung von ausgetretenen gelapptkernigen Leukozyten neben abgehobenen Epithelzellen, die rotgraue und graue Hepatisation mit der körnigen Schnittfläche, indem die Spannung der Lunge das elastische Fibrin aus den Lungenbläschen und Bronchiolenöffnungen hervorpreßt. Dann setzt rasch Erweichung des Exsudats unter einer mehr oder weniger gelblichen Verfärbung (gelbe Erweichung, nicht Hepatisation) ein, gefolgt von einer raschen Emulsionsbildung und rascher Resorption der Emulsion. Diese Emulsionsbildung ist keine Eiterung. Eine so rasche Resorption von Eiter ohne eine Spur von Nekrose des Lungengewebes, das doch nach allen Seiten hin mit der Emulsion in Berührung ist, stünde ganz vereinzelt in der Pathologie da. Die Zerreißlichkeit des Lungengewebes durch Erweichung des Exsudats ist nicht Gewebsnekrose, sondern dem Auseinanderdrängen der elastischen Fasern und anderen Gewebsbestandteile durch die aufgenommene Flüssigkeit, ähnlich wie etwa bei hypostatischer Pneumonie durch Ödem, zuzuschreiben. Auch der „gutartigste" Eiter, ein Pus optimum, wird überhaupt nicht oder schwer resorbiert, vielmehr manchmal nur eingedickt. Schließt sich ausnahmsweise unverkennbare Eiterung an fibrinöse Pneumonie an, so entsteht denn auch ein Lungenabszeß durch eitrige Erweichung von Lungengewebe, etwas ganz anderes.

Schon während der Anschoppung ist die Luft durch das plasmatische Exsudat aus den Lungenbläschen verdrängt. Der Alveoleninhalt besteht später ganz überwiegend aus Fibrin und Blutkörperchen, und zwar finden sich diese meistens in so großer Anzahl, daß es richtiger erscheint, von fibrinöszelliger Entzündung zu reden. Wir deuten aber auch diese Entzündung kurz als fibrinöse an, wie üblich. Die Bronchien sind immer mit entzündet, jedoch in der Regel weniger als das Lungengewebe und als die Bronchialzweige bei der herdförmigen bronchogenen Entzündung. Es ist auf jeden Fall keine Rede von einer Bronchiolenverengerung, die der Lungenentzündung voraufgeht oder sie begleitet und zu Atelektase oder Emphysem führt.

Im kranialsten Lungenviertel kommt es manchmal nicht zu einer festen Hepatisation, im kranialen Abschnitt überhaupt kann die fibrinöszellige oder fibrinöse Entzündung („Oberlappenpneumonie") weniger typisch verlaufen (S. 131). Wir müssen aber schon hier bemerken, daß man im Schrifttum nicht angedeutet hat, welchen Teil des Oberlappens man meinte, den zum kranialsten Lungenviertel gehörenden oder den übrigen, damit funktionell nicht gleichwertigen Teil.

Wir müssen im übrigen darauf bedacht sein, daß man im Schrifttum in statistischen Übersichten auch Fälle von „fibrinöser Pneumonie" ohne Autopsie mitzählt. Nun werden die unzweideutigen Fälle im allgemeinen wohl richtig erkannt sein. Ob aber die abweichenden Fälle von fibrinöser Pneumonie nicht zum größeren oder kleineren Teil etwas anderes darstellten, vermag man ohne genaue Autopsie nicht zu entscheiden. Es werden allerdings scharfe Grenzen zwischen Abweichungen oder Schattierungen einer fibrinösen Pneumonie und diffusen oder pseudolobaren Lungenentzündungen anderer Art oder Natur und anderen Ursprungs nicht immer zu ziehen sein. Das überhebt uns aber nicht der Aufgabe, durch vollständige, somit auch autoptische Untersuchung möglichst genaue Gruppierungen vorzunehmen.

Wir gehen jetzt zur Beantwortung der sechs Fragen über.

1. Wo beginnt die fibrinöse Pneumonie? Wohin schreitet sie fort?

Bei der Autopsie finden wir mitunter den ganzen entzündeten Lungenabschnitt in nahezu derselben Stufe der Entzündung. Aber auch in diesen Fällen pflegen wir in den peripheren Teilen des entzündeten Gebiets etwas Lungengewebe in einer jüngeren Entzündungsstufe anzutreffen. In anderen Fällen sehen wir aber mehrere Gebiete in verschiedenen Entzündungsstufen nebeneinander. Es finden sich dann meist die zentralen Teile in der am meisten vorgerückten Stufe und mehr peripher jüngere Entzündungsstufen, an den Rändern der diffusen Entzündung sogar entzündliche Anschoppung oder kollaterales Ödem oder Hyperämie ohne weiteres. In wieder anderen Fällen weist die Schnittfläche die Durchschnitte verschiedener nicht scharf abgegrenzter Herde verschiedener Natur, die zusammen scheinbar regellos das ganze entzündete Gebiet aufbauen. Andere Schnittflächen werden manchmal, wenn nicht immer, die scheinbare Regellosigkeit einem gesetzmäßigen Aufbau Platz machen lassen, der mehr oder weniger an den Aufbau bronchogener Herdpneumonien erinnert (S. 85, 91).

Aus diesen autoptischen Befunden müssen wir ableiten, daß in einem Teil der Fälle die *zentralen* Lungenteile die ältesten Veränderungen aufweisen, daß die Pneumonie somit in diesen Teilen einsetzt. Denn es liegt kein Grund vor zur Annahme, es verlaufe die Entzündung in den zentralen rascher als in den peripheren Lungenteilen. Die Wahrnehmung weist vielmehr auf das Gegenteil hin (s. später).

Die klinische Erfahrung scheint mit diesen morphologischen Befunden nicht im Widerspruch zu sein. Die älteren Angaben finden in den Röntgenbildern dieses Jahrhunderts Bestätigung. In manchen Fällen entsteht die Entzündung in der Hilusgegend (zentralen Lungenteil), und schreitet sie nach der Peripherie hin fort. In anderen Fällen findet man jedoch schon bei der ersten Untersuchung einen Schatten, der dem ganzen entzündeten Gebiet mehr oder weniger vollständig entspricht. Das schließt aber einen zentralen Beginn nicht aus. Die Entzündung könnte sich so rasch ausgedehnt haben, daß das erste Röntgenbild zu spät war zum Nachweis des noch beschränkten zentralen Schattens. Fortgesetzte, möglichst frühe Röntgenuntersuchung muß versuchen, Entscheidung zu bringen. Meistens war der Schatten am Hilus am dunkelsten und wurde er von innen nach außen schwächer. Am Hilus finden sich aber Lymphdrüsen, die mehr oder weniger vergrößert sein und dadurch den Schatten örtlich dunkler gemacht haben könnten (vgl. STAEHELIN, 1303 ff.). Selbstverständlich muß man hypostatische Pneumonien außer Betracht lassen, die besonders paravertebral kaudal entstehen.

In seltenen Fällen bleibt die Entzündung auf den zentralen Lungenteil beschränkt (zentrale Pneumonie). Meistens findet man eine diffuse Ausdehnung, und zwar vorwiegend im kaudalen Lungenabschnitt, nur etwa in 13,5 % allein im rechten oder linken Oberlappen ohne weitere Andeutung. Wegen der ausgebliebenen Autopsie in vielen Fällen muß jedoch dahingestellt bleiben, wieviel Fälle als nicht zur fibrinösen Pneumonie gehörig in Abzug gebracht werden müßten. Wir gehen darum nicht weiter auf die Zahlenangaben ein. Nach ENGEL sollte die fibrinöse Pneumonie bei Kindern gerade im Oberlappen, besonders rechts, häufiger vorkommen. Die Zahlen sind jedoch klein und die Fehlerquellen vielleicht noch größere als beim Erwachsenen.

2. Welche Mikrobe ist der Infektor? Ist die Infektion eine primäre oder sekundäre?

Nach älteren und neueren Untersuchungen müssen wir annehmen, daß in der übergroßen Mehrzahl der Diplococcus lanceolatus der Erreger ist (S. 82). Unter 529 Fällen von „akuter lobarer Pneumonie" fanden ferner AVERY, CHICKERING, COLE und DOCHEZ neulich 454 mal diese Mikrobe verzeichnet, ferner 6 mal den Influenzabazillus, 3 mal den Friedländer-Bazillus, 49 mal unbestimmte Erreger und ferner Streptokokken, Staphylokokken und Kombinationen. Es fehlte aber eine gesetzmäßige autoptische Prüfung, die bei Genesung ausgeschlossen ist.

Ist die Infektion eine primäre oder eine sekundäre?

Die vielen Versuche, bei Tieren eine primäre hämatogene oder aerogene Pneumonie zu erregen, sind fast ausnahmslos fehlgeschlagen (S. 83).

Was lehrt die Beobachtung beim Menschen?

Der ganz plötzliche Beginn der schweren Krankheitserscheinungen drängt anscheinend unwichtige voraufgegangene Störungen, wie einen Schnupfen, in den Hintergrund, ähnlich wie bei mancher akuten infektiösen, scheinbar primären Osteomyelitis, die sich doch bei genauer anamnestischer Nachfrage als eine sekundäre metastatische herausstellte, indem ein eiterndes Ekzem oder Furunkulosis usw. voraufging (vgl. KOCHER und TAVEL, GEBELE, LEXER u. a.). So dürfen wir auch nicht ohne weiteres, sondern erst nachdem wir durch eine genaue gesetzmäßige anamnestische Untersuchung andere Möglichkeiten ausgeschlossen haben, eine fibrinöse Pneumonie als eine primäre betrachten. Je genauer wir untersuchen, um so seltener werden wir uns für dazu berechtigt halten. Schon GRISOLLE, TRAUBE, KNÖVENAGEL, LANDOUZY u. a. haben hervorgehoben, daß sehr oft Angina, Schnupfen, Bronchitis oder Erscheinungen allgemeiner Natur (letztere könnten aber Prodromalerscheinungen sein) der fibrinösen Pneumonie voraufgehen. Sogar en- und epidemische Pneumonien müssen keineswegs primäre sein. Auch sie können durch andere Infektionen oder Schädigungen, wie z. B. Erschöpfung, Hungerzustände, bestimmte Witterungen, eingeleitet oder vorbereitet sein.

Eine solche allseitige anamnestische Untersuchung führt zur Gruppierung von fibrinösen Pneumonien, je nachdem folgende Schädigungen oder Störungen voraufgingen: Angina oder Schnupfen; Tracheitis oder Bronchitis; Erkältung durch Abkühlung; gewisse Witterungszustände und Jahreszeiten; gewisse Infektionskrankheiten; Kontusion des Brustkorbs; mechanische, chemische, thermische oder aktinische Schädigung der Luftwege oder (und) des Lungengewebes; körperliche oder geistige Anstrengung ungewöhnlichen Grades und längerer Dauer.

Über das *Wie* mag noch gestritten werden, daß Schädigungen, wie die hier genannten, oft der Pneumonie einen Tag, ein paar oder mehrere Tage voraufgehen, wird immer mehr anerkannt, auch daß ein genetischer Zusammenhang besteht. Mitunter betrachtet man Angina, Tracheitis usw. aber als Prodromalerscheinungen der Pneumonie, ohne jedoch die Möglichkeit auszuschließen, daß sich die infektiöse Lungenentzündung daraus entwickelt.

Die Bedeutung der *Erkältung* als krank machender Faktor wird in diesem Jahrhundert allmählich mehr anerkannt. Sie kann durch Abkühlung bestimmten Grades und bestimmter Dauer, „bestimmt" mit Hinsicht auf die individuelle Empfindlichkeit, erfolgen. Die Abkühlung kann die Folge sein von Durchnässung der Kleider bis auf die Haut durch Regen oder einen Fall ins kalte Wasser ohne Aspiration von Wasser, besonders wenn nicht rasch ausreichende Erwärmung durch Körperbewegung oder durch Reiben, Bettwärme usw. erfolgt. WEICHSELBAUM, TALMA, AUFRECHT, FR. MÜLLER und viele andere haben Beobachtungen mitgeteilt, auch ich könnte Fälle hinzufügen. Vgl. auch STICKER.

In anderen Fällen bewirkt ein abkühlender Luftzug oder scharfer Wind, besonders bei ermüdeten, ungenügend gekleideten oder schlecht genährten Menschen Angina, Bronchitis oder Pneumonie. WELCH hat eine lehrreiche Beobachtung mitgeteilt: Von einem Bataillon, das nach einem sechsjährigen Aufenthalt in einem Mittelmeerhafen unmittelbar in den rauhen Winter Nordamerikas gekommen war, wurden 330 Mann in ein aus Holz hergerichtetes, für eine Ausstellung bestimmtes Gebäude untergebracht. Das Gebäude stand von allen Seiten frei und gestattete durch zahlreiche Spalte und Risse dem Winde freien Zutritt, besonders im oberen Stockwerk. Besonders die oben untergebrachten Leute litten; im ganzen bekamen 38 fibrinöse Pneumonie; unter den übrigen 256 Mann, die wohlgeschützt wohnten, erkrankten nur 3 an Lungenentzündung, wahrscheinlich unter Mitwirkung der Witterung.

Vereinzelte ähnliche Fälle finden sich ziemlich oft: Schlittschuhläufer, die sich schwitzend und nicht ausreichend gekleidet ohne genügende Körperbewegungen einem scharfen Winde aussetzten und dann eine fibrinöse Pneumonie bekommen, sind nicht selten usw. Sehr auffallend ist die recht verschieden angegebene Häufigkeit von fibrinöser Pneumonie nach Erkältung: nach BOUILLAUD 75%, nach BARTH 33%, nach GRISOLLE 20%, nach ZIEMSSEN 9%, nach JÜRGENSEN 4%, nach GRIESINGER 2%. Die Zahl und Genauigkeit der Beobachtungen der einzelnen Beobachter und eine verschiedene Auffassung des Begriffs „Erkältung" machen diese Verschiedenheiten begreiflich.

Gewisse Witterungen vermögen auch eine Rolle zu spielen, indem sie zur Abkühlung der Körperoberfläche oder zu einem Schnupfen, einer Angina, Tracheitis oder Bronchitis führen. Über die Häufigkeit der fibrinösen Pneumonie in den Tropen liegen keine ausreichend einstimmigen Angaben vor.

Bei einigen *Infektionskrankheiten*, wie beim Typhus und vor allem bei Grippe, entwickeln sich häufig nach anatomischem und histologischem Maßstab verschiedenartige Lungenentzündungen, worauf wir im 11. Kapitel zurückkommen. Hier sei nur hervorgehoben, daß es auch eine diffuse fibrinös-zellige oder fibrinöse

Entzündung darunter gibt. Dabei finden sich (vgl. MARCHAND, KUCZYNSKI und WOLFF) Pneumokokken, womit aber eine wenigstens anfängliche Mischinfektion mit dem Influenzabazillus oder anderen Mikroben nicht ausgeschlossen ist. Auch beim Typhus abdominalis kann sich eine fibrinöse Pneumonie entwickeln mit nachweisbaren Pneumokokken in fast allen Fällen (STÜHLERN). Außerdem hat man ab und zu Typhusbazillen gefunden, ohne daß man aber die Bedeutung dieser Mikroben als Erreger der Pneumonie festgestellt hat. Ist der Typhusbazillus mit dem Blut zugeführt, erst nachdem der Diplococcus lanceolatus schon die Entzündung erregt hatte? Wenn er früher zugeführt wurde, dürfte er sich als Entzündungserreger mit daran beteiligt haben (S. 125). A. FRÄNKEL fand unter 500 Typhusfällen freilich nicht mehr als 6 mit einer sehr wahrscheinlich fibrinösen Pneumonie. Von dem Einfluß anderer Infektionskrankheiten und anderer Krankheiten wissen wir nichts.

Mehrere Verfasser haben nach einer stumpfen *Gewalteinwirkung* auf den Brustkorb oder nach Erschütterung des Körpers eine fibrinöse Pneumonie beobachtet (vgl. STERN, LITTEN, JAKOBSON). Selbstverständlich muß der Anfang der Pneumonie *nach* der Kontusion sichergestellt sein. Ich sah folgenden Fall: Ein kräftiger gesunder 34jähriger Mann wurde am 14. X. 1898 nachmittags 5 Uhr von einem Pferde mit seiner linken Brusthälfte gegen ein eisernes Staket gedrückt, ohne jedoch eine Hautwunde zu bekommen. Er bekam heftige Atemnot und ging nach Hause. Am folgenden Morgen fühlte er sich unwohl und blieb zu Hause. Am 16. X. fand ich morgens eine dreimarkstückgroße Dämpfung paravertebral im 6. rechten Zwischenrippenraum und Bronchialatmen mit konsonierendem krepitierendem Rasseln. Diese Dämpfung breitete sich aus, so daß sie am folgenden Tage bis zur 9. Rippe und zur vorderen Axillarlinie reichte. Febris continua 38,5—39° C. Typische Sputa rufa. Am 19. X. kritischer Abfall der Temperatur. In den folgenden Tagen verschwanden Dämpfung und Rasseln in der ihrer Ausbreitung entgegengesetzten Richtung.

Nach STERN, BIRCH-HIRSCHFELD u. a. unterscheiden sich die meisten traumatischen Lungenentzündungen in nichts von der typischen fibrinösen Pneumonie. In einigen Fällen lag aber eine rein hämorrhagische Infiltration vor. WEICHSELBAUM fand in zwei Fällen den Diplococcus lanceolatus. Meistens waren kaudale Lungenteile entzündet, aber nicht immer auf der Seite, wo die äußere Gewalt einwirkte; so auch im obigen Fall. Nicht immer war die Gewalt erheblich. Schwere Quetschungen des Brustkorbs führen meistens so rasch zum Tode, daß keine Entzündung nachweisbar ist. Vgl. auch S. 90.

In anderen Fällen wurde Brustkontusion von einer anderen Lungenentzündung, von Lungentuberkulose oder Pleuritis gefolgt.

Die herdförmige Lungenentzündung, die im Anschluß an eine durchbohrende Stich- oder Schußverletzung von Brustwand und Lunge erfolgt, bleibt hier außer Betracht, weil sie bloß die Bedeutung einer Wundinfektion mit ihren Folgen beansprucht.

Fremdkörper können auch eine fibrinöse Pneumonie erregen, durch mechanische oder chemische Wirkung oder durch beides, wie z. B. eingeatmeter Thomasphosphatmehlstaub, wie EHRHARDT 14mal unter 20 Beobachtungen von Lungenentzündung durch Thomasphosphat fand. Ich kenne autoptisch einen Fall, jedoch ohne bakteriologischen Befund, und einen Fall nach Einatmung von Magnesit. Ob fibrinöse Pneumonie nach einem Fall ins Wasser Aspiration oder Autoinfektion im Anschluß an Erkältung zuzuschreiben ist, muß für jeden einzelnen Fall genau erwogen werden, sofern dies möglich erscheint.

Von der von DESJARDINS beobachteten leichten Pleuropneumonie, die etwa 2 bis 4 Wochen nach einer starken Röntgenbestrahlung der Brust plötzlich einsetze, bisweilen mit Fieber verlaufe und 1 bis 2 Wochen oder länger dauere, während sie nach wiederholter Bestrahlung stärker wiederkehre, liegen keine autoptischen Befunde vor (nach STAEHELIN, S. 1275).

Daß Lungenemphysem Pneumonie begünstige, ist nicht wahrscheinlich gemacht worden, und sogar sehr unwahrscheinlich, weil fibrinöse Pneumonie ohne starke Hyperämie des Lungengewebes ebensowenig annehmlich erscheint wie starke Hyperämie von emphysematösem Lungengewebe, das sich doch gerade durch Schwund eines Teils der Lungenkapillaren und Verengerung der übriggebliebenen auszeichnet. Etwas anderes wäre diffuse fibrinös-zellige Entzündung eines kaudalen Abschnitts einer Lunge, die in anderen Teilen emphysematös ist.

Fibrinöse Pneumonie befällt dreimal mehr Männer als Frauen, was AUFRECHT der stärkeren Berufstätigkeit und anderen schädlichen Einflüssen, geistiger und körperlicher Überanstrengung, die man viel mehr bei Männern findet als bei Frauen, zuschreibt.

Die Bedeutung von Ärger und Kummer ist weniger sichergestellt.

Inwiefern die Lungenentzündungen im höheren Alter als fibrinöse Pneumonie zu betrachten sind, läßt sich ohne Autopsie noch schwerer als im früheren Alter entscheiden (vgl. 11. Kapitel).

Zusammenfassend kommen wir zur Schlußfolgerung, daß die fibrinöse Pneumonie beim Menschen in sehr vielen Fällen mit großer Wahrscheinlichkeit, in anderen Fällen wahrscheinlich einer sekundären Infektion zuzuschreiben ist, und nur als hohe Ausnahme, wenn je, als eine Krankheit durch primäre Lungeninfektion zu betrachten ist.

3. Wie beeinflussen obige Faktoren die sekundäre Infektion?

Durch Änderungen der Virusstärke, der physikalischen Gelegenheit, der biochemischen Empfänglichkeit?

Vergleichen wir sämtliche Fälle von fibrinöser Pneumonie verschiedenartigen Ursprungs miteinander, so kommen wir zur Schlußfolgerung, daß Bronchitis und Bronchiolitis bei fibrinöser Pneumonie nicht fehlen, daß aber eine Bronchiolenverengerung mit erfolgender herdförmiger Atelektase und Emphysem wie bei der bronchogenen Herdpneumonie nicht entsteht. Demgegenüber steht eine *starke diffuse Hyperämie des Lungengewebes* als erste Veränderung dieses Organs im Vordergrund. Das finden wir bei der bronchogenen Herdpneumonie im Säuglings- und Kleinkindesalter in der Regel nicht. Ob sie auch die erste Veränderung der Lunge bei der fibrinösen Pneumonie bei kleinen Kindern darstellt, vermögen wir nicht zu sagen, weil die erforderlichen Beobachtungen ausstehen. Wir haben aber aus unseren Beobachtungen abgeleitet, daß Bronchiolenverengerung die Lungenentzündung im hinzugehörigen Gebiet beschränkt oder hintanhält, wenn sie stark ist, besonders wenn Atelektase oder Emphysem erfolgt. Je geringer die Verengerung ist und je blutreicher das Lungengewebe, um so mehr nähert sich die Lungenentzündung der fibrinösen Pneumonie. Wir sehen das z. B. bei Grippe bei kleinen Kindern (vgl. 11. Kapitel). Es besteht somit ein gewisser Gegensatz zwischen der *Bronchiolenverengerung* und dem Grad der *diffusen starken Lungenhyperämie*; es besteht auch ein Gegensatz in ihrer Bedeutung für die anatomische Form der erfolgenden Lungenentzündung: Die Bronchiolenverengerung bedingt herdförmige, die ausgedehnte starke Lungenhyperämie bedingt diffuse Entzündung.

Setzen wir die vergleichende Untersuchung fort, so bekommen wir den Eindruck, wie aus der Antwort auf die vorige Frage erhellt, daß sich die fibrinöse Pneumonie entwickelt durch rasche Vergrößerung eines einzigen Herds, der meistens zentral liegt, oder durch rasche Vergrößerung von mehreren Herden, die sich vereinigen. Demgegenüber bleibt die typische bronchogene Herdpneumonie bei Kindern herdförmig; in bestimmten Fällen kann sie pseudolobar werden (11. Kapitel). Die diffuse starke arterielle Hyperämie mit Anschoppung fördert die diffuse Ausdehnung der fibrinösen oder fibrinös-zelligen Entzündung in hohem Maße, sowohl wenn sie von einem einzigen Herd, als wenn diese von mehreren Herden aus entsteht. Denn eine starke arterielle Hyperämie bedeutet nicht allein die Möglichkeit einer Exsudation größerer Mengen plasmatischer oder seröser Flüssigkeit, sondern sie bedeutet auch eine erhöhte Empfänglichkeit für Infektionen von Bakterien wie gerade die hier in Betracht kommenden Pneumonieerreger. Dabei mag die ausgetretene plasmatische oder mehr seröse Flüssigkeit einen besonders günstigen Nährboden für jene Mikroben darstellen, vielleicht noch andere (geänderte) biochemische Faktoren ihr Wachstum fördern und ihre Virulenz sogar steigern; außerdem ist die physikalische Gelegenheit zur Anhäufung und Wachstum in der ruhenden ausgetretenen Flüssigkeit größer als im fortbewegten Blut oder Gewebesaft.

Auf jeden Fall müssen wir schon von vornherein annehmen, daß ohne gewisse arterielle Hyperämie eine rasche Bildung einer großen Menge Exsudat ebensowenig erfolgen wird wie etwa reichliche Harnbildung ohne dazu ausreichende Durchblutung der Niere. Wir werden jetzt Versuchsergebnisse anführen, die in der Tat zur Annahme berechtigen, daß ohne arterielle Hyperämie rasche Bildung einer großen Exsudatmenge nicht erfolgt, daß sie unerläßliche Bedingung ist für rasche starke Exsudation und außerdem bestimmten Infektionen Vorschub leistet.

Zunächst hat die Erfahrung gelehrt, daß örtliche Blutentziehung durch Schröpfköpfe, Blutegel usw., die freilich außer Gebrauch gekommen sind, daß örtliche Anwendung von Eis einer akuten Entzündung mit starker Hyperämie rasch Einhalt zu tun und sie zum Schwund zu bringen vermögen. Bei hyperämischer Angina kann man die rasche Wirkung einer richtig angelegten Eiskrawatte leicht verfolgen. Auch der Aderlaß vermag es vielleicht bei fibrinöser Pneumonie — die Angaben über seine Wirksamkeit sind nicht übereinstimmend. Vielleicht ist diese Unstimmigkeit einer Anwendung in verschiedenen Stufen der fibrinösen Pneumonie zuzuschreiben. Es ist doch als wahrscheinlich vorauszusetzen, daß von einer Anämisierung des Lungengewebes nur während der Anschoppung und im Anfang der roten Hepatisation die Rede sein kann, indem das Lungengewebe mit der fortschreitenden Anhäufung von Exsudat schon allmählich blutärmer wird, womit sich die Farbe auch ändert, abgesehen von der Änderung des Farbstoffs der ausgetretenen Chromozyten. Außerdem mag eine Blutentziehung noch eine allgemeine individuell verschiedene Bedeutung haben.

Ferner weisen Versuchsergebnisse auf die gleiche Bedeutung einer arteriellen Hyperämie für die Entstehung bzw. den Verlauf einer akuten Entzündung. So wies SAMUEL nach, daß Verbrühung eines Kaninchenohrs in Wasser von 54° während 3 Minuten nach voraufgehender gleichseitiger Sympathikusdurchschneidung eine heftigere Entzündung mit stärkerer Hyperämie und Exsudation zur Folge hat als Verbrühung eines normalen Kaninchenohrs. Und im anämisch gemachten Kaninchenohr entsteht nach Einwirkung von Krotonöl manchmal Nekrose statt Entzündung. DE PAOLI und ROGER stellten dasselbe für eine durch Streptokokken erregte Entzündung fest, CHARRIN und RUFFER, HERMAN, FRENKEL, DACHE und MALVOZ bestätigten es für den Einfluß der Hyperämisierung einer Kaninchenpfote durch Durchschneidung des N. cruralis auf Entzündung durch Staphylokokken. Ruhigstellen der Pfote ohne Nervendurchschneidung hatte keinen Einfluß auf die infektiöse Entzündung. Auch die Ergebnisse der Versuche von DE KLECKI über den Einfluß von Abklemmung einer Darmschlinge mit oder ohne Abklemmung der Mesenterialarterie auf die von Mikroben im Darminhalt hervorgerufene Darmentzündung sind damit im Einklang (A. P. 158, 439).

Aus all diesen Ergebnissen folgt, daß *arterielle Hyperämie* nicht nur eine *Erscheinung*, sondern geradezu eine *Bedingung* ist für die Entstehung einer *heftigen akuten Entzündung mit rascher und starker Exsudation* sowohl für Entzündung infektiösen als nichtinfektiösen Ursprungs.

Wir nehmen an, daß ohne gewisse starke Durchblutung rasche Bildung einer größeren Menge Exsudat ausbleibt. Außerdem ist sie für den raschen Verlauf von Vorgängen, die mit dem Stoffwechsel zusammenhängen, von Bedeutung.

Bei infektiösen Entzündungen kommt noch die Bedeutung des *arteriellen* Blutreichtums für die Lebensäußerungen der Mikroben hinzu, und zwar durch den Sauerstoff- und Kohlensäuregehalt des Gewebes, abgesehen von anderen Wirkungen einer stärkeren oder geringeren Durchblutung, ferner durch den Wassergehalt des Gewebes. *Venöse* Blutstauung fördert freilich Infektion durch die gewöhnlichen Pneumonieerreger, auch beim Menschen, wie viele Erfahrungen an verschiedenen Körperteilen, auch die Bedeutung einer Hypostase der Lunge für die „hypostatische Pneumonie" zeigen. Eine solche Pneumonie verläuft aber in der Regel nicht heftig und rasch, sondern schleichend und langsam. Die Abnahme der Durchblutung, der geringe Sauerstoff- und der hohe Kohlensäuregehalt des Gewebes mögen dabei von Bedeutung sein. Die hier in Betracht kommenden Bakterien haben ein gewisses Sauerstoffbedürfnis, während Kohlensäure die Vermehrung von Staphylo- und Streptokokken beeinträchtigt (S. 101). Es kommt auf die Konstellation an, auf den Sauerstoff-, Kohlensäure- und Wassergehalt des Gewebes, auf Änderungen der Gewebseigenschaften durch die venöse Stauung und verringerte Durchblutung, ob die Entstehung der infektiösen Entzündung gefördert oder hintangehalten und was ihr Verlauf sein wird.

Daß man nicht jede Verzögerung des Blutstroms als venöse Stauung ohne weiteres und als von gleicher Bedeutung betrachten darf, ist schon von vornherein anzunehmen. Die Versuchsergebnisse von BIER u. a., gewisse infektiöse Entzündungen durch Blutstauung bestimmten, sehr leichten Grades, die zu „feurigem Ödem" führt, günstig zu beeinflussen, während stärkere Stauung zu Nekrose, Eiterung oder Verzögerung des Verlaufs führt, haben die Richtigkeit dieser Annahme erwiesen. So müssen wir bei der Beurteilung der Rolle einer der infektiösen Entzündung voraufgehenden arteriellen oder venösen Hyperämie zunächst dem *Grad* dieser Hyperämie Rechnung tragen.

Damit hängt auch zusammen der Feuchtigkeitsgrad des hyperämischen Gewebes. Mikroben vermehren sich nicht, ja sie sterben sogar in einem künstlichen Nährboden ohne gewissen Wassergehalt. Die ausgezeichneten Ergebnisse einer trocknen aseptischen Wundbehandlung sind wenigstens zum Teil daraus verständlich. Demgegenüber hat man schon längst die Anwendung von antiseptischen Stoffen aufgegeben, die das Gewebe zu arterieller Hyperämie mit seröser Exsudation reizen und es vielleicht auch sonst noch ändern. Auch Ergebnisse von Tierversuchen deuten in der gleichen Richtung hin. So haben RIBBERT und DE WILDT dargetan, daß eine aseptische seröse Entzündung das Kaninchenohr für Infektion von „Eiterkokken" empfänglicher macht. BERNSTEIN wies nach, daß eine vom Bac. pyocyaneus oder von Staphylokokken im Kaninchenohr erregte Entzündung sowohl durch vorherige Verbrühung des Ohrs als auch nach Durchschneidung des gleichseitigen Sympathikus heftiger und rascher verläuft. Daß dieser Unterschied nicht allein dem größeren Blutreichtum, sondern auch dem höheren Wassergehalt zuzuschreiben ist, wird wahrscheinlich aus den Versuchen GÄRTNERS. Dieser stellte fest, daß Hydrämie nach akutem Blutverlust den Verlauf einer subkutanen Staphylokokkeninfektion beim Kaninchen beschleunigt. Bekommt das Kaninchen jedoch nach der Blutentziehung allein trocknes Futter, so daß die Hydrämie ausbleibt, so wird die gleiche Infektion sehr erschwert. Ferner erwiesen sich Kaninchen, bei denen DASTRE und LOYE zur Auswaschung des Organismus eine große Menge 0,6proz. Kochsalzlösung in eine Vene eingeführt hatten, empfänglicher für eine Infektion von B. pyocyaneus, B. anthracis und B. mallei.

Andrerseits fanden GÄRTNER, DACHE und MALVOZ, daß eine durch Unterbindung der Schlagader hervorgerufene Ischämie die Infektion hintanhält und ihren Verlauf verzögert. Die Versuche von DE KLECKI, wobei die Mesenterialarterien unterbunden waren, haben zu einem ähnlichen Ergebnis geführt, womit auch der schon angeführte Einfluß der Anämisierung auf den Verlauf einer akuten infektiösen Entzündung beim Menschen im Einklang steht.

Kehren wir jetzt zur Tatsache zurück, daß die typische diffuse fibrinöszellige oder fibrinöse Lungenentzündung beim Menschen durch eine starke diffuse arterielle Hyperämie mit bald erfolgender Anschoppung eingeleitet wird, so dürfen wir annehmen, daß diese starke Hyperämie eine rasche und starke exsudative Entzündung durch Infektion fördern wird, gleichgültig, ob die Hyperämie und die folgende exsudative Entzündung durch denselben Faktor oder durch verschiedene Faktoren hervorgerufen werden. Für die Kenntnis der Pathogenese der fibrinösen Pneumonie ist es aber nicht gleichgültig, ob das eine oder das andere zutrifft.

Welche Veränderungen bewirken die S. 114 genannten Faktoren in der Lunge und im Organismus?

Wohl mit Recht kommt STAEHELIN zur Schlußfolgerung, daß der Beginn der fibrinösen Pneumonie als ein rein örtlicher, auf die Lunge beschränkter infektiöser Vorgang zu betrachten ist. Sehr bald treten aber die Allgemeinerscheinungen in den Vordergrund. Ergibt sich nun aus der Krankengeschichte, daß Schnupfen oder eine Angina einen Tag oder länger den ersten klinischen Erscheinungen voraufging, so dürfen wir mit um so mehr Recht ablehnen, daß der Schnupfen oder die Angina Prodromalerscheinung der fibrinösen Pneumonie seien, je längere Zeit jene dieser voraufging. Wir müssen demgegenüber die Möglichkeit weiter erforschen, daß der Schnupfen oder die Angina die primäre Infektion darstellt, der sich die fibrinöse Pneumonie als sekundäre Infektion anschließt.

Welcher Zusammenhang wäre zwischen beiden Infektionen anzunehmen?

Schnupfen greift oft von der Schleimhaut der Nase auf die der Luftröhre und sogar der Bronchien über. Es gibt sogar Fälle, wo die Entzündung der Nasenschleimhaut kaum Erscheinungen gibt, während Heiserkeit oder Husten (durch Tracheitis oder Bronchitis) in den Vordergrund tritt. Nur als hohe Ausnahme wird Schnupfen aber von fibrinöser Pneumonie gefolgt. Vielleicht nur dann, wenn die Bronchitis bis in feine Zweige absteigt und von da aus eine starke kollaterale Hyperämie des Lungengewebes erfolgt, oder wenn diese als Folge einer Aufnahme mikrobieller Stoffe von der entzündeten Schleimhaut der Luftwege (Nase, Luftröhre, Bronchien) ins Blut eintritt. Eine Angina mag von Schnupfen begleitet sein oder zu Entzündung der Luftwegeschleimhaut oder ohne dies zur Aufnahme mikrobieller Stoffe ins Blut führen. Sobald aber das Lungengewebe stark hyperämisch, vielleicht mit seröser Exsudation oder vermehrter Transsudation, geworden ist, erfolgt leicht Infektion durch einen Pneumonieerreger von der infizierten Schleimhaut aus (vgl. die 6. Frage).

Sollte die Lungenhyperämie usw. in irgendeiner Weise durch Stoffe hervorgerufen werden, die von dem primär einwirkenden Pneumonieerreger selber stammen und in den allgemeinen Kreislauf aufgenommen werden, so wäre die von dieser Mikrobe dann erregte fibrinöse oder fibrinös-zellige Entzündung als eine *allergische* zu betrachten, in allen anderen Fällen aber nicht. Hätte etwa ein filtrierbares Virus den Schnupfen und die Lungenhyperämie, der Diplococcus lanceolatus aber die fibrinös-zellige Entzündung bewirkt, so wäre diese nicht als allergisch zu bezeichnen. Wenn die Tracheitis durch Erkältung entstünde, die eine sekundäre Pneumokokkeninfektion, und diese dann zunächst Lungenhyperämie wie soeben, und nachher fibrinös-zellige oder fibrinöse Pneumonie durch Infektion erregte, wäre allerdings Allergie mit im Spiele, man könnte die Pneumonie aber mit wenigstens gleichem Recht eine refrigeratorische oder Erkältungspneumonie wie eine allergische nennen. Auf keinen Fall wäre es eine „allergische" Pneumonie ohne weiteres. Weitere Forschung ist erforderlich zur Entscheidung, was bei der fibrinösen Pneumonie in den verschiedenen Fällen zutrifft. Aber ein für allemal sei hier betont, daß auch dann, wenn andere pathologische Faktoren zur Entstehung einer fibrinösen Pneumonie mitwirken sollten, die *Mitwirkung* einer Allergie keineswegs ohne weiteres ausgeschlossen wäre. Bisher ist sie aber in keinem einzigen Fall nachgewiesen oder wahrscheinlich gemacht worden.

Was *Erkältung* ist, wissen wir nicht. Wir deuten mit dem Namen gewisse krankhafte Erscheinungen oder Wirkungen an, die wir einer Abkühlung von gewissem Grad und Dauer zuschreiben, und wir kennen einige Bedingungen, worunter Erkältung erfolgt. Wir wissen, daß Abhärtung die Empfindlichkeit sehr bedeutend zu verringern vermag, Hunger, Ermüdung hingegen sie erhöht. Nachdem man in der vorbakteriologischen Zeit zuviel ohne ausreichenden Grund einer Erkältung zuschrieb, im letzten Fünftel des vorigen Jahrhunderts hingegen sie fast allgemein in Abrede stellte, wird sie in letzter Zeit wieder mehr als krank machender Faktor anerkannt. Die nüchterne sachliche Wahrnehmung und genaue Krankengeschichten führen immer mehr dazu. SCHADE hat große statistische Ergebnisse mitgeteilt.

Auch die Ergebnisse einiger Tierversuche stützen die Auffassung, daß Erkältung dann eintreten kann, wenn ein gewisser Teil der Körperoberfläche während gewisser Zeit abgekühlt wird, ohne daß die „Reaktion", d. h. arterielle Hyperämie der Haut, erfolgt. So gelang es schon LIPARI, FLOURENS und DÜRCK, bei Kaninchen durch eine bedeutende Abkühlung mit nachfolgender intratrachealer Einspritzung einer bakterienhaltigen Flüssigkeit eine Lungenentzündung zu erregen; DÜRCK rief sie bei fünf Kaninchen hervor durch Abkühlung in Eiswasser und Erhöhung der Körpertemperatur durch einen längeren Aufenthalt in einem Brutkasten ohne weiteres. Er fand autoptisch zweimal zentrale herdförmige Lungenentzündung mit Kolibazillen im Gewebe, einmal zellig-exsudative Entzündung in beiden Oberlappen und im rechten Unterlappen, einmal beginnende rote Hepatisation mit viel Fibrin in beiden Unterlappen, im Mittellappen und herdförmig in den Oberlappen, und einmal beide Unterlappen und Mittellappen vergrößert, leberfest, luftleer, mit körniger Schnittfläche, viel Fibrin und wenig Zellen im Exsudat wie bei der fibrinösen Pneumonie und FRIEDLÄNDERS Bazillen. FLOURENS fand bei jungen Vögeln nach starker Abkühlung Lungenhyperämie und bronchopneumonische Herde, STAEMMLER sah bei narkotisierten Kaninchen starke Hyperämie, Ödem und Entzündungsherde mit wenig Fibrin. Auch sonstige Beobachtungen an Tieren deuten auf die Rolle von Erkältung hin. TH. KITT nennt „das Zustandekommen von Erkältungskatarrhen der Atmungswege (bei Tieren) durch Wetterkälte unbestreitbar. Außer der Abkühlung spielt auch noch Durchnässung eine wesentliche Rolle. Ganze Schafherden wurden schon von Lungenbrustfellentzündung unmittelbar nach der Wollwäsche befallen, wenn sie in durchnäßtem Zustande kalter Luft ausgesetzt blieben". Nach CADÉAC ist eine durch Erkältung entstandene Angina bei Pferden oft das Vorspiel einer fibrinösen Lungenentzündung. In bestimmten häufigen Fällen erfolgt Pleuritis beim Pferd, Hund und Schaf ohne Tuberkulose (TRASBOT). Auch beim Menschen kommt sie vor, mitunter im Zusammenhang mit Tuberkulose.

Fragen wir nun, *wie* Abkühlung gewissen Grades und gewisser Dauer zu Lungenentzündung zu führen vermag, so sind mehrere Wirkungen zu berücksichtigen. Zunächst vermag schon gewisse, nicht immer starke Abkühlung der Beine oder eines Teils des Rumpfes durch Zug oder einen scharfen Wind eine latente Tracheitis, Bronchitis, Entzündung der Nasen- oder Kehlenschleimhaut anzufachen und akut zu machen (A. P. 97). Vielleicht kann sie auch eine primäre Hyperämie mit nachfolgender infektiöser Entzündung erregen. So kann also Schnupfen, Angina, Tracheitis, Bronchitis erfolgen. Ist außerdem Lungenhyperämie entstanden, so kann das Eintreten einer fibrinösen Pneumonie nicht wundernehmen, wenn nur ein gewisser Grad (Stärke) der erforderlichen Faktoren erreicht wird und ein geeignetes Virus einwirkt.

Ob aber in allen Fällen eine Entzündung der Luftwege oder Angina der fibrinösen Pneumonie durch Erkältung voraufgeht, muß weitere Forschung entscheiden. Die Möglichkeit ist nicht ohne weiteres ausgeschlossen, daß ohne sie eine starke Lungenhyperämie mit seröser Exsudation latente Mikroben im Lungengewebe oder in der Bronchiolenwand anfacht und zu Infektoren macht.

Wie ruft Abkühlung diese Veränderungen hervor?

Eingeatmete kalte Luft vermag Bildung einer wässerigen Flüssigkeit auf der Nasenschleimhaut zu erregen, ihre Temperatur ist aber im Nasenrachenraum oder spätestens in der Luftröhre zum normalen Wärmegrad angestiegen (KAYSER u. a.). Außerdem war die Temperatur der eingeatmeten Luft nur ausnahmsweise besonders niedrig bei den beobachteten Erkältungen. In den Polargegenden erfolgen diese ebensowenig oft wie in unseren Ländern bei frostigem trocknem Wetter.

Wir müssen unterscheiden: starke Abkühlung gewisser Dauer eines größeren Teils der Körperoberfläche und Abkühlung gewisser Dauer eines kleineren Teils der Körperoberfläche. Je nachdem ein größerer Teil stärker abgekühlt wird, werden mehr allgemeine Störungen des Stoffwechsels und des Wärmehaushalts erfolgen. Es kann die Bluttemperatur durch ein Vollbad von 20° C während 20 Minuten um einige Zehntel erniedrigt werden und einige Zeit nach dem Bad erniedrigt bleiben (LIEBERMEISTER, PFLÜGER, RÖHRIG und ZUNTZ, vgl. A. P. 96—101). Auch der Stoffwechsel nimmt ab. Beschränktere Abkühlungen haben mehr örtliche Veränderungen, insbesondere augenfällige Veränderungen der Blutverteilung zur Folge, die bei stärkeren Abkühlungen gleichfalls, und zwar in hohem Grade von mehreren Forschern nachgewiesen wurden.

Hochgradige Abkühlungen wie die in Eiswasser mögen selten auf den Menschen einwirken, ganz selten sind die Fälle doch nicht, daß ein unzureichend oder unzweckmäßig gekleideter Mensch sich während einiger Zeit einem scharfen Wind aussetzt. Versuche wie die von LODE angestellten (rasierte und benetzte Meerschweinchen wurden während einiger Zeit einer Zugluft ausgesetzt nach subkutaner Einspritzung von Bac. Friedländer) dürfen nicht ohne weiteres als übertrieben bezeichnet werden. Diese Tiere wiesen eine stark erhöhte Empfänglichkeit für Allgemeininfektion auf. Ihre Körpertemperatur blieb trotzdem mitunter tagelang erniedrigt. Daß gerade diese niedrige Körpertemperatur die Infektion begünstigte, ist nicht unmöglich, weil sie dem Temperaturoptimum jener Mikroben mehr entspricht als der normale Wärmegrad des Blutes. Die Störungen des Stoffwechsels spielen aber vielleicht eine größere Rolle, sie sind uns aber noch wenig bekannt. LODE fand keine Veränderungen der bakteriziden Eigenschaften des Blutes, der Leuko- und Phagozytose. STAEMMLER stellte bei Kaninchen (ohne Narkose) Abnahme der Leukozytenzahlen und der Alkalireserve des Blutes und Vermehrung der Blutmilchsäure fest.

Für infektiöse Entzündungen der Luftwege und der Lunge kommt die Veränderung der Blutverteilung als Faktor in Betracht. Verengert sich ein Teil der Hautgefäße oder sämtliche Hautgefäße durch Abkühlung, so erweitern sich dementsprechend Blutgefäße innerer Organe, und sie bleiben erweitert, solange „die Hautreaktion" ausbleibt, und sogar nach eintretender Hauthyperämie, wenn sie durch Entzündung erweitert sind.

Welche inneren Organe werden dabei blutreich?

Im allgemeinen ist die Chance groß, daß Schleimhäute und sonstige Gewebe, die chronisch entzündet sind und schon „erschlaffte" Blutgefäße haben, noch weitere Gefäße bekommen. Dies wird um so mehr gelten für Gewebe, die sogar in normalem Zustand blutreicher werden durch Abkühlung der Körperoberfläche, wie gerade die Schleimhaut der Luftwege und die Lungen. Daß die Lungen durch Abkühlung der Körperoberfläche sehr blutreich werden und mitunter sogar Blutungen aufweisen, zeigen die Versuchsergebnisse von WALTHER, LASSAR, WERTHEIM, REINEBOTH, DÜRCK, FR. MÜLLER, NEBELTHAU, ZILLESEN und STAEMMLER. ROSSBACH und LODE sahen die Schleimhaut der Luftröhre rot werden, nachdem sie bei Tieren Eis auf den Bauch gelegt hatten. HATTINK sah durch Eis auf den Bauch häufig Hyperämie des Augenhintergrunds entstehen, also nicht immer. Dies weist auf nicht immer gleiche Änderungen der Blutverteilung, somit auf die Bedeutung verschiedener Konstellationen hin, woran sich auch Gefäßnervenwirkungen beteiligen und vielleicht noch andere Faktoren, wie konstitutionelle Eigenschaften verschiedener Organe und Gewebe, der seelische Zustand, körperliche oder geistige Ermüdung, Hunger usw., Lungentuberkulose und andere Krankheiten oder Abnormitäten, die sich beim Menschen geltend machen können, auch in der Schleimhaut der Luftwege und in den Lungen.

Solche Faktoren mögen in den Beobachtungen LEUFS eine Rolle gespielt haben. Dieser fand bei der Autopsie von mehr als 30 Erwachsenen, die im Winter von Atemnot und Todesangst befallen wurden und in wenigen, höchstens 48 Stunden, starben, eine sehr hochgradige Blutüberfüllung der Lungen. Oft war Lungenödem vorhanden. Die Art. pulmonalis und die rechte Herzhälfte waren ausgedehnt, die Lungenvenen und die linke Herzhälfte nahezu leer. So kann es nicht wundernehmen, daß ein Lungentuberkulöser mit Lungenschrumpfung durch Abkühlung der Körperoberfläche eine Lungenblutung bekommt, etwa durch Zunahme der Blutfüllung und Einreißung von entzündlich oder durch Blutstauung bei Lungenschrumpfung schon erweiterten Gefäßchen (S. 110).

Außer Verschiedenheiten der persönlichen Eigenschaften sind, wie schon betont wurde, der Sitz und die Größe der abgekühlten Körperoberfläche, der Grad und die Dauer der Abkühlung von Bedeutung. Die Tiefe, bis zu der sich die an der Körperoberfläche stattfindende Abkühlung fortpflanzt, nimmt mit dem Grad und der Dauer der Abkühlung zu (ESMARCH). Auch SCHLIKOFF und WINTERNITZ bestimmten mittels eines Thermometers im interpleuralen Raum bei Kranken mit Empyem, daß die interpleurale Temperatur nach Auflegen eines Eisbeutels auf den entsprechenden Teil der Brustwand 1,5 bis mehrere Grade abfallen konnte. Dabei dürften die benachbarten peripheren Lungenteile allmählich mehr und mehr anämisch werden, die zentralen hingegen hyperämisch. Der Mensch erfährt freilich nur als hohe Ausnahme derartige starke Abkühlungen, sondern in der Regel nur mäßige.

Durch mäßige Abkühlung der Körperoberfläche von gewisser Dauer werden wahrscheinlich alle Lungenteile des Menschen mehr oder weniger hyperämisch, die zentralen und die kaudalen am meisten, diese, weil sie schon normaliter am blutreichsten und am dehnbarsten sind, also einer Erweiterung der Blutkapillaren, die nach den Versuchen GROSSMANNs mit Erweiterung der Lungenbläschen einhergeht, am fähigsten.

All diese äußeren und inneren Faktoren sind von Bedeutung für die Folgen einer Abkühlung. Sie bedingen zunächst das Eintreten oder Ausbleiben der „reaktiven" Hauthyperämie. Sobald diese eintritt, werden die inneren Körperteile blutärmer, wenn nicht inzwischen eine entzündliche Hyperämie eingetreten ist, die sich nicht durch die Hauthyperämie beseitigen läßt. Die Raschheit, womit diese Hauthyperämie an die Stelle der anfänglich von einer Abkühlung hervorgerufenen Hautanämie tritt, hängt ab vom Grad der Abkühlung, sofort beim Anfang und weiterhin, und von obengenannten persönlichen Eigenschaften und Faktoren, wie Hunger, Ermüdung, wozu noch kommen die Kleidung und Körperbewegungen. Wurden die rasierten Versuchstiere LODES sofort nach der Abkühlung mit kaum wärmeleitenden Stoffen umhüllt und damit die sekundäre Hauthyperämie gefördert, so starben sie nicht durch die gleiche Infektion, der andere, nicht umhüllte Tiere erlagen. Bei Abkühlung durch Luftbewegung ist von Bedeutung, ob die Luft wasserreich und die Kleidung feucht und porös, somit besser wärmeleitend ist, oder trocken, ferner auch die Geschwindigkeit der Luft. Bei der Beurteilung, ob bei einem Menschen Erkältung stattgefunden hat, muß somit die ganze Konstellation äußerer und innerer Faktoren bestimmt werden. Dabei ist zu bedenken, daß die erfolgende sekundäre Infektion sich mitunter sehr rasch, in anderen Fällen langsamer entwickelt, was durch das Verhältnis von der Virusstärke zur Gewebsempfänglichkeit bedingt wird. Sind keine Bakterien vorhanden, so bleibt die infektiöse Erkrankung aus. Je nach der allgemeinen und örtlichen Konstellation entwickelt sich eine infektiöse Entzündung vorwiegend der Luftwege (Nase, Luftröhre, Bronchien), der Lungen oder anderer Organe, oder nichtinfektiöse Veränderungen.

Man hat mitunter nach Magenoperationen oder anderen Bauchoperationen in der Gegend des Zwerchfells Pneumonie gesehen. Man beachte die Möglichkeit, daß sie durch Abkühlung von Bauchorganen und Verengerung von deren Gefäßen und demzufolge durch Hyperämie der Lungen entsteht. Nach einer Beobachtung von HERTZ trank ein erhitzter, vollkommen gesunder Maurer ein Glas eiskaltes Wasser. Er bekam Atemnot und es entleerte sich später mit Luftblasen vermischtes arterielles Blut aus seinen Luftwegen. HERTZ weist auf die Versuche von HERMANN und GANZ hin.

Alles in allem vermag *Abkühlung der Körperoberfläche* bei gewissen *Konstellationen Hyperämie der Luftwege* oder (und) der *Lungen* mit erfolgender infektiöser *Entzündung*, in bestimmten Fällen mit fibrinöser Pneumonie, zu bewirken.

Bestimmte *Witterungen* können durch Abkühlung zu Erkältung führen, wie z. B. Wetter mit einem scharfen Wind oder Regen. Ein scharfer Wind kann aber auch die Schleimhaut der Luftwege oder der Kehle vielleicht durch unmittelbare Einwirkung ändern. Dies gilt auch für andere Witterungszustände und Klimate mit austrocknender Wirkung. Die Wirkungen der Klimate und die der verschiedenen Witterungszustände erheischen dringend gesetzmäßige Forschung, wie sich auch aus folgendem ergibt.

Die meteorologischen Elemente oder Faktoren (Sonnenstrahlen, Wärmegrad, Feuchtigkeit, Druck, Bewegung der Luft, Gestaltung und Menge der Wolken und der Niederschläge, der elektrische Zustand und die radioaktiven Eigenschaften des Luftkreises) bilden Konstellationen, die sich örtlich und zeitlich mehr oder weniger unterscheiden. Dazu können noch Staubteilchen von Gewerben usw. kommen, die mehr oder weniger krankmachende Eigenschaften haben mögen. Die Luftkreisfaktoren wirken fortwährend mehr oder weniger stark und rasch gegenseitig aufeinander ein, wie z. B. aus einem sich entwickelnden Gewitter, sei es auch noch nicht vollständig klar, ersichtlich ist.

Die Konstellation der Luftkreisfaktoren an einem gegebenen Augenblick und Ort bedingt das *Wetter*. Das durchschnittliche Wetter in den verschiedenen Jahreszeiten, mit Beachtung jäher oder allmählicher Wechsel, bestimmt nach jahrelanger Wahrnehmung, stellt das *Klima* eines Orts oder einer Gegend dar.

Die Bestimmung des Einflusses eines Wetters oder Klimas auf die Entstehung und den Verlauf einer Krankheit ist eine heikle Aufgabe. Zunächst ist die Inkubationsdauer in jedem Einzelfall nur ausnahmsweise gleich sicher anzugeben, wie z. B. die nach einem einmaligen Trauma. Aus den seltenen Fällen mit ausreichend sicherer Inkubationsdauer geht aber hervor, daß sie innerhalb gewisser Grenzen schwanken kann. Kommen tägliche Schwankungen im Wetter vor, so erhellt die Schwierigkeit ohne weiteres. Ferner verfügen wir nur ausnahmsweise über eine vollständige Festsetzung sämtlicher Luftkreisfaktoren, sofern das überhaupt schon möglich ist, auch des elektrischen und radioaktiven Zustandes, die sehr wichtig sein können (A. P. 115ff.). So verschlimmert nicht allein ein sich näherndes Gewitter, sondern auch andere Störungen des Gleichgewichts der atmosphärischen Elektrizität, die ich an einem sehr empfindlichen Galvanometer verspüren konnte, Neuralgien, Tachykardie usw. Es kommt auch dabei auf die Konstellation der Luftkreisfaktoren an. Außerdem müssen individuelle Faktoren berücksichtigt werden, die die Entstehung oder das Ausbleiben einer Krankheit, nämlich der fibrinösen Lungenentzündung oder eines Schnupfens, Tracheitis, Bronchitis, Angina, verständlich machen, indem auch sie sich an der krankmachenden Konstellation beteiligen. Dazu gehört nicht allein die durchschnittliche, sondern auch die augenblickliche Empfänglichkeit eines bestimmten Menschen. Diese durchschnittliche bzw. augenblickliche Empfänglichkeit wird nicht nur durch konstitutionelle Eigenschaften, sondern auch durch eine sehr dürftige Lüftung der Wohnung, zu starke Heizung, wodurch der Temperatur- und Feuchtigkeitsunterschied der Luft innerhalb und außerhalb der Wohnung im Winter, im Frühling und sogar im Herbst ein schroffer wird. Aber auch ungenügende Heizung sowie unzweckmäßige Kleidung, nicht am wenigsten ungeeignete Veränderung der Kleidung bei wechselndem Wetter, erheischen Beachtung.

Man hat schon lange Lungenentzündung bzw. Bronchitis der Einwirkung bestimmter Luftkreisfaktoren zugeschrieben, ohne aber die Konstellationen zu berücksichtigen. Kein Wunder, daß die Annahmen nur ausnahmsweise übereinstimmen. Obgleich wir es von vornherein für wahrscheinlich halten müssen, daß verschiedene Konstellationen zur Entstehung einer Bronchitis oder fibrinösen Pneumonie führen können, wie z. B. durch Abkühlung, führt doch der Vergleich folgender Annahmen nicht zu einem befriedigenden Ergebnis. Als alleiniger Bewirker einer Bronchitis oder Lungenentzündung sind nämlich angeführt: plötzlicher Wechsel der Luftfeuchtigkeit (HIRSCH); niedere Lufttemperatur bei hoher Luftfeuchtigkeit (HIRSCH, LINDEN, RIEBE); rascher starker Temperaturwechsel (HUSS, AUFRECHT). Auch plötzlicher Übergang von kalter in heiße Luft kann einen sogar tödlichen Einfluß mit starker Lungen-

hyperämie ausüben (BROUARDEL, BIRCH-HIRSCHFELD); feuchte kalte Nord-
und Ostwinde (GRISOLLE, SCHRAMM, STURGES); plötzlich starkes Sinken eines
anhaltend hohen Barometerstandes (JÜRGENSEN, SENFT); hoher Luftdruck mit
Lufttrockenheit (KNÖVENAGEL); sehr niedriger Luftdruck und sehr niedrige
relative Luftfeuchtigkeit (BRUNNER); gewisse Lufttemperatur und Windrichtung
(SCHNEIDER); geringe Sonnenscheindauer (RUHEMANN), nachdrücklich wider-
sprochen von HESSLER. Die seltenen Erkrankungen im Polargebiet wider-
sprechen es auch.

Diese Angaben überzeugen nicht, weil wir jedesmal keinen Aufschluß erhalten über die anderen Faktoren, die nach anderen Angaben auch wirksam
sein sollten. Nur eine gesetzmäßige Vergleichung der Konstellationen wird zu
einer ausreichenden Beantwortung führen können.

Ob die Schwankungen des Luftdrucks zu unbedeutend sind, und ob eine
plötzliche Erniedrigung von etwa 30 mm Hg keinen Einfluß auf den Blutgehalt
der Lungen hat, erscheint fraglich. Ich habe ein paar Male gleichzeitig mit
einem plötzlichen starken Sinken des Barometerstands mehrere Hämoptysen
beobachtet. Ob hier nur Zufall vorlag und andere Faktoren die Entscheidung
brachten, kann nur gesetzmäßige Forschung ausmachen. Allerdings macht
Erniedrigung des intrapulmonalen Luftdrucks sich *allseitig* auf die Wände der
Haargefäßchen der Lungenbläschen geltend.

Es wird sich vielleicht herausstellen, daß verschiedene Konstellationen der
Luftkreisfaktoren in gleicher oder in verschiedener Weise eine infektiöse Bronchitis oder Lungenentzündung bei bestimmten Menschen hervorzurufen vermögen. Ob noch andere Wirkungen des Bodens als radioaktive mit in Betracht
kommen, erheischt ebenfalls weitere Forschung. Die Bedeutung der Jahreszeiten fordert eine ähnliche Forschung.

Ferner haben wir die Rolle von *Grippe* und *Bauchtyphus* bei der Entstehung
von fibrinöser Lungenentzündung erwähnt. Bei beiden Krankheiten finden
sich oft verschiedenartige Lungenentzündungen, besonders bei Grippe, jedoch
nur ausnahmsweise fibrinöse Pneumonie. Bei beiden Krankheiten finden wir
im allgemeinen mehr oder weniger starke diffuse Hyperämie der Lunge und
Bronchitis sowie Bronchiolitis. Eine gesetzmäßige klinische und autoptische
Forschung hätte auszumachen, wie die verschiedenen Pneumonieformen mit
Abstufungen jener Veränderungen zusammenhängen (11. Kapitel).

Auch *Kontusionen* des Brustkorbs ohne Durchtrennung der Haut mögen
vor allem durch die erfolgende starke Lungenhyperämie mit Blutungen und
Zerreißung von Lungengewebe oder ohne solche infektiöse fibrinöse Pneumonie
fördern. Bei einer bestimmten örtlichen Konstellation, wozu auch das Vorhandensein eines geeigneten Virus an richtiger Stelle gehört, erfolgt sie dann.
Zahlreiche Beobachtungen, wovon hier einige folgen, weisen auf diese Möglichkeit hin.

Man hat bekanntlich wiederholt infektiöse Entzündung auf stumpfe Kontusion folgen sehen. Arterielle Hyperämie ist die geringste Veränderung, die
nach Kontusion ohne Durchtrennung der Haut oder Schleimhaut beobachtet
worden ist, wie z. B. durch Druck, Reiben, Kneten, Hämmern der Haut (BLOCH).
Das Gebiet der Gefäßerweiterung nimmt mit der Größe der Gewalt innerhalb
gewisser Grenzen zu.

Eine heftigere Gewalt bewirkt Stase, Blutungen (SCHÜLLERS Versuche),
blutige Infiltrationen, Thrombosen, Lymphextravasate verschiedener Ausdehnung (vgl. BILLROTH und WINIWARTER, KÖNIG-RIEDEL, TILLMANNS u.a.). Schließlich können Reizungs- bzw. Lähmungserscheinungen seitens getroffener Nerven,
Störung der Tätigkeit eines getroffenen Organs erfolgen (STERN). RIEDINGER,

MAOLA, GENZMER und REINEBOTH fanden bei ihren Versuchen eine plötzliche Erweiterung der Lungengefäße, auch kleine kapillare, meistens subpleurale Blutungen. Gewebsnekrose kann später, selten bald, folgen. KÜLBS sah bei Hunden durch stumpfe Kontusion meistens Blutungen in das Lungengewebe, mitunter auch größere Zerreißungen des Lungenfells und des Lungengewebes, in der Regel ohne Rippenbrüche. Die Blutungen waren in einem größeren Abschnitt oder nur in zentralen Lungenteilen nachweisbar. Mitunter traten diese Veränderungen in der Lunge der anderen Seite ein (Gegenstoß, Contrecoup). Niemals erfolgte bei diesen Hunden aber Pneumonie, was man der geringen Empfänglichkeit für Pneumokokkeninfektion zuschreibt. Diese mag eine große Rolle spielen, wir dürfen aber nicht die Bedeutung des Zufalls vernachlässigen. Wenn wir bedenken, daß LITTEN unter 320 Fällen von Kontusion des Brustkorbs nur 14mal, also in 4,4%, STERN unter 1027 Fällen nur 29mal, also in 2,8%, Pneumonie bei Menschen verzeichnet fand (vgl. LAUCHE S. 738 für andere Angaben), müssen wir es eine geringe Chance nennen, daß unter einer beschränkten Anzahl von Hunden Pneumonie auf eine Brustkorbkontusion folgt, wenn wir voraussetzen, daß auf der Schleimhaut der Atemwege bzw. im Lungengewebe bei Hunden gleich oft Pneumonieerreger vorkommen wie beim Menschen.

Im Anschluß an die in diesem Kapitel besprochenen Beobachtungen schreiben wir der starken Lungenhyperämie mit oder ohne sonstige Veränderung des Lungengewebes die entscheidende Bedeutung zu. Welche Rolle Reizung von Gefäßnerven dabei spielt, muß weitere Forschung lehren. Eine Lähmung von Vasomotoren dürfte zu einer besonders starken Hyperämie der kaudalen Lungenabschnitte führen, weil diese durch ihre größere Dehnbarkeit einer stärkeren Hyperämie fähig sind als die kranialen. In Übereinstimmung damit steht die Beobachtung DRESCHFELDS, der bei Kaninchen schon 4 Stunden nach Vaguslähmung eine arterielle Hyperämie mit seröser „Exsudation", d. h. wohl vermehrter Transsudation, besonders der Unterlappen, sah. Nach NIEDSWIEDZKI kann nach einseitiger Vagotomie die Hyperämie der entnervten Lunge sogar zu Blutungen führen. Mit Hinsicht auf die vermehrte Transsudation erinnern wir an den von COHNHEIM u. a. bestätigten Versuch OSTROUMOFFS: Reizt man bei einem Hund das periphere Ende des durchschnittenen Nervus lingualis eine Zeitlang durch Induktionsströme von allmählich wachsender Stärke, so erfolgt binnen 10 Minuten eine starke Hyperämie mit Ödem der gleichseitigen Zungenhälfte. Reizt man mechanisch die Bronchiolenschleimhaut oder faradisch das Lungengewebe oder das periphere Vagusende, so tritt Lungenödem ein.

Auf jeden Fall vermag Kontusion somit Veränderungen in der Lunge zu bewirken, die ihre Empfänglichkeit für fibrinöse Pneumonie erhöhen, so daß diese erfolgt, falls dazu geeignetes Virus an der richtigen Stelle in ausreichender Menge vorhanden ist, ebenso wie bei den Pneumonien durch Erkältung usw. und in den im folgenden noch zu erörternden Fällen.

Wir haben S. 79 und S. 115 schon erwähnt, daß *eingeatmete Fremdkörper* durch mechanische oder chemische Wirkung oder durch beides, und daß auch *eingeatmete Gase* und Dämpfe, wie insbesondere Formalin und Osmiumsäure (vgl. KLIPSTEIN), die Empfänglichkeit so sehr erhöhen können, daß eine sonst erfolglose intratracheale Einspritzung oder Einblasung von Mikroben zu herdförmiger oder diffuser, auch fibrinöser Lungenentzündung führte. GAMALEIA gelang dies nach vorheriger intratrachealer Einspritzung von Brechweinstein, DÜRCK nach intratrachealem Einblasen von Thomasphosphatmehl oder Schmirgel. ENDERLEN, LOEB und AUFRECHT erzielten bei Kaninchen durch Einatmung oder intratracheale Einspritzung von feinem Thomasphosphatmehl eine diffuse oder herdförmige Entzündung hauptsächlich in den Unterlappen. Alle nehmen eine mechanische und chemische Reizung des Gewebes an.

DÜRCK und KLIPSTEIN haben außerdem nachgewiesen, daß der mechanische oder chemische Reiz zunächst eine *sterile* Hyperämie mit oder ohne Exsudation in Bronchien und Lungen hervorrief. Diese sterilen Gewebsveränderungen fördern die nachträgliche Infektion in erheblichem Maße, auch die von Bronchien und Lungen von der Nasenschleimhaut aus. Bei anderen mehr oder weniger ähnlichen Untersuchungen fehlt leider die bakteriologische.

Für den Menschen gilt grundsätzlich dasselbe, wie aus etlichen Beobachtungen abzuleiten ist. Die von „Kampfgasen" erregten, vorwiegend plasmatischen Entzündungen sind fast immer herdförmige, ausnahmsweise aber diffuse (vgl. MINKOWSKI, KOCH). In den ersten 24 bis 36 Stunden fanden RICKER u. a. noch keine Bakterien im menschlichen Lungengewebe, obwohl schon reichliches Exsudat gebildet war. LAQUEUR und MAGNUS sahen bei ihren Versuchstieren in ähnlicher Weise keine Mikroben, obwohl die Bildung von fibrinösem Exsudat und die Auswanderung von Leukozyten ihren Höhepunkt schon erreicht hatten. Erst vom dritten Tage an wurden Bakterien nachweisbar und entwickelte sich ausnahmsweise eine der fibrinösen Pneumonie sehr ähnliche Entzündung. Nach KOCH seien die „Oberlappen" bevorzugt. BEIN beobachtete nach Einatmen von Ammoniak diffuse Pneumonie.

EHRHARDT (S. 115) fand bei vier Autopsien von Menschen, die an Pneumonie durch Einatmen von Thomasphosphatmehl gestorben waren, dreimal eine glatte Pneumonie vorwiegend der „Unterlappen", worin nur einzelne kleine Herde eine körnige Schnittfläche aufwiesen. Einmal waren die Unterlappen gleichmäßig grau, fest, mit leicht gekörnter Schnittfläche. ENDERLEN wies den Diplococcus lanceolatus im fibrinös-exsudativ entzündeten Unterlappen nach. Im Leidener Pathologischen Institut finden sich zwei grau hepatisierte Lungen (nach Einatmung von Magnesit) mit den geringsten Veränderungen in den peripheren Teilen und eine kaudal grau hepatisierte Lunge nach Einatmung von Thomasphosphatmehl. Das hohe spezifische Gewicht des Thomasphosphatmehles erklärt eine Anhäufung vorwiegend in den kaudalen Lungenteilen. Aber auch ohne dies kommt wohl die größere Hyperämiefähigkeit dieser Teile zur Geltung. Daß die Einatmung dieses Mehls die menschliche Lunge sehr empfänglich macht für sekundäre Infektionen, geht wohl aus den Beobachtungen GREIFENHAGENS hervor. Zu Ruhrort a. Rh. erkrankten die Arbeiter in der Thomasphosphatmühle außerordentlich häufig an Lungenentzündung, zumal in der Zeit, ehe alle Maßregeln zur Verhütung einer starken Staubentwicklung getroffen waren.

Alle diese Beobachtungen zeigen, daß auch die menschliche Lunge durch Einatmung von reizenden Teilchen empfänglicher wird für sekundäre Infektionen, die freilich nicht immer eine fibrinöse oder fibrinös-zellige Pneumonie hervorrufen. Ob dabei Lähmung der Flimmerepithelien eine Rolle spielt, wissen wir nicht. Primäre starke sterile Hyperämie mit oder ohne Exsudation leistet einer sekundären Infektion Vorschub. Wahrscheinlich trifft dies auch zu für die mitunter nach Äthernarkosen beobachteten Pneumonien.

Der Sitz der Lungenentzündung wurde in einigen der hier genannten Versuche und Beobachtungen leider nicht erwähnt.

Wir haben schon angedeutet, daß starke *Ermüdung, Erschöpfung* und *Hunger* fibrinöse Pneumonie nach einigen Beobachtungen zu fördern scheinen. Schnupfen, Tracheitis und Bronchitis werden nach allgemeinen Beobachtungen dadurch vermehrt und verstärkt. Es liegen aber nur vage Andeutungen vor, daß gerade auch fibrinöse Pneumonie durch Ermüdung und Erschöpfung eher erfolgt.

Allerdings ist dies von vornherein wahrscheinlich nach Beobachtungen an Tieren. Bei Pferden und Rindern führt körperliche Erschöpfung durch übermäßige Muskelanstrengung mitunter zu einer arteriellen Lungenhyperämie mit oder ohne Blutung oder sogar zu einer fibrinösen Pneumonie (CADÉAC).

BROUARDEL hat ferner einige Fälle von tödlicher arterieller Lungenhyperämie nach starker Muskelanstrengung mitgeteilt. Auf einen verringerten Vasomotorentonus deutet schon die arterielle Hyperämie der Ohren durch Ermüdung hin (A.P.710).

Daß auch *seelische* und *nervöse* Einflüsse zu arterieller Lungenhyperämie führen können, ist aus einigen Beobachtungen abzuleiten. So teilt BROUARDEL (o. c. obs. 136) eine Beobachtung OLLIVIERs mit: Ein sehr kräftiger, vollkommen gesunder, 56jähriger Mann gerät in heftigen Zorn, will auf einen anderen losstürzen, erbleicht, wankt und fällt tot hin. Bei der Autopsie findet man eine „apoplexie pulmonaire".

CLAUDE BERNARD, BROWN-SÉQUARD, NOTHNAGEL u. a. sahen durch Verletzung der nervösen Zentralorgane, BOUCHARD durch Unterbindung der Jugularvenen mit Durchschneidung des gleichseitigen Halssympathikus bei Kaninchen Lungenhyperämie und sogar Lungenblutungen. Es liegen ferner im Schrifttum Beobachtungen von arterieller Lungenhyperämie mit oder ohne Blutungen bei Störungen der Tätigkeit oder bei morphotischen Veränderungen der nervösen Zentralorgane vor.

Wir haben jetzt eine Reihe von Fällen besprochen, wo fibrinöse, fibrinöszellige oder andere Lungenentzündungen im Anschluß an verschiedenartige Infektionen oder nichtinfektiöse Einwirkungen erfolgen. Die Wahrnehmung hat aufgedeckt, daß diese primären Veränderungen zu starker arterieller Hyperämie der Lungen führen oder wenigstens führen können, und zwar mit plasmatischer oder seröser Exsudation oder gesteigerter Transsudation, außerdem manchmal zu Störungen des Organismus, die weiterer Untersuchung bedürfen. Es ist als sehr wahrscheinlich zu betrachten, daß diese örtlichen Veränderungen der Lungen und der Luftwege, vielleicht auch die allgemeinen Veränderungen eine akute infektiöse Lungenentzündung fördern. Diese Entzündung wird eine herdförmige oder eine diffuse, je nach der Verteilung der arteriellen Hyperämie bestimmten Grades und je nach dem Grade einer voraufgehenden oder gleichzeitigen diffusen oder herdförmigen Bronchiolitis mit oder ohne Bronchiolenverengerung. Bei der fibrinösen Pneumonie tritt die Entzündung des Lungengewebes, wahrscheinlich unter Einfluß der voraufgehenden starken diffusen arteriellen Hyperämie, unbeeinflußt von Bronchiolenverengerung, ein.

Zusammenfassung. Es ist für die Entstehung von fibrinöser Pneumonie arterielle Hyperämie gewissen Grades erforderlich, außerdem ein geeignetes Virus, das in irgendeiner Weise der Lunge zugeführt wird oder an geeigneter Stelle schon in latentem Zustand vorhanden war und zu Vermehrung gebracht wird durch die Gewebsveränderungen, wobei vielleicht seine Virulenz zunimmt. Eine primäre akute, etwa aero- oder hämatogene (nach Verletzung) Lungenentzündung ist nur als hohe Ausnahme anzunehmen. Die fibrinöse Pneumonie ist ebenso wie die herdförmigen und atypischen infektiösen akuten Lungenentzündungen fast immer eine sekundäre.

Ob Allergie eine Rolle dabei mitspielt, und wenn ja, welche Rolle und in welchen Fällen, erheischt gesetzmäßige Forschung. Wir sind aber auf keinen Fall berechtigt, die fibrinöse Pneumonie ohne weiteres als eine allergische zu betrachten, d. h. als eine Entzündung, die allein durch voraufgegangene Sensibilisierung des menschlichen Körpers durch vorausgegangene Infektion durch den gleichen Infektor möglich wird. Vielleicht trifft das für seltene bestimmte Fälle zu. Sie ist aber nicht nachgewiesen.

Arterielle Hyperämie mit Zunahme des Gewebesafts durch Exsudation oder vermehrte Transsudation oder ohne solche fördert nicht allein akute exsudative Entzündung (S. 116 f.), sondern für die Lunge kommt noch folgendes hinzu. Eine starke Hyperämie (ohne entsprechende Muskelanstrengung, wovon nichts erhellt) verringert die Atembewegungen gleichsam durch eine Art Erektion, die wir bei der Autopsie mitunter feststellen. GROSSMANN hat Lungenschwellung und Lungenstarre durch venöse und arterielle Hyperämie an seinen Versuchstieren nachgewiesen. Je stärker die Hyperämie, um so starrer werden die Lungenbläschen. So mögen die lateralen kaudalen Lungenteile, trotz ihrer größeren Atembewegungen, durch stärkere Hyperämie zur geringen Atemgröße der kranialen paravertebralen Teile, oder vielleicht zu noch größerer Atemruhe gebracht werden. Dies bedeutet eine geringere Lüftung der Lungenbläschen, was freilich nicht ohne weiteres Abnahme der äußeren Atmung, d. h. des Wechsels der Blutgase, heißt. Denn es fördert innerhalb gewisser Grenzen, die noch festzustellen sind, größere Ruhe der intraalveolaren Luft die Aufnahme von Sauerstoff in das Blut und vielleicht auch die Abgabe von Kohlensäure durch das Blut an die Alveolenluft. Alles in allem dürfte starke arterielle Hyperämie von gewisser Dauer mit vermehrtem Gewebesaft oder ohne solchen eine akute infektiöse exsudative Entzündung fördern, indem sie die physikalische Gelegenheit für aero- und lymphogene Infektion und außerdem die biochemische Empfänglichkeit für Mikroben wie die gewöhnlichen Pneumonieerreger erhöht.

Welche Veränderungen der Virulenz und anderer Eigenschaften der Mikroben dabei stattfinden, müssen weitere Untersuchungen lehren.

Was bedingt den meistens zentralen Anfang der fibrinösen Pneumonie? Ist da die Konstellation der mehr oder weniger veränderten Lungeneigenschaften am geeignetsten oder ist der zentrale Anfang und ausnahmsweise ein Anfang an anderer Stelle aus einem bronchogenen Ursprung (Fortschritt) der Infektion verständlich? Die Bejahung dieser letzten Frage wäre mit der Krankengeschichte, den Versuchsergebnissen und den autoptischen Befunden in Übereinstimmung, ohne über die örtlichen Verschiedenheiten der Konstellation etwas auszusagen.

4. Ist die rasche Ausbreitung der akuten fibrinösen Entzündung aus denselben Gesichtspunkten wie ihre Entstehung erklärlich?

Es gibt drei Möglichkeiten: die Entzündung bleibt zentral (seltene zentrale Pneumonie) oder auf einen anderen relativ kleinen Lungenteil beschränkt; oder sie schreitet nach klinischer Beobachtung von hier aus rasch, meistens in kaudalen Richtungen, fort, so daß bald ein großer Lungenabschnitt diffus, autoptisch in gleicher oder ungleicher Stufe entzündet ist; oder der ganze entzündete Abschnitt scheint mit einem Schlage in Entzündung geraten zu sein.

In den typischen Fällen findet die Ausbreitung von dem zentralen, ausnahmsweise von einem anderen Lungenteil, wo die infektiöse Entzündung zunächst entstand, *ununterbrochen* nach Zeit und Raum und sehr rasch statt. Die Hyperämie mit vermehrtem Gewebesaft des anstoßenden Lungengewebes fördert auch bei dieser Ausbreitung die infektiöse Entzündung. Und aus der in der Regel stärksten Hyperämie des kaudalen Lungenabschnitts verstehen wir, daß die Entzündung in den meisten Fällen kaudalwärts fortschreitet. In anderen Fällen aber kann außerdem oder ausschließlich der ganze kraniale Abschnitt vollständig hepatisiert sein, auch die Lungenspitze. Allerdings pflegt das kranialste Lungenviertel unvollständig luftleer zu werden (S. 131). In anderen Fällen scheinen mehrere Herde zu entstehen, die sich vergrößern und vereinigen. Ob die Infektion transbronchial, trans- oder endobronchitisch das Lungengewebe erreicht, ist noch zu beantworten. Beides ist von vornherein als möglich zu betrachten. Auf jeden Fall ist transbronchitisches Fortschreiten der Entzündung und der Mikroben aus manchen mikroskopischen Befunden abzuleiten (s. unten und S. 135).

In Fällen von fester grauer Hepatisation mögen die anstoßenden Lungenteile nur wenig verändert sein. Meistens finden wir aber in den periphersten Teilen eines noch nicht ganz grau hepatisierten Abschnitts rotgraue oder rote Hepatisation oder Hyperämie mit plasmatischem Exsudat und nur wenig Blutzellen. Und wenn wir die einzelnen, noch nicht vollständig grau hepatisierten Lungenläppchen untersuchen, so finden wir oft in den Bronchialzweigen und peribronchialen Alveolen überwiegend zelliges und in den peripheren Lungenbläschen des Läppchens überwiegend fibrinöses Exsudat, was RIBBERT und BEZZOLA schon mit dem Bakterienreichtum in Zusammenhang gebracht haben. Das ist eine Anordnung wie die bei kollateraler Entzündung. Sie deutet auf einen bronchogenen Ursprung hin. Von den infektiös entzündeten peribronchialen Teilen aus entsteht eine kollaterale Entzündung durch freies Gift, das wohl rasch von einer Infektion gefolgt wird.

Was hier im Läppchen geschieht, ist auch an dem Umriß des ganzen entzündeten Abschnitts möglich. So kann die fibrinöse Pneumonie sich rasch ausbreiten durch kollaterale Entzündung, sehr bald von lymphogener oder außerdem noch von bronchogener Infektion gefolgt. Mitunter sehen wir genau einen Lungenlappen hepatisiert, so daß die Bezeichnung lobare Pneumonie am Platze wäre. In anderen Fällen aber ist nicht ein ganzer Lappen, in wieder anderen Fällen (nahezu) ein ganzer Lappen und außerdem ein angrenzender Teil, z. B. ein Drittel des benachbarten Lappens, grau oder graurot hepatisiert. Dieses entzündete Gebiet des benachbarten Lappens weist gar keinen bronchopneumonischen oder sonstigen herdförmigen Bau auf, es bildet vielmehr mit dem hepatisierten Lappen ein Ganzes, trotz der Lappengrenzen, so daß kaum etwas anderes als lymphogene Ausbreitung annehmlich erscheint.

In bestimmten Fällen ist das hepatisierte Gebiet so scharf begrenzt, unabhängig von anatomischen Scheidewänden, daß wir dazu neigen, eine Selbstbeschränkung anzunehmen, indem eine scharf beschränkte primäre Hyperämie sehr rasch einer festen Hepatisation Platz macht, die das Lungengewebe wie mit einem Schlage unbeweglich macht, so daß die Gewebespalte zugleich stark verengert werden, kaum freies Gift in die Umgebung gerät und keine oder kaum eine kollaterale Hyperämie und Entzündung und ebensowenig eine lymphogene Infektion im anstoßenden Gewebe erfolgt. Es liegt kein Grund vor, verringerte Erregbarkeit des anstoßenden Gewebes anzunehmen, obwohl sie nicht ausgeschlossen ist. Kehren bei der Schmelzung des Exsudats die Atembewegungen wieder, dann wird in der Regel eine Infektion nicht mehr zu befürchten sein. Denn die Pneumokokken im Speichel des Pneumonischen scheinen mit dem kritischen Abgang der Bluttemperatur ihre Virulenz wenigstens für Mäuse verloren zu haben. Ob sie durch Anhäufung der von ihnen gebildeten Stoffe im hepatisierten Gewebe — PATELLA stellte eine rasche Säurebildung fest, nach WURTZ und MOSNY Ameisensäure — geändert oder gar getötet wurden, oder ob ihre Eigenschaften sich änderten durch Erschöpfung oder sonstige Änderung ihres Nährbodens, oder ob schließlich beim Zerfall der großen Menge von Leukozyten mikrobizide Stoffe freikommen, gerade vor der Krise, so daß diese vielleicht, wenigstens zum Teil, dadurch bedingt wird, muß weitere Forschung lehren. Nach A. und H. KOSSEL kommt der Nukleinsäure aus Leukozyten ein starkes bakterientötendes Vermögen zu. Zugleich wird wahrscheinlich die biochemische Empfänglichkeit des übrigen, nicht entzündeten Lungengewebes sehr gering. Freilich kommen angeblich sehr selten sofortige Rückfälle einer fibrinösen Pneumonie vor. Solche Fälle entziehen sich jedoch vielleicht ausnahmslos einer autoptischen Untersuchung, und weil es gerade auf die Frage ankommt, ob eine feste Hepatisation anfangs vorhanden war, müssen wir mit unserem Urteil zurückhalten.

Diese Bemerkung gilt auch für die „Pneumonia migrans", die ununterbrochen weiterkriecht, ausheilend an der vorherigen Stelle, ähnlich wie Erysipel. Es ist dabei außerdem fraglich, was für Lungenentzündung nach der Natur der Gewebsveränderungen vorliegt. Von einer „Pneumonia errans" oder „saltans" spricht man, wenn Herde klinisch ohne Zusammenhang nacheinander erscheinen. Dabei liegt die Möglichkeit vor, daß die Herde in den Endgebieten von Zweigen desselben Bronchus erscheinen, die durch nichtentzündetes Gewebe getrennt werden. Sämtliche Herde können dann bronchogen entstehen.

Wir nehmen an, daß die Lungenentzündung sich um so rascher in die Umgebung fortpflanzt, und daß die erfolgende Hepatisation eine um so festere sein wird, je stärker die voraufgehende Hyperämie ist. So kann es sich ereignen, daß der ganze pneumonische Teil sich in der gleichen Entzündungsstufe findet, obwohl klinisch doch ein zentraler Beginn und nachherige ununterbrochene Ausbreitung festgestellt wurde. Die primäre Hyperämie kann durch kollaterale Verbreitung freien bakteriellen Gifts zunehmen.

Mit diesen Erfahrungen am Menschen stimmen die von Tierärzten bei *Haustieren* überein. So entsteht die fibrinöse Pneumonie bei Pferden und Hunden meistens in den zentralen und ventralen kaudalen Lungenteilen (FRIEDBERGER und FRÖHNER, CADÉAC). Die ventralen Teile sind die blutreichsten Teile unter Einfluß der Schwerkraft. Die Peripneumonie der Rinder findet sich ebenfalls in diesen Teilen, während sie bei Ziegen die zentralen Lungenteile bevorzugt (NOCARD und LECLAINCHE, CADÉAC). Und bei Pferd, Hund und Rind wird ebenso Erkältung und Überanstrengung große Bedeutung beigemessen.

5. Welche Bedeutung hat der Sitz für die Natur der Gewebsveränderungen und den Verlauf? Welche andere Faktoren beeinflussen den Verlauf?

Nach einigen Angaben im Schrifttum (vgl. AUFRECHT) und nach einigen eigenen Wahrnehmungen, wozu die von LAUCHE kommen, nimmt die Hepatisation bei „Oberlappenpneumonie", d. h. Pneumonie des kranialen Lungenabschnitts, nach der Lungenspitze hin, etwa im kranialsten Lungenviertel, an Festheit ab. Es bildet sich da eine schlaffe unvollkommene Hepatisation, indem sich weniger Exsudat anhäuft und sogar Lungenbläschen lufthaltig bleiben. Nach klinischen Angaben fehle der Auswurf meistens gänzlich, und wenn Auswurf zum Vorschein kommt, sei dieser fast nie bluthaltig. Der Seitenstich fehle vollkommen, die physikalischen klinischen Zeichen erscheinen langsam und unvollkommen, es entstehe eine Dämpfung mit tympanitischem Beiklang, die Dämpfung werde nie eine vollkommene. Das Bronchialatmen fehle. Jedoch müssen wir voraussetzen, weil der autoptische Nachweis meistens fehlt, daß es sich um eine fibrinöse oder fibrinös-zellige Pneumonie handelt und nicht um eine mehrzellige oder serös-desquamative diffuse Entzündung (11. Kapitel). Zweimal sah ich aber eine feste graue Hepatisation auch des kranialsten Lungenviertels.

Die Verschiedenheiten in den anderen Fällen dürften sich aus Verschiedenheiten des Blutgehalts der kranialen und kaudalen Lungenteile erklären. Sie erinnern an die heftigen Erscheinungen der fibrinösen Pneumonie beim „vollsäftigen" Mann und an die schlaffe Pneumonie bei Anämie. Es liegt kein Grund vor, andere Bakterien dafür verantwortlich zu machen, obwohl das ausnahmsweise vielleicht zutreffen mag.

Mehrere Mikroben kommen als Erreger in Betracht. Sicher ist es gelungen, durch verschiedenartige Mikroben fibrinöse Pneumonie hervorzurufen. Zu den S. 78 und 113 bereits erwähnten Versuchen mögen noch die von Bosc und Galavielle gefügt werden, die durch intratracheale Einspritzung von Micr. tetrageni nicht allein Bronchitis und Herdpneumonie, sondern auch fibrinöse Pneumonie hervorriefen; und die von Lépine und Lyonnet, die bei Hunden durch intratracheale Einspritzung von Typhusbazillen diffuse hämorrhagische Entzündung oder herdförmige, teils fibrinöse, teils zellige oder eitrige Entzündung erregten.

Allen diesen Beobachtungen von gleichartigen Gewebsveränderungen durch ungleichartige Bakterien und sterile Stoffe in den Versuchen über kollaterale Entzündung (S. 87f.) und von ungleichartigen Gewebsveränderungen durch denselben Faktor, aber in ungleicher Stärke, sind noch die „abakteriellen Pneumonien" durch Einatmung oder intratracheale Einspritzung von Aleuronat, Stärkelösung, Eidotter, Lezithin hinzuzufügen (Friedberger, Mita, Schittenhelm, Ishioka, Kline und Meltzer). Friedberger und Ishioka erregten „aphylaktische Pneumonie" durch artfremdes Serum, z. B. Menschenserum, bei einem Tier, z. B. Meerschweinchen, das vorher durch Behandlung mit jenem Serum überempfindlich gemacht worden war.

Der Verlauf der fibrinösen Pneumonie wird, wie der Verlauf jeder infektiösen Entzündung, bedingt durch eine Konstellation, die sich fortwährend ändert durch Wechselwirkungen zwischen den Gewebseigenschaften, allgemeinen Eigenschaften des menschlichen Organismus, Viruseigenschaften und äußeren Faktoren mit allgemeiner oder örtlicher Wirkung.

Über den Einfluß der Eigenschaften der Mikrobe auf den Verlauf hat man noch einige Angaben gemacht, die aber, soviel ich weiß, noch nicht bestätigt worden sind. Cole und seine Mitarbeiter im Rockefeller-Institut haben die zwei von Neufeld und Händel unterschiedenen Gruppen von Pneumokokken weiter untersucht. Die erste Gruppe umfaßt die Typen I, II und III, die zweite umfaßt den Typ IV. Stillmann, Berger und Engelmann u. a. wiesen Unterformen und Übergangsformen nach. Wird bei einer späten oder Autoinfektion ein Strepto- oder Pneumokokkus zu infektiöser Tätigkeit gebracht, so ist die Möglichkeit zu beachten, daß aus einer bestimmten latenten Form durch eine bestimmte Konstellation ein bestimmter Typ, bei einer anderen, seltenen Konstellation aber ein anderer Typ aus dem latenten Pneumokokkus herauswächst. Wenn ferner die Pneumonien mit Typ III schwer und manchmal atypisch verlaufen, darf man diese Abweichung nicht dem Typ III zuschreiben, ohne die Möglichkeit auszuschließen, daß die Konstellation, die Typ III aus der latenten Mikrobe herausbildete, zugleich den schweren, manchmal atypischen Verlauf bedingte. Auch Virulenzänderungen dieser Typen wurden von Cole u. a. festgestellt. Wir gehen aber nicht auf die Einzelheiten ein, weil sie noch nicht zur Anwendung auf die Pathogenese der späten oder der Autoinfektion bei der fibrinösen Pneumonie ausreichen.

Julianelle hat auch vom Bac. Friedländer mehrere Typen unterschieden, deren Bedeutung weiterer Forschung bedarf. Nach einigen Angaben im Schrifttum findet man ihn nur in schweren Fällen. Die Zahl der Beobachtungen ist jedoch klein.

Von den Faktoren seitens des Organismus, die den Verlauf der fibrinösen Pneumonie beeinflussen, haben wir schon erwähnt, daß hochgradige Hyperämie mit seröser oder plasmatischer Exsudation an und für sich schon einen schnellen Verlauf bedingt. Außerdem beschleunigt aber die feste Hepatisation durch die

erfolgenden bedeutenden Störungen des Blut- und Lymphkreislaufs den körnigen Zerfall des Fibrins und die Schmelzung des ganzen Exsudats. Diese
Schmelzung soll nach den klinischen Angaben bei der „Oberlappenpneumonie"
verzögert sein. Sie ist offenbar unerläßliche Bedingung für die Resorption und
den Auswurf des Exsudats. Beides geschieht vorwiegend oder ausschließlich
durch die Atembewegungen, die die Bewegungsenergie des Gewebesafts und
der Lymphe bedeutend vermehren und außerdem die Expektoration zustande
bringen müssen. Nach AUFRECHT kann ein hepatisierter Lungenlappen in 24,
ja sogar in 12 Stunden vollständig lufthaltig werden, während der aufgesammelte
Auswurf so gering ist, daß das Exsudat wohl auf anderem Wege, also durch
Resorption, beseitigt sein muß.

Je rascher die Schmelzung des Exsudats erfolgt, desto rascher erhalten die
Lungenbläschen ihre Atembewegungen und die zur Expektoration erforderliche
Kraft, der Saft- und Lymphstrom seine Bewegungsenergie wieder. Käme die
Verflüssigung in allen hepatisierten Teilen gleichzeitig und gleich rasch zustande,
so würden sowohl die Resorption als die Expektoration in den kaudalen lateralen
Teilen am raschesten vonstatten gehen, weil hier die Atembewegungen am
größten sind. Ob die Verflüssigung in allen Teilen gleichzeitig einsetzt, ist nicht
bekannt. In Übereinstimmung mit der Mitteilung in der ersten Auflage dieses
Werks, daß die krepitierenden Rasselgeräusche und der laute Lungenschall zunächst in den kaudalsten Teilen und dann mehr kranial wiederkehrten, betonen
einige jüngere Angaben, daß die Resorption in kaudokranialer Richtung erfolgt.

Die Krise fehlt nach allgemeiner Angabe den an „Oberlappenpneumonie"
Erkrankten. Das hängt wahrscheinlich mit der langsameren Schmelzung des
Exsudats zusammen. Wird die Krise in der Tat durch bakterizide bzw. zugleich
auch anders wirkende Stoffe bedingt, die bei *rascher* Schmelzung in großer Menge
aus den zerfallenden Leukozyten bzw. dem schmelzenden Exsudat freikommen
(s. oben), so versteht sich ohne weiteres, daß nur bei rascher Schmelzung eine
Krise erfolgen wird.

Mit dieser Auffassung wären zwei Beobachtungen in Übereinstimmung.
Einmal sah ich bei einem Mann mit starken septischen Erscheinungen (Bewußtlosigkeit während mehrerer Tage, dick belegter trockner Zunge, hoher Febris
continua, Puls 180), ausgehend von einer Fissura ani mit Durchfall, im Anschluß
an einen durch subkutane Einspritzung von 0,35 ccm reinem Terpentin in den
Oberschenkel erzeugten haselnußgroßen Abszeß mit schlaffer Infiltration einen
vollständigen kritischen Abfall der Bluttemperatur mit klarem Bewußtsein
binnen ein paar Stunden. Einige Tage nach Öffnung des Abszesses (12 Tage
nach der Krise) erhob sich die Temperatur wieder bis zu 38,2°, um dann nach
wiederholter Tamponade der Wunde mit Gaze und ein paar Tropfen Terpentin
dauernd normal zu werden. Glatte und vollständige Heilung. Bei einem anderen
Mann mit kryptogenetischer (enterogener?) Sepsis, wo die Temperatur zunächst
etwa 3 Wochen kontinuierlich hoch und dann bis auf etwa 38°, aber nach weiteren
12 Tagen nicht tiefer gesunken war, bildete sich nach subkutaner Einspritzung
von 0,25 ccm reinem Terpentin in den Oberschenkel eine fast faustgroße teigig-
feste Schwellung mit einem noch nicht haselnußgroßen Abszeß, unter Anstieg
der Bluttemperatur bis über 39°. Nach Eröffnung des Abszesses sank sie lytisch
zur Norm. Dauernd geheilt.

In diesem zweiten Fall konnten die Stoffe aus dem Abszeß wohl schwerer
ins Blut aufgenommen werden durch das ausgedehnte Infiltrat, das die Gewebespalte und Lymphwege bedeutend verengert haben muß. Ob der Anstieg der
Bluttemperatur während der Abszeßbildung aus dem Infiltrat stammenden Ei-
weißkörpern zuzuschreiben war, ist eine unbeantwortete Frage.

Wie erklären sich aber die jähen Abfälle bei Febris intermittens und Febris remittens und die Krise bei Masern nach dem Ausbruch des Exanthems? Ob in ähnlicher oder in anderer Weise, erheischt gesonderte weitere Forschung.

Man betrachtet die Prognose der fibrinösen Pneumonie als um so günstiger, je typischer und vollständiger das klinische Bild, mit Herpes labialis, ist. Ist die Meinung richtig, daß eine typische fibrinöse Pneumonie für den normalen erwachsenen Menschen ohne andere Schädigungen nicht lebensgefährlich ist, so wird sie um so mehr gelten, je vollständiger die typischen Erscheinungen sind.

Verschiedenartige Störungen sind möglich infolge von konstitutionellen Verschiedenheiten und von Schattierungen der Viruswirkung, zum Teil durch jene Verschiedenheiten, zum Teil durch Verschiedenheiten des Virus selbst; hier sei auch der noch nicht ausreichend gekannte, schon früher erwähnte Genius epidemicus erwähnt; im allgemeinen werden solche Störungen, wie immer, bedingt zunächst durch das Verhältnis von den Eigenschaften des Virus zu denen des menschlichen Organismus, und sodann durch die sich fortwährend mehr oder weniger ändernde Konstellation dieser Faktoren, wozu dann noch andere Einwirkungen kommen können, wie Gemütserregungen, Ermüdung, ungeeignete Ernährung usw. Ferner wird nicht jeder Mensch gleich rasch durch Fieber erschöpft. Nicht jeder bekommt die gleichen Verdauungs- und Resorptionsstörungen, die gleichen Störungen der Herzwirkung und der Tätigkeit seiner übrigen Organe, seines Nervensystems, seiner Blutgefäßnerven, nicht die gleichen Ernährungsstörungen (Atrophie, Entartung) seiner Organe durch die Einwirkung gelöster Gifte und unzureichende Ernährung, nicht jeder schläft gleich gut oder schlecht, nicht jeder ruht gleich rasch und gleich vollkommen aus. Alle diese individuellen Verschiedenheiten machen sich mehr oder weniger geltend.

6. Was ist der Virusweg bei der fibrinösen Pneumonie?

Wir haben gesehen, daß eine primäre fibrinöse Pneumonie nur als hohe Ausnahme anzunehmen ist.

Bei epidemischer oder endemischer Verbreitung muß die Möglichkeit einer aero- und bronchogenen Ansteckung gesetzmäßig untersucht werden. In den letzten Jahren sind besonders AVERY, CHICKERING, COLE, DOCHEZ und STILLMANN dafür eingetreten. Gegenüber dieser Möglichkeit einer Pneumonie durch Ansteckung dürfen wir jedoch die Möglichkeit nicht aus dem Auge verlieren, daß eine kleinere oder größere Gruppe von Menschen mehr oder weniger gleichzeitig an einer infektiösen Lungenentzündung erkranken, nicht, indem sie diese Krankheit durch Ansteckung bekamen, sondern indem sie sich einer gleichen primären Schädigung durch Ermüdung, Erkältung oder durch gewisse Witterungen, wie in der Beobachtung WELCHs (S. 114) usw., aussetzten, die dann durch eine sekundäre infektiöse Lungenentzündung gefolgt wurde. Nach STAEHELIN (S. 1282) komme Ansteckung bei der (sporadischen) fibrinösen Pneumonie nur ausnahmsweise in Betracht und lasse sich in der weitaus überwiegenden Mehrzahl nirgends eine Virusquelle nachweisen.

Woher kommt denn in dieser Mehrzahl der Infektor?

Es kommen außer der aerogenen und der hämatogenen primären traumatischen oder intrauterinen noch eine hämatogene oder lymphogene metastatische und eine von den Luftwegen aus entstandene bronchogene sowie eine von der Pleura oder sonstigen Umgebung aus fortgeleitete lymphogene Infektion in Betracht. Sekundäre hämatogene metastatische fibrinöse Pneumonie erfolgt vielleicht mitunter vom infektiös entzündeten Darm aus. Zuverlässige Befunde sind mir aber nicht bekannt.

Ob aber in weitaus den meisten Fällen der fibrinösen Pneumonie, die sich an eine voraufgehende Einwirkung eines primären Faktors, wie Erkältung usw., anschließt, der mikrobielle Entzündungserreger von den Luftwegen aus auf dem Blutwege der Lunge zugeführt wird, erscheint recht fraglich. Man weist zur Stütze der hämatogenen Entstehung auf die anatomische Tatsache hin, daß jeder Lungenlappen eine gesonderte Schlagader hat. Jeder Lappen hat aber auch einen eigenen Bronchus, so daß jenem vermeintlichen anatomischen Grund keine Beweiskraft zuzuerkennen ist. Die rasche Nachweisbarkeit von Pneumokokken oder anderen Mikroben im Blut entscheidet nicht, ob sie schon *vor* oder erst nach der Lungeninfektion in das Blut hineingelangt waren.

Die Erfahrung, daß die fibrinöse Pneumonie meistens in den zentralen Lungenteilen einsetzt, ist ohne weiteres nicht mit einem hämatogenen Virusweg in Übereinstimmung zu bringen. Denn dieser bevorzugt, wie wir S. 76 betont haben, keinen bestimmten Lungenteil. Man müßte etwa annehmen, daß der vorbereitende Faktor eine ausschließlich oder vorwiegend zentrale Hyperämie bewirke und daß allein dann fibrinöse Pneumonie erfolge, wenn in zentrale Lungenteile hämatogene Bakterienemboli eintreten.

Wenn wir demgegenüber die früher besprochene Erfahrung anführen, daß der fibrinösen Pneumonie in vielen Fällen eine absteigende Tracheitis oder Bronchitis voraufgeht, so liegt es auf der Hand, eine bronchogene Infektion des Lungengewebes anzunehmen, wie wir sie bei der herdförmigen Bronchopneumonie schon erörtert haben. Ob dabei vielleicht eine hämatogene Infektion in den schon infizierten Lungenteilen hinzukommt, bleibe dahingestellt. Entzündung der feinsten Bronchialzweige fehlt bei der fibrinösen Pneumonie nie; der Infektor erreicht von da aus sehr rasch das Lungengewebe transbronchial oder transbronchitisch, endobronchitisch oder intrabronchial (S. 103).

Es ist in bestimmten Fällen außerdem die Möglichkeit zu beachten, daß bei gewissen Bewußtseinsstörungen oder bei Lähmung der Glottisschließer oder vielleicht einmal bei einem Fall ins Wasser oder sonstwie Aspiration bakterienhaltigen Mundinhalts oder eines anderen mikrobenhaltigen Stoffes aus den Luftwegen stattfindet. Außerdem gibt es aber Fälle, worin die Möglichkeit einer Autoinfektion oder einer späten Infektion der Bronchialverzweigungen bzw. des Lungengewebes im Anschluß an eine durch Erkältung oder Infektionskrankheit usw. bewirkte starke Lungenhyperämie mit seröser Exsudation oder vermehrter Transsudation in Betracht kommt.

Die von RIBBERT hervorgehobene Anhäufung der Bakterien in den Bronchialzweigen und im peribronchialen Gewebe, im Zusammenhang mit der schichtförmigen kollateralen Entzündung (S. 130), aber wohl nur in ihren früheren Stufen, ist mit einer bronchogenen Infektion im Einklang. RIBBERT setzt aerogene Infektion der Bronchien voraus, was wohl nur als Ausnahme annehmlich erscheint. Es fehlen aber gesetzmäßige Untersuchungen zur Prüfung dieser Befunde. Aber auch bei einer lymphogenen oder späten Infektion sowie bei einer Autoinfektion von den feineren Bronchialzweigen aus würde eine Verteilung wie die von RIBBERT gefundene möglich sein (s. oben).

Ein ausreichend klares Beispiel eines auf Lymphwegen aus dem Lungenfell, der Brustwand, einer parabronchialen Lymphdrüse, einem Bauchorgan oder der sonstigen Umgebung der Lunge zugeführten Infektors ist mir nicht bekannt geworden.

Bei der Nachforschung von Bakterien in normalem Lungengewebe sollen besonders die Teile dieses Organs untersucht werden, die die größte physikalische Gelegenheit zu Anhäufung von winzigen, mit Luft, Gewebesaft oder Lymphe zugeführten Teilchen darbieten, also das peribronchiale, perivaskulare und pleurosubpleurale Gewebe im allgemeinen und vor allem in den zentralen und kranialen paravertebralen Lungenteilen.

Es sind ferner noch andere Fragen zu beantworten, wie z. B. diese, wie es sich erklärt, daß anscheinend bei fibrinöser Pneumonie Pneumokokken so häufig sich in Reinkultur finden, auch im fibrinös-zellig entzündeten Gewebe. Diese Frage wäre von neuem zu beantworten, sobald man mit mehr Sicherheit als jetzt die Verwandtschaft und Übergänge zwischen den verschiedenen Typen, worauf schon KRUSE und PANSINI, LUBARSCH u. a. hingewiesen haben, festgestellt hat.

Alles in allem betrachten wir die fibrinöse Pneumonie in den meisten Fällen als eine durch bronchogene Infektion entstandene sekundäre Erkrankung, vorbereitet durch verschiedenartige Faktoren infektiöser oder anderer Natur. Diese bewirken eine Auto- oder späte Infektion.

Ausnahmsweise mag sie durch Ansteckung oder durch hämatogene oder vielleicht lymphogene Metastase entstehen.

XI. Atypische Lungenentzündungen

Die Atypie dieser Lungenentzündungen ist der Ausdruck atypischer Konstellationen von Eigenschaften des menschlichen Organismus, des Virus und von anderen äußeren Faktoren. Wer sie verstehen will, muß die Konstellationen möglichst vollständig bestimmen, auch in ihren Abstufungen, und darf sich nicht auf die Eigenschaften des Virus, auf die des menschlichen Organismus oder auf die äußeren Faktoren allein beschränken.

Anfangs typische herdförmige oder diffuse akute Entzündungen können allmählich atypisch verlaufen durch hinzutretende Komplikationen oder sonstige Veränderungen der Konstellation.

Eine Zwischenform zwischen bronchogener Herdpneumonie und diffuser Pneumonie stellt die *pseudolobare Pneumonie* dar, die man als eine an vielen Stellen zusammenfließende herdförmige Pneumonie oder Bronchopneumonie bezeichnen kann, wobei aber außerdem gesonderte Herde zu bestehen pflegen auch dann, wenn ein größerer Abschnitt ununterbrochen entzündet ist. Eine solche pseudolobare Entzündung entsteht rasch, so daß Bronchiolenverengerung auch dann, wenn sie in gewissem Grade autoptisch nachweisbar ist, noch nicht so stark war, daß sie die einzelnen Herde getrennt hielt.

Eine pseudolobare Bronchopneumonie oder Pneumonie finden wir mitunter bei rasch fortgeschrittener Lungenentzündung bei Diphtherie, Grippe und Typhus sowohl bei Kindern als auch bei Erwachsenen, und zwar vorwiegend im kaudalen Abschnitt. Ich sah sie bei einem Kind nach Verbrennung. Der Unterschied zwischen kranialen und kaudalen Lungenteilen wird freilich auch hier um so schärfer, je jünger das Kind ist. Mitunter finden wir in der einen Lunge eine herdförmige, in der anderen eine pseudolobare Bronchopneumonie. Die pseudolobare Bronchopneumonie stellt in bestimmten Fällen auch klinisch eine Zwischenform zwischen der herdförmig bleibenden Bronchopneumonie und der fibrinösen Pneumonie dar, indem sie sich rascher als jene, aber langsamer als diese entwickelt. Sie weist mitunter schubweise eintretende Verschlimmerungen auf. Ob diese der Bildung von Herden zuzuschreiben sind, wie man das bei der herdförmig bleibenden Bronchopneumonie annimmt, ist eine unbeantwortete Frage.

Auch vom pathogenetischen Gesichtspunkt aus ist die pseudolobare Pneumonie als eine Zwischenform zu betrachten. Mit der diffusen fibrinösen Pneumonie hat sie eine gewisse diffuse vorbereitende arterielle Hyperämie durch bakterielles

Gift oder durch andere Faktoren gemeinsam, mit der herdförmig bleibenden Bronchopneumonie eine gewisse, obgleich nicht so erhebliche entzündliche Verengerung von Bronchiolen, die die diffuse Ausbreitung der Entzündung nur einigermaßen hemmt, so daß sie zum Teil stattfindet, während an anderen Stellen vereinzelte bronchopneumonische Herde bestehen bleiben. Bedenken wir, daß sowohl die diffuse Lungenhyperämie als die allerdings häufig stark eitrige Bronchitis bei Grippe verschiedene Abstufungen aufweisen können, so verstehen wir, daß wir bei dieser Infektionskrankheit verschiedenartige Abstufungen von herdförmigen und diffusen Lungenentzündungen verschiedener Natur finden. Welche Bedeutung die hämatogene oder kollaterale Verbreitung bakteriellen Gifts für die Lungenhyperämie und die Bronchiolitis hat, muß näher ermittelt werden.

Wir haben schon bemerkt, daß bei nicht senilen und nicht geschwächten *Erwachsenen* infektiöse herdförmige bronchogene Lungenentzündungen nur selten bei selbständiger Bronchitis beobachtet werden, allein in bestimmten seltenen Fällen, wie nach starker Erkältung. Die Frage erheischt Beachtung, ob Tuberkulose dabei eine sie fördernde Rolle spielt. Bei schwerem Abdominaltyphus findet sich häufig Lungenhyperämie neben Bronchitis, bei heftiger Grippe noch öfter. Bei dieser Infektionskrankheit findet man auch zahlreichere Herde als bei der Erkältungsbronchitis, und außerdem mitunter pseudolobare Entzündungen verschiedener Natur in stark diffus hyperämischem Lungengewebe. Mitunter kommt es zu einer diffusen fibrinös-zelligen Entzündung in verschiedenen Schattierungen, die sich klinisch nicht oder kaum, und auch autoptisch nur durch das Gesamtbild und durch Farbenschattierungen von der typischen fibrinösen Pneumonie unterscheiden läßt (s. unten).

Wodurch werden diese Unterschiede von der typischen fibrinösen Pneumonie bedingt, weil doch das Lungengewebe diffus stark hyperämisch ist, und wahrscheinlich doch schon vor der Lungenentzündung war? Man denke an den rötlichen schäumenden Auswurf, der auf eine starke Hyperämie von Bronchien und Lungengewebe mit plasmatischer oder seröser Exsudation oder vermehrter Transsudation hinweist. Vielleicht mag eine schon vorhandene starke eitrige Bronchitis zum Teil durch Bronchiolenverengerung, zum Teil durch kollaterale proteolytische Wirkung die Entwicklung einer diffusen fibrinös-zelligen Entzündung gehemmt haben.

Manchmal spielt bei geschwächten Erwachsenen und Greisen ebenso wie bei obigen und sonstigen Infektionskrankheiten Hypostase eine Rolle. Es erfolgen dann, wie aus einem Vergleich mit klinischen Angaben wahrscheinlich wird, ganz unbemerkt, sogar mit nur geringer Erhöhung der Bluttemperatur oder ohne solche, Entzündungsherde (hypostatische Pneumonie).

Im allgemeinen können bei *Grippe* Veränderungen der Lunge eintreten, die eine wahre Musterkarte darstellen, wobei eine mehr oder weniger starke, oft erhebliche eitrige Bronchitis und Bronchiolitis von vielen Beobachtern, wozu auch Verfasser sich rechnet, hervorgehoben wird. Die bronchopneumonischen Herde können klein und auf Durchschnitt traubenartig sein wie bei Keuchhusten und nach Masern beim Kind. Auch mikroskopisch finden sich nach einiger Dauer ähnliche zellig-proliferative Veränderungen. Das sind seltene Fälle, wo der Tod erst nach einiger Zeit, nach Rückfall oder anderen Ereignissen erfolgt. Bei Menschen, die einer akuten Grippe durch „Grippenpneumonie" erliegen, finden wir viel ausgedehntere entzündliche Veränderungen. Manchmal steht eine starke Hyperämie mit Ödem (kollateraler seröser Exsudation) und sogar Blutaustritten im Vordergrund, während sich hier und da kleinere oder größere zellige oder zellig-fibrinöse Entzündungsherde finden, manchmal mit mehreren Schichten kollateraler Entzündung. In solchen Fällen treffen wir mitunter pseudolobare Entzündung zellig-fibrinöser Natur in verschiedener Ausdehnung an.

In anderen Fällen sieht man keine starke Hyperämie oder Blutungen, sondern eine ausgedehnte diffuse fibrinös-zellige Entzündung mit ausgeprägt körniger Schnittfläche. Einmal sah ich eine eigentümlich orangeartige Farbe, etwa wie die einer nicht hellen reifen Apfelsine. An zwei Stellen war eine etwa haselnußgroße Nekrose mit Erweichung. Auf die „glatte" Pneumonie bei Grippe kommen wir weiter unten zu sprechen.

In wieder anderen Fällen greift die Eiterung von den Bronchien auf das Lungengewebe über, so daß dieses sogar einer diffusen herdförmigen, eitrigen Erweichung anheimfällt.

Ferner finden wir in bestimmten Fällen das Hervortreten einer mehr oder weniger ausgedehnten zellig-plasmatischen oder zellig-fibrinösen interlobularen Lymphangioitis mit kollateraler seröser Entzündung, wodurch eine eigenartige Felderung des Lungenteils, ähnlich wie bei der proliferativen interlobularen Entzündung, entsteht. Daneben können bronchopneumonische Herde verschiedener Gestalt, Größe und Natur oder Reste davon nachweisbar sein. Fibrinöses Exsudat kann dabei so im Vordergrund stehen, daß BIRCH-HIRSCHFELD fibrinöse Bronchopneumonie als der Influenza eigentümlich betrachtete. Verfasser fand starke peribronchiale und perivaskulare Anhäufungen von weißen Blutkörperchen, was mit den intrabronchialen Eiterungen übereinstimmt, ähnlich wie in vielen Fällen von Keuchhusten und Masern, während dann in den mehr peripheren Alveolen des Läppchens fibrinöses bzw. plasmatisches und dann seröses Exsudat sich findet, den Schichten einer von einem Bronchus ausgehenden kollateralen Entzündung entsprechend. Mitunter ist in älteren Fällen zellig-proliferative Entzündung im peribronchialen und perivaskularen Gewebe nachweisbar, ähnlich wie nach Masern und Keuchhusten. Sie beeinträchtigen wahrscheinlich die Resorption und fördern die Rückfälle. Eine chronische interstitielle proliferative Pneumonie mag sich daraus auf die Dauer entwickeln, ähnlich wie bei Keuchhusten. Die Bindegewebsbildung kann sich weiter in die Lunge ausdehnen.

Es kommt auch vor, daß von Entzündung sonst nicht viel mehr in der Lunge nachweisbar ist, während jedoch die Krankengeschichte voraufgegangene Bronchopneumonie vermeldet. Verfasser sah dies bei eitriger interlobularer Lymphangioitis mit ziemlich ausgedehnten Schichten von zelliger, fibrinöser und seröser kollateraler Entzündung. Erweichen die interlobularen Septen durch weitergreifende eitrige interlobulare Lymphangioitis mehr oder weniger vollständig, so werden die entsprechenden Lungenläppchen durch diese sequestrierende Entzündung mehr oder weniger gelockert, so daß man von „Pneumonia dissecans" redet.

Ob alle diese Veränderungen durch den Influenzabazillus allein oder in Zusammenwirkung mit anderen Mikroben hervorgerufen werden, ist noch nicht sichergestellt (vgl. KUCZYNSKI und WOLFF, DIETRICH, MARCHAND u. a.). Es ist wohl möglich, daß in bestimmten Fällen der Influenzabazillus oder eine andere Mikrobe allein, in anderen aber mehrere Bakterien zusammen diese Veränderungen bewirken. Es können bestimmte Mikroben nach ihrer Wirksamkeit verschwinden, andererseits aber erst nach der Ausbildung der Entzündung ins Gewebe erscheinen. Diese Möglichkeit darf man aber nicht ohne weiteres gelten lassen. Auf jeden Fall muß man die Konstellation möglichst vollständig bestimmen. Zu ihren Faktoren gehören die primäre Lungenhyperämie und die (eitrige) Bronchi(ol)itis in verschiedenen Graden, und zur voraufgehenden Konstellation, die die Lungenhyperämie und die Bronchitis bewirkte, gehört u. a. das wahrscheinlich flüchtige Grippevirus und die Jahreszeit mit ihren Witterungen. Die Lungenhyperämie und Bronchitis bei Grippe befallen vorwiegend die kaudalen Lungenteile, wie schon LEICHTENSTERN bemerkt hat. Oft findet man nach ihm die ersten Erscheinungen einer Bronchopneumonie am kaudalen Schulterblattwinkel, also in zentralen oder anstoßenden Lungenteilen, wie bei anderen nichttuberkulösen akuten bronchogenen Herdentzündungen. Die Herde können hierauf beschränkt bleiben oder sich in verschiedenem Umfang ausbreiten.

Diese Andeutungen gelten sowohl für die Beobachtungen von Lungenentzündungen bei Grippe während der Epidemien am Ende des vorigen Jahrhunderts als für die aus dem Jahre 1918 oder später. Die bakteriologische Forschung hat nicht dazu geführt, jene älteren Beobachtungen als weniger zur Grippe gehörig zu betrachten. Sie gelten für alle Lungenentzündungen überhaupt, die mehr oder weniger atypisch sind.

Es gibt noch andere Formen von diffuser Lungenentzündung bei Grippe. Zunächst kommt bei Influenza eine akute „lobare" zellige Pneumonie vor. Sie trete nach LEICHTENSTERN oft ganz akut, nach Art einer fibrinösen Pneumonie ein und befalle wie mit einem Schlage einen ganzen Lappen, besonders einen Oberlappen. Dieser werde luftleer. Die Schnittfläche sei vollkommen glatt, homogen fleischrot bis blaurot, spiegelnd, von fleischartiger, elastisch zäher Konsistenz. Bei Druck lasse sich weder Flüssigkeit noch Luft auspressen, noch treten Eitertropfen aus den durchschnittenen Bronchien hervor. Es gebe keinen größeren Irrtum als die Annahme, daß diese akut entstandenen „lobaren" Infiltrate durch Vereinigung lobularer oder bronchopneumonischer Herde entstanden seien. Mikroskopisch finde sich in den Lungenbläschen nur spurweise Fibrin, rote Blutkörperchen in geringer, weiße in größerer Zahl, ganz vorwiegend aber größere plattenartige Zellen, d. h. gewucherte (?) und abgestoßene Alveolenepithelien. Die Alveolenwände seien breit, mit Rundzellen infiltriert. Diese Pneumonie decke sich fast vollständig mit der akuten lobaren Desquamativpneumonie BUHLS. Wir dürfen wohl hinzufügen: und mit der von GRANCHER als „forme grippale de la spléno-pneumonie" bezeichneten Lungenentzündung. In solchen Fällen ist aber die Möglichkeit einer kollateralen tuberkulösen Entzündung genau zu berücksichtigen. Der Kern oder die Kerne dieser kollateralen Entzündung können von miliarer Größe sein, frisch entstandene oder durch Lungenhyperämie (mit Ödem) infolge von Erkältung oder Grippe usw. rasch aufgeflammte Herde, woraus Gift in die kollateralen Gewebespalte ausgespült wurde. Es erfolgt dann eine „Desquamativpneumonie" in dem Sinne, daß sich in den Lungenbläschen auch ein seröses oder plasmatisches Exsudat anhäuft, so daß eine mehr oder weniger deutliche gelatinöse Infiltration entsteht. Man muß nachdrücklich in den durch Zerstückelung des entzündeten Gebiets gebildeten kleinen Stücken auch durch Abtastung bzw. röntgenoskopisch nach solchen kleinen tuberkulösen Kernen vergeblich gefahndet haben, ehe man den tuberkulösen Ursprung in den Hintergrund der Erwägungen drängen darf. Versuche an Meerschweinchen kommen in Betracht.

FINKLER und WASSERMANN haben einige Fälle einer „primären Streptokokkenpneumonie" vorwiegend eines „Oberlappens" mit glatter Schnittfläche und splenisiertem, nicht hepatisiertem Gewebe beschrieben. Autoptisch fand sich ferner eine „vorwiegend zellige Entzündung mit Beteiligung des interstitiellen Gewebes" und seltener Fibrinzumischung. LEICHTENSTERN und LUBARSCH haben diese Annahme angegriffen und die Möglichkeit einer sekundären Streptokokkeninfektion oder einer atypischen Lungenentzündung betont. Außerdem müssen wir auch hier nach den Beschreibungen die Möglichkeit einer kollateralen „splenisierenden" tuberkulösen Entzündung wie in obigen Fällen in den Vordergrund setzen. In einem Fall WASSERMANNs war Hämoptyse vorausgegangen.

Man findet bei *Typhus abdominalis*, ähnlich wie bei Grippe, dann und wann atypische bronchogene Entzündungsherde, die auf dem Boden einer toxischen und manchmal außerdem hypostatischen Hyperämie entstanden sind. Man hat bisher außer dem Typhusbazillus Pneumokokken gefunden, und es ist noch nicht entschieden, ob Typhusbazillen allein solche Pneumonien zu erregen imstande sind. Aber auch fibrinöse Pneumonie hat man bei Typhus abdominalis festgestellt, und zwar einen Pneumotyphus, wenn die Pneumonie im Anfang des Typhus entsteht, und eine spätere Lungenentzündung.

Von atypischen bronchogenen Herdpneumonien bei anderen Infektionen, wie z. B. bei *Masern* des Erwachsenen, stehen nur wenige Beobachtungen zur Verfügung.

Bemerkenswert ist die von MACCALLUM während einer Epidemie bei amerikanischen Soldaten autoptisch nachgewiesene „interstitielle Bronchopneumonie". Sie wurde durch hämatolytische Streptokokken erregt, die von den Bronchiolen aus sich durch die interstitiellen Lymphwege rasch bis zur Pleura verbreitet und eine schwere hämorrhagische Pleuritis erregt hätten. Diese Beobachtungen erinnern an die bronchogene interlobulare Lymphangioitis (S. 138). Nach HENNING starben alle Kinder mit Masernpneumonie, bei denen er hämatolytische Streptokokken fand, während die Sterblichkeit der Kinder ohne jene Mikrobe nur 15% war.

Verschiedenartige autoptische Befunde bei *Lungenpest* verdanken wir DÜRCK, auch solche anscheinend mit kollateraler Entzündung. Oft fand man außer Pestbazillen Pneumokokken, Streptokokken und Influenzabazillen.

Von der *Psittakosis* oder Papageienkrankheit bei Menschen liegen bloß einige autoptische Befunde vor. Es ist eine anscheinend sekundäre akute Pneumonie durch Pneumo- oder Streptokokken bei Menschen, die eine Allgemeinerkrankung durch das Psittakosisvirus bekommen haben. Nach den Angaben sind die Befunde denen in bestimmten Fällen von Grippe ähnlich.

Wir haben früher schon die Herdpneumonien durch Verletzung, durch Einatmung von Gasen usw. bei Erwachsenen erwähnt und müssen noch kurz die *Aspirationspneumonien* besprechen (vgl. S. 79ff.).

Bei Neugeborenen soll Aspiration von Fruchtwasser zu Lungenentzündung führen können. Bei kleinen und auch wohl bei größeren Kindern kommt dann und wann in verschiedener Weise Aspirationspneumonie vor. Bei Erwachsenen erfolgt mitunter während des Erbrechens am Ende einer Narkose oder bei Bewußtseinsstörungen oder durch Verschlucken durch Lähmung von Schluckmuskeln, durch Aspiration von Mund- oder Mageninhalt oder von Inhalt einer Kaverne oder eines in die Luftwege durchgebrochenen, z. B. eines paraösophagealen, zugleich parabronchialen Abszesses, auch ohne Bewußtseinsstörungen, ferner bei Menschen, die ins Wasser gefallen und beinahe ertrunken waren, oder bei Schwerkranken, die unvorsichtig ernährt worden sind, Lungenentzündung.

Der Sitz einer Aspirationspneumonie hängt ab von der Körperhaltung und der Menge des aspirierten Stoffes (S. 79f.). Die Natur der Gewebsveränderungen wird durch die Art des aspirierten Stoffes und das Verhältnis von Virusstärke zur örtlichen Gewebsempfänglichkeit bedingt, und die Größe des Herds oder der Herde durch die Menge und Verteilung des aspirierten entzündungserregenden Stoffes. Die Erscheinungen und der Verlauf sind sehr verschieden; so kann z. B. Aspiration von erweichtem Käse aus einer Kaverne während einer Narkose eine Pneumonie lateral kaudal zur Folge haben, die klinisch anfangs nicht von einer fibrinösen Pneumonie zu unterscheiden ist, wie Verfasser autoptisch bestätigte, nachdem die ausbleibende Krise schon den Verdacht Tuberkulose erregt hatte.

Man darf bei den Versuchsergebnissen bei Tieren nach doppelseitiger Vagotomie nicht außer acht lassen, daß diese Pneumonie nicht allein durch Verschlucken entsteht („Schluckpneumonie"), sondern daß die Einatmungen ungewöhnlich tief werden, während außerdem der Blutgehalt der Lungen bei Meerschweinchen und Kaninchen durch doppelseitige Vagotomie stark zunimmt. Diese Pneumonie beansprucht eine eigene Stelle.

Bei *Greisen*, die eine akute Bronchitis bekommen und bettlägerig sind oder werden, entsteht leicht eine atypische Lungenentzündung, die in der Regel herdförmig, ausnahmsweise mehr diffus ist. Hypostase durch ungenügende Herzwirkung bei ruhiger Lage und oberflächlicher Atmung spielt bei der Entstehung dieser „Greisenpneumonien" eine Rolle. Die schwache Herzwirkung kann Folge einer senilen Atrophie des Herzmuskels sein, wozu noch voraufgegangene Anstrengungen durch Husten infolge einer chronischen Bronchitis und Emphysem, vielleicht auch Arteriosklerose der Lungenschlagader kommen. Husten, Auswurf und Fieber können fehlen (vgl. u. a. STAEHELIN S. 1355, 1357, u. a.), und auch die physikalische Untersuchung, besonders der zentralen und paravertebralen Teile, kann im Stich lassen (latente Pneumonie). Autoptisch findet man in hypostatischem, mehr oder weniger ödematösem Gewebe einen Entzündungsherd oder mehrere, mitunter nur etwa erbsengroße, in anderen Fällen größere. Die Entzündung ist eine zellig-fibrinöse in verschiedenen Abstufungen, mehr oder weniger fest hepatisiert und ziemlich viel Fibrin enthaltend, oder schlaff, mit wenig Fibrin. Außerdem finden sich in der Regel ausgetretene rote Blutkörperchen, ähnlich wie bei einer roten Hepatisation. Hierdurch hebt sich die Farbe des Entzündungsherds so wenig von der der Umgebung ab, daß man ihn nur durch vorsichtige gesetzmäßige Abtastung der nötigenfalls zerstückelten Lunge aufzudecken vermag.

Die venöse Hyperämie des Gewebes bedingt an und für sich schon eine trägere Infektion durch die Sauerstoffarmut und vielleicht auch durch den Kohlensäurereichtum des Gewebes, außerdem aber durch die verringerte Abfuhr von Stoffen, die durch Dissimilation, auch der Mikroben, entstanden und für Mensch und Mikrobe mehr oder weniger giftig sind.

Sie können in kurzer Zeit zu einem völlig unerwarteten Tode führen, sowohl bei Greisen als bei Jüngeren. Bei ganz heruntergekommenen, erschöpften, noch nicht alten Menschen ohne nachweisbaren Alkoholismus kann latente Pneumonie auch entstehen. In anderen Fällen findet man chronischen Alkoholismus (LITTLEJOHN, FICHTEL).

Schließlich kennen wir *atypische diffuse Pneumonien*. Im Gegensatz zur festen Hepatisation mit heftigen Erscheinungen, wodurch sich die fibrinöse Pneumonie bei vollblütigen kräftigen Erwachsenen auszeichnet (sthenische Pneumonie), entwickelt sich bei schwächlichen, anämischen, besonders bei älteren Personen mit schwacher Herzwirkung eine fibrinöse Pneumonie manchmal bedeutend langsamer, ohne Schüttelfrost; die Hepatisation ist eine schlaffe und mitunter wenig ausgedehnt. Verschiedene Abstufungen kommen vor. Eine Abgrenzung von der Greisenpneumonie ist schwer. Der Puls ist schwach, demgegenüber pflegen Appetitlosigkeit, Aufregung mit Schwäche, in schwereren Fällen Somnolenz, die in völlige Bewußtlosigkeit übergehen kann, im Vordergrund zu stehen. Die Herzschwäche pflegt bei diesen *asthenischen* oder *adynamischen* Pneumonien zuzunehmen und tödlich zu werden, sogar bei anfangs scheinbarer Heilung. LEICHTENSTERN bezeichnet diese Pneumonien als sekundär asthenische, weil ihnen primäre Abweichungen des Körpers zugrunde liegen, im Gegensatz zu den primärasthenischen durch besondere Eigenschaften des Virus, nämlich des hämatolytischen Streptokokkus, und anscheinend auch bei Psittakosis.

Auch bei anämischen Gefangenen und anderen stark heruntergekommenen Menschen kann eine asthenische Pneumonie entstehen. Der Anfang kann plötzlich sein, der Verlauf aber allmählich ein asthenischer werden. Der Allgemeinzustand beim Anfang der Pneumonie, die Anämie und Erschöpfung bedingen die schlaffe Hepatisation und die mitunter schweren Erscheinungen seitens des zentralen Nervensystems, sogar Inanitionsdelirien, die allmählich unzureichender werdende Herzwirkung scheinen dann über den häufig tödlichen Verlauf zu entscheiden.

Man unterscheidet eine „nervöse Pneumonie" mit auffallenden nervösen Erscheinungen (Kopfschmerzen, Benommenheit, sogar Nackenstarre und KERNIGschem Symptom). Man sieht sie nicht selten bei Kindern und Säufern. Wenn aber keine erhebliche Herzschwäche hinzukommt, ist sie nicht zur asthenischen Pneumonie zu rechnen.

Es kann nicht wundernehmen, daß auch bei Herzkranken, Buckligen, Emphysematischen (in nichtemphysematösen Teilen?), Fettleibigen Pneumonie mehr oder weniger asthenische oder wenigstens atypische Züge aufweist. Auch bei Skorbut und anderen Blutkrankheiten kommt das vor.

Beachtung erheischt die mehrfache Angabe, daß die fibrinöse Pneumonie bei Greisen, heruntergekommenen Personen und Säufern auffallend oft im „Oberlappen" entstehe. Die Zahl der beobachteten Fälle ist jedoch eine niedrige und die Angabe „im Oberlappen" nicht ausreichend genau, so daß weitere genauere Beobachtungen abzuwarten sind. Auf jeden Fall ist aber die Frage zu beantworten: Was entscheidet über die kraniale Ausbreitung der Pneumonie im Gegensatz zur Ausbreitung in kaudaler Richtung? Eine geringere Anhäufung von Kohlensäure als Folge eines niedrigeren Blutgehalts? Ein anderer Atmungstypus? Es ist die Konstellation zu bestimmen.

Auch gewisse epi- und endemische Pneumonien sollen die „Oberlappen" bevorzugen. Es fehlen aber die zur Beurteilung erforderlichen Merkmale. Bei der klinischen Beurteilung einer Oberlappenpneumonie muß man darauf achten, ob sie im kranialsten Lungenviertel anfing und dann kaudalwärts fortschritt, oder ob sie umgekehrt etwa im zentralen Lungenteil einsetzte und dann sich kranialwärts ausbreitete. Im ersten Fall ist die Möglichkeit eines tuberkulösen Ursprungs nicht aus dem Auge zu verlieren.

Der Einfluß des Alters, der Allgemeineigenschaften des menschlichen Körpers und des Sitzes der Entzündung weist auf die Bedeutung der Gewebseigenschaften hin.

Gegenüber diesem trägen Verlauf in einer Reihe von Fällen steht eine sehr kurze Dauer in anderen. Man hat nicht allein *abortive Pneumonien* von höchstens drei bis vier Tagen Dauer, sondern auch Eintagspneumonie (LEUBE) beobachtet: schon am nächsten Tag erfolgt Entfieberung. Man findet z. B. etwas Knisterrasseln, aber nicht immer Bronchialatmen, so daß die Diagnose unsicher ist (STAEHELIN S. 1313).

Mehr oder weniger verwandt damit scheinen die von Franzosen beschriebenen Lungenkongestionen zu sein. Die von WOILLEZ 1854 geschilderte „congestion pulmonaire idiopathique" wurde auch wohl als „congestion pulmonaire à forme pneumonique" bezeichnet im Gegensatz zur einfachen Hyperämie durch Alkohol oder andere Gifte, durch Hitzschlag, Erfrierung, Eklampsie usw. Die „maladie de WOILLEZ" scheint eine kurze abortive oder „Eintagspneumonie" zu sein, wobei es nicht über die Anschoppung hinauskommt; die Entzündung bildet sich dann zurück. CARRIÈRE fand in der Tat in einem Fall autoptisch bloß Anschoppung, d. h. Hyperämie mit Ödem mit viel roten Blutkörperchen, aber ohne Fibrin, außerdem Schwellung und Abhebung von zahlreichen Alveolenepithelien.

POTAIN beschrieb eine pleuropulmonale Kongestion, deren klinische Erscheinungen freilich auf die Möglichkeit einer Pneumonie mit Pleuritis hinweisen, die aber bisher nicht autoptisch begründet wurde.

Die von DUPRÉ in Monpellier beschriebene „fluxion de poitrine" deutet eine fibrinöse Pneumonie mit fibrinöser Pleuritis und Ödem der Brustwand an, die nach 5 bis 6 Tagen in Lösung endet. Ich habe klinisch einen ähnlichen Fall gesehen, wo nach örtlichen Priesnitzumschlägen die Bildung eines Abszesses in der Brustwand erfolgte. Der Abszeß wurde durch Einschnitt geöffnet und entleert; Heilung. Diese Beobachtung weist aber auf die Unklarheit solcher Fälle ohne Autopsie hin.

Wir müssen noch eine diffuse Pneumonie mit glatter, sogar schleimiger Schnittfläche, die „Pneumonia mucosa" (AUFRECHT), gesondert erwähnen. Man findet dabei selten den Friedländer-Bazillus allein, öfter andere Mikroben. LORD fand sechs solcher Fälle unter 192 tödlich verlaufenen Lungenentzündungen. ZANDER beschrieb eine ausgedehnte Endemie in einem Gefangenenlager; 411 Fälle, wovon 144 tödlich verliefen; von MORGENROTH wurde der Bazillus von FRIEDLÄNDER nachgewiesen. Nur dreimal war der linke, zehnmal der rechte Oberlappen, mehrmals mehrere Lappen, aber ganz überwiegend ein Unterlappen (188 mal der rechte, 147 mal der linke) befallen. Weitere morphologische Einzelheiten fehlen. Ein Unterschied von der typischen fibrinösen Pneumonie war kaum vorhanden. MARCHAND und KOKAWA, SPELT, STÜHLERN und ROSENKRANZ heben die glatte, schleimige Schnittfläche hervor. Diese findet sich aber auch bei der Pneumonie durch Streptococcus mucosus (SCHOTTLÄNDER) und bei Grippe ohne Friedländer-Bazillus (WÄTJEN, WEGELIN). Demgegenüber sind nicht alle Pneumonien durch Bac. Friedländer fibrinarm und glatt von Schnittfläche (A. FRÄNKEL). Es scheinen Fälle mit Abhebung vieler geschwollener Alveolenepithelien vorzukommen. Auf weitere Einzelheiten gehen wir nicht ein.

Wir haben noch einige Abweichungen im Ablauf einer fibrinösen Pneumonie zu erwähnen. Es kann die Schmelzung des intraalveolaren Exsudats ausbleiben und Organisation folgen. Es kann Anhäufung eines serösen Exsudates, Entstehung eines Empyems, auch interlobar, eines Lungenabszesses oder einer Lungengangrän erfolgen, es kann die Bronchitis ausnahmsweise eine große Ausdehnung und Stärke gewinnen, es kann eine allgemeine Sepsis durch Pneumokokken oder andere Mikroben mit Entzündungsherden in anderen Organen, oder Entzündung des Endo-, Peri- oder Myokards ohne Sepsis erfolgen. Ferner Polyserositis, interstitielles Emphysem, Pneumothorax, Lymphadenitis intrathoracalis und intraabdominalis verschiedener Ausdehnung (parabronchiale Lymphadenitis ist eine gewöhnliche frühe Erscheinung), Entartungen anderer Organe. Auch Thrombose von Venen, Meningitis (Pneumomeningitis), Meningismus können hinzukommen. Die Konstellationen in all diesen Fällen sind noch zu erforschen, und zwar vom Anfang an. So erhebt sich die Frage, ob die Erscheinungen seitens der Bauchorgane, die sogar in den Vordergrund treten können, so daß man an Leberkrankheit, Appendizitis usw. denkt, durch die Erkältung oder den sonstigen vorbereitenden Faktor bedingt werden. Eine biliöse Pneumonie (Pneumonie mit Ikterus z. B. durch katarrhalische Schwellung der Schleimhaut des D. choledochus oder der Papilla Vateri) kann erscheinen, während auch die Möglichkeit eines hämatolytischen Ikterus durch ein starkes Virus bei Pneumonie Erwägung erheischt.

Es liegt hier ein noch weites Feld zur Erforschung.

XII. Die Lungentuberkulose

Einleitung. Beantwortung der sechs Fragen

Seitdem Koch und Baumgarten den Tuberkelbazillus entdeckten und seine Wirkung erforschten, hat man immer mehr mit Tuberkulose die Infektion durch den Tuberkelbazillus ohne weiteres angedeutet, ohne Berücksichtigung der morphologischen Veränderungen und klinischen Erscheinungen. Tuberkulose ist heutzutage kein morphologischer Name mehr, sondern ein ätiologischer.

Die Bezeichnungen Unität und Dualität der Tuberkulose führen manchmal zu Mißverständnis. Laënnec betrachtete alle damaligen Phthisen im klinischen Sinne als im Grunde tuberkulöse, d. h. als Formen der Lungenschwindsucht mit Abmagerung. Er hat mehrere Formen der tuberkulösen Veränderungen autoptisch gesehen und als zusammengehörige Erscheinungen der Lungenphthise betrachtet, weil er sie in den Leichen von Phthisischen im klinischen Sinne fand: das bedeutet *autoptische Unität* ohne weiteres. Über ihre Natur und ihren Ursprung hatte Laënnec aber eine ganz andere Auffassung als wir. Er hielt die Veränderungen der Lunge für verschiedene Erscheinungsformen einer „matière tuberculeuse", die durch eine „disposition générale, ... une aberration de la nutrition inconnue dans sa source" entstünde. Weitere Angaben oder Stützen dieser Annahme bringt er nicht. Einen entzündlichen Ursprung und Ansteckungsfähigkeit lehnte er ausführlich ab.

Virchow betrachtete den Tuberkel als ein Knötchen, das eine Neubildung oder Geschwulst darstelle und in der Regel aus Bindegewebe hervorgehe. Er begründete damit die zellige Natur des Tuberkels. Dieser bilde, wie alle Geschwülste, einen kontagiösen Stoff, so verstehen wir die Impfbarkeit des Tuberkels. Virchow betrachtete nur den Tuberkel und die daraus aufgebauten Gebilde als tuberkulös, während sämtliche andere exsudativen und käsigen Veränderungen nicht zur Tuberkulose gehören. Das bedeutet *Dualität* nach zellularhistologischem Maßstabe.

Seit der Entdeckung des Tuberkelbazillus hat sich dann allmählich aus vergleichenden Wahrnehmungen an Menschen und Versuchstieren herausgestellt, daß *sämtliche* bei Tuberkulose bisher bekannt gewordenen Veränderungen der Lunge durch den Tuberkelbazillus allein, ohne Mitwirkung von anderen Mikroben, hervorgerufen werden können. Gleichgültig, ob in bestimmten Fällen andere Bakterien die Wirkung des Tuberkelbazillus fördern oder verstärken, nehmen wir somit eine *histologisch-ätiologische Unität* sämtlicher tuberkulöser Gewebsveränderungen an, offenbar eine ganz andere wie die Unität Laënnecs.

Als Orth, A. Fränkel, Eug. Albrecht u. a. dann, zur Befriedigung eines *klinischen* Bedürfnisses, die klinischen Formen der Lungentuberkulose in zwei Gruppen, eine exsudative und eine produktive (mit einer zirrhotischen, d. h. fibrös-sklerotischen oder schwieligen Unterform), unterbrachten, fing man an von einer Wiederbelebung der Dualitätslehre Virchows zu reden. Diese klinische Zweiteilung mit histologischer Namengebung darf aber der histologischen Zweiteilung Virchows nicht gleichgestellt werden, weil Virchow die exsudativen und käsigen Veränderungen nicht als tuberkulöse auffaßte. Außerdem legt der Kliniker, obwohl er sich histologischer Namen bedient, einen anderen Maßstab als der Pathologe an. Dies hat mit zu einer großen Verwirrung geführt. Allein durch gesetzmäßige vergleichende Prüfung der klinischen und der autoptischen Befunden hätte man sie verhütet. Man hat aber im Gegenteil fortwährend die käsigen Formen als exsudative ohne ausreichende autoptische Prüfung angedeutet. Daraus entstanden Widersprüche im Verlauf, indem die käsigen

Formen zu den ungünstigen gehören, während die exsudativen Formen freilich in bestimmten Fällen in Verkäsung, in vielen anderen aber in Resorption oder in proliferative Tuberkulose übergehen. Diese Gleichstellung von zwei grundverschiedenen Vorgängen (exsudativen und käsigen, d. h. koagulationsnekrotischen Gewebsveränderungen) bedeutete einen histologischen Fehler und wurde eine klinische Fehlerquelle.

Wir nehmen außerdem eine *pathogenetisch-histologische Unität* sämtlicher Veränderungen an, indem wir sie als entzündlicher Natur betrachten. Auch die bindegewebigen Tuberkel verschiedener Größe halten wir, ebenso wie die ausgedehnteren diffusen, nicht aus Tuberkeln aufgebauten Bindegewebsbildungen verschiedener Gestalt für Erzeugnisse einer (proliferativen) Entzündung.

Über die Bestimmung des Entzündungsbegriffs hat man viel unnötig gestritten, ähnlich wie über andere Begriffsbestimmungen, wie über die von Entartung, Blastom usw. Wir gehen auf diese Meinungsverschiedenheiten nicht ein. Aber in einer großen Anzahl von Fällen, worin jeder Pathologe und jeder Kliniker Entzündung annimmt, finden wir im entzündeten Gewebe flüssiges, plasmatisches oder seröses Exsudat oder (und) Fibrin oder (und) ,,zelliges Exsudat", d. h. ausgetretene weiße Blutkörperchen, Zeichen von Entartung oder (und) Nekrose und Zeichen von Vermehrung oder von was wir für proliferative Reizung von Gewebezellen halten; außerdem manchmal erweiterte, in anderen Fällen hingegen durch Druck von Exsudat usw. verengerte kleine Blutgefäße, mitunter ausgetretenes Blut. Wir dürfen auf Grund dieser allgemeinen Erfahrung sagen, daß von einem histologischen Gesichtspunkt aus Entzündung vorliegt, wenn wir nebeneinander exsudative, proliferative Veränderungen und Entartung oder Nekrose finden. Diese Erscheinungen kommen nämlich nicht zusammen vor, ohne daß wir Grund hätten, Entzündung anzunehmen, oder wenn wir Grund hätten, Entzündung auszuschließen.

Nicht immer sind aber die Zeichen der drei Vorgänge (Exsudation, Proliferation und Entartung oder Nekrose) im gleichen Maße vorhanden. So ist z. B. Exsudation kaum, ja mitunter gar nicht nachweisbar, wenn die kleinen Blutgefäße schon im Anfang durch voraufgehende starke Schwellung des Gewebes, z. B. durch trübe Schwellung, bedeutend verengert wurden; es kann Entartung oder Nekrose fehlen bei Entzündung z. B. des Unterhautbindegewebes, wo keine empfindlichen Zellen sind; proliferative Veränderungen können sehr geringfügig oder zweifelhaft sein bei gewissen akuten Entzündungen. Fehlen Zeichen entweder von Exsudation oder von Proliferation oder von Entartung bzw. Nekrose, so kann doch Entzündung vorliegen, aber eine unvollständige. Eine noch nicht ausgebildete oder schon zum Teil abgeklungene Entzündung kann auch *unvollständig* sein. Je nachdem einer oder zwei der drei Vorgänge im Vordergrund stehen, reden wir von einer *exsudativen, proliferativen,* degenerativen oder *nekrotisierenden* bzw. *verkäsenden* (käsigen) oder von einer *Mischform,* wie z. B. von einer exsudativ-proliferativen, exsudativ-käsigen Entzündung usw. Es sind mehr oder weniger verwickelte oder gar unklare Fälle möglich wie auch sonst in der lebenden Natur; diese können wir hier aber außer Betracht lassen.

So kommen wir zu diesen Schlußfolgerungen: Vergleichen wir alle uns bisher bekannt gewordenen tuberkulösen Gewebsveränderungen, so stellt sich heraus, daß sich immer oder fast immer Zeichen obiger drei Vorgänge (Exsudation, Proliferation, Entartung oder Nekrose in irgendeiner Form) nebeneinander finden, sobald die Veränderung ausgebildet und noch nicht zum Teil abgeklungen ist. *Jede tuberkulöse Gewebsveränderung ist somit eine Entzündung* (1902).

Andererseits kann Entzündung tuberkulösen Ursprungs in so viel verschiedenartigen histologischen Formen und Abstufungen erscheinen, daß wir sagen können: jede Entzündung kann tuberkulösen Ursprungs sein (1914). Die Erfahrung hat jedoch immer wieder gelehrt, daß bestimmte Formen der tuberkulösen Entzündung viel häufiger sind als andere, seltene Formen.

Wollen wir die verschiedenen Formen der Lungentuberkulose gruppieren, so können wir es tun nach *anatomischem* Maßstabe, d. h. nach dem Umfang, der äußeren Gestalt und dem Sitz der Gewebsveränderungen oder nach *histologischem* Maßstabe, d. h. nach der Natur der Gewebsveränderungen, also nach der histologischen Form der tuberkulösen Entzündung (S. 85). Es hat nicht gefehlt an Versuchen einer Gruppierung nach anatomischem Maßstabe, wie z. B. die bekannte Einteilung TURBANS. Man hat aber allmählich mehr und mehr eingesehen, daß der Sitz und Umfang der tuberkulösen Veränderungen der Lunge freilich von Bedeutung sind, daß aber die Natur der Gewebsveränderungen für den weiteren Verlauf — und hierauf kommt es doch für die Vorhersage und die Behandlung besonders an — in viel höherem Maße entscheidend ist. Eine ausgedehnte proliferative Lungentuberkulose kann viele Jahrzehnte bestehen ohne andere Folge als eine gewisse Arbeitsunfähigkeit, oder sogar ohne Beschränkung der Arbeitsfähigkeit des im klinischen Sinne abgeheilten Kranken. Demgegenüber kann Verkäsung auch nur geringen Umfangs durch Erweichung eine Quelle von Verschleppung von Virus durch Gewebesaft und Lymphe und von Aufnahme von Gift ins Blut mit schweren Allgemeinerscheinungen werden. Ja, es kann ein erweichter Käseherd von nicht mehr als miliarer Größe durch Einbruch in ein Blutgefäß oder den Brustgang eine tödliche allgemeine Miliartuberkulose oder Miliarnekrose und durch Einbruch in die Luftwege zur Entstehung vieler bronchogener und enterogener metastatischer Herde führen. Eine sehr beschränkte Verkäsung kann somit durch Erweichung eine entscheidende Bedeutung gewinnen und gewinnt diese auch manchmal. Dies kann von den proliferativen, exsudativen und degenerativen Veränderungen nicht gesagt werden, obgleich von vornherein die Möglichkeit als sehr hohe, noch nicht beobachtete Ausnahme anerkannt werden muß, daß ein etwa miliares Knötchen durch Druck auf den „noeud vital" dem Leben ein rasches Ziel stecken könnte. Bei jeder Einteilung muß somit das Fehlen oder Vorhandensein von Erweichung oder Verkäsung berücksichtigt, ja, in den Vordergrund gesetzt werden.

Soll eine Einteilung oder Gruppierung überhaupt richtig sein, so muß sie in jede Gruppe allein Fälle annähernd gleicher Bedeutung zusammenbringen, andere aber ausschließen. Wir müssen freilich schon von vornherein auf „Mischfälle" und „Übergangsformen" gefaßt sein, denen wir bei Gruppierungen von Naturerscheinungen zu begegnen gewohnt sind.

Wir haben oben schon auf die große Bedeutung von Verkäsung hingewiesen, besonders wenn der Käse erweicht. Verkäsung, besonders rasche, und noch mehr Erweichung pflegt freilich zu kollateraler exsudativer Entzündung zu führen, und das kollateral entzündete Gewebe kann vom käsigen Kern aus allmählich verkäsen (käsige Pneumonie). Demgegenüber steht aber die schon früher (1906) betonte Möglichkeit, daß (vorwiegend) exsudative kollaterale tuberkulöse Veränderungen, ähnlich wie die exsudative kollaterale Entzündung um einen entzündeten Appendix, durch Resorption schwinden, und eine dritte Möglichkeit, daß eine vorwiegend exsudative tuberkulöse Lungenentzündung allmählich einer zunehmenden proliferativen Entzündung Platz macht. Daß diese beiden Möglichkeiten in der Tat häufig verwirklicht werden, müssen wir nach den zahlreichen früheren und späteren Untersuchungen, besonders der letzten Jahre, annehmen. Aus diesen Beobachtungen ist ebenfalls abzuleiten, daß exsudative tuberkulöse Entzündung von gewisser Ausdehnung sehr oft, wenn nicht fast immer kollateralen Ursprungs ist. Der Kern kann, muß aber nicht verkäst sein; ein verkäster Kern kann erweichen und in irgendeinen Luft-oder Blutweg durchbrechen. Er kann aber auch fest bleiben oder sogar verkalken. Er kann sich auch allmählich vergrößern, d. h. es kann das kollateral entzündete Gewebe allmählich verkäsen (s. oben). Eine gesetzmäßig vergleichende klinische und autoptische Untersuchung mit genauer Berücksichtigung der möglichst vollständigen Krankengeschichten hat immer wieder zu diesen Schlußfolgerungen geführt (s. später). Ein Kern ohne Verkäsung und ohne neugebildetes Bindegewebe kann durch Resorption ganz schwinden.

Für die morphologische und pathogenetische Forschung müssen wir sowohl die anatomischen als die histologischen Eigenschaften der tuberkulösen Veränderungen der Lunge und des übrigen Körpers genau berücksichtigen, außerdem die erhobenen klinischen Befunde. Es wäre ein Fortschritt, wenn die Klinik einmal die histologischen Formen zu unterscheiden vermöchte (vgl. ULRICI).

Wir können die tuberkulösen Gewebsveränderungen der Lunge nach anatomischem Maßstabe in *herdförmige, diffuse* (ununterbrochen ausgedehnte) und *diffus herdförmige* (wie etwa die allgemeine hämatogene Miliartuberkulose) gruppieren, je nachdem sie einen kleinen oder einen größeren Teil des Organs bzw. das ganze Organ ununterbrochen oder in Form von Herden einnehmen. Aber sowohl in den einzelnen Herden als bei diffus ununterbrochener Tuberkulose finden wir die verschiedenartigsten Abstufungen der exsudativen, degenerativen bzw. nekrotischen und proliferativen Erscheinungen. Übersehen wir sämtliche anatomische und histologische Formen in ihren Abstufungen, so ergibt sich immer wieder die pathogenetisch-histologische Unität.

Bemerkenswerterweise ist die Entstehung und auch der Verlauf der herdförmigen Veränderungen, insbesondere sofern sie sich als Submiliar- oder Miliartuberkel oder tuberkulöse Miliarherde zusammenfassen lassen, von viel mehr Forschern untersucht worden als die der ausgedehnteren Formen. Wahrscheinlich weil diese Herde kennzeichnender erschienen, insbesondere der bindegewebige, zentral verkäsende Tuberkel mit Riesenzellen, und sich an Versuchstieren leichter erzeugen ließen als die ununterbrochen ausgedehnten diffusen Formen.

Vergleichen wir zunächst die verschiedenen (sub)miliaren Herde untereinander, so können wir verschiedene Typen in einer Reihe anordnen, wobei der typische bindegewebige Miliartuberkel oder miliare „Granulombildung" etwa am linken Ende, eine sofortige einfache Miliarnekrose am rechten Ende kommt. Eine Miliarnekrose ist ein miliarer Herd einfach nekrotischen Gewebes ohne Exsudat in den Alveolen, allein mit ausgedehnter kollateraler Entzündung (A. P. Abb. 175; Krkh.forschg 1, Abb. 11). Zwischen diesen zwei äußersten Typen finden sich Miliarherde, die sich von diesen äußersten Typen dadurch unterscheiden, daß die Bildung von Bindegewebszellen von links nach rechts abnimmt, die Exsudation und Verkäsung hingegen in der gleichen Richtung zunehmen. Die Ausdehnung der kollateralen Entzündung nimmt gleichfalls von links nach rechts zu, auch die örtlichen klinischen Erscheinungen, die durch kollaterale Entzündung, und oft die allgemeinen Erscheinungen, die (wie wir voraussetzen) durch Aufnahme von Gift ins Blut bedingt werden. Plötzlich erscheint als äußerster rechter Typ die sofortige einfache Miliarnekrose. Im allgemeinen ist der Verlauf der überwiegend bindegewebigen Herde schleichender, sie können während des Lebens ganz verborgen bleiben und erst nach dem Tode aufgedeckt werden. Je mehr Exsudation und Verkäsung bei allgemeiner Miliartuberkulose in den Vordergrund kommen, um so rascher entstanden die Gewebsveränderungen und um so akuter war der klinische Verlauf, um in der allgemeinen hämatogenen Miliarnekrose anscheinend den Höhepunkt der Akuität zu erreichen (S. 181).

Auch aus den ausgedehnteren tuberkulösen Veränderungen der Lunge können wir einige Typen heraussuchen, die den obigen entsprechen. Mischformen sind im allgemeinen um so häufiger, je nachdem die Tuberkulose ausgedehnter ist, indem ein Teil z. B. vorwiegend proliferativ, ein anderer Teil der Lunge vorwiegend exsudativ oder käsig verändert ist usw. Einfache tuberkulöse Nekrose wurde jedoch bisher beim Menschen ausschließlich in miliaren Herden und auch dann noch selten beobachtet, bei Versuchstieren aber auch ausgedehnter (S. 151). Es sei noch bemerkt, daß diffus entstandenes Bindegewebe nicht aus zahlreichen bindegewebigen Tuberkeln aufgebaut wird, sondern sogar ohne Tuberkel oder mit nur vereinzelten Tuberkeln bzw. Riesenzellen in diffuser Weise aus Bindegewebe oder Blutkapillarendothel, mitunter unter Organisation fibrinösen Exsudates entsteht, ähnlich wie bei nichttuberkulöser proliferativer Entzündung überhaupt. Nur ausnahmsweise bildet eine Anhäufung von Tuberkeln einen „Konglomeraltuberkel". Man gebrauche diesen Namen jedoch nicht ohne die Vereinigung von Tuberkeln nachzuweisen.

Ob die tuberkulöse Veränderung in Form eines kleinen oder großen Herdes oder mehrerer kleiner oder großer Herde oder ununterbrochen in größerer Ausdehnung erscheint, hängt offenbar von der Verteilung der Bazillen oder des „gelösten" freien Gifts und den örtlichen Verhältnissen der Giftstärke zur Empfänglichkeit des Gewebes ab (S. 74).

Was bedingt aber die histologischen Verschiedenheiten der Gewebsveränderungen sowohl in den kleinen Herden als bei den ausgedehnten Erscheinungsformen der Tuberkulose?

Eine Reihe von Versuchsergebnissen führt, wie bei anderen Infektionen, so auch bei Tuberkulose zur Schlußfolgerung, daß die Natur der infektiösen Gewebsveränderung durch das *Verhältnis von der Virusstärke zur örtlichen Gewebsempfänglichkeit* bedingt wird. Die *Dauer* der Einwirkung ist außerdem von Bedeutung, wenn auch dieser Faktor nicht immer so einleuchtend erscheinen mag als die beiden anderen (S. 71 u. 75). Es scheint aber nach den vorliegenden Versuchsergebnissen in der Regel die für Zellbildung erforderliche Mindestdauer der Reizung eine größere zu sein als die für entzündliche Hyperämie, Exsudation, Entartung und Nekrose (Krkh.forschg 1, 574).

Die örtliche Gewebsempfänglichkeit wird bedingt durch eine Konstellation von Faktoren, die zum Teil den örtlichen Wert allgemeiner Faktoren (Eigenschaften) des menschlichen oder tierischen Organismus darstellen, zum Teil örtlichen geweblichen oder zellularen Ursprungs sind, wie die verschiedenen Eigenschaften von Ganglienzellen, Drüsenzellen, Muskelgewebe, Lungengewebe oder wie z. B. Gewebseigenschaften infolge von entzündlichen Veränderungen. Sowohl allgemeine als örtliche Eigenschaften können durch endo- oder exogene Einflüsse, wie Erschöpfung, Hungern, Trauma, thermische, chemische oder bakterielle Faktoren, seelische Wirkungen mehr oder weniger geändert werden und damit die örtliche Empfänglichkeit.

Es ist nicht ausgemacht, ob der Tuberkelbazillus durch ein einziges Gift oder durch mehrere Gifte auf den lebenden Organismus einwirkt, und welcher Natur dieses Gift ist oder diese Gifte sind. Man hat schon mehrmals diese Frage vergeblich zu beantworten gesucht. So hat WEYL ein nekrotisierendes „Toxomuzin" aus Tuberkelbazillen gewonnen, während AUCLAIR mittels Äther, Benzin und Chloroform drei verschiedenartige Stoffe mit verschiedener Wirkung auf lebendes tierisches Gewebe abgesondert haben will. Die Möglichkeit ist aber zu beachten, daß es ein einziger Stoff ist, der sich in verschiedener Stärke in Äther, Benzin und Chloroform löst. Und daß die Lösungsstärke eines Stoffes von entscheidender Bedeutung sein kann für die Folgen seiner Einwirkung auf lebendes Gewebe, wissen wir aus vielen Versuchsergebnissen und Beobachtungen am Menschen für mehrere Stoffe (S. 88). Wir müssen es von vornherein auch für Stoffe annehmen, die vom Tuberkelbazillus herrühren. Man sei außerdem bei der Gewinnung solcher vielleicht sehr labilen Stoffe überhaupt darauf bedacht, sie nicht eingreifend zu ändern. Eine Gewinnung auf mechanischem Wege wäre vorzuziehen. Aber auch dann, wenn wir in tadelloser Weise ein wirksames tuberkulöses Gift oder mehrere Gifte zu gewinnen vermöchten, wäre der Stoff oder die Stoffe auch frei außerhalb der Bazillen im lebenden Gewebe nachzuweisen, ehe wir mit vollem Recht annehmen dürften, es wirke der Tuberkelbazillus durch diesen Stoff oder diese Stoffe auf lebendes Gewebe ein. Dann wäre noch zu bestimmen, unter welchen Umständen solche Stoffe im Gewebe von den Bazillen abgegeben werden und bei welcher Konstellation sie dann zur Einwirkung kommen. Damit hängt auch zusammen die Bedeutung des Gehalts des Virus an toten, zerfallenen Bazillen und daraus frei gewordenen Stoffen. Durch Zerfall von Bazillen kann Gift frei kommen, das rasch einfache Nekrose oder Verkäsung oder exsudative Entzündung bewirkt, während sich zugleich die örtliche Empfänglichkeit bedeutend ändern kann.

Für die örtliche Virusstärke (S. 74) des Tuberkelbazillus ist der Virusweg, d. h. der Zufuhrweg und die physikalische Gelegenheit zur Anhäufung von großer Bedeutung (8. Kap.). Ja, gerade für Infektion durch den Tuberkelbazillus sind örtliche Unterschiede der physikalischen Gelegenheit von größerer Bedeutung als für die schon besprochenen Pneumonieerreger, weil der Tuberkelbazillus etwa 15- bis 20mal langsamer wächst als jene, ja, im strömenden Nährboden gar nicht oder nur an bestimmten Stellen der Ufer wächst, wo die Flüssigkeit nahezu keine Bewegung hat (S. 75).

Weil die zu bestimmten infektiösen Gewebsveränderungen erforderliche Virusstärke von der örtlichen Gewebsempfänglichkeit abhängt und diese andererseits ausschließlich an der erforderlichen Virusstärke meßbar ist, und weil wir die Virusstärke gerade vor dem Anfang der Infektion des Menschen nur als sehr hohe Ausnahme in den äußerst seltenen Selbstversuchen kennen, müssen wir zur Beantwortung grundsätzlicher Fragen die Ergebnisse von Tierversuchen heranziehen. Selbstverständlich dürfen wir sie aber nicht ohne weiteres zur Erklärung der Veränderungen beim Menschen anwenden, aber nur dann, wenn Übereinstimmung dazu berechtigt. Denn ein Tierversuch vermag nur das Eintreten einer Erscheinung durch eine *bestimmte* Konstellation zu beweisen. Ob aber die gleiche oder eine andere Konstellation beim Menschen wirkt, vermag allein genaue vergleichende Forschung zu entscheiden.

Eine ganze Reihe von Versuchsergebnissen hat die Frage nach der Histogenese der (sub)miliaren Herden von ihrem Anfang an zu beantworten gesucht. Außer den grundlegenden Versuchen von KOCH und BAUMGARTEN liegen die von WEIGERT, YERSIN, KOSTENITSCH und WOLKOW, SCHIECK, BORREL, BRODEN, KOCKEL, DOBROKLONSKY, WALLGRÉN, FIEANDT u. a. vor. Die erste sichtbare Veränderung ist häufig Hyperämie, manchmal etwas flüssige Exsudation mit Bildung einer geringen Menge Fibrin. Außerdem erscheinen in bestimmten Fällen zunächst Granulozyten, die später verschwinden und Lymphozyten Platz machen. Etwa 48 Stunden nach der Impfung wird eine Schwellung der von den Bazillen gereizten Gewebezellen bemerkbar, während auch ihre Kerne an Umfang zunehmen. Zellteilung folgt. Dies gilt auch für Gefäßendothel, das bei hämatogener Infektion Tuberkel bilden kann, wie neuerdings wieder von FOOT und FOLKE HENSCHEN bestätigt wurde. Riesenzellen bilden sich in der Regel wohl aus Bindegewebs- oder Endothelzellen, deren Kerne sich teilen, während die Zellteilung ausbleibt. Die Form ihrer Kerne ist mit dieser Entstehung in Übereinstimmung. Die Untersuchung von HERXHEIMER und ROTH bestätigte es an menschlichen Geweben.

BAUMGARTEN hebt hervor, daß in seinen Untersuchungen in der Regel die Teilungsvorgänge der festen Gewebezellen die erste Erscheinung darstellen. Wenn wir demgegenüber die vielen anderen Ergebnisse stellen, wonach exsudative Erscheinungen früher sichtbar werden, wenn wir bedenken, daß die für Zellteilung erforderliche Mindestdauer der Reizung im allgemeinen eine längere zu sein pflegt als die für Exsudation durch denselben Stoff, und wenn wir die Versuchsbedingungen miteinander vergleichen, so kommen wir zur Schlußfolgerung, daß wir unterscheiden müssen zwischen Impfung eines tuberkulösen Virus ohne freies Gift und Impfung eines Virus mit freiem Gift. BAUM-GARTEN verimpfte geringere Bazillenmengen, wohl aus jungen Kulturen, ohne ausreichende positiv chemotaktische Wirkung von Proteinen (?), die bei Verwendung größerer Bazillenmengen aus einer alten Kultur in genügender Menge aus toten Bazillen frei geworden und vorhanden sind. Daraus erklärt sich das Ausbleiben der Granulozyten in seinen Versuchen im Gegensatz zu vielen anderen. Je älter die Kultur ist, um so mehr freies Gift proteinartiger oder sonstiger Natur wird zur Einwirkung kommen. Diese Annahme ist in Übereinstimmung mit der Erfahrung, daß bei frischer Verkäsung und Erweichung in älteren Herden Granulozyten aufzutreten pflegen.

Aber nicht allein für die Erscheinung von Granulozyten, sondern auch für die Natur der Gewebsveränderungen und die Ausdehnung der kollateralen Entzündung ist die Menge vorhandenen freien Gifts von entscheidender Bedeutung. Verkäsung und sofortige einfache Nekrose treten erst bei einer gewissen Giftstärke ein, und ferner exsudative Entzündung verschiedener Natur je nach der Giftstärke, eine gleiche örtliche Gewebsempfänglichkeit vorausgesetzt. So können mikroskopische und größere vorwiegend exsudative oder exsudativ-käsige Herde entstehen. Demgegenüber betrachten wir junge Tuberkelbazillen aus einer frischen Reinkultur als kaum sofort giftig einwirkende, anfangs sterile Fremdkörper, die durch Berührung Gewebszellen zur Teilung reizen können. Erst allmählich geben sie Gift ab, das zunächst exsudative, später käsige Veränderungen hervorrufen kann. Diese können ausbleiben. Auch beim Menschen finden wir ab und zu in verschiedenen Organen und Geweben Tuberkel, die aus epithelioiden Zellen bestehen ohne Exsudat oder kaum mit Exsudat und ohne Verkäsung, während beim Umriß einige Lymphozyten liegen, die einer geringeren positiv chemotaktischen Reizstärke bestimmter Stoffe Folge leisten als Granulozyten, und worauf eine Reizstärke negativ chemotaktisch einwirkt, die Granulozyten anzieht. In einer menschlichen Lymphdrüse finden wir mitunter ein diffuses Gebilde, fast ganz aus epithelioiden Zellen bestehend.

Nicht allein aus Wahrnehmung menschlicher Gewebe, sondern auch aus Versuchsergebnissen kennen wir *tuberkulöse kollaterale Entzündung* in allerlei Schattierungen und Abstufungen, die sich aus verschiedenen örtlichen Verhältnissen von der Giftstärke zur Gewebsempfänglichkeit erklären lassen. Das „gelöste" Gift gelangt, ebenso wie bei der nichttuberkulösen kollateralen Entzündung, vielleicht durch Diffusion, auf jeden Fall aber durch Verschleppung aus dem Herdkern, durch den hin und her gehenden Gewebesaft, der den Kern mehr oder weniger ausspült. Die Saftbewegung vermag auch Tuberkelbazillen aus dem Herdkern in die Umgebung zu verschleppen, sobald die Bewegungsenergie des Safts ausreicht zur Lockerung und Fortspülung von Bazillen, was auch von ihrer Befestigung abhängt. Aber auch ohne Bazillen kann eine rein tuberkulöse kollaterale Entzündung durch freies „gelöstes" Gift erfolgen, wie aus ihrem Fehlen erhellt. Auch beim Menschen kommt es vor, daß eine ausgedehnte kollaterale Entzündung eintritt und längere Zeit besteht, ohne daß es auch durch Tierversuche gelingt, während des Lebens oder nach dem Tode im Exsudat Tuberkelbazillen oder sonstige Bakterien nachzuweisen. Das ereignet sich z. B. bei kollateraler seröser Synoviitis genu, die bei einem autoptisch nachgewiesenen tuberkulösen Kern in den tieferen Teilen der Gelenkkapsel oder des Knochens einseitig entstand. Ferner ist eine schleichende, lange anhaltende seröse Pleuritis ohne nachweisbare Bazillen im flüssigen Exsudat nicht selten; aus dem weiteren Verlauf halten wir sie aber für einseitig kollateralen Ursprungs, entstanden von einem subpleuralen tuberkulösen Herde aus. Auch im ausgedehnten gelatinös infiltrierten, d. h. kollateral serös oder plasmatisch entzündeten Lungengewebe bei einem tuberkulösen Kern lassen sich Tuberkelbazillen schwer oder gar nicht nachweisen.

Verimpft man junge Tuberkelbazillen bei einem Kaninchen oder Meerschweinchen in die Lunge oder in ein anderes Gewebe, so entstehen, wie oben schon bemerkt wurde, nur sehr beschränkte oder gar keine exsudative Veränderungen, und von einer kollateralen Entzündung ist keine Rede, weil sich zunächst kein Kern mit freiem Gift bildet, das Gewebesaft ausspülen und in die Umgebung verschleppen könnte.

Spritzen wir hingegen Tuberkelbazillen mit einer größeren Menge freien Gifts aus einer alten Reinkultur oder aus einem Auswurf mit erweichter Kavernenwand oder aus erweichter Kavernenwand bald nach der Autopsie ein, so entsteht ausgedehnte kollaterale neben der selbständigen tuberkulösen Entzündung. Nach etwa drei Tagen finden wir einen Herd mit einem aus verkästem oder gar einfach nekrotischem Gewebe bestehenden Kern (Hdb. Tafel I Abb. 3—6). Um diesen Kern findet sich eine wellig-zackige Schicht von zum Teil verkästem, zum Teil lebendem Lungengewebe mit vielen angehäuften Granulozyten, flüssigem Exsudat und abgehobenen Epithelzellen; dann eine ähnliche Schicht ohne Verkäsung mit vielen epithelioiden Bindegewebszellen und vereinzelten Riesenzellen, auch in Bronchialzweigen ausgetretene weiße Blutkörperchen; dann eine Schicht mit weiten Blutkapillaren und flüssigem Exsudat mit Spuren von Fibrin. Bei einem anderen örtlichen Verhältnis von Virusstärke zur Gewebsempfänglichkeit finden wir keine Nekrose oder Verkäsung nach 3 bis 5 Tagen. Sie mag später erfolgen. Im übrigen Schattierungen der obigen Befunde. Ein Beispiel eines selbständigen infektiösen submiliaren Käseherds mit Riesenzellen im kollateral entzündeten Gebiet eines bronchopneumonischen, zentral verkästen Herdes findet sich im Hdb. Tafel 1 Abb. 6.

Ob Bindegewebsbildung ausschließlich durch Berührung mit Tuberkelbazillen erfolgt oder auch durch Einwirkung von freiem Gift erfolgen kann, ist eine noch offene Frage. Einspritzung von Alcohol absolutus (bei der früheren Herniabehandlung) oder von 70% Alkohol (bei Angiomen) vermag sie hervorzurufen, so daß auch ein flüssiges Gift es vermag. Viele Tierversuche deuten auf dasselbe hin. Auf jeden Fall weisen die verschiedenen Beobachtungen darauf hin, daß Bindegewebszellen, ähnlich wie durch Berührung mit gewissen eingeatmeten Staubteilchen, durch Tuberkelbazillen zur Teilung gebracht werden können, aber andererseits auch, wie bei der Organisation eines pleuritischen oder intraalveolaren Exsudats, ohne nachweisbare Tuberkelbazillen entstehen können. Kollaterale Entzündung ist eine sehr häufige Erscheinung bei tuberkulösen Herden in der menschlichen Lunge.

Das hier Gesagte gilt grundsätzlich auch für ausgedehnte Veränderungen.

Durch weitere Forschung soll ausgemacht werden, ob in der Tat nur ein einziges freies tuberkulöses Gift oder ob mehrere freie Gifte vom Kerne aus „gelöst" in die kollateralen Gewebespalte verbreitet werden, und wenn es mehrere Gifte sind, ob alle in gleichbleibendem oder ungleichem Verhältnis verbreitet werden. Daß aber ein einziger entzündungserregender Stoff, der sich durch kollaterale Gewebespalte verbreitet, eine derartige kollaterale Entzündung zu erregen vermag, geht aus unseren Versuchen hervor. Auf jeden Fall erfolgt rasche Verkäsung anscheinend ausschließlich durch Einwirkung alter Tuberkelbazillen aus einer Reinkultur oder aus erweichtem Käse. Die später zu beschreibende allgemeine sofortige einfache Miliarnekrose war einer Verschleppung von Tuberkelbazillen in erweichtem Käse aus einem Käseherd in einer Venenwandung zuzuschreiben. Andererseits begegnen wir manchmal bronchogenen und hämatogenen bindegewebigen Knötchen, die erst später zentral verkäsen und gleichfalls durch Verschleppung von Bazillen aus erweichtem Käse entstanden sind. Selbstverständlich sind nicht alle Bazillen aus jedem Käse gleich beladen mit freiem Gift. Dieser Punkt erheischt eine gesonderte Forschung. Es kommt außerdem immer auf das örtliche Verhältnis von Giftstärke zur Gewebsempfänglichkeit an, und auch diese kann bedeutende Unterschiede aufweisen. Die Gewebsempfänglichkeit mag in gewissen Fällen zunehmen, in anderen Fällen mag sie hingegen ungewöhnlich gering sein. Hätte die Gewebsempfänglichkeit allgemein und allein durch voraufgehende Einwirkung des Tuberkelbezillus zu- oder abgenommen, so könnte man von Allergie reden. Häufig geht aber dem Ausbruch einer Lungentuberkulose ein Erschöpfungs- oder Hungerzustand, Überanstrengung usw. vorauf (3. und 4. Frage). Bei der Frau mit allgemeiner Miliarnekrose waren wahrscheinlich Vagabundieren, chronischer Alkoholismus usw. für eine allgemeine Zunahme der Gewebsempfänglichkeit und für die Erweichung des Käseherdes verantwortlich zu machen.

Wir dürfen schließlich außerdem nicht aus dem Auge verlieren, daß die Empfänglichkeit auch ohne Einwirkung pathologischer Faktoren von vornherein große individuelle Unterschiede aufweisen kann, wie man für Idiosynkrasien annimmt. So ist es sehr wohl möglich, daß die gleiche Virusstärke bei einigen Menschen vorwiegend exsudative und käsige Veränderungen, bei anderen vorwiegend Bindegewebsbildung ohne Verkäsung oder nur mit Spuren von Verkäsung, bewirkt.

Für die Übersicht erscheint es empfehlenswert, die verschiedenen Fälle von Lungentuberkulose in zwei Gruppen unterzubringen. Die eine Gruppe umfaßt die *beschränkte,* die andere Gruppe schließt die *fortschreitende* Lungentuberkulose in sich.

Die Grenzen der beiden Gruppen sind aber keine scharfen. Wir vermögen nach autoptischer Untersuchung nicht einmal immer zu sagen, ob ein beschränkter, zufällig gefundener Herd in Rückbildung oder im Gegenteil in Aufflammung begriffen war, und ob er somit bei längerem Leben unter den gleichen Umständen in der ersten Gruppe geblieben oder in die zweite hinübergewandert wäre. Wir betrachten allerdings einen vollständig versteinerten Herd als harmlos, solange nicht nachgewiesen ist, daß unter bestimmten Umständen lebendes Virus daraus frei kommt. Ferner scheint Sklerose mit Sterilisierung Hand in Hand zu gehen, so daß sklerotisches Bindegewebe ohne Virus sein kann. Ein von einer bindegewebigen Kapsel eingeschlossener Käseherd ohne entzündliche (exsudative) Veränderungen oder ausgetretene weiße Blutkörperchen ist als ruhend zu betrachten. Finden sich aber solche Zeichen einer Entzündung, so wird die Auffassung schon eine mehr oder weniger willkürliche. Nicht am wenigsten, wenn wir das relative Alter der autoptisch beobachteten Erscheinungen anzudeuten versuchen. Wir kommen hierauf sogleich zurück.

Jetzt gehen wir zur *Beantwortung der sechs Fragen* über, wobei wir die Tuberkulose von denselben Gesichtspunkten aus wie die nichttuberkulösen infektiösen Lungenentzündungen beurteilen.

1. Wo beginnt die Lungentuberkulose? Wohin schreitet sie fort?

Zur Beantwortung der ersten Frage müssen wir zunächst den Sitz der beschränkten primären Herde bestimmen. Wir nennen einen Herd primär, wenn es der einzige Herd ist, den wir bei der üblichen, aber genauen gesetzmäßigen Autopsie nachweisen, und wenn seiner Entstehung keine Veränderung des Körpers voraufging, die sie hätte fördern können. Vielleicht wird bei einer solchen Autopsie dann und wann etwa ein Knochenherd nicht gefunden, weil nicht alle Knochen gesetzmäßig untersucht werden können; solche Ausnahmen vermögen jedoch die Regel, die wir aus unseren Autopsiebefunden ableiten, nicht zu ändern. Die beschränkte Tuberkulose der Lunge allein dürfte nur als hohe Ausnahme metastatisch von einem latenten und auch bei der Autopsie nicht nachgewiesenen Herde aus entstanden sein; und am wenigsten kommen Knochen, Muskeln und andere Organe als Sitz primärer Tuberkulose in Betracht, weil sie nicht wie Lungen und Darm durch eigene Wege mit der Außenwelt in Verbindung stehen, und sogar Tuberkulose durch Hautverletzung zunächst zu Tuberkulose der Haut oder (und) der regionären Lymphdrüsen führt.

Ein beschränkter primärer Lungenherd kann aus zwei oder mehr Herden bestehen. Wir dürfen jedoch zwei oder mehr Herde allein dann unter gewissem Vorbehalt als primäre und zugleich entstanden betrachten, wenn sie gleich alt, wenigstens nicht verschieden alt zu sein scheinen. Gibt es Herde, die ungleich alt zu sein scheinen, so halten wir die anscheinend ältesten für die primären. Die Bestimmung des *relativen Alters* tuberkulöser Herde ist aber überhaupt eine heikle Frage, die wir nur mit größter Zurückhaltung zu beantworten versuchen dürfen.

So ist zunächst die verschiedene Größe mehrerer Herde in demselben Organ oder in verschiedenen Organen durchaus kein Maßstab ihres relativen Alters, ebensowenig wie etwa ein metastatisches Blastom kleiner als das primäre Gewächs sein müßte. Sind doch die Bedingungen für das Wachstum und die Verbreitung des Virus in das anstoßende Gewebe an den verschiedenen Stellen des Körpers und auch der Lunge an und für sich so wenig gleich, daß keine Rede von einer überall notwendig gleichen Geschwindigkeit der Vergrößerung eines Herds sein kann. Die ungleiche durchschnittliche Größe der kranialen und kaudalen Knötchen bei der chronischen ungleichknotigen Miliartuberkulose und ähnliche Unterschiede bei anderen metastatischen Herden (5. Frage) weisen vielmehr auf das Gegenteil hin.

Auch die Natur der Gewebsveränderung in Herden vermag nur in bestimmten Fällen eine Andeutung mit Hinsicht auf das relative Alter zu geben. Sie wird im allgemeinen, wie wir sahen, bedingt durch das Verhältnis von der Virusstärke zur örtlichen Gewebsempfänglichkeit, d. h. auch zur örtlichen Disposition zu bestimmten Entzündungsformen und sonstigen Gewebsveränderungen. Obwohl einer Verkalkung im allgemeinen Nekrose oder Verkäsung, wenigstens irgendeine schwere Veränderung des Protoplasmas voraufgeht, ist doch ein Kalkherd nicht immer älter als ein Tuberkel, auch dann nicht, wenn dieser bloß aus epithelioiden Zellen und einigen Lymphozyten, vielleicht mit etwas Fibrin, besteht. Ein sklerotischer Tuberkel dürfte meistens älter sein als ein aus epithelioiden Zellen aufgebautes Knötchen. Das Alter nahezu gleich aussehender Herde kann ungleich, und das Alter ungleich aussehender Herde kann gleich sein. Denn exsudative, proliferative Entzündung, Sklerose, Verkäsung, Erweichung, Geschwürsbildung und Verkalkung gehen nicht immer gleich rasch vonstatten. Durch Erweichung kann ein älterer Herd nicht mehr erkennbar sein.

Diese ungleiche Geschwindigkeit der Vergrößerung und der Gewebsveränderungen überhaupt in verschiedenen Herden erschwert die Bestimmung des relativen Alters und die Unterscheidung von *primären* und *postprimären* Herden sehr. Wollen wir sicher gehen, so nennen wir nur einzige Herde in der Lunge primäre. Unter gewissem Vorbehalt dürfen wir außerdem gleich aussehende mehrfache Herde als mehrfache primäre bezeichnen. Schon mancher Irrtum ist vorgekommen, indem man obige Fehlerquellen nicht beachtete. Aber auch dann, wenn wir meinen, Herde verschiedenen Alters gefunden zu haben, wäre die Frage noch zu beantworten, ob der jüngste Herd metastatisch aus dem älteren entstanden sei.

Die primären Lungenherde können sehr verschieden groß sein und eine verschiedene Gestalt haben. Zum Nachweis der kleineren Herde, die sogar von miliarer und submiliarer Größe sein können, ist gesetzmäßige Zerstückelung der Lunge und Abtasten der einzelnen Stücke zwischen den Fingern oder vielleicht Röntgenoskopie durchaus erforderlich. Die größten Herde, die hier in Betracht kommen, übertreffen wohl kaum je die Größe einer Walnuß. Es dürfte überflüssig sein, hier die verschiedenen Gestalten ausführlich zu beschreiben. Es sind mehr oder weniger rundliche, mitunter traubenartig geordnete Tuberkel oder andere mehr oder weniger typische oder atypische Herde verschiedener Natur, oder bronchopneumonische Herde, käsige Bronchitis, bindegewebige, sogar mehr oder weniger sklerotische Verdickungen der Pleura, oder verschiedene abgekapselte oder nicht abgekapselte Käse- und Kalkherde. Häufig läßt sich Exsudat in der unmittelbaren Umgebung des Herds, ja mitunter lassen sich sogar Lymphozyten nicht nachweisen. Mitunter besteht hingegen der Herd aus einem mehr oder weniger verkästen Kern mit mehr oder weniger vollständigen Schichten kollateral exsudativ entzündeten Gewebes. Allerlei Verschiedenheiten von den hier angeführten Beispielen kommen außerdem zur Beobachtung.

In diesen primären Herden haben ältere Forscher sehr häufig, aber nicht immer, Tuberkelbazillen nachgewiesen. Käseherde und typische Tuberkel in der Lunge dürften wohl nahezu immer tuberkulösen Ursprungs sein. Und obwohl es mißlich wäre, jede Pleuraverdickung oder Pleuraverwachsung ohne weiteres als tuberkulös zu betrachten, dürfen wir doch annehmen, daß sie es in einer großen Bruchzahl sind. Zunächst konnte KURLOW in 19 verdickten Pleurateilen mit begrenzten käsigkalkigen Knoten Tuberkelbazillen nachweisen, obwohl der Nachweis in sechs einfach verdickten Pleurateilen nicht gelang. Ferner haben KELSCH und VAILLARD, JAKOWSKI, EICHHORST, CHAUFFARD, NETTER, GROBLER u. a. festgestellt, daß die flüssige, nichteitrige, ebenso wie die trockne fibrinöse Pleuritis meistens oder wenigstens sehr oft tuberkulösen Ursprungs ist, auch dann, wenn Lungentuberkulose klinisch nicht nachweisbar ist. EICHHORST hat schon betont, daß der Nachweis um so häufiger gelingt, je größere Menge flüssiges Exsudat man bei Meerschweinchen verimpft. Außerdem dürfte es sich häufig, wenigstens anfangs, um eine *kollaterale* seröse oder serös-fibrinöse Pleuritis bei einem sogar etwas tiefer in der Lunge oder Brustwand liegenden Herdkern handeln, so daß gar keine oder nur ausnahmsweise Bazillen im pleuritischen Exsudat erscheinen. Ihre Zahl kann aber allmählich zunehmen. Im übrigen haben diese Untersuchungen eine statistische, also keine individuelle Bedeutung.

Auch die Frage nach dem Sitz der primären Herde in der Lunge ist eine statistische. Sie fordert somit große Zahlen zur Beantwortung. Wir müssen dabei zunächst die Befunde bei *Kindern* und *Erwachsenen* trennen, weil sie sich nicht unerheblich unterscheiden; die Zahl der Beobachtungen an Kindern ist freilich nicht groß, weit kleiner als die der Beobachtungen an Erwachsenen.

Die statistische Antwort kann sich somit mit der wachsenden Zahl der Beobachtungen an Kindern noch bedeutend ändern.

Wo sitzen die ersten beschränkten Herde bei *Kindern?*

Im allgemeinen etwa 20% mehr in der rechten als in der linken Lunge (vgl. GHON und KUDLICH). Verteilt man eine Kinderlunge bei aufrechter Haltung durch zwei horizontale Flächen in ein oberes, mittleres und unteres Drittel, so finden sich nach GHON unter 166 Fällen 25 Herde je im oberen und unteren Drittel der rechten, 24 im oberen und unteren Drittel der linken Lunge, 38 im rechten und 30 im linken mittleren Drittel. Es wurden somit 68 erste Herde in den beiden mittleren und 98 Herde in den vier oberen und unteren Dritteln beider Lungen gefunden. Die Gesamtzahl ist aber klein.

Bei *Erwachsenen* hat man keine genaue zahlenmäßige Einteilung gemacht. Zunächst wissen wir nicht, ob man in der rechten Lunge mehr primäre, beschränkte Herde findet als in der linken. Diese Frage ist nicht ganz ohne Bedeutung mit Hinsicht auf die Angabe der größeren Häufigkeit der fortschreitenden Tuberkulose in der rechten Lunge.

Im übrigen wurde allgemein eine ganz andere Verteilung der primären Herde bei Erwachsenen als obige bei Kindern autoptisch festgestellt. Die überwiegende Mehrzahl der beschränkten primären Herde findet sich bei Erwachsenen im kranialsten Viertel, vor allem paravertebral (1. Aufl.), wie auch andere bestätigten (vgl. u. a. ASCHOFF, PAGEL, S. 218, SCHÜRMANN), während sie nach allen Richtungen hin an Häufigkeit mehr oder weniger rasch abnehmen. Dies gilt, gleichgültig, ob wir sämtliche nicht mehr als wahrscheinlich tuberkulöse Herde oder allein die Herde mit nachgewiesenen Tuberkelbazillen mitzählen. Diese finden sich sogar recht selten kaudal vom kranialsten Viertel. Auch die fortschreitende Lungentuberkulose beginnt anscheinend fast ausnahmslos im kranialsten Viertel. Ob fortgesetzte röntgenologische, autoptisch bestätigte Forschung die Verwirklichung einer anderen Möglichkeit aufdecken wird, ist abzuwarten. Mit der Deutung von Röntgenbefunden sei man aber zurückhaltend (vgl. BRECKE u. a.). Von einer Bevorzugung des mittleren Lungendrittels wie beim Kinde kann gar keine Rede sein. Hierüber scheint man jetzt einig zu sein. Es verdient dringend Empfehlung, nach den fast unübersehbaren Mißverständnissen, den Namen „Lungenspitze" zu vermeiden. Was man kranial vom Schlüsselbein durch Perkussion, Auskultation oder röntgenoskopisch wahrnimmt, kann Lungenteilen angehören, die viel kaudaler liegen als die Fläche durch die kraniale Thoraxapertur. Alle diese Veränderungen dürften aber im kranialsten Lungenviertel liegen. Auch die Spitze des Unterlappens findet sich darin.

BIRCH-HIRSCHFELD fand unter einer großen Anzahl von Leichen autoptisch einigemal eine meistens geschwürige Tuberkulose der Schleimhaut der Bronchialzweige des „hinteren Spitzenastes", also von kranialen paravertebralen Bronchialverzweigungen dritter und vierter Ordnung, einmal etwas mehr kaudal. SCHMORL, ABRIKOSSOFF und Verfasser fanden sie auch in kleineren Bronchien, HEDINGER und RANKE einmal in der Luftröhre (S. 160).

Peribronchiale und perivaskulare Herde verschiedener Größe, Gestalt und Natur sind nicht selten, besonders im kranialsten Viertel. In anderen Fällen liegen die Herde subpleural, und zwar mitunter in der Nähe einer Pleuraverwachsung. Daß die Lungenspitze im allein richtigen anatomischen Sinne, also die winzige suprathorakale Lungenscheibe besonders oft Sitz einer beschränkten Tuberkulose sei, hat man nicht bewiesen.

Bemerkenswert ist der allerdings nicht häufige Nachweis von zwei primären Herden annähernd gleicher Größe, Gestalt und Natur an symmetrischen Stellen der beiden kranialsten Viertel. NÄGELI beschreibt einen Fall. Auch ich sah solche symmetrische Herde ein paarmal; einmal fand ich bei jeder von zwei Schwestern im kranialsten Viertel einer Lunge einen etwa apfelsinengroßen fortgeschrittenen Herd, bestehend aus einem haselnußgroßen, käsig erweichten Kern mit Schichten kollateraler exsudativer Entzündung. Beide sollten vier bis fünf Wochen zuvor Grippe gehabt haben, wurden nach ihrem nahezu gleichzeitigen Tode wegen Verdacht einer Vergiftung seziert (forensischer Fall). Es wurden aber keine Anhaltspunkte für die Annahme einer Vergiftung gefunden.

Pleuraverwachsungen können eine sehr verschiedene Ausdehnung haben. Die beschränkten finden sich meistens kranial paravertebral oder etwas mehr lateral, also auch wohl in der Spitze des Unterlappens, mitunter kranial lateral bis an die Mamillarlinie, seltener noch weiter ventral. Mitunter sieht man mehrere Pleuratuberkel, wie von einer umschriebenen Pleuraschwarte ausgesät. Auch ausgedehntere Schwarten und Verwachsungen, sogar Verwachsung der ganzen Lunge kommen bekanntlich vor.

Von großer Bedeutung ist die manchmal anscheinend primäre Tuberkulose parabronchialer oder paratrachealer *Lymphdrüsen*, namentlich bei Kindern, bei denen sie bedeutend vergrößert und in großer Ausdehnung verkäst sein können. Weil ein solcher Befund bei Erwachsenen selten ist, müssen wir annehmen, entweder daß solche Kinder (fast) immer sterben, oder daß solche Lymphdrüsen sich ganz erheblich verkleinern und sogar ausheilen können, indem der Käse allmählich resorbiert wird. Dürfen wir den röntgenoskopischen Befunden vertrauen, so kommt dieses in der Tat vor. Daß Käse schwinden kann durch Organisation, erscheint nach den mikroskopischen Bildern keineswegs unannehmlich. Die Möglichkeit ist ferner zu erforschen, ob Käse durch bestimmte andere Einflüsse, wie angeblich durch Röntgenstrahlen (A. P. 462) resorbiert werden kann.

Mitunter fand man bei Kindern eine mehr oder weniger ausgedehnte Tuberkulose paratrachealer oder parabronchialer Lymphdrüsen ohne einen tuberkulösen Herd in der Lunge. Die genauen Nachforschungen von PARROT, KÜSS, GHON und seinen Mitarbeitern haben aber ergeben, daß sich fast immer ein Lungenherd finden läßt im Wurzelgebiet der Lymphgefäße, die von der gleichseitigen Lunge zur tuberkulösen regionären Lymphdrüse führen, und zwar um so häufiger, je genauer und gesetzmäßiger man danach fahndet. KÜSS hat andererseits niemals einen Herd in einer regionären Lymphdrüse vermißt, als er einen Lungenherd fand, GHON nur einmal, bei einem Mädchen von $5^1/_2$ Jahren, bei dem sich außer einem Lungenherd nirgends im Körper Tuberkulose nachweisen ließ. Auch ich habe solche Beobachtungen gemacht. Diese Untersuchungen sind ausschließlich oder vorzugsweise bei Kindern getan, weil der Nachweis solcher Herde bei Erwachsenen schwieriger ist. Ihre Ergebnisse sind Bestätigungen des nicht selten mißverstandenen „Lokalisationsgesetzes" GEORG CORNETS, das freilich richtiger *Lokalisationsregel* heißen sollte, weil Ausnahmen, sei es auch selten, wohl durch Anomalien vorkommen. Nach dieser Regel überschlägt eine lymphogen fortschreitende Tuberkulose die regionäre(n) Lymphdrüse(n) nicht. Es liegt kein einziger Grund vor, die Tuberkulose der regionären Lymphdrüsen beim Menschen etwa einer Reinfektion oder Superinfektion zuzuschreiben, weil sie bei den tausenden Versuchstieren von CORNET und späteren Forschern nach einmaliger Impfung an den verschiedensten Körperstellen regelmäßig erfolgte.

Es ist die Frage noch zu beantworten, ob die Lymphdrüsentuberkulose eine metastatische war, ob sie mit andern Worten erfolgte nach Vermehrung der Bazillen im primären Lungenherd oder sofort, zugleich entstand, indem ein Teil des Virus ohne weiteres durch Gewebesaft und Lymphe der regionären Lymphdrüse zugeführt wurde. Vermehrung ist nicht als notwendige Bedingung vorauszusetzen. Beides mag vorkommen. Außerdem ist der Nachweis von Tuberkelbazillen in anscheinend unveränderten Bronchialdrüsen anzuführen (LOOMIS, PIZZINI, SPENGLER, HARBITZ, KÄLBLE usw.) ohne Lungenherd, obwohl freilich nicht ausdrücklich gesetzmäßig danach gefahndet wurde.

Bemerkenswert ist, daß die Häufigkeit primärer Lungenherde mit dem Lebensalter zunimmt, während hingegen Tuberkulose der parabronchialen und paratrachealen Lymphdrüsen bei Erwachsenen relativ viel seltener wird. Man kann diesen Gegensatz nicht ohne weiteres damit abfertigen, daß die Lymphdrüsentuberkulose beim Erwachsenen schwerer nachweisbar sei. Dies würde erst dann unleugbar sein, wenn fortgesetzte schärfere Forschung eine viel größere Häufigkeit der Lymphdrüsentuberkulose bei Erwachsenen beweisen würde als jetzt bekannt geworden ist. Dieser Beweis ist aber bis jetzt ausgeblieben.

Man könnte allerdings fragen, ob nicht Tuberkelbazillen, die durch Gewebesaft und Lymphe verschleppt werden, ceteris paribus, um so weniger die regionäre Lymphdrüse erreichen werden, je länger der Weg von der Aufnahmestelle in der Lunge bis zu dieser Lymphdrüse ist, indem eine gewisse Anzahl an bestimmten Stellen an der Wand der Saftspalte und Lymphwege hängen bleibt. Und die Abstände von Aufnahmestelle bis zur regionären Lymphdrüse sind bei Erwachsenen viel größer als bei Kindern. Am meisten gilt dies für die Abstände der häufigsten primären Herde im kranialsten Viertel des Erwachsenen bis zur regionären Lymphdrüse. Demgegenüber wären aber die größeren (tieferen) Atembewegungen des Erwachsenen, außerdem aber die geringeren örtlichen Unterschiede der Atembewegungen des Kindes und noch näher zu bestimmende anatomische Unterschiede der Weite usw. der Lymphwege beim Kinde und beim Erwachsenen in Betracht zu ziehen. Die für einen Vergleich dieser Punkte erforderlichen Daten liegen bisher nicht vor.

Einen primären Lungenherd hat man schon lange als „Primäraffekt" oder „Primärinfekt" angedeutet. RANKE hat, nach den obengenannten grundlegenden Untersuchungen von PARROT, KÜSS und GHON mit seinen Mitarbeitern, den primären Lungenherd zusammen mit dem Herd in der regionären Lymphdrüse, *Primärkomplex* genannt, womit nur ein Name gegeben, kein neuer Begriff geschaffen wurde. Man könnte vielleicht zweckmäßiger von *Regionärkomplex* reden, und dann primär oder sekundär hinzufügen, je nachdem der Komplex primär oder sekundär entstand, was nicht immer so einfach zu entscheiden ist, wie man mitunter anzunehmen scheint (S. 194). Mit dem Lebensalter nimmt vielleicht (s. oben) die Chance zu, daß ein nachgewiesener regionärer Komplex nicht primär, sondern sekundär ist.

Das zweite Glied der ersten Frage lautete: *Wohin schreitet die Lungentuberkulose fort?*

Bei *Kindern* schreitet sie, sofern wir jetzt wissen, vom ersten Herd aus broncho- oder lymphogen nach verschiedenen Richtungen hin fort. Weitere Einzelheiten sind hier noch zu erforschen. Ferner ist hämatogene Metastase möglich, wie die allgemeine hämatogene Miliartuberkulose.

Ob bei Kindern unter etwa 6 Jahren eine Aussaat („Streuung") von Tuberkelbazillen aus einer parabronchialen oder Hiluslymphdrüse durch retrograde Bewegung von Lymphe bzw. Gewebesaft in die Lunge unter bestimmten Umständen stattfindet, erheischt weitere Forschung. Wir müssen eine retrograde Bewegung von einer regionären Lymphdrüse in die Lunge für möglich halten. Es kommt nur auf Wahrnehmungen an, die eine andere Auffassung, nämlich eine orthograde Ausbreitung, nicht oder schwerer zulassen.

Bei *Erwachsenen* fängt die fortschreitende Tuberkulose fast immer im kranialsten Lungenviertel an; auch die „infraklavikularen" Herde liegen in diesem

Lungenteil. Die Tuberkulose verbreitet sich von da aus im allgemeinen in kaudaler, aber auch wohl im kranialsten Viertel selbst in dorso-ventraler oder in einer anderen Richtung. Dabei wird das Virus lympho- oder bronchogen verbreitet (S. 172f.). Hämatogene Aussaat allein in der Umgebung eines Herds ist unbekannt und sehr unwahrscheinlich, weil hämatogene Herde in allen Lungenteilen gleich oft entstehen (S. 76). Ob je ganz vereinzelte hämatogene Herde in einer Lunge von einem Lungenherd aus entstehen, ist nicht nachgewiesen und kaum ausreichend auszumachen. In seltenen Fällen finden wir eine anscheinend primäre fortschreitende Lungentuberkulose bei einem Erwachsenen kaudal vom kranialsten Viertel. Dann ist aber immer genau nach einem vielleicht nur kleinen offenen Herd, einer Kaverne oder käsigen Bronchitis zu fahnden, woher eine Metastase entstand. Findet man den Herd klinisch, so kommt auch noch in Betracht, daß er der Ausläufer eines kranialen, nicht erkennbaren Herds ist.

2. Ist die Lungentuberkulose eine primäre oder eine sekundäre?

Jeder einzige Lungenherd oder einzige Regionärkomplex ohne Tuberkulose im übrigen Körper ist morphologisch ein primärer. Gibt es mehrere Lungenherde, so versuchen wir das relative Alter festzustellen (S. 153). Findet sich außer einem regionären Komplex noch ein anderer Herd oder andere Herde in der Lunge oder irgendwo sonst im Körper, so darf man nicht ohne weiteres den Regionärkomplex als primär und die anderen Herde als sekundär betrachten. Berechtigung dazu fehlt.

Weil die Häufigkeit des Nachweises eines latenten primären Herds mit dem Lebensalter allmählich zunimmt, wie die Pathologen immer mehr anerkannt haben, sei man zurückhaltend mit der Annahme, es entstehe die fortschreitende Lungentuberkulose beim Erwachsenen auf dem Boden einer im Kindesalter erworbenen Infektion. Man muß diese Behauptung durch morphologische oder bakteriologische Befunde bei Kindern stützen, die eine viel größere Häufigkeit einer klinisch latenten Tuberkulose bei Kindern beweisen als bisher festgestellt wurde. Die Ergebnisse von Immunitätsreaktionen, die schon so oft getäuscht haben, reichen dazu ohne weiteres nicht aus. Allerdings müssen wir die Möglichkeit anerkennen, daß bei Autopsien von Kindern nur mikroskopisch nachweisbare Veränderungen nicht aufgedeckt werden. Die sehr hohen Zahlen der erfolgreichen Tuberkulinprüfungen, die man bekommen hat, wären nur bei einer viel weiteren Verbreitung der Ansteckungsgefahr erklärlich. Daß eine positive Pirquet-Reaktion Tuberkulose beweisen sollte, ist ein Dogma.

Der Zeitpunkt der Ansteckung ist durch den autoptischen Befund ohne weiteres oft schwer oder gar nicht auch nur annähernd zu bestimmen. Es ist daher die Frage manchmal schwer oder nicht zu beantworten, ob ein einziger, also morphologisch primärer Herd auch genetisch primär zu nennen sei, d. h. ob er durch das in die Lunge gelangte Virus ohne pathologische Konstellation erzeugt wurde. Diese Frage wäre nur dann mit gewisser Wahrscheinlichkeit zu beantworten, wenn man die Lebensgeschichte des Verstorbenen und den Zeitpunkt der Entstehung des Herds ausreichend genau kennte. Für die sich an eine unverkennbare oder sehr wahrscheinliche Ansteckung anschließende primäre fortschreitende Tuberkulose, wie etwa bei der durch Laboratoriumansteckung entstandenen sofort fortschreitenden Tuberkulose des Dieners TAPPEINERS, ist die Frage mit ausreichender Wahrscheinlichkeit zu beantworten, vorausgesetzt, daß er zuvor tuberkulosefrei war, was wir nicht wissen.

Im allgemeinen dürften die morphologisch primären beschränkten Herde auch genetisch primär sein. Akut fortschreitende Lungentuberkulose erweist sich hingegen meistens als eine genetisch sekundäre, ähnlich wie die akuten nichttuberkulösen Lungenentzündungen. Auch manche chronische fortschreitende Lungentuberkulose ist als eine sekundäre zu betrachten. Wir gehen hierauf im folgenden ein. Von großer Bedeutung ist, daß der Tuberkelbazillus, wie aus Impftuberkulosen hervorgeht, viele Jahre sekundär latent und virulent in menschlichem Gewebe verbleiben kann. Ob er ohne deutliche Gewebsveränderungen rascher zugrunde geht, ist eine offene Frage. Wir müssen aber primäre fortschreitende Tuberkulose in bestimmten Fällen anerkennen.

3. Wie beeinflussen pathologische Faktoren die Entstehung einer sekundären Lungentuberkulose?

Durch Änderung der Virusstärke, der physikalischen Gelegenheit oder der örtlichen Gewebsempfänglichkeit?

Die hier in Betracht kommenden Faktoren sind allgemeiner oder örtlicher Natur. Aus allen mir bekannten Fällen von allgemeiner hämatogener Miliartuberkulose geht hervor, daß die Knötchen, solange sie keinen größeren Durchschnitt als etwa 0,7 mm haben, in allen Lungenteilen durchschnittlich gleich groß sind (S. 179). Wir dürfen daraus ableiten, daß die *biochemische Empfänglichkeit* des Lungengewebes für hämatogene Miliartuberkulose überall nahezu gleich groß ist. Sollte sie für aero-, lympho- oder bronchogene Infektion Verschiedenheiten aufweisen? Es liegt kein Grund vor, solche anzunehmen.

Die Ergebnisse der Tierversuche und die gleichmäßige Verteilung der Knötchen in den Lungen bei der allgemeinen hämatogenen Miliartuberkulose weisen übereinstimmend darauf hin, daß die *physikalische Gelegenheit* für die *Entstehung* hämatogener embolischer Infektion überall in der Lunge gleich ist (S. 76).

Setzen wir nun voraus, daß die biochemische Empfänglichkeit für Tuberkulose in allen Lungenteilen für alle Viruswege gleich ist, so muß die größere Häufigkeit der beschränkten primären Herde im kranialsten Viertel bei Erwachsenen einer häufigeren oder leichteren Anhäufung von Virus, d. h. einer größeren physikalischen Gelegenheit als in den anderen Lungenteilen zugeschrieben werden. Dafür kommt aber nur Zufuhr des Virus durch die Luft, die Luftwege oder die Lymphwege bzw. Gewebespalte in Betracht, weil sie für hämatogene embolische Infektion überall gleich ist. Die physikalische Gelegenheit für aero- und lymphogene Infektion ist hingegen im kranialsten Viertel am größten.

Man hat die größere Häufigkeit der einsetzenden primären fortschreitenden Tuberkulose im kranialsten Lungenviertel bei Erwachsenen aus einer „mangelhaften Lüftung" oder „Blutbewegung" ohne weiteres ableiten wollen. Mit derartigen vagen Behauptungen kommen wir aber nicht weiter. Der Tuberkelbazillus hat im Gegenteil gerade großes Sauerstoffbedürfnis. Die älteren Annahmen von FREUND, RÜHLE u. a., die das Gewebe der „Lungenspitze" als ungenügend ernährt betrachten, und die „Wechselatmung", die KOSTER infolge einer außerdem anatomisch unhaltbaren Vorstellung der „Lungenspitze" voraussetzte, brauchen wir wegen ihrer nicht ausreichenden Begründung nicht weiter zu besprechen. Die Annahme HANAUS, daß der Oberlappen gut einatme, aber schlecht ausatme, ist wenig klar; wie müßte man sich das vorstellen? Auch das von BREHMER betonte Mißverhältnis von Herzgröße zu Lungenvolumen vermag ohne weiteres die größere Häufigkeit der beginnenden

primären fortschreitenden Tuberkulose im kranialsten Lungenviertel nicht zu
erklären. Schließlich fehlt der Voraussetzung VOLLANDS, es bleiben Leukozyten,
mit Tuberkelbazillen beladen, von den Halsdrüsen herkömmlich, besonders in
der „Lungenspitze" hängen, die erforderliche sachliche Begründung.

Freilich sind wir nicht berechtigt, einer pathologischen allgemeinen oder
örtlichen Anämie jede Bedeutung für die Entstehung oder den Ablauf einer
tuberkulösen Lungenentzündung abzusprechen. Wir dürfen uns aber überhaupt nicht damit begnügen, die große Häufigkeit der einsetzenden fortschreitenden Tuberkulose im kranialsten Lungenviertel einigermaßen, d. h. einseitig
und ohne Berücksichtigung anderer Erscheinungen zu „erklären", sondern wir
müssen im Gegenteil versuchen, sämtliche im vorigen kurz angedeutete Beobachtungen im Zusammenhang verständlich zu machen.

Wie verstehen wir aber die größte Häufigkeit der Herde im mittleren Lungendrittel beim Kinde, während das obere und untere Drittel gleich häufig primäre
Herde enthält? Zunächst sind die örtlichen Unterschiede der Lungeneigenschaften
beim Kind wohl nicht so groß wie beim Erwachsenen. Vielleicht kommt
beim Kind außerdem retrograde Verschleppung von Virus aus Hilusdrüsen in
die Lunge in Betracht, wobei der Abstand zum mittleren Drittel kleiner ist
als der zu den anderen Dritteln (S. 157). Auch stark verringerte Abfuhr von
Gewebesaft und Lymphe aus der Lunge infolge von Zusammendrücken von
Lymphgefäßen durch vergrößerte tuberkulöse Lymphdrüsen. Es ist eine viel
größere Zahl genauer Beobachtungen erforderlich.

Auch die primäre Tuberkulose der Schleimhaut der kranialen paravertebralen Bronchien bei Erwachsenen stimmt mit der größten physikalischen
Gelegenheit für aerogene Infektion überein. Bei Kindern findet man sie auch
wohl in anderen kranialen Bronchien (Hdb., Tafel III Abb. 1 u. 2).

Wir kommen somit zur Schlußfolgerung, daß die primären Herde bei Erwachsenen, und wahrscheinlich auch bei Kindern, vorwiegend an Stellen entstehen, wo die Bewegungsenergie des Gewebesafts, der Lymphe und der Luft,
wo somit *die physikalische Gelegenheit für lympho- und aerogene Infektion am
größten ist.*

Es erhebt sich die Frage, was die Entstehung der nichttuberkulösen akuten
Lungenentzündungen meistens in anderen Lungenteilen als die der tuberkulösen
bedingt. Wir haben gesehen, daß sie meistens durch sekundäre Infektion erfolgen, und daß die Infektoren im kaudalen hyperämischen, saftreichen Lungengewebe einer größeren biochemischen Empfänglichkeit als im kranialen blut-
und saftärmeren Gewebe begegnen, während sie lange nicht so hohe Anforderungen
an die physikalische Gelegenheit stellen wie der Tuberkelbazillus. Jene Mikroben
wachsen nämlich rasch, sowohl im künstlichen Nährboden als im lebenden
Gewebe, der Tuberkelbazillus wächst aber sowohl im toten Nährboden als im
höchst empfänglichen Gewebe des lebenden Meerschweinchens etwa 12- bis
20mal langsamer. In strömender Bouillon von geeigneter Zusammensetzung
wächst der Tuberkelbazillus gar nicht oder nur sehr langsam an Stellen, wo
die Bewegung der Flüssigkeit sehr gering, die physikalische Gelegenheit am größten
ist (S. 75). Er gibt viel langsamer Gift ab und ruft viel langsamer Gewebe-
veränderungen hervor als jene Bakterien der akuten infektiösen Lungenentzündungen. Die für die tuberkulösen Gewebsveränderungen erforderliche Giftmenge wird nicht so rasch oder an Stellen mit geringer physikalischer Gelegenheit vielleicht überhaupt nicht erreicht. Wir brauchen nur an die Raschheit
zu erinnern, womit sich eine akute fibrinöse Pneumonie entwickelt.

Wie vermag aber der Tuberkelbazillus, sei es auch ausnahmsweise, eine akute
oder wenigstens akut anfangende tuberkulöse Lungenentzündung zu erregen?

Oder wird diese etwa von anderen Bakterien eingeleitet? Wahrscheinlich gibt es Fälle, wo andere Mikroben mitwirken, aber in anderer Weise, wie wir später (S. 198) besprechen werden. Demgegenüber liegen aber Beobachtungen vor, wo allein Tuberkelbazillen aufgedeckt wurden. Die akuten oder subakuten tuberkulösen Lungenentzündungen entstehen aber entweder kollateral bei einem aufflammenden Herde oder metastatisch hämato- oder bronchogen von einem solchen Herde aus in verschiedenen Lungenteilen, wie z. B. die akute allgemeine Miliarnekrose oder Miliartuberkulose mit ausgedehnter kollateraler Entzündung nach Einbruch eines erweichten Käseherds in die Blutbahn, oder die mehr oder weniger rasch verkäsende Herdpneumonie mit kollateraler Entzündung nach dem Einhusten, Einfließen oder Ansaugen erweichter verkäster Kavernenwand in benachbarte oder (und) entfernte Bronchialzweige. In all solchen Fällen werden dem Lungengewebe Bazillen und gelockertes freies tuberkulöses Gift manchmal in so großer Menge zugeführt, daß es für seine Einwirkung auf das Gewebe keine besondere große physikalische Gelegenheit braucht und sogar in kaudalem Lungengewebe akute oder wenigstens akut einsetzende Entzündung erregen kann. Sobald eine starke Hyperämie mit plasmatischer oder seröser Exsudation erfolgt, nehmen außerdem die Atembewegungen infolgedessen ab und die physikalische Gelegenheit folglich zu. Die primären tuberkulösen Herde werden hingegen in der Regel nur durch eine geringere Menge Bazillen und freien Gifts erzeugt, so daß die Bedeutung der örtlichen physikalischen Gelegenheit im Vordergrund steht. Daher auch ihre so häufige Ausheilung, sei es auch nicht mit rascher Vernichtung und Schwund des Virus.

Wir müssen im Anschluß an obiges annehmen, daß Aufnahme von Virus in Teile mit großer Bewegungsenergie des Gewebesafts manchmal nicht von Gewebsveränderungen gefolgt wird, indem die für *diese* Stellen unzulängliche Virusmenge ohne erkennbare, wenigstens ohne bisher nachgewiesene Gewebsveränderung zerstreut und latent liegenbleibt oder allmählich vernichtet wird.

Alle uns bekannt gewordenen Beobachtungen machen es verständlich, daß die primären, meistens rückgängigen Tuberkuloseherde bei Erwachsenen nicht allein vorwiegend im kranialsten Viertel, sondern überhaupt vorwiegend in perivaskularem oder peribronchialem Gewebe und an sonstigen Stellen mit großer physikalischer Gelegenheit zu lymphogener Infektion gefunden werden, wo sie bei der geringen Virusstärke (S. 77) gerade genügte.

Sollte die Empfänglichkeit der ganzen Lunge durch eine *allgemeine* pathologische Änderung überall gleichmäßig zunehmen oder abnehmen, so würde die Reizschwelle überall gleich sinken oder ansteigen. In beiden Fällen blieben aber die gleichen Stellen mit größter physikalischer Gelegenheit am leichtesten zu infizieren.

Eine solche Erniedrigung der zur Infektion erforderlichen Reizschwelle dürfte durch Hungerzustände und Erschöpfung durch Überanstrengung längerer Dauer, durch bestimmte andere fehlerhafte hygienische Zustände, durch Mangel an Licht und frischer Luft, durch gewisse Krankheiten, wie z. B. nach weitverbreiteter ärztlicher Annahme Zuckerharnruhr, erfolgen. Im Weltkrieg nahm die Zahl der fortschreitenden Lungentuberkulose, ähnlich wie die der Knochen- und Gelenktuberkulose bei Kindern, stark zu, was wohl der unzulänglichen Ernährung und sonstigen fehlerhaften hygienischen Verhältnissen zuzuschreiben war. Durch die Vermehrung der Anzahl von Kranken mit offener Lungentuberkulose infolge der Verschlimmerung der schon vorhandenen klinisch manifesten und latenten Lungentuberkulose nahm dann die Ansteckungsgelegenheit zu.

In all diesen und folgenden Fällen erhebt sich die Frage, ob die allgemeine oder örtliche pathologische Veränderung eine primär oder sekundär latente

Tuberkulose anfachte, oder ob sie eine exogene Infektion vorbereitete. Dabei müssen wir folgendes bedenken. Gelegenheit zur Ansteckung ist im allgemeinen nur ausnahmsweise da. Sie nimmt mit der Frist zwischen der ersten Einwirkung der pathologischen Konstellation und dem Ausbruch der Tuberkulose zu. Man muß die Ansteckung, wenigstens die Gelegenheit dazu, nachweisen. Je älter der Mensch ist, um so größer ist die Chance, daß er einen (latenten) Tuberkuloseherd hat. Es kommt dann darauf an, ob der Herd anfachbares Virus enthält. Die Chance hierauf ist gegenüber der Chance einer Ansteckung zu erwägen. Was sollte im Weltkrieg die Ansteckungsgelegenheit vermehrt haben *vor* der Zunahme der Zahl offener Lungentuberkulose durch die Hungerzustände usw.?

Jetzt müssen wir einige *örtliche* Faktoren besprechen, die die Empfänglichkeit der Lunge oder beschränkter Lungenteile für Tuberkulose erhöhen.

Zunächst sind die Ansichten über die Bedeutung des *paralytischen Thorax* für die Entstehung von Lungentuberkulose noch immer geteilt. Man hat noch nicht einwandfrei ausgemacht, ob diese Form des Brustkorbs die Empfänglichkeit für Tuberkulose erhöht oder nicht. Es fehlt nicht an persönlichen Eindrücken, sondern an gesetzmäßiger Forschung, ob Lungentuberkulose in bestimmten Lebensaltern häufiger vorkommt bei einer ausreichend großen Anzahl von Leuten mit als bei einer gleichen Anzahl ohne paralytischen Brustkorb. Man braucht, wie bei jeder statistischen Forschung, große Zahlen, um Zufall auszuschließen. Und diese Forderung bedeutet schon eine erhebliche Schwierigkeit. Die Beobachtungszahlen sind bisher viel zu klein. Selbstverständlich muß die Lungentuberkulose sicher festgestellt oder autoptisch ausgeschlossen sein. Ferner müssen die miteinander zu vergleichenden Leute mit und die ohne paralytischen Brustkorb unter gleichen hygienischen Umständen und bei einer gleichen Ansteckungsgefahr gelebt und gleichen Alters sein. Schließlich wäre dann noch auszumachen, ob die paralytische Form des Brustkorbs schon vor der Lungentuberkulose bestand oder erst nach der Ansteckung, vielleicht als ihre Folge, erschien. Vergleichen wir die Gründe, worauf die bisher bekannt gewordenen Urteile über den Zusammenhang von paralytischem Brustkorb und Lungentuberkulose fußen, mit diesen unentrinnbaren Forderungen wissenschaftlicher Forschung, so erweisen sie sich als unzulänglich. Wäre durch Messung festgestellt, daß die Lungenbläschen des kranialsten Viertels bei paralytischem Thorax geringere Atembewegungen machen, so hätten wir wenigstens einen Grund, eine größere physikalische Gelegenheit zu aero- und lymphogener Infektion anzunehmen. Dieser Beweis steht aber aus und dürfte nicht so leicht zu erbringen sein, wie man vielleicht annehmen möchte. Man hat sich bisher mit Annahmen begnügt. Vielleicht als einzige Ausnahme steht der Nachweis auf der Klinik von F. KRAUS, daß unter einigen hundert Fällen mit Hochwuchs und enger kranialer Thoraxapertur die Zahl der Tuberkulösen nicht größer ist als unter normalen. KRAUS gibt aber erhöhte mechanische Disposition des kranialsten Lungenteils beim paralytischen Thorax zu. Nach CORNET sei diese Brustkorbform ein Zeichen der Schwäche, und schwache Leute erliegen der Tuberkulose vielleicht etwas rascher als kräftige. Andere schreiben sie Asthenie zu. Auch einer etwaigen Anämie dabei schenke man Aufmerksamkeit. Andererseits kann aber auch ein kräftig gebauter vollblutiger Mensch Lungenschwindsucht bekommen.

Venöse Blutstauung, z. B. bei Mitralisstenose, und substantielles *vesikulares Emphysem* sollen die Entstehung von Lungentuberkulose erschweren und ihr Fortschreiten hemmen. Blutstauung durch chronische Herzklappenfehler und chronisches substantielles Lungenemphysem sind aber relativ so selten, während nur ein kleiner Bruchteil der Menschheit eine klinisch nachweisbare Lungentuberkulose bekommen dürfte, daß ihr Zusammentreffen mit solchen Herzklappenfehlern oder substantiellem Emphysem als sehr selten vorauszusetzen ist und eine sachliche Beurteilung kaum möglich erscheint. Beim Lungenemphysem muß man unterscheiden, ob die Tuberkulose in einem emphysematösen oder in einem nichtemphysematösen Teil sitzt, und ob eine Verengerung des gesamten Stromgebiets der Lunge mit Erhöhung des Blutdrucks in der Lungenschlagader erfolgte oder nicht. Wir dürfen annehmen, daß emphysematöses Lungengewebe Tuberkelbazillen in ähnlicher Weise weniger leicht aufnehmen und festhalten wird wie Staubteilchen. Ob außerdem das trockne und sauerstoffarme emphysematöse Gewebe einen richtigen Nährboden für den Tuberkelbazillus wäre, erscheint fraglich. Außerdem käme es auf das relative Alter der Tuberkulose und des Emphysems an. Lungentuberkulose kann durch Husten oder in bestimmten Fällen durch Schrumpfung zu statischem oder durch inspiratorisch geänderte Verteilung der Dehnungsgrößen zu komplementärem Emphysem führen. SCHRÖDER verzeichnete unter 4716 Fällen von Lungentuberkulose 25 mal chronisches diffuses „essentielles" Emphysem (21 Männer, 4 Frauen), das in den meisten Fällen dem Ausbruch der Lungentuberkulose nachweislich um viele Jahre vorausging. Die Kurerfolge wären im ganzen gut. Das anatomische Verhältnis zum Emphysem war offenbar nicht näher zu ermitteln. Alles in allem wissen wir zu wenig zur Beurteilung. Allerdings machen die Sauerstoffarmut und die Untersuchungen BIERS es etwas wahrscheinlich, daß Blutstauung gewissen Grades tuberkulöser Entzündung entgegenwirkt.

Pleuraschwarte, Pleuraverwachsung, interlobulare proliferative Entzündung können die Atembewegungen in einem bestimmten Gebiet einschränken und dadurch die physikalische Gelegenheit zu aero- und lymphogener Infektion erhöhen. Andererseits kann ausreichend starke Verringerung der Atembewegungen die Heilung fördern (S. 201).

Nicht selten finden wir im subpleuralen Gewebe bei einer Schwarte oder Verwachsung Tuberkel verschiedener Größe und Natur und verschiedenen Alters. Sie können jünger als die Schwarte oder die Verwachsung erscheinen. Es ergibt sich dann die Möglichkeit einer durch die Schwarte oder Verwachsung geförderten Reinfektion und die einer metastatischen Infektion von einem Herd in der Schwarte oder Verwachsung aus; nach einem solchen Mutterherd ist zu fahnden. Mitunter sehen wir Tuberkel in einer Reihe angeordnet wie bei einem tuberkulösen Darmgeschwür oder vom Mutterherd ausstrahlend, was Reinfektion weniger wahrscheinlich als lymphogene Metastase vom Mutterherd aus macht.

Bei der Frage nach dem Einfluß *pneumonokoniotischer* Lungenveränderungen auf die Entstehung und den Verlauf von Lungentuberkulose sind einige Fehlerquellen zu berücksichtigen.

Zunächst kann Einatmung bestimmter Staubarten während längerer Zeit Veränderungen in einer Lunge bewirken, die nur durch das Fehlen von Tuberkelbazillen von tuberkulösen zu unterscheiden sind. Dazu gehören bindegewebige Knötchen mit mehr oder weniger Lymphozyten und mitunter sogar nekrotischem Zentrum oder bindegewebige, mitunter sklerotische Verdickungen interlobularer Septen oder peribronchialen und perivaskularen Bindegewebes (vgl. auch SCHMIDTMANN und LUBARSCH). Andererseits kann Anthrakose, vielleicht noch andere Pneumonokoniosen, durch starke Anhäufung zu Verflüssigung von Hiluslymphdrüsen oder vielleicht von Lungengewebe führen, ohne daß wir berechtigt wären, den Vorgang als einen tuberkulösen zu deuten; ähnlich wie ein sehr pigmentreiches Melanom auch Verflüssigung des Gewebes im Gefolge haben kann. Nun kann tuberkulöse Sklerose freilich mit völligem Schwund der Tuberkelbazillen einhergehen, so daß man den bakteriologischen

Beweis des Ursprungs nicht mehr zu liefern vermag. Zur Annahme einer tuberkulösen Erweichung ohne nachweisbare Bazillen sind wir jedoch auf keinen Fall ohne weiteres berechtigt. Fehlen sie, so dürfen wir den tuberkulösen Ursprung ausschließen, so lange nicht der Beweis erbracht ist, daß ein besonderer bisher noch unbekannter Faktor wirksam war, der die Bazillen vernichtete.

Eine zweite Schwierigkeit ist oft auch hier, die Bestimmung des relativen Alters der Tuberkulose und der pneumonokoniotischen Veränderungen.

Drittens wird die Beurteilung häufig dadurch erschwert, daß die pneumonokoniotischen Veränderungen vorwiegend in den gleichen kranialen Lungenteilen wie die tuberkulösen entstehen. Gerade die Staubarten, die sich da anhäufen, werden die Entstehung oder den Verlauf von Tuberkulose beeinflussen können.

Dieser Einfluß des Staubs kann eine vorwiegend mechanische oder eine vorwiegend chemische Einwirkung auf das Gewebe sein; ob chemisch auch auf das Virus, ist eine offene Frage. Aber die gleiche Staubart muß nicht immer die gleiche Wirkung auf die Tuberkulose haben. Der Einfluß der pneumonokoniotischen Gewebsveränderung mag ein vielfacher sein. Sehr wahrscheinlich spielt aber die Bindegewebsbildung ohne weiteres eine Rolle, und zwar durch Einschränkung der Atembewegungen und durch Verringerung des Blut- und Saftgehalts, folglich durch Abnahme der Bewegungsenergie des Gewebesafts und der Lymphe. Diese Abnahme kann je nach ihrer Größe das Fortschreiten der Tuberkulose fördern oder ihr Einhalt tun, wie wir bei der Beantwortung der 5. Frage erörtern werden. Es sind somit die Natur und der Grad, der Sitz und die Ausdehnung der pneumonokoniotischen Lungenveränderungen von Bedeutung für ihren Einfluß auf die Lungentuberkulose. Liegt ein Tuberkuloseherd außerhalb des pneumonokoniotisch veränderten Gebietes, so ist die Möglichkeit zu beachten, daß dieser Herd angefacht wird durch tiefere komplementäre Atembewegungen infolge der Abnahme der Atembewegungen im Gebiet der proliferativen pneumonokoniotischen Entzündung. Es sind noch andere Wirkungen möglich, die es von vornherein begreiflich machen, daß auch die gleiche Staubart nicht immer den gleichen Einfluß auf Lungentuberkulose haben wird. Für die Verteilung und Anhäufung des Staubs in der Lunge ist die Größe der Staubteilchen im Zusammenhang mit seinem spezifischen Gewicht und mit der Tiefe der Atmung, nämlich der Bewegungsenergie der ein- und ausgeatmeten Luft und des Gewebesafts und der Lymphe zu berücksichtigen, wie wir S. 37ff. erörtert haben. Außerdem kommt es auf die Ansteckung an.

Alles in allem kann die Beurteilung der Steinhauerlunge, der „miner's disease" und der anderen pneumonokoniotischen neben tuberkulösen Lungenveränderungen schwierig sein. Trotz dieser dann und wann vorkommenden individuellen Schwierigkeiten weisen jedoch viele Beobachtungen an Menschen und zum Teil auch an Versuchstieren, wie die von STAUB, NÄGELI, ELIAS, ICKERT, JÖTTEN und ARNOLDI (Porzellanstaub, auch in Tierversuchen), auf eine die Lungentuberkulose fördernde Wirkung hin. STAUB stellte fest, daß die Arbeiter in einer Fabrik, wo sich sehr viel Steinstaub entwickelte, schließlich alle nach einer jahrelangen Tätigkeit an Lungentuberkulose eingingen (mit Ansteckungsgefahr für die übrigen Arbeiter, sobald die Tuberkulose eine offene wurde, Verf.). NÄGELI fand unter 500 Autopsien, daß von acht Steinhauern sieben an Lungentuberkulose starben. ICKERT vergleicht die tuberkulosefördernde Wirkung einiger Staubarten und hebt die starke Wirkung des Metallschleifstaubes sowie die weniger starke Wirkung von kristallinischer Kieselsäure (SiO_2) und Schmirgel (SiC) hervor. Er betont ferner die indurativen Formen und den langsamen Verlauf mit eigentümlicher Konstitutionsänderung des an einer solchen „Koniotuberkulose" oder „Tuberkulokoniose" erkrankten Menschen. Der Sandsteinstaub soll nach allgemeiner Annahme gefährlich (nach ELIAS durch größeren Widerstand bei der Bearbeitung), der Quarzstaub der gefährlichste sein (Schrifttum bei STAEHELIN). Vgl. jedoch RÖSSLE über Porzellanstaub.

Man hat andererseits versucht, durch Kieselsäure eine heilende Bindegewebsbildung in der tuberkulösen Lunge anzuregen. Unsere oben gemachten Bemerkungen deuten auf die Möglichkeit eines Gelingens hin, falls man einerseits den Sitz und Ausdehnung der Tuberkulose genau kennt und andererseits den Sitz, Ausdehnung und Grad der erforderlichen Bindegewebsbildung ebenfalls kennt und zu verwirklichen vermag. Nach mehreren, jedoch nicht hinreichenden Beobachtungen sollten Kohlenstaub, Kalk- und Gipsstaub, sei es auch nicht immer, heilsam auf bereits bestehende Lungentuberkulose wirken (vgl. hierfür und für andere Angaben SCHRÖDERS Übersicht).

Daß *Trauma*, nämlich Kontusion der Brust, eine schon erkannte Lungen- oder Pleuratuberkulose verschlimmert hat, darf man mit gewisser Wahrscheinlichkeit annehmen, falls die klinischen Erscheinungen, wenn auch nicht sofort, so doch etwa in den zwei nächsten Monaten zugenommen haben, ohne daß sich dafür ein anderer Faktor ausfindig machen ließe. Bei Gewebsveränderungen, die so langsam vor sich gehen können wie die tuberkulösen, muß man eine längere Frist voraussetzen (vgl. auch S. 162). Dies gilt auch für mögliche Verschlimmerung einer Lungentuberkulose im Anschluß an tiefe Einatmungen behufs einer Auskultation; Husten kann in mehrfacher Weise die Tuberkulose fördern (S. 199). Außerdem kann stumpfes Trauma eine bisher latente Lungentuberkulose anfachen, so daß sie klinisch nachweisbar wird, ähnlich wie eine Gelenktuberkulose oder eine Osteomyelitis oder fibrinöse Pneumonie, wenn nur die betreffenden Mikroben in ausreichender Menge vorhanden sind und die Gewalt eine zur Infektion geeignete Veränderung schafft, die noch weiter festzustellen ist. STERN, CHAUFFARD, SCHRADER, URBAN und ORTH haben Fälle mitgeteilt. Chronische Lungentuberkulose kann durch stumpfes Trauma, das die Lunge trifft, erheblich zunehmen, allgemeine Miliartuberkulose kann erfolgen. Wie bewirkt Erschütterung des Brustkorbs und der Lungen das? Wir nehmen auch hier die Möglichkeit an, daß sie eine starke Hyperämie mit vermehrter Saftbildung und dadurch Verschleppung von Virus bewirken kann (S. 199), während außerdem verkästes oder entzündetes Gewebe zerreißen oder durch Hyperämie usw. geschädigt werden kann.

OBERNDORFER, DIETRICH, GRUBER u. a. konnten einen Einfluß von Schußverletzungen und dergleichen im Kriege nicht oder nur als hohe Ausnahme feststellen (vgl. TSCHMARKE). Das kann kaum wundernehmen, weil die Soldaten doch nur als hohe Ausnahme Lungentuberkulose haben dürften und ein Schuß keine ausgedehnte Quetschung, sondern mehr eine scharf abgegrenzte Verletzung bedeutet. Es wäre großer Zufall, wenn diese den Tuberkuloseherd träfe. SCHRÖDER sah achtmal (von 15 Fällen von Lungenschüssen) in seiner Anstalt eine Aufflammung älterer Herde unter Männern mit klinisch erkannter Tuberkulose. Ansteckung durch solche Verletzungen ist von vornherein höchst unwahrscheinlich.

Auch durch *Erkältung* und gewisse *Infektionskrankheiten* kann eine schon manifeste oder bisher noch latente Lungentuberkulose angefacht werden, und zwar durch allgemeine Beeinflussung des Organismus oder (und) durch Hervorrufen einer starken Lungenhyperämie (unmittelbar oder durch fortschreitende Bronchitis, S. 197) mit Vermehrung des Saftgehalts und der Bewegungsenergie des Gewebesafts, außerdem vielleicht auch durch Schädigung eines schon vorhandenen Tuberkuloseherds. Durch diese Einwirkung kann Virus beweglich gemacht und verschleppt oder bloß zunächst an Ort und Stelle durch den stärkeren Blut- und Saftkreislauf zu vermehrten Lebensäußerungen gebracht werden. Je rascher die tuberkulösen Erscheinungen zutage treten, um so unwahrscheinlicher ist es, daß die Erkältung oder Infektionskrankheit eine erste Ansteckung oder exogene Reinfektion vorbereitet hat, wenn nicht eine außerordentlich große Ansteckungsgelegenheit bestand. Dies dürfte eine hohe Ausnahme sein. In der Regel dürfte eine Erkältung oder Infektionskrankheit eine Tuberkulose zum Ausbruch bringen durch Verschlimmerung einer schon einmal erkannten oder einer bisher noch nicht erkannten Tuberkulose. Es ist außerdem als möglich zu betrachten, daß durch die starke Hyperämie und Saftbewegung Bazillen aus einem latenten Herde verschleppt werden, an anderen Stellen durch freies Gift Entzündung erregen, sogar im Auswurf erscheinen, daß aber der Herd fernerhin ruhig wird und bleibt. So kann wahrscheinlich akute oder schleichende Pleuritis von einem subpleuralen oder sonstigen Herde aus entstehen und ohne weiteres ausheilen, während nie oder erst viele Jahre später durch Überanstrengung oder Erschöpfung eine Lungentuberkulose klinisch erkennbar wird. Vielleicht entstehen mitunter auch bronchogene Herde in dieser Weise.

Alles in allem kommen wir zur Schlußfolgerung, daß die *beschränkte* Lungentuberkulose in vielen Fällen, vielleicht fast immer, eine primäre ist. Die *fortschreitende* Tuberkulose scheint in der Regel aus einer beschränkten, unter Einfluß eines der genannten allgemeinen oder örtlichen vorbereitenden Faktoren oder einer pathologischen Konstellation zu entstehen. Eine akute anscheinend primäre Lungentuberkulose dürfte fast immer sekundär sein, indem ein bisher klinisch latenter Herd aufflammte und sich vergrößerte oder eine Aussaat von Bazillen abgab, die metastatische Herde erzeugten.

4. Ist die spätere Ausbreitung der Lungentuberkulose aus denselben Gesichtspunkten erklärlich wie ihre Entstehung?

Viele der oben angedeuteten und ferner noch zu erwähnenden tuberkulösen Gewebsveränderungen können zum Stillstand kommen, so daß der Arzt nach einiger Zeit von Genesung redet. Diese Genesung im klinischen Sinne kann allmählich durch fortschreitende Bindegewebsbildung und Sklerose (Hyalinablagerung) oder durch Verkalkung (Versteinerung) von Käse oder fibröse Abkapselung vollkommener und fester begründet werden. Kommt es zu ausgedehnter Sklerose mit Sterilisierung des Gewebes, so kann man von Abheilung im bakteriologischen Sinne, d. h. Abheilung der Tuberkulose reden. In selteneren Fällen dürfte es sich um so vorwiegend exsudative Veränderungen handeln, die ganz schwinden können, daß eine fast vollkommene anatomische Ausheilung erfolgt. Es ist als möglich zu betrachten, daß Käse in bestimmten Fällen durch Organisation oder durch Resorption in anderer Weise schwindet (S. 171).

Ein tuberkulöser Herd kann sich vergrößern durch kollaterale Entzündung, erregt durch freies „gelöstes" Gift, oder durch selbständige Entzündung, erregt durch verschleppte Bazillen. Dies gilt auch für metastatische Herde.

Wir wollen jetzt die Veränderungen bei der fortschreitenden und dann ausheilenden oder tödlichen Tuberkulose kurz besprechen und auch dabei, wo erforderlich, die Tuberkulose bei Kindern und Erwachsenen trennen, obwohl die gleichen Gesichtspunkte bei beiden Gruppen gelten, und die Unterschiede nur quantitative sind.

Wir unterscheiden nach dem klinischen Verlauf folgende Gruppen:

Die erste Gruppe umfaßt Fälle primärer Lungentuberkulose, die vom Anfang an ohne Mitwirkung besonderer Faktoren unaufhaltsam fortschreitet, mit oder ohne Metastase usw., bis zum tödlichen Ende. Einen solchen „idealen" Fall kann man bei Meerschweinchen hervorrufen, indem man eine ausreichende Virusmenge einatmen läßt. Der Diener TAPPEINERS stellt ein menschliches Beispiel dar, vorausgesetzt, daß er vor der Laboratoriumansteckung tuberkulosefrei war. Im übrigen sind Fälle dieser Gruppe selten. Der neunmonatige Säugling von S. 170 wäre hier zu nennen, ferner die seltenen scheinbar primären akuten Infiltrate.

Eine zweite Gruppe umfaßt „ideale" Fälle eines beschränkten primären Herds, der sich ohne Mitwirkung besonderer Faktoren gesetzmäßig ausbildet, dann aber sich gesetzmäßig unaufhaltsam rückbildet. Solche Herde lassen sich durch ein anderes bestimmtes Verhältnis von Virusstärke zur Gewebsempfänglichkeit an Tieren verwirklichen. Wahrscheinlich gehören viele klinisch latente rückgängige beschränkte Herde, die wir allein bei der Autopsie finden, zu dieser Gruppe, außerdem gewisse klinisch erkennbare Herde. Wir müssen jedoch weitere Einzelheiten abwarten.

Zur dritten Gruppe gehören Fälle einer mitunter rückgängigen, bis dahin klinisch latenten oder schon nachgewiesenen primären Lungentuberkulose, die angefacht wird und fortschreitet, indem pathologische Einflüsse die Gewebsempfänglichkeit, die allgemeine oder örtliche Konstellation oder die Virusstärke oder beides einmal oder mehrere Male erhöhen. Dann kann der weitere Verlauf dem der ersten oder der zweiten Möglichkeit gleich oder ähnlich sein; oder es treten mehr oder weniger starke Schwankungen der Gewebsveränderungen mit oder ohne Metastase und Störungen des Allgemeinzustandes ein, hervorgerufen von Faktoren, die das Fortschreiten oder die Rückbildung der tuberkulösen Entzündung fördern. Der Ablauf kann je nachdem ein verschiedener sein. Viele Fälle der chronischen Lungentuberkulose und Lungenschwindsucht (Phthise) gehören zu dieser Gruppe, auch die allgemeine hämatogene Miliartuberkulose und Miliarnekrose, die akute herdförmige oder diffuse käsige Pneumonie.

Zur vierten Gruppe gehört die primäre Lungentuberkulose, die sofort fortschreitet bis zu einer gewissen, klinisch erkennbaren Ausdehnung, um dann mehr oder weniger starke Schwankungen und einen verschiedenen Ablauf zu erfahren.

Die Fälle der dritten und vierten Gruppe hat man noch nicht an Tieren hervorgerufen, sofern ich weiß.

Eine akute oder subakute Entzündung gewisser ununterbrochener Ausdehnung hat der Kliniker schon lange als „Infiltrat" angedeutet. Man scheint nach vielen Röntgenaufnahmen jetzt wohl darüber einig zu sein, daß ein solches Infiltrat wenigstens in der Regel aus einem Kern und einem kollateral entzündeten Gebiet besteht. Der Kern kann gleich alt oder älter als die kollaterale Entzündung sein (S. 87). Die Möglichkeit ist jedoch in bestimmten Fällen nicht abzulehnen, daß ein akuter flüchtiger metastatischer Herd entsteht, der gleichmäßig aus serös oder serofibrinös entzündetem Gewebe besteht, ohne Kern, erregt durch freies Gift, vielleicht mit vereinzelten Bazillen, in bestimmten Fällen bronchogen verschleppt.

Die kollaterale Entzündung bezeichnen einige als eine serös-lymphozytäre. Vergleichen wir aber die Gebiete kollateraler tuberkulöser Entzündung miteinander, so stellt sich heraus, daß bei größerer sowohl als bei geringerer Ausdehnung des kollateral entzündeten Gebietes die Alveolen nicht nur seröses Exsudat, sondern auch Fibrin (aus plasmatischem Exsudat) enthalten können, sogar in größerer Menge. Ferner finden wir ab und zu freilich vereinzelte Lymphozyten, aber mitunter gelapptkernige Leukozyten, sogar in größerer Zahl, in Alveolen mit serösem oder plasmatischem Exsudat, und außerdem auch manchmal mehr oder weniger vergrößerte, abgehobene Alveolenepithelzellen, die zuweilen noch an der Alveolenwand festsitzen. Sie sind nicht mit Lymphozyten zu verwechseln. Überdies sehen wir mitunter an vielen Stellen erweiterte Blutkapillaren der Alveolen, und schließlich auch zur Teilung gereizte bindegewebige Zellen. Das kollateral entzündete Gebiet kann mehr oder weniger deutlich und vollständig den schichtförmigen Bau aufweisen (S. 151), den wir auch bei nichttuberkulöser kollateraler Entzündung finden. Der Kern besteht manchmal aus verkästem, oft zum Teil erweichtem oder (sehr selten) einfach nekrotischem Gewebe. Im nächstliegenden Gewebe können viele gelapptkernige Leukozyten ausgetreten, aber zum Teil zerfallen sein, kurz das Bild, das wir auch bei nichttuberkulöser kollateraler Entzündung zu Gesicht bekommen. In anderen Fällen besteht der Kern aus zellig entzündetem Gewebe. Vielleicht wird sich bei gesetzmäßiger Untersuchung in Reihenschnitten immer ein, wenn auch kleiner verkäster, zum Teil erweichter Teil finden, wenn ausgedehnte kollaterale Entzündung vorhanden ist.

Hat das kollateral entzündete Gewebe durch Anhäufung von plasmatischem oder serösem Exsudat ein gelatinöses Aussehen, so können wir von gelatinöser Infiltration reden. Treten viele abgehobene Alveolenepithelzellen in den Vordergrund, so mag man mit BUHL von „Desquamativpneumonie" oder wegen der meistens glatten Schnittfläche von glatter Pneumonie (Splenopneumonie) reden, die aber nicht mit der glatten Pneumonie bei Grippe zu verwechseln ist (S. 139). Es kommen verschiedene Abstufungen der herdförmigen oder diffusen tuberkulösen Pneumonie vor, wobei man aber einen Kern oder mehrere, sogar viele Kerne mit mehr oder weniger ausgedehnter kollateraler Entzündung anzutreffen pflegt. Allmählich schreitet in bestimmten Fällen die Verkäsung vom Kern oder von den Kernen aus in das kollateral entzündete Gebiet fort, so daß man schließlich mit Recht von käsiger Pneumonie redet. Eine käsige Pneumonie, die grundsätzlich in anderer Weise entstehen sollte, kennt Verfasser nicht.

Daß die kollaterale Entzündung entstehen kann durch freies tuberkulöses Gift ohne weiteres oder gemischt mit anderem mikrobiellem Gift oder mit giftigen Stoffen, gebildet durch Zerfall von Gewebe, haben wir schon gesehen. Kollaterale Entzündung bei einem tuberkulösen Kern dürfte in der Regel durch Verbreitung freien tuberkulösen Gifts entstehen, obwohl in bestimmten Fällen andere mikrobielle Gifte mitwirken mögen. Aus zerfallenden Gewebsbestandteilen entstandene Stoffe dürften nicht so weit verschleppt werden, wie wir am schmalen Saum bei ischämischer Nekrose sehen.

Ein kollaterales Infiltrat kann zugleich mit dem Kern, akut (Frühinfiltrat SIMONS) oder später, akut oder schleichend (Spätinfiltrat) entstehen. Wir müssen dies als im gleichen Maße gültig für primäre und metastatische Herde annehmen. Wenn es akut entsteht, muß dann auch nicht der Kern akut und zugleich oder nur etwas früher gebildet sein, oder kann er auch älter, sogar viele Jahre alt sein, aber infolge von rasch eingetretener Veränderung durch Abgabe von freiem Gift an den Saft in den kollateralen Gewebespalten die kollaterale Entzündung bewirkt haben? Beide Möglichkeiten müssen wir anerkennen; welche wird aber am häufigsten verwirklicht? Ist das scheinbar primäre akute, d. h. das Frühinfiltrat, überhaupt eine häufige Erscheinung?

Man muß dazu ausmachen, ob der Kern älter ist oder sich nahezu zugleich mit dem Infiltrat bildete. Dazu reichen aber die klinischen Untersuchungsverfahren noch nicht immer aus. Genaue Krankengeschichten ergeben aber sehr oft Andeutungen oder gar Sicherheit des Vorhandenseins einer älteren Tuberkulose. Man wird diese selbstverständlich um so häufiger finden, je genauer man danach fahndet. Wenn sich aber aus der Krankengeschichte keine Fingerzeige zur Beurteilung ergeben, ist die Frage durch klinische Untersuchung schwer zu beantworten. SCHRÖDER und BADEN haben unter 1500 genau durchgearbeiteten Fällen 32 Frühinfiltrate gefunden, wenigstens 32 Infiltrate, wovon sich kein älterer Kern aus der Krankengeschichte ableiten ließ. Es ist damit aber, solange die Untersuchungsverfahren nicht viel schärfere sind, keineswegs die Möglichkeit ausgeschlossen, daß der Kern älter, sogar viel älter war. Sogar autoptisch und mikroskopisch kann die Entscheidung über das relative Alter der tuberkulösen Gewebsveränderungen eine heikle Aufgabe oder unmöglich sein (S. 153). Wie sollte denn der Röntgenologe es machen, der bisher nach seinem eignen Zeugnis nicht einmal immer den Kern nachzuweisen vermag? Dies ist übrigens kein Wunder, weil der Kern sogar von miliarer oder submiliarer Größe sein kann. Die von SCHRÖDER und BADEN gefundenen und die von anderen Klinikern angegebenen Prozentzahlen (vgl. BADEN und HARMS) sind als maximale und wahrscheinlich zu hohe zu betrachten, weil das Fehlen von Angaben über eine frühere Lungentuberkulose diese offenbar gar nicht auszuschließen vermag, während sogar ein viele Jahre alter Herd aufflammungsfähig sein kann. Wir müssen jedoch auch bedenken, daß das Vorhandensein eines älteren Tuberkuloseherds eine Reinfektion mit sofortigem Infiltrat nicht ausschließt.

In kaudalen Lungenteilen mit großer Bewegungsenergie des Gewebesafts wird mehr Gift ceteris paribus aus einem Herd ausgespült als in anderen mit geringerer Bewegungsenergie, das Gift erreicht in der Umgebung des Herds aber schwerer die erforderliche Stärke.

REDEKER und SIMON meinen auch bei Kindern ein Frühinfiltrat beobachtet zu haben. Auch in der Umgebung von paratrachealen oder parabronchialen Lymphdrüsen hat man kollaterale Entzündung gesehen (KLEINSCHMIDT, ELIASBERG, NEULAND), die man früher wohl als „Epituberkulose" andeutete. Diese Angaben erheischen genaue Nachforschung, obwohl sie nicht unwahrscheinlich sind. BRECKE (Hdb. 1, 611) sah auch bei Kindern mit exsudativer Diathese ohne Tuberkulose chronische oder rezidivierende Bronchitis in der Hilusgegend. Bei Erwachsenen hat man bisher noch keinen einzigen Fall einer vom Hilus ausgehenden fortschreitenden Lungentuberkulose autoptisch nachgewiesen. Viele Pathologen betonen es. Die Röntgenbefunde beziehen sich vielleicht entweder auf bronchogene Metastasen aus einem latenten kranialen Herd oder auf nichttuberkulöse Herde bei einer erkannten offenen Lungentuberkulose. Die Möglichkeit einer zentralen Aspirationstuberkulose unter ganz besonderen Umständen ist als hohe Ausnahme freilich nicht ohne weiteres von der Hand zu weisen.

Daß Tuberkelbazillen in einem Herde viele Jahre sekundär latent am Leben und virulent bleiben können, steht durch den Nachweis von virulenten Bazillen in manchen, viele Jahre alten „Impftuberkulosen" fest. Wir dürfen dies auch für Lungenherde annehmen. Eine kollaterale Entzündung wird aber offenbar allein dann von einem Herd ausgehen können, wenn eine ausreichende Saftbewegung zwischen dem Innern des Herds und den Gewebespalten seiner Umgebung stattfindet und „gelöstes" Gift freikommt.

Primäre akute Lungentuberkulose ist im ganzen nur als selten einigermaßen wahrscheinlich gemacht worden. Zwei Tatsachen machen diese Seltenheit primärer akuter Lungentuberkulose verständlich. Die eine Tatsache ist, daß *aerogene* Lungeninfektionen — und wir betrachten primäre Lungentuberkulose als fast ausnahmslos aerogenen Ursprungs (s. 6. Frage) — nach allen Beobachtungen überhaupt schwer entstehen, indem das eingeatmete Virus zum Teil in den Luftwegen niederfällt und der übrige Teil in der Lunge durch die Bewegung von Luft und Gewebesaft über eine große Oberfläche verstreut wird. In den Tierversuchen wurden andere Bakterien als der Tuberkelbazillus freilich meist in wässerigen Flüssigkeiten zerstäubt und eingeatmet, was die Verstreuung leichter ermöglicht als die Versuche mit in Wasser zerstäubtem Auswurf von Kranken mit Lungentuberkulose. Schleim im Auswurf wird Gruppen von Bazillen eher zusammenhalten. Veraguth erzeugte allerdings in seinen Versuchen nur sehr beschränkte bindegewebige Herde bei Kaninchen durch Einatmung zerstäubten Auswurfs. Dieser tuberkelbazillenhaltige Auswurf war aber mit Wasser stark verdünnt und filtriert. Demgegenüber setzt der Tuberkelbazillus aber viel höhere Anforderungen an die physikalische Gelegenheit zur Anhäufung als die anderen Pneumonieerreger. Die recht häufigen beschränkten Lungenherde, die wir als primäre aerogene betrachten, zeugen denn auch von einer relativ geringen Reizstärke. Wäre kein freies Gift an den Bazillen vorhanden wie im Auswurf, so würden sie wahrscheinlich viel seltener und beschränkter sein. Eine primäre akute Lungentuberkulose dürfen wir nur dann als möglich annehmen, wenn die aerogene Ansteckungsgefahr eine außerordentlich große ist, wie z. B. in der nächsten Nähe eines ohne ausreichende Schutzmaßnahmen viel hustenden Schwindsüchtigen mit viel Bazillen im Auswurf. Als Beispiel mögen die Lungen eines neunmonatigen Säuglings dienen, der fortwährend in den Armen seiner bettlägerigen, stark hustenden Mutter mit viel Bazillen im Auswurf verblieb. Die Ansteckungsgelegenheit ist freilich nicht immer ausreichend zu beurteilen. Läge eine erworbene außerordentlich große Empfänglichkeit des Angesteckten vor, so wäre die Infektion eine sekundäre.

Die zweite Tatsache ist, daß der akuten Lungentuberkulose oft ein Zustand oder Ereignis voraufgeht, das wegen seiner Bedeutung (Stärke) und Dauer als vorbereitender Faktor in Betracht kommt, wie Erschöpfung, Unterernährung, Erkältung, gewisse Infektionskrankheiten usw.

Diese zwei Tatsachen machen es wahrscheinlich, daß das anscheinend primäre akute tuberkulöse Infiltrat fast immer eine späte oder sekundäre kollaterale Entzündung ist, von einem aufgeflammten älteren Herd aus akut oder subakut entstanden. Die Chance, daß ein solcher vorbereitender Faktor eine Infektion durch Ansteckung, also binnen etwa 30 Tagen, vorbereitet, hängt von der Ansteckungsgelegenheit ab. Diese Ansteckungsgelegenheit muß im allgemeinen, wenn keine besonderen Umstände walten, statistisch als eine relativ kleine betrachtet werden, auf jeden Fall als eine sehr viel kleinere als die im ganzen vorausgegangenen Leben, also bei einem Menschen von etwa 30 Jahren durchschnittlich mindestens 365 mal kleiner als binnen seinen 30 Lebensjahren, vorausgesetzt, daß alle Herde lebende Bazillen enthalten und aufflammungsfähig sind. Die Aufflammungsfähigkeit alter, klinisch schon längst ausgeheilter Tuberkulose ist nicht zu unterschätzen (s. unten).

Wir vermögen somit nicht ohne genaue Krankengeschichte aus der Beobachtung zu entscheiden, wie oft die erste und die vierte Möglichkeit von S. 166f., die von einem primären frischen Herdkern ausgehen, beim Menschen verwirklicht werden. Aus den Krankengeschichten — auch eine überstandene nichteitrige Pleuritis ist oft tuberkulösen Ursprungs — ergibt sich hingegen häufig die Verwirklichung der dritten Möglichkeit (Anfachung einer klinisch erkannten oder bis dahin latenten Tuberkulose durch einen pathologischen allgemeinen oder örtlichen Faktor oder Konstellation); sie dürfte außerdem oft ohne nachweisbar mitwirkende pathologische Faktoren verwirklicht werden, und die erste Möglichkeit (primäre tödliche Tuberkulose) muß nur als hohe Ausnahme beim Menschen angenommen werden.

Auf jeden Fall ist die Zahl der autoptisch festgestellten Verwirklichungen der zweiten Möglichkeit (d. h. Rückbildung oder wenigstens Stillstand eines beschränkten Herds) und die Zahl der klinisch beobachteten Verwirklichungen der dritten Möglichkeit (d. h. akutes, subakutes oder chronisches Fortschreiten

einer bis dahin beschränkten Lungentuberkulose) jede an und für sich schon
sehr viel größer als die Zahl der klinischen Beobachtungen, die sich nach genauer
Berücksichtigung der möglichst vollständigen Krankengeschichten vielleicht als
Verwirklichungen der ersten oder vierten Möglichkeit deuten ließen. Eine
aerogene Ansteckung kann, wenn die Virusstärke der das Lungengewebe er-
reichenden Bazillen keine außerordentlich große ist (vgl. oben), allein dann eine
sofortige akute Tuberkulose, etwa in Form eines Infiltrats zur Folge haben,
wenn die örtliche Gewebsempfänglichkeit und die Disposition zu weiterer Verbreitung durch Verschleppung von freiem Gift und Bazillen infolge von allgemeiner oder örtlicher Abnormität der Konstellation außergewöhnlich hohe
sind. Dann wäre das Infiltrat aber ein sekundäres, weil durch diese Abnormität
bedingt. Weil man vorderhand klinisch nie das Vorhandensein älterer Tuberkulose und manchmal außerdem nicht eine erworbene pathologisch hohe Empfänglichkeit auszuschließen vermag, erscheint es angebracht, bloß von (sub)-
akutem Infiltrat zu reden, solange man nicht berechtigt ist, es als Spät- oder
als Frühinfiltrat zu bezeichnen.

Wir wollen jetzt die verschiedenen *histologischen* und *anatomischen Formen*,
die sich beim weiteren Fortschreiten ausbilden können, kurz andeuten.

Kollaterale exsudative Entzündung deutet auf die Entstehung eines Herdkerns oder auf die Aufflammung eines alten Herds hin. Sie kann dann ganz
oder nahezu vollständig schwinden, manchmal schnell, was sich aus rascher
Resorption des freien Gifts versteht. Sie kann aber nach kurzer oder langer
Zeit wiederkehren, und dieser Schwund und Wiederkehr können sich wiederholen, ähnlich wie bei nichttuberkulöser Appendizitis (1906), solange freies
Gift im Kern entsteht und dieser Kern ausreichend durch Gewebesaft ausgespült wird. Viele Krankengeschichten deuten auf diese Möglichkeit hin.

Der Herdkern kann, muß aber nicht, käsig sein. Er kann aus proliferativ-
exsudativ oder vorwiegend exsudativ entzündetem Gewebe bestehen und so
bleiben oder durch Resorption ganz oder teilweise schwinden. Er kann aber auch
allmählich käsig werden und fest käsig bleiben oder verkalken oder erweichen.
Erweichung oder Schmelzung des Kerns wird leicht von kollateraler Entzündung
gefolgt, indem dadurch freies Gift gelockert und in die umgebende Gewebespalte
verschleppt wird. Hört die Infektion im Herdkern auf und bleibt Schmelzung
aus, so bedeutet das Stillstand bzw. Ausheilung (durch Verkalkung usw.).

Zweitens kann sich Verkäsung, besonders wenn Erweichung eintritt, aus dem
Kern über das kollateral entzündete Gebiet ausbreiten, indem größere Gift-
mengen und zerfallene Bazillen in das kollateral entzündete Gebiet gelangen
oder daselbst entstehen: der verkäste Kern vergrößert sich in das kollateral
entzündete Gebiet, wie wir schon bemerkten.

Kollaterale Entzündung tritt nicht ein ohne Aufnahme von freiem Gift
aus einem Kern in die kollateralen Gewebespalte, und eine solche Aufnahme
erfolgt nicht aus einem „ruhenden" Kern, d. h. ohne frische Entzündung oder
frische Erweichung des Kernes, in klinischer Sprache: eine kollaterale Entzündung erfolgt ausschließlich aus einem „aktiven" oder „aktivierten" Kern. Ähnlich, wie es wahrscheinlich auch für das tuberkulöse Fieber gilt. Findet man
nur Spuren von kollateraler Entzündung, so ist die Möglichkeit zu berücksichtigen, daß sie in Rückbildung begriffen ist, ähnlich wie dies für Spuren von
Entzündung in einem Kern gilt (S. 154).

Drittens kann die kollaterale exsudative Entzündung einer proliferativen
Platz machen, indem die Bindegewebszellen sich ohne weiteres vermehren und
faseriges Bindegewebe in diffuser Weise bilden, während das Exsudat allmählich
resorbiert, oder indem fibrinöses Exsudat organisiert wird (vgl. auch CEELEN).

Ein käsiger Herdkern mit kollateraler exsudativer Entzündung kann sich, wie wir schon sahen, durch fortschreitende Verkäsung allmählich vergrößern. Eine Vergrößerung ist aber auch möglich ohne Verkäsung, und zwar im allgemeinen durch Zunahme der Stärke des gelösten Gifts oder durch Verschleppung von lebenden Bazillen aus dem Kern in das kollateral entzündete Gebiet, wo sie sich vermehren und die kollaterale in eine selbständige infektiöse Entzündung umwandeln. Die Ausdehnung dieser Entzündung hängt von der Verteilung der wirksamen Bazillen, und ihre histologische Form, wie immer, vom Verhältnis des Reizes zur Reizbarkeit ab. Die Bazillen können dann durch Abgabe von freiem Gift an die Umgebung eine Vergrößerung des kollateral entzündeten Gebiets bewirken. Dann können Bazillen durch die Gewebespalte weiter in das anstoßende Gewebe verschleppt werden und daselbst eine selbständige Entzündung erregen, indem sie sich vermehren. So findet eine *ununterbrochene* Vergrößerung eines tuberkulösen Herdes oder Gebiets überhaupt statt. Die Faktoren, die sie hemmen oder fördern, werden wir bei der Beantwortung der 5. Frage erörtern. Wir nennen diese ununterbrochene Ausbreitung durch die Gewebespalte der Kürze wegen eine *lymphogene*, obwohl weniger die Lymphgefäße als die Gewebespalte eine Rolle dabei spielen. Eine mehr oder weniger selbständige Lymphangioitis ist selten.

Außerdem kann Verschleppung des Virus durch die Lymphgefäße und lymphogene Metastase, also lymphogene Entstehung eines Tuberkuloseherds in gewissem Abstande vom ersten Herd, erfolgen. Mitunter finden wir Andeutungen davon, den Tuberkelreihen in der Umgebung eines tuberkulösen Darmgeschwürs mehr oder weniger ähnlich.

Die ununterbrochene lymphogene Ausbreitung eines Herds im kranialsten Viertel ist nach verschiedenen Richtungen hin möglich; vor allem findet sie aber in kraniokaudaler, dann aber auch in senkrecht darauf stehenden und dazwischen liegenden Richtungen statt, z. B. von einem paravertebralen Herd sternalwärts oder umgekehrt. Die örtliche Disposition zur Verschleppung von freiem Gift und von Bazillen und die örtliche Empfänglichkeit des vom metastatisch verschleppten Virus erreichten Gewebes kann Unterschiede nach verschiedenen Richtungen hin aufweisen. Es ist aber eine gewisse Bewegungsenergie $\frac{1}{2} m \cdot v^2$ des Safts vom selbständig entzündeten Gewebe in die Umgebung zur Verschleppung von Bazillen erforderlich, also eine gewisse Bewegung des Lungengewebes, die im allgemeinen in kraniokaudaler Richtung größer als in den anderen Richtungen ist. Die relative Ruhe in diesen anderen Richtungen kann Freibleiben des Gewebes bedeuten. Verbreitung von Bazillen durch Vermehrung in bestimmter Richtung dürfte Ausnahme sein. Andererseits bedeutet größere Bewegungsenergie des Safts jedoch geringere Gelegenheit zur Anhäufung. Hier findet sich somit wie bei anderen Infektionen (S. 89) ein Gegensatz, wenn wir zunächst annehmen, daß die Bewegungsenergie des Safts, der aus dem Kern tritt, der des Safts in den nächsten Gewebespalten gleich ist: je größer die Bewegungsenergie des Safts ist, der den Herdkern verläßt, um so geringer ist die physikalische Gelegenheit zur Anhäufung von freiem Gift und Bazillen in der nächsten Umgebung, und umgekehrt. Es muß ein Optimum der Bewegungsenergie für die Verschleppung und ein Optimum für die Anhäufung außerhalb des Kerns geben. Je nachdem diese Bewegungsenergien einen verschiedenen Wert haben, können sich mehrere Fälle ergeben. Was die Bewegungsenergie des Safts aus dem Kern in die Umgebung und die in der nächsten Umgebung beeinflussen kann, werden wir bei der Beantwortung der 5. Frage besprechen.

Durchbruch eines erweichten Herds an die pleurale Oberfläche kann Aussaat über die pleurale Oberfläche mit Pleuritis im Gefolge haben. Entzündung der

Pleura kann im übrigen auch lymphogen selbständig ohne Durchbruch oder kollateral, auch bei einem kleinen Herd, entstehen.

Außer lymphogenen sind auch bronchogene intrabronchiale und hämatogene Metastasen aus einem Herd möglich; intrabronchiale nach Einbruch eines erweichten Herds in die Luftwege oder ausnahmsweise bei tuberkulöser Bronchitis mit sehr bazillenreichem Exsudat, hämatogene nach Einbruch eines erweichten Herds in die Blutbahn oder in einen Lymphstamm oder von einem Herd in der Gefäßintima oder in ganz seltenen Fällen vielleicht von einem Thrombus aus.

Selbstverständlich ist die Zahl und auch die Natur der Herde ceteris paribus abhängig von der Menge des eingebrochenen Virus (Bazillen und freien Gifts), also auch von der Menge erweichten Käses, wahrscheinlich auch von der Rasch-heit der Verkäsung und der Frische des erweichten Käses, Punkte, die noch nähere Untersuchung erheischen. Aber ebenso erforderlich ist die möglichst genaue Berücksichtigung der Empfänglichkeit für Infektion.

Überall wo ein *metastatischer* tuberkulöser Herd entsteht, ergeben sich ebenso wie für primäre Herde diese beiden Möglichkeiten: der ganze Herd besteht aus überall gleich oder er besteht aus stellenweise ungleich geändertem Gewebe. In diesem Fall besteht er oft aus einem Kern und einer oder mehr als einer Schicht kollateral entzündeten Gewebes. Man kann gerade in Lungen mit akuter oder subakuter, aber auch wohl in solchen mit schleichenderer Tuberkulose oft un-verkennbare kollaterale Schichtbildung in den Herden nachweisen. Dann gelten obige Betrachtungen für die weitere Ausbreitung dieser sekundären oder tertiären Herde. Für die Störungen der Tätigkeit der Lunge oder eines anderen Organs, wie z. B. Dyspnoe, und für die übrigen klinischen Erscheinungen ist die kolla-terale Entzündung von um so größerer Bedeutung, je ausgedehnter sie ist. Sie kann sogar eine ein- oder doppelseitige fibrinöse Pneumonie bei bronchogener bzw. hämatogener Entstehung vortäuschen, wie z. B. bei der allgemeinen häma-togenen Miliarnekrose (S. 181).

Wie andere *bronchogene* Herde zeichnen sich auch tuberkulöse durch eine traubenartige oder auf Durchschnitt blattartige *Gestalt* aus. Diese Gestalt be-weist aber nicht ohne weiteres den bronchogenen Ursprung. Auch aerogene Herde können sie haben, wie aus den Befunden von PRUDDEN und HODENPYL, STRAUS und GAMALEIA, FRÄNKEL und TROJE u. a. nach Einatmung von bazillen-haltigem Auswurf oder Einspritzung von toten Bazillen in die Luftröhre bei bestimmten Konstellationen hervorgeht. Bei dem S. 170 erwähnten Säugling von 9 Monaten, der von seiner phthisischen Mutter aerogen angesteckt sein dürfte, fanden sich viele auf Durchschnitt blattförmige verkäste Herde (Hdb. Abb. 26; Krkh.forschg 1 Abb. 9). Auch größere Aspirationsherde können aus traubenartigen oder blattförmigen Herden aufgebaut sein (S. 91).

Der Sitz und die Größe der bronchogenen Metastasen können sehr ver-schieden sein. Es gibt submiliare bis faustgroße bronchogene Herde. Die Natur der Gewebsveränderungen kann auch ungleich sein. Gelangt nur eine geringe Menge bazillenreichen Exsudats oder erweichter Kavernenwand irgendwo im kranialsten Lungenviertel oder an einer anderen Stelle in einen Bronchus, so mag dieser Stoff durch die Schwerkraft der Bronchialwand entlang in Seitenzweige einfließen, angesogen oder hineingehustet werden, und es mögen bei gewissem Verhältnis von Virusstärke zur Gewebsempfänglich-keit bronchogene Herde in der Nähe der Abgabestelle (Quelle) entstehen, die sich durch kollaterale Entzündung oder erst durch nachherige Vergrößerung miteinander und mit dem Mutterherd vereinigen. Dann entsteht somit eine Ausbreitung, die anfangs unterbrochen war, später aber durch die Vereini-gung ununterbrochen wurde. Wir finden beides. Auch gerade im kranialsten

Lungenviertel und in anderen kranialen Lungenteilen können metastatische bronchogene Herde entstehen, indem durch *Hustenstöße* virushaltiger Bronchialinhalt in kraniale Bronchialzweige und Lungenbläschen hineingeschleudert wird. Das Virus kann einem offenen primären, sekundären oder tertiären Herd im kranialen oder im kaudalen Lungenabschnitt entstammen. Auf diese Hustenmetastasen machen wir nachdrücklich aufmerksam. Sie erregen kraniale Herde, mitunter mit überwiegendem subpleuralem Sitz, der sich durch die Wirkung der Schwerkraft oder durch Aspiration kaum erklären läßt (A. P. Abb. 28). Sie können vielleicht auch in zentralen, aber nie in kaudalen Lungenteilen entstehen.

Anfangs kann man in der Regel die traubenartige oder blattförmige Gestalt der bronchogenen Herde erkennen. Später verwischt sich diese durch die Vergrößerung und Vereinigung der Herde. Dann ist aber manchmal ein mehr oder weniger wolkiger oder wellenförmiger Umriß des ganzen Gebietes oder es sind käsige Kerne oder gar Höhlen von trauben- oder blattförmigem Durchschnitt nachweisbar. Mitunter findet man mehrere, sogar viele solcher (sub)akuter Kavernen, auch im kaudalen Abschnitt einer Lunge mit ausgebreiteter käsiger bronchopneumonischer Ausbreitung. Es kann ein größeres Gebiet diffus verkäsen durch allmähliche Vergrößerung und Vereinigung der verkästen Kerne (käsige Pneumonie). Ob je eine diffuse käsige Pneumonie durch Vergrößerung eines einzigen Herds entsteht, ist bisher nicht aus Beobachtungen abzuleiten.

Klinisch nachweisbare Herde in zentralen oder kaudalen Lungenteilen bei Erwachsenen dürften (fast) immer sekundäre, durch intrabronchiale Verschleppung von Virus von einer Kaverne aus entstanden sein. Ein solcher Herd kann auch der Ausläufer eines im übrigen klinisch nicht nachweisbaren Herds sein.

In gewissen Fällen mit schleichendem Verlauf und mehr oder weniger ununterbrochen diffus hervortretender Bindegewebsbildung treffen wir vereinzelte traubenartig angeordnete bindegewebig-exsudative oder bindegewebig-hyaline Knötchen an, während eine Höhle oder ein paar Höhlen und außerdem kleinere käsige bronchopneumonische Herde vorhanden sein können. Bei einer solchen „Phthisis fibrosa" sind verschiedene Schattierungen der Natur und des Sitzes bronchogener metastatischer Herde möglich. Die fibrös-hyalinen Knötchen pflegen keine oder nur Spuren einer kollateralen Entzündung aufzuweisen.

Finden wir viele käsige bronchogene Herde, so liegen sie manchmal nicht allein in zentralen, sondern auch in mehr kaudalen Lungenteilen, was auf Einfließen einer größeren Menge virushaltigen Stoffes hinweist, nicht nur in die der Quelle am nächsten, sondern auch in fernerliegende Bronchialzweige. In selteneren Fällen kann eine noch größere Menge in die Bronchien geraten, die dann in den lateralen kaudalen Bronchus angesogen wird und in dessen Endgebiet eine tuberkulöse verkäsende Aspirationspneumonie erregen kann (A. P. Abb. 27). Ihr Durchschnitt kann etwa 7×8 cm betragen (Hdb. Abb. 6). Ein solcher Herd wird aus mehr oder weniger traubenartigen oder auf Durchschnitt blattförmigen verkästen Herden aufgebaut. Diese kann klinisch eine nichttuberkulöse fibrinöse oder eine nichttuberkulöse Aspirationspneumonie, z. B. nach einer Narkose, vortäuschen, bis sich ihre wahre Natur schon während des Lebens oder erst autoptisch entpuppt, ähnlich wie die akut einsetzende Pneumonie im kranialsten Viertel und anstoßenden Gebiet, die „Oberlappenpneumonie", erst später als tuberkulösen Ursprungs erkannt wird. Mitunter sitzt die Quelle, die eine klinisch latente Kaverne sein kann, in der anderen Lunge.

In seltenen Fällen sieht man in der Mitte einer Lunge den Durchschnitt einer 3 bis 5 cm dicken Querscheibe, aus mehr oder weniger verkästen Herden bestehend, mit einer Höhle in der anderen Lunge. Die Scheibe entstand wohl durch Einfließen von Kaverneninhalt in die Bronchien dieser Lunge bei Lagerung auf ihrer Seite. Das Bild erinnert an die Anhäufung von tuberkulösen Herden im „mittleren Lungendrittel" bei Kindern in bestimmten Fällen. Mitunter finden wir reichliche bronchogene Herde in einer Lunge, offenbar entstanden aus einer einzigen Kaverne in der anderen Lunge, die selber verhältnismäßig wenig metastatische Herde aufweist. Es können dabei in nahezu allen Teilen jener Lunge durch Husten, Einfließen oder Ansaugen bronchogene Herde entstehen, während das übrige Lungengewebe gelatinös infiltriert wird [Krkh.forschg 1, 203 (1925) Abb. 2].

Aus diesen und anderen, mehr oder weniger ähnlichen Beobachtungen folgern wir, daß bronchogene metastatische Ausbreitung vom kranialsten Viertel aus in kraniokaudaler Richtung oder durch Husten in entgegengesetzter oder in mehr senkrecht darauf stehenden Richtungen stattfinden, und daß sie anscheinend oder unverkennbar unterbrochen sein oder ununterbrochen werden kann.

Von Bedeutung und ebenfalls aus örtlichen Verschiedenheiten des Verhältnisses von Virusstärke zur Gewebsempfänglichkeit erklärlich ist der histologische Unterschied zwischen den metastatischen Herden in der gleichen Lunge untereinander und mitunter auch im Vergleich mit dem Quellenherd. Mitunter haben wir Grund, ein verschiedenes Alter der Herde anzunehmen, in anderen Fällen aber nicht, ohne es jedoch immer ausschließen zu können.

In manchen Fällen tritt plötzlich, in anderen Fällen allmählich die metastatische bronchogene Tuberkulose als herdförmige oder diffuse mehr oder weniger rasch verkäsende Pneumonie in den Vordergrund. Mitunter ist sie die erste klinisch erkannte Erscheinung der Lungentuberkulose und wird der Quellenherd erst bei der Autopsie nachweisbar. Aus obiger Erörterung geht hervor, daß eine *akute* herdförmige oder diffuse käsige Pneumonie im kranialen Lungenabschnitt — abgesehen von den aufflammenden Herden im kranialsten Viertel — sehr wohl bronchogenen Ursprunges sein kann, und es wahrscheinlich häufig ist. Nur unter ganz besonderen Umständen wäre eine akute lympho- oder hämatogene Metastase anzunehmen, letztere etwa nach Einbruch eines erweichten Käseherds in die lobare Schlagader ohne zu rasch erfolgenden Tod. Beobachtungen liegen aber nicht vor. Bei einer käsigen herdförmigen oder (nahezu) diffusen Pneumonie des kranialen Abschnitts ist nach einem offenen Quellenherd zu fahnden. Eingestreute, auf Durchschnitt trauben- oder blattförmige Herde im kaudalen Abschnitt derselben oder der anderen Lunge deuten auf einen offenen erweichten Käseherd oder auf eine Bronchialtuberkulose als Quelle hin. Auch ist als möglich zu betrachten, daß man klinisch einen Herd (oder mehrere Herde) kaudal vom kranialsten Viertel findet, der aber ein Ausläufer eines klinisch nicht nachweisbaren Herds in jenem Viertel ist.

Im übrigen muß nicht jeder Herd in einer tuberkulösen Lunge tuberkulösen Ursprungs sein. Andere Bakterien mögen unter bestimmten Umständen, vielleicht gefördert durch die Lungentuberkulose, Entzündung in nichttuberkulösem Gewebe erregen, wie z. B. bei Grippe vorzukommen scheint. Diese Möglichkeit schließe man auch beim Rheumatismus tuberculosus, bei den verschiedenen an Tuberkulose oder an exsudative Diathese zugeschriebenen Hautveränderungen usw. aus, ehe man hämatogene Schübe dafür verantwortlich macht. Diese Bemerkung gilt auch für scheinbare bronchogene Schübe, die ohne offene Tuberkulose nicht in Betracht kommen (S. 169).

Durch Einbruch in die Blutbahn oder in einen Lymphstamm können *hämatogene* metastatische Herde verschiedener Natur entstehen. Man bezeichnet auch Miliarherde nicht vorwiegend bindegewebiger, sondern exsudativ-käsiger Natur noch immer als Miliartuberkel, was mit Hinsicht auf die bindegewebige Natur des „Tuberkels" VIRCHOWS verwirren mag. VIRCHOW redete schon von (nicht-tuberkulösen) Miliarhepatisationen, was aber auch wegen der fehlenden Berücksichtigung der Verkäsung keine Empfehlung verdient. Wir können aber von allgemeinen *tuberkulösen Miliarherden* reden, wenn man das Wort Miliartuberkel vermeiden will. Sie können auch lympho- oder bronchogenen Ursprungs sein. Ein einziger hämatogener Herd dürfte in der Lunge nur ausnahmsweise vorkommen; es müssen wohl ganz besondere Umstände vorliegen, soll nur ein einziger Herd hämatogen entstehen und die Virusstärke trotzdem für fortschreitende Tuberkulose ausreichen. Sie sind außer bestimmten Herden in der Wand von Blutgefäßen nicht hinreichend sicher gekannt beim Menschen, weil ein aerogener Ursprung kaum je auszuschließen ist. Ob einzige hämatogene Herde je größer als etwa 6 bis 8 mm sind, ist somit nicht zu sagen. Bei Kindern wollen IBRAHIM, FEER u. a. „schubweise" entstehende Tuberkuliden und Tuberkulose anderer Organe beobachtet haben. Obwohl die Möglichkeit des Einbruchs einer sehr beschränkten Virusmenge in die Blutbahn, vielleicht sogar von einem perivaskularen Herd aus, nicht von vornherein abzulehnen ist, sind doch morphologische Belege oder Nachweise virulenter Tuberkelbazillen im Blute bei beschränkter Lungentuberkulose erforderlich, ehe man hämatogene Schübe als etwas Selbstverständliches annehmen dürfte, das keiner weiteren Begründung bedürfte. Außerdem bedenke man, daß die Chance, daß vereinzelte hämatogene Metastasen in der Umgebung des primären Lungenherds entstehen, *sehr* viel kleiner ist als die einer Entstehung an einer anderen Stelle der Lunge oder des übrigen Körpers.

Mit ausreichendem Grund dürfen wir aber mit WEIGERT die allgemeine Miliartuberkulose als eine hämatogene betrachten, die sich aus Bazillenemboli in den Blutkapillaren verschiedener Organe nach Einbruch eines erweichten Käseherds in die Blutbahn oder in einen Lymphstamm entwickeln. Die Bazillen dürften, ähnlich wie in Tierversuchen, in Fibrinpfröpfchen (CORNIL und BABÈS, YERSIN u. a.) oder an das Endothel haften (vgl. auch BORREL, KOCKEL, WECHSBERG, MILLER). Das Endothel teilt sich und bildet bindegewebige Knötchen, ähnlich wie es bei mancher proliferativer Entzündung Bindegewebe bildet. Wieviel Tuberkelbazillen für eine allgemeine Miliartuberkulose erforderlich sind, ist unbekannt. Es hängt von ihrer Verteilung und vom Verhältnis der Virulenz zur Empfänglichkeit ab.

In fast allen Fällen hat man, trotz der lange nicht immer ausreichend genauen Autopsie, den einbrechenden Herd mit ausreichender Wahrscheinlichkeit nachgewiesen; außerdem hat man durch Einführung einer gewissen Menge Virus in die Blutbahn verschiedener Tiere, auch Verfasser bei Kaninchen, allgemeine Miliartuberkulose erzeugt. Diese übereinstimmenden Ergebnisse von Tierversuchen stützen obige Auffassung ihrer Entstehung. Außerdem sind die Knötchen, obgleich ihre Gesamtzahl in der Lunge sehr verschieden sein kann, bis zu etwa 4500 oder mehr auf einer Schnittfläche der ganzen Lunge, gleichmäßig verteilt. Diese große Zahl versteht sich aus der Verteilung durch das strömende Blut. Der gleiche erweichte Käseherd würde nach Einbruch in einen Bronchus nur einige Dutzend bronchogene Herde erzeugen. Legt man ein Deckgläschen von wenigstens 21 × 26 mm an verschiedene Stellen und zählt man die damit bedeckten Tuberkel, so bedeckt man damit jedesmal nahezu die gleiche Zahl Knötchen mit nur einigen wenigen Prozenten Unterschied. Ich habe im ganzen etwa 90 Fälle, außerdem manche fremde Photogramme gesehen — von 72 sind die Lungen im Leidener Pathologischen Institut aufbewahrt —, konnte aber nie eine größere Zahl Knötchen im kranialsten Viertel oder in einem anderen Lungenteil nachweisen. Sind die Knötchen sehr klein, dann mag man sie im blutreichen kaudalen Gewebe übersehen, wenn man sie nicht sucht. Mitunter finden wir gerade in den kaudalsten Teilen etwas mehr Knötchen. Diese Teile ziehen sich aber, wenn ihre Verkleinerung unbehindert ist, etwas stärker zusammen bei breiter Öffnung des Brustkorbs.

Diese gleichmäßige Verteilung entspricht ihrer hämatogenen Entstehung (S. 76). Die Annahme HUEBSCHMANNS u. a., es finde sich hämatogene Tuberkulose vorwiegend oder ausschließlich im kranialsten Lungenteil, ist mit obigen Wahrnehmungen im Widerspruch. Seine Wiederholung und Betonung der alten Einwände gegen WEIGERTS Annahme der hämatogenen Entstehung der allgemeinen Miliartuberkulose übergehen wir, weil sie schon von LUBARSCH, BENDA und HERXHEIMER widerlegt worden sind. Man könnte noch hinzufügen, daß es auffallend ist, daß nie mehr als ein einziger Einbruchsherd nachgewiesen wurde. Wie wäre das in Übereinstimmung mit einer primären Bazillämie zu bringen? Daß man im eingebrochenen Venenherd mitunter nur wenige Tuberkelbazillen findet, darf nach der Aussaat nicht wundernehmen; man müßte eher staunen über das Vorhandensein reichlicher Bazillen nach der Aussaat.

Ausnahmsweise sind einige Knötchen traubenartig zusammengeordnet, so daß man die Möglichkeit einer aero- oder bronchogenen Entstehung anerkennen muß. Warum sollte sich eine solche Anordnung aber auch bei hämatogener Entstehung niemals „zufällig" ereignen? Es ist jedoch andererseits auch möglich, daß vereinzelte Knötchen aero- oder bronchogenen Ursprungs sind. Wenn aber unter vielen Hunderten oder Tausenden von Knötchen nur einige wenige traubenartig angeordnet sind, während bei aero- oder bronchogener Entstehung gerade die traubenartige Anordnung überwiegt, so ist hämatogene Entstehung anzunehmen, wenigstens der nichttraubenartigen Knötchen.

RIBBERT hat, jedoch ohne ausreichende Begründung, eine in kraniokaudaler Richtung fortschreitende lymphogene Aussaat von Bazillen und Entstehung von Miliartuberkeln angenommen (Hdb. S. 122), später aber seine Annahme aufgegeben. Vereinzelte oder doch wenige Miliartuberkel mögen auch aero-, broncho- oder lymphogen entstehen, aber eine nahezu gleichzeitige Entstehung von vielen Tausenden in den Lungen und anderen Organen, wie bei der allgemeinen Miliartuberkulose, setzt eine gemeinschaftliche Quelle und ein gemeinsames Verbreitungsmittel im Blut voraus, wie wir sie nach WEIGERT im Einbruch eines erweichten Käseherds in die Blutbahn finden.

Dieser Einbruch findet ganz vorwiegend bei Kindern statt, besonders nach gewissen Krankheiten, wie Masern, Keuchhusten (vielleicht auch durch mechanische Schädigung infolge der Hustenanfälle), ferner nach blutigen oder unblutigen Eingriffen an tuberkulösen Herden in Knochen und Gelenken, nach gewaltsamer Mobilisierung von tuberkulösen Gelenken. Diese alten Erfahrungen wurden wiederum von ENGEL hervorgehoben. Er weist außerdem auf den aus Statistiken hervorgegangenen Frühlingsgipfel (März oder April), vielleicht infolge von katarrhalen, grippalen Erkrankungen, vielleicht durch Mangel an Vitaminen und Licht in den Wintermonaten, denen man auch den Frühlingsgipfel von Rachitis und Tetanie zuschreibt. Mitunter zeigte sich noch ein kleiner Gipfel der Miliartuberkulose im November, vielleicht im Anschluß an Entzündung der Luftwege im Herbst.

Die Verteilung der Miliartuberkel über die Lungen und die anderen Organe ist nicht immer verhältnismäßig gleich. Das dürfte mit dem Sitz des Einbruchsherds, ob in einer Lungenvene oder in einer anderen Vene oder Schlagader oder Lymphstamm, zusammenhängen, fordert aber gesetzmäßige Forschung. Dabei kommt auch die Möglichkeit einer verschiedenen Empfänglichkeit derselben Organe in verschiedenen Fällen in Betracht.

Aus einer verschiedenen Verteilung der Miliartuberkel, aber vor allem aus einem verschiedenen Grad und Ausdehnung der kollateralen Entzündung und aus der Aufnahme einer verschiedenen Menge freien Gifts ins Blut, vermögen wir die drei typischen klinischen Formen der *akuten* allgemeinen Miliartuberkulose zu verstehen, nämlich die verhältnismäßig seltene pulmonale (starke Zyanose, Bronchiolitis, kollaterale Entzündung um oder bei den Miliarherden), die relativ häufige meningitische und die typhoide oder septische Form. Die allgemeine Miliarnekrose geht mit schweren septischen oder typhoiden und zugleich pulmonalen Erscheinungen einher (S. 181). Die klinische Meningitis tuberculosa entpuppt sich autoptisch fast immer als allgemeine Miliartuberkulose mit kollateralem, oft tödlichem Hydrocephalus internus, manchmal auch mit Veränderungen der Hirnrinde, nur ausnahmsweise als (sub)akute kollaterale Entzündung um einen käsigen oder bei einem sonstigen tuberkulösen Herd im Groß- oder Kleinhirn oder als tuberkulöse Hirnhautentzündung, aus der Umgebung (Felsenbein usw.) entstanden. Typhoide Erscheinungen sind bei der Meningitis nicht selten.

Außerdem kennen wir eine *chronische* allgemeine Miliartuberkulose. Sie kann viele Monate unter unklaren klinischen Erscheinungen bestehen. Bei einem jungen Mann dauerte sie 7 Monate; er wurde die letzte Zeit wegen Melancholie in einer Irrenanstalt verpflegt, bis man ophthalmoskopisch einen Miliartuberkel fand. In den Lungen fand sich eine nicht große Anzahl von ungleich großen Tuberkeln, keine Bronchiolitis, geringe kollaterale Entzündung, in den Meningen und im Gehirn vereinzelte Miliartuberkel, geringen Hydrocephalus internus.

Im allgemeinen können wir sagen: Je akuter der Fall, um so ausgedehntere kollaterale Entzündung, was auf eine große Menge freien Gifts hinweist, und umgekehrt. Auch gilt: Je akuter der Fall, um so weniger Bindegewebsbildung. Vorwiegende Bindegewebsbildung, fehlende oder geringe kollaterale Entzündung, fehlende oder geringe klinische Erscheinungen und lange Dauer gehen Hand in Hand. Fieber fehlt in einigen Fällen. Besteht ein Parallelismus zwischen Fieber, Akuität und kollateraler Entzündung? Anscheinend nicht. Auch dann, wenn diese Erscheinungen von der gleichen Giftwirkung abhängig wären, müßten sie nicht Hand in Hand zu- oder abnehmen, weil die Bluttemperatur immer durch den Unterschied Wärmebildung—Wärmeabgabe bedingt wird und diese beiden Größen während der Krankheit allmählich unbeständiger werden können (A. P. 666), während auch die Fieberbereitschaft individuelle Unterschiede aufweist (A. P. 663).

Die chronische Miliartuberkulose zeichnet sich aus durch größere und ungleich große Tuberkel, so daß wir sie als *ungleichknotige* bezeichnen im Gegensatz zu den *gleichknotigen* akuten Formen. Wir finden dabei in der Lunge folgende Größenverhältnisse. Obgleich man bei allen Formen kleine und unregelmäßige Verschiedenheiten der Größe feststellen kann, sehen wir, sobald die größten Knötchen mehr als etwa 0,7 mm Durchmesser bekommen, im kranialsten Viertel die größten Knötchen und die meisten großen Knötchen, während die durchschnittliche Größe kaudalwärts ziemlich gleichmäßig abnimmt. Die größeren Knoten sind oft in größerer Ausdehnung verkäst als die kleineren. Diese ungleichknotige Form ist schon von mehreren Pathologen beschrieben und sogar als typisch für die allgemeine Miliartuberkulose betrachtet worden. Die gleichknotige Form ist aber nicht weniger typisch.

Wir verstehen ohne weiteres, daß nicht überall gleich große Knötchen entstehen, weil wir von vornherein annehmen müssen, daß nicht alle Knötchen bei einem gleichen örtlichen Verhältnis von Virusstärke zur Gewebsempfänglichkeit entstehen. Schon die Zahl der Bazillen in den verschiedenen Emboli wird lange nicht überall gleich sein, und es ist nicht vorauszusetzen, daß trotzdem jenes Verhältnis gleich bleiben würde. Es sind außerdem vielleicht auch kleine Nachschübe möglich in bestimmten Fällen. Das freie Gift wird durch das strömende Blut mehr oder weniger von den Bazillen abgespült und verteilt. Aber die gleichmäßige Abnahme der *durchschnittlichen* Größe der Knötchen in kraniokaudaler Richtung bei den chronischen Formen mit größeren Knötchen ist nicht aus einer gleichmäßig abnehmenden Anzahl von Bazillen und abnehmenden Giftmenge in den Emboli oder aus einem abnehmenden Alter in jener Richtung abzuleiten — dazu berechtigt uns keine einzige Beobachtung.

Setzen wir die Knötchen, abgesehen von kleinen Nachschüben als Ausnahmen, als gleich alt voraus, und die Verschiedenheiten der Virusstärke als gleichmäßig in der Lunge verteilt, so müssen wir die Abnahme der durchschnittlichen Größe in kraniokaudaler Richtung als die Folge der Abnahme der Konstellation des „Wachstums" bei gleicher anfänglicher durchschnittlicher Virusstärke betrachten. Diese örtliche Konstellation besteht aus den örtlichen Eigenschaften des Lungengewebes, der Atemgröße, der Blut- und Saftbewegung. Die Atembewegungen und die örtliche Bewegungsenergie des Gewebesafts und der Lymphe nehmen in kraniokaudaler Richtung durchschnittlich zu. Das bedeutet, daß der hämatogene bindegewebige Tuberkel, sobald er mit den Gewebespalten in ausreichende Verbindung getreten ist, vielleicht sobald sein Durchschnitt etwa 0,7 mm beträgt, durch den Gewebesaft ausgespült und ernährt wird — er ist fast ohne Ausnahme gefäßlos. Der anfangs überwiegend exsudative, später verkäsende Miliarherd wird durch Druck des Exsudats blutarm. Er steht vom Beginn an mit den Gewebespalten der Umgebung in Verbindung und wird ebenfalls durch den Gewebesaft ausgespült. Die Ausspülung bedeutet Entfernung von Gift, auch von Stoffen, die durch den Stoffwechsel des Knötchens gebildet werden. Je mehr Gift ausgespült wird, um so geringer wird, ceteris paribus, die Stärke des Reizes, der die Zellen im Knötchen zur Vermehrung oder (und) zur Verkäsung bringt. So verstehen wir die raschere Größenzunahme und die ausgedehntere Verkäsung der kranialen Knötchen.

Vielleicht erklärt sich der Schwund der Miliarherde des nicht verwachsenen und geschrumpften, tuberkulös gemachten Bauchfells bei Hunden nach Laparotomie, wenigstens zum Teil, durch Ausspülung. Nach der Laparotomie tritt bei diesen Versuchstieren zunächst eine starke arterielle, dann eine venöse Hyperämie, beide wohl mit vermehrter Saftbildung, ein. HILDEBRANDT schreibt den Schwund zahlreicher Knötchen bei seinen Versuchstieren und bei denen WEGENERS und GATTIS der mehr venösen Hyperämie zu, ähnlich wie bei Gelenktuberkulose nach dem BIERschen Verfahren. Bekanntlich hat man auch Bauchfelltuberkulose beim Menschen nach Laparotomie heilen sehen. Freilich nicht immer, was aber von anderen Konstellationen (Verwachsung, Schrumpfung usw.) abhängig sein könnte. HILDEBRANDT fand den Bauchschnitt bei seinen Versuchstieren erfolglos, als die Tuberkulose zu weit gediehen oder der Tod schon nahe war. Wo bleiben die Bazillen bei Heilung? Man untersuche auch die regionären Lymphdrüsen.

Auch folgende Befunde bei allgemeiner Miliartuberkulose sind durch Verschiedenheiten der Bewegungsenergie des Gewebesafts zu erklären. Mitunter sind die Knötchen in einer Lunge größer als in der anderen, nämlich dann, wenn die regionären Hiluslymphdrüsen größer und stärker verkäst oder verkalkt oder verhärtet waren (WEIGERT, NÄGELI, Verfasser). Durch solche Veränderungen dürfte der Lymphabfluß aus der gleichseitigen Lunge erschwert und die Bewegungsenergie ihres Gewebesafts verringert werden.

Jetzt müssen wir uns mit der verschiedenen Natur der Gewebsveränderungen in den Knötchen befassen. Wir haben S. 147 gesehen, daß wir eine ganze Reihe verschiedenartiger Miliarherde zwischen einer Miliarnekrose einerseits und einem typischen bindegewebigen Tuberkel andererseits anordnen können, und daß sich diese Formverschiedenheiten aus Verschiedenheiten des örtlichen Verhältnisses der Virusstärke zur Gewebsempfänglichkeit erklären. Solchen Herden begegnen wir in verschiedenen Fällen von allgemeiner „Miliartuberkulose".

In den letzten Jahren vertreten aber einige Forscher (vgl u. a HUEBSCHMANN), der Lehre MARCHANDS entsprechend, die Meinung, es gehen bei Tuberkulose immer exsudative Erscheinungen und sogar Verkäsung der Bindegewebsbildung vorauf; es entstehen bei der allgemeinen Miliartuberkulose keine bindegewebigen Knötchen, die später im Innern verkäsen, sondern immer zunächst exsudative (sub)miliare Herde, die im Innern verkäsen, wonach der Käse von der Umgebung aus organisiert werde.

Daß auch bei allgemeiner Miliartuberkulose bei einer bestimmten Konstellation zunächst (sub)miliare exsudative Herde entstehen können, die bald im Innern verkäsen, während sich an der Peripherie Bindegewebe bildet, ähnlich wie bei bestimmten größeren Herden, ist m. E. nicht zu bestreiten (S. 147 f., 149 f.). Ob die Bindegewebsbildung je als Organisation zu deuten ist, bleibe dahingestellt. Ab und zu bekommen wir freilich den Eindruck, daß Bindegewebszellen in den Käse eindringen — die palisadenähnliche Stellung der jungen Bindegewebszellen erinnert an die manchmal radiäre Anordnung der stumpfspindeligen Kerne in einer tuberkulösen Riesenzelle —, in vielen anderen Fällen aber gar nicht, wenn ihre größten Dimensionen konzentrisch liegen. Außerdem erfolgt auch dann, wenn wir keinen Stoff sehen, der für Organisation in Betracht käme, Bildung von Bindegewebszellen, die wir dem unmittelbaren Einfluß des tuberkulösen Virus zuschreiben müssen. BAUMGARTEN hat sie bei seinen Versuchstieren an der Iris als erste Erscheinung gesehen, in unseren Kaninchenlungen sahen wir sie auch ohne irgendeinen organisationsfähigen toten Stoff. So finden wir auch bei der allgemeinen hämatogenen Miliartuberkulose manchmal bindegewebige Knötchen mit Lymphozyten ohne eine Spur organisationsfähigen Stoffes, ohne ein alveolenartig angeordnetes Gerüst von elastischen Fasern, wie bei anfangs vorwiegend exsudativen, nicht allzu kleinen Knötchen. Es liegt da kein einziger Grund vor, etwa eine bereits abgelaufene Organisation anzunehmen. Wer dies behauptet und als Grundlage gebrauchen will, muß es beweisen.

Bei der allgemeinen Miliartuberkulose können wir somit Knötchen verschiedener Natur begegnen, und in seltenen Fällen einer Miliarnekrose, die wir sogleich gesondert besprechen werden. Was bedingt die verschiedene Natur der miliaren Herde? Nach einigen eine bestimmte Allergie. Wie müßten wir denn aber das Vorkommen verschiedenartiger Knötchen in derselben Lunge verstehen, wie A. W. POT in mehreren Fällen im Leidener Pathologischen Institut nachgewiesen hat? Vielleicht wird dieses Nebeneinander sich bei gesetzmäßiger Forschung sogar als die Regel herausstellen. Es wäre willkürlich, also unberechtigt, die verschiedenen Miliarherde ohne weiteres als verschieden alt und als gruppenweise während verschiedener Allergien entstanden zu betrachten. Um so mehr, weil solche Gruppen verschiedenen Alters nicht ohne weiteres annehmlich sind.

Auch hier müssen wir, wie immer, annehmen, daß die Natur der Gewebsveränderung nicht durch die Eigenschaften des Gewebes allein, sondern durch das örtliche Verhältnis von den Virus- zu den Gewebseigenschaften bedingt wird. Daß die Virusstärke in allen Knötchen gleich wäre, ist nicht anzunehmen, vielmehr das Gegenteil, wie wir schon bemerkten. Außerdem müssen wir den normalen örtlichen Verschiedenheiten der Gewebseigenschaften Rechnung tragen, nicht allein in kraniokaudaler Richtung, sondern auch sonst, je nach dem peribronchialen Sitz usw. Diese Verschiedenheiten sind von Bedeutung auch dann, wenn die Virusstärke in den einzelnen Knötchen gleich wäre, so daß auch bei der allgemeinen Miliartuberkulose Verschiedenheiten des örtlichen Verhältnisses zwischen den Virus- und den Gewebseigenschaften über die mitunter verschiedene Natur der Gewebseigenschaften im Knötchen entscheiden. Auch hier haben wir zu bedenken, daß kleinere Knötchen nicht jünger sein müssen als größere (S. 153). Nichts zwingt zur Annahme hypothetischer Allergien mit Hilfshypothesen zur Erklärung, obwohl *Mitwirkung* einer Allergie nicht ausgeschlossen ist.

Die hämatogenen Miliartuberkel oder Miliarherde entstehen somit in allen Lungenteilen in gleicher Zahl, sie vergrößern sich und verkäsen häufig von einer gewissen Größe an, im kranialsten Viertel am raschesten, und durchschnittlich allmählich weniger rasch in kaudaler Richtung. Diese Unterschiede erklären sich aus einer in kraniokaudaler Richtung zunehmenden Ausspülung der Knötchen durch den Gewebesaft. Die verschiedene Natur der Miliarherde in derselben Lunge verstehen wir aus örtlichen Verschiedenheiten des Verhältnisses der Virusstärke zur Gewebsempfänglichkeit, wozu auch die verschiedene Ausspülung gehört.

Die sehr seltene *allgemeine hämatogene Miliarnekrose* zeichnet sich aus durch einen sehr akuten stürmischen Verlauf im ersten beschriebenen Fall (1. Aufl., 1902) unter dem Bilde einer doppelseitigen fibrinösen Pneumonie. Seitdem sind nur ein paar anscheinend ähnliche Fälle bekannt geworden. Es dürften Fälle mehrmals vorgekommen, aber für Miliartuberkulose gehalten worden sein. Vielleicht gehören bestimmte schwere Fälle von „Typhobacillose", d. h. Septikämie im Sinne einer Tuberkelbazillämie LANDOUZYS, hierzu: Man suche in solchen Fällen mit der Lupe und sogar mikroskopisch genau kleinste Nekroseherde. Daß in anderen Fällen von Typhobacillose eine Sepsis vorlag, ist vielleicht annehmlich; daß dies aber eine *tuberkulöse* Sepsis wäre, bedarf einiger Begründung. Die vermeintlichen leichteren Fälle sind ebensowenig sichergestellt.

Im zuerst beschriebenen Fall war es eine 40jährige vagabundierende, der Trunksucht ergebene Frau. Sie wurde schwer krank, hoch fiebernd mit heftiger Atemnot und Zyanose, delirierend in das Stadtkrankenhaus in Rotterdam aufgenommen und starb am nächsten Tage. Sie wäre angeblich höchstens sechs Tage vor ihrer Aufnahme plötzlich erkrankt unter Erscheinungen einer doppelseitigen fibrinösen Pneumonie. Den autoptischen und mikroskopischen Befunden sei ganz kurz folgendes entnommen. Autopsie 30 Stunden p. m.

Die beiden Lungen verkleinern sich bei der Öffnung der Brusthöhle nur ganz wenig. Interpleural keine Flüssigkeit, im Herzbeutel 20 ccm hell-seröser Flüssigkeit. Verwachsung links paravertebral von der 2. bis 3. Rippe. Auf Lungenfell stellenweise etwas Fibrin. Der Luftgehalt beider Lungen bedeutend herabgesetzt, die kranialen paravertebralen Abschnitte luftleer, Schnittfläche glatt, ein wenig durchscheinend. Von hier aus kaudalwärts wird das Lungengewebe etwas lufthaltig. Die Schnittfläche in den übrigen Teilen stellenweise sehr feinkörnig, kaudal am meisten. Vereinzelte feste luftleere Herde von etwa Haselnußgröße zerstreut, im übrigen blutreiches ödematöses, wenig lufthaltiges Lungengewebe, besonders kaudal blutreich.

In beiden großen besonders kaudal blutreichen Lungen überall gelbgraurötliche undurchscheinende miliare oder etwas größere Nekroseherde, am größten im kranialsten Viertel, kaudalwärts kleiner werdend. Die kleinsten Herde sind ungefähr rund, die größeren haben einen zackig-welligen Umriß. Sie erheben sich wenig oder nicht über die Schnittfläche. Nirgends fand sich in den sehr genau untersuchten Lungen auch nur eine Spur von einer Kaverne oder von käsiger Bronchitis, in der linken Lunge aber paravertebral ungefähr 3 cm unter dem Gipfel ein grauweißgelblicher, etwa erbsengroßer Käseherd in rotbrauner Umgebung. Ungefähr in der Mitte dieses Herdes fand sich eine Ader mit verkäster Wand und Umgebung und einem Durchmesser (doppeltem Radius) von etwa 1,5 mm. Der ganze Herd besteht (mikroskopisch) aus weichem, verkästem Gewebe mit elastischen Fasern in alveolarer Anordnung im peripheren Teil. Die Venenwand zeigt zwei kleinere und eine größere unregelmäßige Ausbuchtung. In der Vene und in der großen Ausbuchtung je ein frisches Gerinnsel, das stellenweise der Wand anliegt. In beiden Gerinnseln wimmelt es von Tuberkelbazillen. Auch um eine Schlagader neben der Ader findet sich eine etwa 5 mm dicke verkäste Gewebeschicht. Sonst fand sich nirgends im Körper ein älterer Tuberkuloseherd (A. P. Abb. 175; Hdb. Abb. 4, 5, 27, 28, Krkh.forschg 1, 215, Abb. 11).

Die Bronchien weisen eine hellrötliche, nicht merkbar geschwollene Schleimhaut auf und enthalten nur ein wenig rötlich-seröse Flüssigkeit, nirgends Eiter oder sonstiges Exsudat. Die parabronchialen Lymphdrüsen schiefrig pigmentiert, wenig oder nicht vergrößert.

Reichliches epikardiales Fettgewebe, Endokard diffus rötlich.

Milz mit dem Zwerchfell verwachsen, Kapsel daselbst fibrös verdickt. Gewicht: 150 g. Balkengewebe nicht stark, das Gewebe im übrigen dunkelrot, sehr brüchig. Überall miliare Nekroseherde.

Beide Nieren leicht geschwollen, zusammen 270 g. Ungleichmäßige Farbe: die Rinde besteht aus graurötlichen, gelbrötlichen und mehr weißlichen Abschnitten, worin die Markstrahlen nicht überall sichtbar sind. Vereinzelte weite Gefäßchen. Unregelmäßig zerstreut — vielleicht nicht überall mit dem bloßen Auge erkennbar wegen der gleichen Farbe (Autopsie bei Gaslicht!) — in der Rinde ungefähr miliare gelb- oder graurötliche Nekroseherde, vereinzelte im Mark.

Porta hepatis, Gallenwege und Gallenblase ohne Abweichung. Die Leber ist mäßig fest, ziemlich gleichmäßig braunrot, aber mit großer Anzahl miliarer gelblichrötlicher Nekroseherde, außerdem vereinzelte bis zu etwa Bohnengröße von unregelmäßiger Gestalt. Die kleineren rundlich oder mehr oval. Gewicht 1750 g.

Die übrigen Organe, Magen, Darm, Aorta, Brustgang, große Körperadern, intrathorakale, paratracheale, zervikale, intraabdominale Lymphdrüsen, Schädel, Gehirn und Hirnhäute ohne Abweichungen, außer subarachnoidealem und Gehirnödem. Vielleicht wurden jedoch Nekroseherde übersehen. Mikroskopische Untersuchung des Gehirns konnte nicht stattfinden.

Es wurden allein Tuberkelbazillen in großer Zahl in den Herden und ferner Fäulnismikroben aufgefunden.

Daß es sich um miliare Herde einfach nekrotischen Gewebes, ohne Exsudat in den nekrotischen Lungenbläschen handelte, ergab sich aus der mikroskopischen Untersuchung. Das Lungengewebe war im übrigen kollateral hyperämisch mit serösem oder plasmatischem Exsudat oder Fibrin hier und da, ferner stellenweise gelapptkernige Leukozyten und kleine Lymphozyten, namentlich in den haselnußgroßen Herden. In vielen Alveolen geschwollene und abgehobene Epithelzellen von etwa 10 bis 23 μ Durchmesser und mit Kernen von etwa 4 bis 10 μ Durchmesser. Hier und da sitzen diese Zellen der Alveolenwand noch zum Teil fest auf. Der Zelleib ist entweder glasig oder fein- oder grobkörnig in verschiedenem Maße. Ihre mehr oder weniger bläschenförmigen Kerne haben zum Teil einen hohen, zum Teil einen geringen Chromatingehalt, in den grob gekörnten Zellen ist der Kern ungefärbt. In einigen Leber- und Nierenepithelzellen, die Nekroseherden anliegen, finden sich Fetttröpfchen.

Wir haben es hier offenbar mit einer allgemeinen hämatogenen Miliarnekrose mit ausgedehnter kollateraler Hyperämie und Entzündung zu tun, entstanden nach Einbruch des erweichten Venenherds in die Blutbahn.

Wodurch entstand dann Miliarnekrose?

Offenbar, indem einerseits die Virusstärke eine sehr große (überall reichlich Bazillen) und andererseits wahrscheinlich auch die Empfänglichkeit der heruntergekommenen trunksüchtigen Kranke eine ungewöhnlich hohe war. Ob die durchschnittliche Virulenz der Bazillen niedriger war als gewöhnlich, wissen wir nicht, nur aus einer relativ großen Virusstärke vermögen wir aber die *sofortige* Nekrose zu verstehen.

Wäre die Kranke lange genug am Leben geblieben, so wäre wahrscheinlich Verkäsung von den Nekroseherden aus in das umgebende Gewebe fortgeschritten und eine anfangs herdförmige, später diffuse käsige Pneumonie entstanden.

Wir fassen zusammen mit einigen kurzen Zusätzen.

Wir haben bei der bisherigen Beantwortung dieser 4. Frage gesehen, daß primäre und sekundäre Gewebsveränderungen bei beschränkter sowie bei fortgeschrittener Tuberkulose verschiedener Natur sein können, gleichgültig, ob es miliare oder größere Herde oder diffuse Veränderungen sind. Wir haben auch einige Umwandlungen in den Gewebsveränderungen angedeutet. Die Natur der Gewebsveränderungen und ihre Umwandlungen können gleich sein in primären und sekundären Herden und diffusen Veränderungen; wir sehen bloß quantitative Verschiedenheiten, aber ebenso gut zwischen primären wie zwischen sekundären untereinander oder zwischen primären und sekundären Veränderungen. Kollaterale Entzündung finden wir oft bei primären und späteren Herden.

Die Ausdehnung der selbständigen infektiösen, d. h. durch Bazillen hervorgerufenen Veränderungen wird durch ihre Verteilung und Vermehrung, die Ausdehnung kollateraler Entzündung wird durch die Verteilung freien Gifts bei gleicher Gewebsempfänglichkeit bedingt. Die Entstehung oder das Auftreten von Fieber dürfte überhaupt von der Menge eines ins Blut aufgenommenen freien fiebererregenden Gifts und der individuellen Fieberbereitschaft abhängen. Ist nur freies Gift in die kollateralen Gewebespalte geraten, so kann eine erfolgte kollaterale Entzündung wieder rasch verschwinden. Bleibt sie länger bestehen, so ist andererseits noch nicht sicher, daß dies einer selbständigen Entzündung durch Bazillen zuzuschreiben ist. Die Möglichkeit einer langsam ablaufenden kollateralen Entzündung durch eine größere Menge freien Gifts oder (und) durch bestimmte erfolgte Gewebsveränderungen, wie z. B. zellige oder zellig-proliferative Entzündung, muß berücksichtigt werden. Wir haben Grund, aus den Befunden zu folgern, was wir vorausgesetzt haben, daß die Natur der Gewebsveränderung abhängig ist vom Verhältnis der Stärke eines bestimmten Gifts zur Gewebsempfänglichkeit. Bei Herden mit kollateraler Entzündung kann die Gewebsveränderung sich umwandeln je nach dem örtlichen Verhältnis von der Giftstärke zur Gewebsempfänglichkeit, wie wir aus der Vergrößerung des käsigen Kerns in das kollaterale entzündete Gebiet und ähnlichen Erscheinungen ersehen.

Ausgedehnte exsudative tuberkulöse Entzündungen sind häufig, wenn nicht immer, kollateralen Ursprungs.

Es gibt keine scharfe Grenze zwischen beschränkter und fortgeschrittener Tuberkulose. Aus den verschiedenen Übergängen wird es vollkommen verständlich, daß oft Aufflammung und Fortschreiten eines anscheinend längst ausgeheilten beschränkten oder schon etwas ausgedehnteren Herds eintritt.

Die Ausbreitung der Tuberkulose des Erwachsenen vom kranialsten Viertel aus findet häufig vorwiegend kraniokaudal statt, obwohl sie mitunter bei einer Ausbreitung nach anderen Richtungen hin im Viertel bleibt, z. B. paravertebral-lateral oder -ventral, oder durch Hustenstöße nach peripheren Teilen des Viertels.

Die Ausbreitung kann geschehen durch lympho-, broncho- oder hämatogene Verschleppung oder Aussaat von Virus.

Lymphogene Verschleppung (in die kollateralen Gewebespalte) von freiem Gift führt zu ununterbrochener kollateraler exsudativer Entzündung bei, oft um den ursprünglichen Herd als Kern. Dieser Kern bildet mit dem kollateral entzündeten Gebiet den „neuen" Herd, der somit wenigstens zum Teil schichtförmige Veränderungen verschiedener Natur aufweist. Der Kern ist für das bloße Auge nicht immer gleich scharf von dem kollateral entzündeten Gebiet abgegrenzt. In diesem kollateral entzündeten Gewebe kann rasch oder langsam Resorption erfolgen; je rascher, um so vollständigere restitutio ad integrum ist möglich; je langsamer, um so mehr proliferative Veränderungen mit nachfolgender Schrumpfung oder Verkäsung oder beides. Es kann aber auch die Resorption ausbleiben und Bazillen in die Gewebespalte des kollateral entzündeten Gebiets eingeschleppt werden, sich anhäufen, wachsen usw., so daß daselbst eine selbständige infektiöse tuberkulöse Entzündung erfolgt. So kann der Kern sich allmählich vergrößern, indem das anstoßende Gewebe die gleiche Veränderung erleidet. Ist der Kern verkäst (und erweicht), so kann das anstoßende Gewebe gleichfalls allmählich in weiterer Ausdehnung verkäsen (und erweichen) usw.

Außerdem ist lymphogene Metastase möglich in der Lunge oder an der Pleura-oberfläche oder nach regionären Lymphdrüsen. Auch kann retrograde lymphogene Metastase in Bauchorgane erfolgen. Eine verkäsende Tuberkulose von Nierenbecken und Niere, Nebenniere, Leber, Milz, paraaortalen Lymphdrüsen oder eines Wirbels kann dadurch entstehen, auch dann, wenn die Veränderungen in der Lunge sehr beschränkte sind, so daß dieser primäre Herd klinisch latent ist; sie kann auch von der Pleura oder von intrathorakalen Lymphdrüsen aus erfolgen. Auch die Milchdrüse kann retrograd von Lunge oder Pleura aus tuberkulös werden.

Bronchogene Ausbreitung ist in der Regel unterbrochen, indem die einzelnen Herde, wenigstens anfangs, durch nichtentzündetes Gewebe getrennt sind. Durch (mitunter rasche) Vergrößerung können sie sich vereinigen, wenn sie einander nahe liegen. Dies ereignet sich im kranialen Abschnitt manchmal, im kaudalen aber selten. Das Virus kann nämlich in naheliegende Bronchialzweige einfließen, unter Umständen eingesogen oder in kraniale, sogar in die periphersten kranialen Bronchiolen und Alveolen hineingehustet werden.

Ferner können bronchogene metastatische Herde auch in zentralen oder entfernteren, sogar in kaudalen Gebieten entstehen, mitunter in großer Zahl und von verschiedenem Umfang, durch Einfließen oder Ansaugung relativ starken Virus von einem erweichten Herd, einer Kaverne oder einer käsigen Bronchitis aus. Vielleicht nie oder nur ausnahmsweise von einem andersartigen Herd mit weniger Bazillen im Bronchialexsudat, der ausnahmsweise nicht als Auswurf erscheint.

Vergrößerung, Verkäsung, Höhlenbildung mit bronchogener Metastase ist in allen diesen Herden möglich. Aber auch die anderen Gewebsveränderungen, je nach der Konstellation. Bronchogene Herde sind oft in größerer Ausdehnung verkäst als man je bei hämatogenen Herden, d. h. bei der allgemeinen Miliartuberkulose, sieht. Dafür ist von Bedeutung, daß das Blut freies Gift von den Bazillen zum Teil abspült ehe sie als Emboli stecken bleiben, und das Virus über die ganzen Lungen verteilt. Der in Bronchialzweige verschleppte erweichte Käse wird viel weniger verteilt. Es gibt aber auch (oft traubenartige) bindegewebige Knötchen bronchogenen Ursprungs, offenbar durch viel geringere Virusmengen entstanden. Wohl zu unterscheiden sind nichttuberkulöse Entzündungen, die in einer tuberkulösen Lunge hinzukommen.

Eine unverkennbare *hämatogene* Aussaat erkennen wir in der allgemeinen Miliartuberkulose und Miliarnekrose (allgemeinen tuberkulösen Miliarherden). In allen Fällen fanden wir bisher die miliaren Herde in gleicher Zahl in allen Lungenteilen. Sie vergrößern sich und verkäsen aber durchschnittlich um so rascher, je kranialer sie liegen. Vereinzelte hämatogene Herde außer bestimmten Herden in der Wand von Blutgefäßen sind in der Lunge nicht sicher zu erkennen. Die meningitische Form der allgemeinen Miliartuberkulose kann ausheilen, wenn nicht zu große Schädigungen der Hirnrinde, wie in gewissen Fällen, vorliegen, und ein erhöhter Hirndruck ausreichend zum Schwund gebracht wird.

Als *Phthisis* deutet man die Lungentuberkulose mit Schwund, d. h. mit fortschreitender Verkäsung und Erweichung von Lungengewebe, an. Die allgemeine Miliartuberkulose wird nicht als Phthise bezeichnet, weil dabei keine fortschreitende Verkäsung mit Erweichung stattfindet. Die allgemeine Miliarnekrose würde bei längerer Dauer wahrscheinlich eine akute Phthise werden. Einen kleinen erweichten Käseherd im Lungengewebe mag man als den Beginn einer Phthise andeuten, woraus sich nach Einbruch in die Luftwege metastatische bronchogene verkäsende Herde verschiedener Natur entwickeln, die die weitere Phthise ausbilden. Jeder sekundäre oder tertiäre Käseherd kann besonders durch Erweichung Quelle von metastatischen Herden werden. Die Phthise des Erwachsenen geht fast ausnahmslos vom kranialsten Lungenviertel aus, die des Kindes oft vom oberen oder mittleren, weniger vom unteren Lungendrittel aus (Hdb. Abb. 22 u. 23).

Auch ausgedehnte Bindegewebsbildung, mit oder ohne Sklerose, kann stellenweise mit Verkäsung und sogar Erweichung des neugebildeten Bindegewebes einhergehen (fibröse Phthise).

In anderen Fällen kann ausgedehnte Bindegewebsbildung mit Schrumpfung ohne Verkäsung angetroffen werden: es kann z. B. ein ganzer Oberlappen bis auf etwa ein Viertel oder weniger zusammengeschrumpft sein, während manche Bronchialzweige erweitert sind (Hdb. Abb. 18). Bronchiektasen durch Schrumpfung von Bindegewebe infolge von tuberkulöser Entzündung verschiedener Ausdehnung im Oberlappen sind keine große Seltenheiten. Wenn in solchen Fällen kein Käse im Bindegewebe nachweisbar ist, müssen wir dennoch die Möglichkeit anerkennen, daß er einmal da war, aber in irgendeiner Weise resorbiert wurde. Auch Bronchialverengerung kann entstehen, ähnlich wie bei nichttuberkulöser chronischer proliferativer Entzündung (S. 107).

Kavernen können chronisch oder akut entstehen. Eine chronische Entstehung erscheint annehmlich, wenn die Wand zum Teil aus sklerotischem, wenigstens faserigem Bindegewebe besteht, wenn auch in den Schichten unter dem verkästen und in den periphersten Schichten epithelioide Zellen vorkommen, ähnlich wie im vorwiegend bindegewebigen Tuberkel, der erst nachträglich im Innern verkäst. Im älteren Bindegewebe finden wir Lymphozyten, in der Nähe des Käses zerbröckelte und gelapptkernige weiße Blutkörperchen, im übrigen auch Plasmazellen. Die Entstehungsweise einer chronischen Kaverne ist nicht ohne weiteres klar, weil wir keine ausreichende Andeutungen ihrer Geschichte sehen. Mitunter haben wir Grund, eine fortschreitende Verkäsung und Erweichung einer Bronchiektasewand anzunehmen (bronchiektatische Kaverne). Chronische Kavernen finden sich ganz vorwiegend im kranialsten Viertel. Sie haben Ausbuchtungen und vergrößern sich langsam oder nicht (S. 188). Annähernd kugelige Kavernen sah ich ein paarmal bei Kindern.

Akut kann eine Kaverne entstehen durch rasche Erweichung eines rasch im Innern verkästen vorwiegend exsudativen Tuberkuloseherds. Solche Höhlen bilden sich mitunter mehrfach in akuten verkäsenden bronchogenen Tuberkuloseherden, sogar im kaudalen Lungenabschnitt. Sie haben auf Durchschnitt oft wellenförmig gezackte Ränder, eine Blattform wie der bronchogene Herd. Bei der Verkleinerung der Lunge durch Öffnung des Brustkorbs mag eine Kavernenwand sich einigermaßen falten, ähnlich wie die Bronchialschleimhaut, aber nur dann, wenn sie schlaff genug dazu ist. Vgl. ferner S. 189.

Hämoptyse kann nicht nur aus Blutgefäßen verschiedenen Kalibers in einer Kavernenwand erfolgen, sondern auch aus Gefäßen in Bronchiektasen oder im Lungengewebe, die durch Blutstauung oder (und) Entzündung erweitert sind, ähnlich wie bei nichttuberkulöser proliferativer Entzündung mit Schrumpfung bestimmten Sitzes und Grades (S. 110). Die örtliche Konstellation entscheidet über die Ausdehnung und den Grad der anatomischen Veränderungen. Wir treffen in geschrumpftem Bindegewebe mitunter Reste ganz kleiner Blutungen und Zellen mit hämoglobinogenem Pigment an, ähnlich wie bei Mitralisstenose und bei kardiogener Blutstauung überhaupt. Die aufgebrachte Blutmenge, die nur einen Teil des ergossenen Bluts darstellt, ist bekanntlich verschieden. Ich kenne eine Arbeiterfrau mit schrumpfender Lungentuberkulose mit wenig Auswurf und wenig Bazillen darin, die ungefähr 30 Jahre lang mehrmals jährlich eine Hämoptyse hatte, jedesmal einige Kubikzentimeter Blut aufbrachte, trotzdem fast nie bettlägerig war und immer gleich steinrot im Gesicht aussah, nicht abmagerte, kaum älter wurde. Jeden Bluthusten muß man aber als ernste Erscheinung betrachten, weil man nie seine Quelle kennt, sich somit nur auf eine vielleicht trügerische Annahme verlassen müßte.

Die Schleimhaut der *Bronchien* in oder bei dem Gebiet der Schrumpfung kann chronisch hyperämisch und geschwollen sein, was vielleicht schon zu auskultatorisch wahrnehmbarem Giemen oder Pfeifen führen kann. Diese chronische Hyperämie fördert nichttuberkulöse Entzündung, die dann wieder zurückgehen kann, aber leicht Reste hinterläßt. So kann bei gewissen Witterungen Bronchitis in diesem Gebiet besonders im Anschluß an Schnupfen oder Tracheitis aufflackern. Im Leidener Museum findet sich die Lunge eines Lehrers, der nach einer längeren Behandlung von Lungentuberkulose klinisch geheilt war und viele Jahre blieb, aber jeden Winter mehrere Wochen Bronchitis mit Tuberkelbazillen im Auswurf hatte. Er starb durch eine andere Erkrankung. Das rechte kranialste Lungenviertel war großenteils zusammengeschrumpft, zum Teil schiefrig, mit beschränkter Bronchiektase mit hyperämischer Schleimhaut. Woher — wahrscheinlich aus dem Bronchus oder dem peribronchialen Gewebe — die Bazillen frei wurden, müßte durch weitere Untersuchung ausgemacht werden.

Es gibt überhaupt eine tuberkulöse Bronchitis, die beschränkt ist, und eine nichttuberkulöse Bronchitis innerhalb, aber auch außerhalb eines tuberkulösen Lungenteils. Es ist sogar eine diffuse ein- oder doppelseitige nichttuberkulöse Bronchitis mit Auswurf in verschiedener Menge oder ohne solchen keine große Seltenheit bei wenig ausgedehnter Lungentuberkulose. Auch diese Bronchitis kann klinisch latent werden bzw. ausheilen und aufflackern durch bestimmte Witterungen, durch absteigende Tracheitis usw.

Im bronchitischen Exsudat bei Lungentuberkulose finden sich bekanntlich in der Regel die gewöhnlichen Pneumonieerreger, auch oft Influenzabazillen. Tuberkulöses Gift aus offenen Lungenherden dürfte mitwirken, aber eine selbständige tuberkulöse Entzündung der Bronchialschleimhaut ist nicht häufig. Die Häufigkeit beschränkter Bronchialtuberkulose müßte mikroskopisch gesetzmäßig bestimmt werden.

Mitunter tritt diffuse nichttuberkulöse, sogar doppelseitige Bronchitis, sowohl bei beschränkter als bei ausgedehnterer Lungentuberkulose verschiedener Form in den Vordergrund, so daß der Arzt von „bronchitischer" Form der Lungentuberkulose redet, was Überschätzung einer vermeintlichen tuberkulösen Bronchitis heißt und Unterschätzung der Lungenveränderungen bedeuten kann.

Aus dem oben Gesagten verstehen wir, daß bei proliferativer Lungentuberkulose eine starke Bronchitis mit viel Auswurf bestehen kann. Andrerseits kann sie nur geringfügig sein oder ganz fehlen bei ausgedehnter, auch bei akuter kollateraler Entzündung. Entsteht diese plötzlich durch Aufflammung eines Herds und gelangt dabei freies Gift in die Bronchien, so mag eine flüchtige beschränkte Bronchitis erfolgen. Kommt es aber zu Verkäsung, Erweichung und Einbruch in die Bronchien, so kann eine mehr oder weniger hochgradige Bronchitis entstehen. Unter welchen anderen Umständen noch mehr, und weitere Einzelheiten müssen durch Zusammenwirkung von Arzt und Pathologe, durch Vergleich der morphologischen Befunde mit den Krankengeschichten, festgestellt werden.

Durch Schrumpfung kann komplementäres, durch Husten exspiratorisches und durch beides außerdem inspiratorisches *Emphysem* erfolgen.

Auf die verschiedenen Formen und Ausdehnungen der *Pleuritis* und der *Larynx*- und *Luftröhrentuberkulose* gehen wir nicht ein. Wir haben schon bemerkt, daß Pleuraverdickungen und Verwachsungen am meisten kranial paravertebral vorkommen, was mit der größten Ruhe der Pleurablätter daselbst während der Atembewegungen zusammenhängen dürfte. Sie können aber eine verschieden große Ausdehnung, bis über die ganze Lunge, gewinnen, während die beschränkten Pleuraveränderungen auch an allen anderen Stellen, sei es auch seltener, entstehen können, auch diaphragmal oder interlobar. Flüssiges Exsudat kann sich dabei anhäufen, abgesackter Pyopneumothorax kann erfolgen, mitunter nicht größer als eine doppelte Kastanie, durch eine kleine Öffnung miteinander verbunden wie eine Sanduhr, mit einer großen Menge kollateralen serösen Exsudats, wie ich klinisch und autoptisch sah.

Pleuritis kann Teil einer *Polyserositis* fibrinosa, proliferans, adhaesiva oder (und) humida sein, die von der Lunge oder vielleicht zum Teil von Hiluslymphdrüsen aus entstand und sich retrograd auch auf die Serosa von Bauchorganen ausbreitete. In anderen Fällen bildet sich eine Mediastinoperikarditis aus. Die Polyserositis kann überhaupt einen verschiedenen Sitz und Ausdehnung aufweisen. Die Lungentuberkulose kann dabei sehr beschränkt oder sogar nicht nachweisbar sein. Ein enterogener Ursprung kommt in Betracht, wenn eine ältere oder anscheinend gleich alte Tuberkulose des Magendarmkanals oder einer mesenterialen Lymphdrüse vorliegt.

Ferner seien nur genannt Spondylitis thoracica, die sich einer Lungen- oder intrathorakalen Tuberkulose per contiguitatem anschließt, und retrograde lymphogene Metastase in Lymphdrüsen oder anderen Bauchorganen.

Entartungen, Verfettung und Amyloidosis in mehreren Organen können den Verlauf beeinflussen.

Wollen wir die verschiedenen Formen der fortgeschrittenen Lungentuberkulose klinisch *gruppieren* (S. 166), so steht im Vordergrund, daß typische Formen, wie die akute allgemeine Miliartuberkulose, in ihren Schattierungen und die allgemeine Miliarnekrose, und wie eine typische herdförmige oder diffuse käsige Pneumonie, Ausnahmen sind. In der Regel begegnen wir mehr unregelmäßigen Mischformen, und zwar um so mehr, je weiter fortgeschritten die Tuberkulose ist, der dritten Gruppe von S. 167 entsprechend. Fieber, Auswurf und Husten können fehlen.

Wir bestimmen dann, welche *anatomische* Form, ob eine ausschließlich oder vorwiegend herdförmige, diffuse oder diffus herdförmige vorliegt. Dabei ist zugleich die Ausdehnung zu bestimmen.

Nach dieser anatomischen kommt die für den Verlauf meistens wichtigere histologische Frage nach der *Natur* der Gewebsveränderungen, ob es sich um eine vorwiegend exsudative, proliferative oder käsige Veränderung oder um eine Mischform handelt, und vor allem, ob Erweichung eingetreten ist. Man trenne aber anatomische und histologische Gruppierung (S. 85).

Die vielen Mischformen machen Versuche einer in Einzelheiten tretenden Gruppierung aussichtslos. Man wird nach der Ausdehnung und vor allem der Natur der Veränderungen und der möglichst vollständigen Konstellation individualisieren müssen, soll man eine Einsicht in den Zustand bekommen.

5. Welche Bedeutung hat der Sitz für die Natur der Gewebsveränderung und den Verlauf? Welche andere Faktoren beeinflussen den Verlauf?

Im allgemeinen entstehen akute Aufflackerungen eines bis dahin unbekannt gebliebenen oder bekannten, aber schon seit einiger Zeit zur Ruhe gekommenen Herds im kranialsten Viertel oder in einem etwas kaudaleren Teil entweder als kollaterale Entzündung oder als lymphogene oder bronchogene Aussaat, die auch im kaudalen Abschnitt entferntere Herde hervorrufen kann. Kollaterale

Entzündung kann rasch schwinden durch Resorption des Exsudats und des „gelösten" freien Gifts, sofern es nicht geändert oder an Gewebsbestandteile gebunden ist.

Den akuten Beginn manchen ersten oder wiederholten klinischen Ausbruchs einer Lungentuberkulose im ersten Herd oder in metastatischen Herden verstehen wir auch aus einer Aufnahme einer größeren Menge freien „gelösten" Gifts in das Blut mit Fieber. Die dazu erforderliche Menge hängt von der individuellen Empfindlichkeit bzw. Fieberbereitschaft ab. Was weiter folgt, wird bedingt durch fortgesetzte oder wiederholte Aufnahme von freiem Gift bzw. Bazillen, d. h. durch das Fortschreiten oder Ausbleiben einer weiteren Infektion. Ferner kommen dann Störungen der Tätigkeit hinzu, zunächst durch kollaterale Entzündung, wie z. B. Atmungsstörungen durch Lungenentzündung von bestimmter Ausdehnung, Bewußtseinsstörungen durch kollateralen Hydrocephalus internus, wozu in bestimmten Fällen exsudativ-käsige Veränderungen der Hirnrinde hinzukommen, usw.

Daß der Sitz Bedeutung hat für die Größe, die die Lungenherde in einer bestimmten Zeit erreichen, haben wir bei der chronischen allgemeinen Miliartuberkulose gesehen. Wir sehen dies auch, wie schon bemerkt, bei bronchogenen Herden, wie auch andere, neulich wieder SCHÜRMANN, festgestellt haben. Die in kraniokaudaler Richtung zunehmende Bewegungsenergie des Gewebesafts macht diese Größenunterschiede verständlich.

Aber außerdem ist sie auch für die Rückbildung einmal gebildeter Herde von Bedeutung. REDEKER und WALTER (S. 63) nennen es eine (klinisch) empirisch feststehende Erscheinung, daß „infiltrative Prozesse" im kranialsten Viertel („der Spitzenregionen") weit langsamer („schwieriger") zur Resorption kommen und (S. 32) „daß die Rückbildung der kaudal gelegenen Veränderungen stets eine weitaus größere ist als die der mehr kranial gelegenen." Diese Erfahrungen stimmen mit den von uns auch bei nichttuberkulösen Entzündungen ebenfalls hervorgehobenen überein (S. 104). Der bedeutende Einfluß der Hochlagerung eines Körperteils auf die Rückbildung von Entzündungserscheinungen steht unerschütterlich fest. Die Resorption und Rückbildung der Gewebsveränderungen erfolgen um so rascher, je größer die Bewegungsenergie des Gewebesafts und der Lymphe ist, also in kaudalen Teilen rascher als in gleichnamigen kranialen Teilen, im kranialsten Viertel im allgemeinen am langsamsten; in seinem ventralen Teil aber rascher als im paravertebralen und in den peripheren Teilen eines Läppchens überhaupt rascher als in den zentralen.

Allerdings kommt für die anfängliche Größe bronchogener Herde noch ein anderer Faktor in Betracht, nämlich daß die Menge des in kraniale Bronchialzweige gelangten Virus nach den kaudalen Bronchien hin allmählich abnimmt, so daß für die fernsten kaudalsten Herde am wenigsten Virus übrigbleibt.

Hierher gehört auch die Erscheinung, daß chronische Kavernen bei Erwachsenen fast ausschließlich im kranialsten Viertel entstehen. Da tritt Anhäufung von Virus am leichtesten ein, und dadurch auch Fortschreiten der Veränderung, d. h. Verkäsung im Innern eines Herds, und bei einer bestimmten, noch näher zu erforschenden Konstellation, auch langsame Höhlenbildung. Eine solche Kaverne bleibt denn auch nicht selten latent, bis ausgedehnte bronchogene Herde durch Verschleppung von erweichter Höhlenwand unter manchmal akuten oder gar stürmischen Krankheitserscheinungen eintreten.

Die Umfangszunahme eines Herds im kranialsten Viertel findet aber häufig nur langsam statt, namentlich wenn die Bewegungsenergie des Gewebesafts noch mehr abnimmt durch Bindegewebsbildung oder schon zuvor ungewöhnlich niedrig war. Wahrscheinlich trifft dies zu für den paralytischen Brustkorb.

Es ist noch nicht durch Beobachtungen entschieden, ob bei dieser Brustkorbform ceteris paribus öfter Tuberkulose im kranialsten Viertel *entsteht* als beim
normalen Brustkorb (S. 162). Man gewinnt aber manchmal den Eindruck, daß
eine Tuberkulose dabei auffallend langsam verläuft. Wir kommen später noch
auf die Bedeutung der Bewegungsenergie des Gewebesafts für das Fortschreiten
einer Tuberkulose zurück.

Akute Kavernen entstehen bei Erwachsenen vorwiegend oft aus metastatischen bronchogenen Herden, wobei relativ große Virusmengen die Herde erzeugen.

Auch die Natur der Gewebsveränderungen wird mehr oder weniger von ihrem
Sitz beeinflußt, wobei die Bewegungsenergie gleichfalls eine Rolle spielt. Sie
vermag die örtliche Virusstärke zu verringern, so daß an Stellen, wo die Bewegungsenergie des Gewebesafts größer ist, Verkäsung nicht so leicht erfolgt
wie an Stellen, wo sie einen niedrigen Wert hat. Daher müssen wir annehmen,
daß bronchogene verkäsende Herde in kaudalen Teilen allein durch relativ
große metastatische Virusmengen entstehen. Dies gilt grundsätzlich, mutatis
mutandis, auch für die anderen entzündlichen Erscheinungen.

Andere Faktoren, die den Verlauf beeinflussen, sind vor allem allgemeine
und örtliche konstitutionelle Faktoren und bestimmte erworbene örtliche Gewebsveränderungen. Hierzu gehört auch die Natur und der Sitz der ersten und daraus
erfolgenden entzündlichen Gewebsveränderungen, die an und für sich den
weiteren Verlauf in verschiedener Weise beeinflussen. Sie bedingen eine gewisse
örtliche Veränderung der Gewebseigenschaften, die für die physikalische Gelegenheit, die biochemische Empfänglichkeit und die Bereitschaft zu bestimmten
Entzündungsformen von Bedeutung sind (S. 105). Wir könnten hier von Gewebsallergie gegenüber dem Tuberkelbazillus reden, tun es aber nicht, um Verwirrung
zu verhüten.

Zunächst erwähnen wir Verkäsung, die zu Erweichung führen kann. Was
bedingt Erweichung? Wir wissen es nicht, obgleich wir einige Faktoren kennen,
die allem Anschein nach sie zu fördern vermögen. Es sind Faktoren, die eine
Verschlimmerung des Zustands zu bewirken vermögen (4. Frage); wir werden
nachher besprechen, *wie* sie es tun. Vielleicht erfolgt Erweichung durch ein
Enzym oder durch einen sonstigen Stoff aus Tuberkelbazillen.

An zweiter Stelle nennen wir die mehr oder weniger diffuse, jedenfalls nicht
knötchenförmige Bindegewebsbildung, die mitunter zur Organisation eines Exsudats oder sonstigen toten Stoffes, unter bestimmten Umständen wahrscheinlich
von Käse führt, in anderen Fällen aber eintritt ohne irgendwelche Organisation.
Bindegewebsbildung ist schon der Ausdruck einer relativ geringen örtlichen
Virusstärke. Außerdem scheint nachherige Sklerose mit Schwund der Tuberkelbazillen einherzugehen. Ehe es aber so weit ist, kann es zu mehr oder weniger
umschriebener Verkäsung des Bindegewebes kommen. Woher diese Schwan-
kung? Das Bindegewebe schränkt die Atembewegungen ein, was eine stärkere
Anhäufung von Virus fördert. Aber zugleich nimmt der Sauerstoffgehalt ab,
und der Tuberkelbazillus bedarf Sauerstoff.

Drittens vermag auch die vorwiegend exsudative Tuberkulose die Atembewegungen zu verringern. Im übrigen hat sie eine zweifelhafte Bedeutung,
indem sie entweder (nahezu) durch Resorption schwinden oder durch Bindegewebsbildung oder durch Verkäsung gefolgt werden kann.

Was bedingt diese verschiedenen Ausgänge? Die gleiche Frage können wir
stellen für miliare Herde, die zunächst vorwiegend exsudativer oder proliferativer Natur sind, aber später verkäsen. Der Sitz mag eine gewisse Rolle spielen,
indem er die Natur der Gewebsveränderungen mit bestimmt.

Ferner nennen wir allgemeine und örtliche konstitutionelle Eigenschaften. Über die Bedeutung von Rassenunterschieden, insbesondere bei „Naturvölkern", hat man manchmal eine verfrühte Auffassung, indem man die Häufigkeit der Tuberkulose, wie bis vor einigen Jahren auf Java, Celebes usw., stark unterschätzte. Außerdem sind besondere Umstände zu beachten. KUCZYNSKI sah bei den Kirgisen eine sehr häufige Tuberkulose der Halslymphdrüsen. Es wäre ganz verfehlt, daraus ohne weiteres eine besondere Rassendisposition zu lymphogener Tuberkulose abzuleiten, denn sie ist offenbar eine Folge ihrer Lebensweise, wie er angibt: Alle, auch phthisischen Kirgisen, spucken auf den Boden und mit dem Sand dieses Bodens wird das Eßgeschirr „gereinigt".

Die Bedeutung sämtlicher konstitutioneller Faktoren erheischt noch eingehende gesetzmäßige Forschung. Wir begegnen dabei der großen Schwierigkeit, daß wir die Virusstärke fast nie kennen, während deren Kenntnis doch für die Beurteilung der gesonderten Fälle unentbehrlich ist. So bleibt nichts anderes übrig, als statistisch, also an großen Zahlen, zu erforschen, ob bestimmte Menschengruppen, z. B. von Diabetischen, Gichtischen, Fettsüchtigen, bei anscheinend gleicher Ansteckungsgefahr und gleicher übriger Konstellation mehr oder weniger als andere Lungentuberkulose von bestimmter Form bekommen.

Schwankungen und Änderungen des Verlaufs müssen immer ihren Ursprung finden in Änderungen des Verhältnisses von der Virusstärke zur Empfänglichkeit oder individuellen Konstellation im weitesten Sinne. Wir haben S. 166f. alle Verlaufsmöglichkeiten der Lungentuberkulose grob schematisch in vier Gruppen untergebracht, wovon nur zwei einen „idealen" Ablauf in einer bestimmten Richtung aufweisen, die beiden anderen Gruppen hingegen Fälle mit einem mehr oder weniger wechselnden Verlauf umfassen. Die „idealen" Fälle erklären sich ohne weiteres durch einen ungestörten Ablauf der Infektion bei einem bestimmten Verhältnis der Virusstärke zur Empfänglichkeit beim Anfang der Infektion.

Woher kommen aber die Schwankungen in den Fällen der beiden anderen Gruppen?

Man hat schon mehrmals ohne weiteres Änderung der *Immunität* oder *Allergie* vorausgesetzt, und RANKE hat, ausgehend von einem Versuch KOCHS und das Virus als „gleichartig" voraussetzend, diese Annahme zu einem Schema ausgearbeitet. KOCH wies an Meerschweinchen · ein schnelleres Auftreten einer Hautveränderung (Nekrose) bei einer zweiten subkutanen Verimpfung einer gewissen Menge tuberkulösen Virus als bei der ersten nach. Es folgte aber bald Heilung, während keine metastatische Tuberkulose in regionären Lymphdrüsen erfolgte wie bei der ersten Impfung, deren primärer Herd außerdem nicht ausheilte. Dieser Versuch beweist eine geänderte Empfindlichkeit gegen eine zweite subkutane Einwirkung des tuberkulösen Virus in bestimmten Fällen. Die Versuchsergebnisse anderer Forscher (RÖMER, FR. HAMBURGER, LEBER, KRUSIUS und SCHIECK an Kaninchen, von CALMETTE und GUÉRIN, MACFADYAN und FINZI an tuberkulösen Rindern) haben aber so verschiedene Erfolge gehabt, die vielleicht durch andere quantitative Verhältnisse bedingt waren, daß man auf keinen Fall berechtigt ist, vorauszusetzen, daß eine erste Infektion eine bestimmte Veränderung der Empfindlichkeit gegen eine Super- oder Reinfektion haben müsse (vgl. auch BRUNO LANGE).

Man setzt außerdem nach dem KOCHschen Versuch voraus, daß die fortschreitende Lungentuberkulose von einer zweiten, postprimären Infektion (Superinfektion oder Reinfektion) ausgehe und daß sie sich nicht metastatisch lymphogen bis in eine regionäre Lymphdrüse ausbreite.

Die Voraussetzung einer Super- oder Reinfektion als Quelle der fortschreitenden Lungentuberkulose ist aber eine willkürliche, bisher keineswegs als richtig erwiesene. Es bestehen im Gegenteil sehr viele Beobachtungen, die es sehr wahrscheinlich machen, daß eine bisher latente oder zu klinischer Heilung gekommene Lungentuberkulose durch bestimmte Änderungen der Konstellation aufflackert und fortschreitet. Wir kommen bei der Reinfektion hierauf zurück. Die von RANKE für den Menschen vorausgesetzte Zunahme der Immunität, die den Verlauf der fortschreitenden Lungentuberkulose beherrsche, wurde nicht nachgewiesen. Damit ist aber die *Mitwirkung* von Allergie nicht ausgeschlossen. Eine gewisse, mitunter sehr schwache, andere Male stärkere Zu- oder Abnahme der Empfänglichkeit für Tuberkulose durch Einwirkung des tuberkulösen Virus erscheint sogar überhaupt von vornherein annehmlich. Man weise sie aber nach!

Wie könnte sie erwiesen werden? Durch zuverlässige Immunitätsreaktionen und durch einen mit einer bestimmten Allergie übereinstimmenden Verlauf der Lungentuberkulose beim Menschen.

Zuverlässige sogenannte „Immunitätsreaktionen", die einen Maßstab darstellen der vollständigen Unempfänglichkeit des Menschen oder eines Versuchstiers gegen den Tuberkelbazillus, kennen wir bisher aber nicht. Sie deuten nur auf bestimmte Veränderungen der Empfindlichkeit oder der Reaktionsfähigkeit oder auf die Bildung bestimmter Stoffe im Organismus wie die Bildung von Antikörpern, unter dem Einfluß einer bestimmten Infektion hin, oder auf die veränderte Empfindlichkeit gegen Tuberkulin, die aber keinen selbstverständlichen Maßstab für die Empfänglichkeit aller Gewebe, oder wenigstens der Lunge, gegen Tuberkulose darstellt (Krkh.forschg 2, 294) und dergleichen. Wir wissen noch nichts genaueres von dem tuberkulösen Gift, ob es ein einfaches ist oder ob es mehrere gibt, und welche. Zur Infektion und infektiösen Entzündung sind aber wohl andere Eigenschaften oder ist eine andere Konstellation des Gewebes erforderlich als für die Bildung bestimmter Antikörper usw. Bakteriolysine könnten eine entscheidende Bedeutung haben, sie sind aber bei der menschlichen Tuberkulose nicht nachgewiesen.

Der Verlauf in bestimmten Fällen von Lungentuberkulose wäre vielleicht mit der bisher nicht nachgewiesenen Zunahme irgendeiner *mit*wirkenden Allergie vereinbar, bei tödlichem Verlauf aber kann von einer immer zunehmenden Immunität als alleiniger Beherrscherin eben des Verlaufs die Rede nicht sein. Es ist außerdem nicht erwiesen oder wahrscheinlich gemacht, daß die postprimäre Lungeninfektion keine Metastase in einer regionären Lymphdrüse ergebe infolge der eingetretenen Immunität, während doch die Lungentuberkulose metastatisch fortschreitet in der Lunge und in anderen Organen. Man müßte eine auf die Lymphdrüsen beschränkte Immunität annehmen. Die Lymphdrüsen können aber durch andere Faktoren freibleiben (s. weiter unten).

Aber auch die von RANKE angenommenen Stadien der morphologischen Veränderungen im menschlichen Körper stimmen nicht mit den autoptischen Befunden überein. Ohne auf Einzelheiten einzugehen, seien hier nur die Bemerkungen hierüber von Verfasser, BAUMGARTEN, SCHÜRMANN u. a. in zeitlicher Reihenfolge erwähnt. Auch die Krankengeschichten weisen unzählige eingreifende Schwankungen auf, die sich nicht mit dem RANKEschen Schema übereinbringen lassen. Man könnte mit gleichem Recht, d. h. mit ebensowenig ausreichender Begründung, behaupten, daß die Immunität gleichbliebe, die Virusstärke allein aber allmählich zu- oder abnähme. Welchen Einfluß die Ausbreitung der Tuberkulose auf die Natur der weiteren Gewebsveränderungen und den Verlauf hat, läßt sich nicht genau angeben. Es fehlt jedoch jeder Grund, ihr einen heilenden Einfluß zuzuschreiben. Man kann den Verlauf einer allgemeinen Miliartuberkulose nicht im allgemeinen „mild" nennen. Es gibt freilich subchronische Fälle, worin der Tod mechanisch durch kollateral-meningitischen Hydrocephalus einzutreten scheint und die Gewebsveränderungen auf eine relativ schwache Giftwirkung hinweisen. In anderen, keineswegs seltenen Fällen, ist der tödliche Verlauf jedoch akuter und deutet auch die Natur der Gewebsveränderungen (rasche Verkäsung trotz der starken hämatogenen Verteilung des Gifts) auf eine relativ geringe Immunität hin, d. h. auf ein anderes Verhältnis von der Virusstärke zur Empfänglichkeit. Wollte man Allergie allein für die Veränderungen verantwortlich machen, so müßte man oft verschiedene Allergien nach- oder sogar nebeneinander annehmen. So finden wir z. B. bei Phthisis fibrosa nebeneinander: altes und junges verkästes, altes und junges nichtverkästes Bindegewebe, so daß man zweimal eine proliferative und eine verkäsende Allergie nacheinander annehmen müßte. Vgl. auch die Befunde bei allgemeiner Miliartuberkulose (S. 180).

Es erscheint im übrigen eine scharfe Abgrenzung der Begriffe Durchseuchung, Immunität, Allergie, Resistenz und Immunitätsreaktionen überhaupt erwünscht. Alles in allem ist von vornherein die Möglichkeit zu betonen, aber nicht erwiesen, daß Allergie *mit* anderen Faktoren den Verlauf bestimmt, wobei sehr verschiedene quantitative Verhältnisse zu erwarten sind. Vgl. ferner S. 190f.

Welche sind die anderen Faktoren? Daß die *Virusstärke* sich bei tuberkulösen Entzündungen ändert, wissen wir aus vielen Beobachtungen. Die Zahl der Bazillen nahm in Hunderten von Versuchen über die Entstehung von Tuberkeln und von anderen tuberkulösen Veränderungen zu. Sollte dies auch bei der fortschreitenden Tuberkulose des Menschen nicht der Fall sein? Wir begegnen dabei manchmal Tuberkelbazillen in so großer Zahl, daß eine mitunter sogar beträchtliche Vermehrung stattgefunden haben muß. Über die Virulenz liegen nur noch wenige Angaben vor (s. unten). Es ist jedoch nach Analogie der Erfahrung bei anderen Infektionen kaum annehmlich, daß sie bei einer fortschreitenden Tuberkulose abnehmen sollte.

Auch bei der Entwicklung des mikroskopischen Tuberkels und sonstiger Miliarherde begegnen wir Verschiedenheiten (S. 149f.). BAUMGARTEN sah z. B. nach Impfung von Tuberkelbazillen in die Iris als erste Erscheinung Vermehrung von Bindegewebszellen, später Lymphozyten. In Versuchen anderer Forscher mit größerer Giftstärke erschienen zunächst gelapptkernige Leukozyten, diese schwanden dann und es folgten Lymphozyten. Bei akuter Verschlimmerung einer Tuberkulose erscheinen aber wieder gelapptkernige Leukozyten bei bestimmter Konstellation. Lymphozyten erscheinen wahrscheinlich bei geringer, gelapptkernige Leukozyten bei größerer Giftstärke, die negativ chemotaktisch auf Lymphozyten einwirkt. Woher aber der Schwund der gelapptkernigen Leukozyten im zweiten der soeben genannten Fälle? Wahrscheinlich, indem die Bazillen und ihr Gift durch die sich vermehrenden Bindegewebszellen und das Exsudat mehr festgehalten werden, so daß eine geringere Giftstärke in den kollateralen Gewebespalten auf die gelapptkernigen Leukozyten und Lymphozyten einwirkt und jene diesen Platz machen. Ob sich außerdem die Eigenschaften der Leuko- bzw. Lymphozyten unter Einfluß des Virus ändern, ist noch zu erforschen. Aber auch ohne solche Änderungen erscheinen obige Beobachtungen durch Änderungen der örtlichen Konstellation erklärlich. Diese Möglichkeit haben wir bei jeder Tuberkulose und Infektion überhaupt zu berücksichtigen.

Kehren wir jetzt zu unseren vier Verlaufsgruppen zurück. Die zwei idealen Fälle (S. 166f.) verstehen wir aus einer ungestörten Wechselwirkung zwischen Virus und tierischem Organismus in einer bestimmten Richtung, entschieden durch das anfängliche Verhältnis von der Virusstärke zur Empfänglichkeit. Der einfachste Fall ist die unaufhaltsam zum Tode führende fortschreitende Infektion durch Zunahme der Virusstärke und noch unbekannte Veränderungen der Körperkonstellation. Im zweiten idealen Fall kommt es zum Stillstand und Ausheilung. Wir können uns das vorstellen ähnlich wie eine Einwirkung von totem Virus, indem die lebenden Bazillen sich kaum vermehren.

Auch in den beiden anderen, nichtidealen Gruppen nimmt die Zahl der Tuberkelbazillen bei fortschreitenden Vorgängen im allgemeinen zu, bei eintretendem Stillstand bzw. Ausheilung hingegen ab. Dabei finden höchstwahrscheinlich fortwährende Wechselwirkungen zwischen Virus und menschlichem Organismus und zwischen den einzelnen Teilen des Organismus untereinander statt. Durch bestimmte Veränderungen der Körpereigenschaften kann die Virulenz zu- oder abnehmen, auch die Zahl der Bakterien, und umgekehrt. Was für Veränderungen es aber sind, muß weitere Forschung lehren. Es ist möglich, daß sich anfangs bestimmte Enzyme oder sonstige Stoffe bilden, später aber nicht mehr, oder umgekehrt, daß sie sich erst später bilden, anfangs nicht. Auch Beeinflussung der Virulenz durch andere innere oder äußere Faktoren ist möglich. Wenn aber die Virusstärke zu- oder abnimmt, werden im bereits geänderten Gewebe Veränderungen kaum ausbleiben. Obwohl wir nur wenig davon wissen, dürfen wir dies im allgemeinen doch schon annehmen.

Veränderungen der Virulenz haben LYDIA RABINOWITSCH und ORTH in der Tat bei einem seit seinem zweiten Lebensjahr mit Knochentuberkulose behafteten Kind festgestellt: Zwischen seinem 8. und 13. Lebensjahr wurden fünfmal Bazillenkulturen gewonnen, die zwar immer einen bovinen Stamm ergaben, aber mit wechselnder Virulenz; nach weniger virulenten Generationen wurden bei der letzten Untersuchung Bazillen mit sehr hoher Virulenz gefunden. Ferner fanden sie Bazillen von sehr verschiedener Virulenz in einem tuberkulösen Körper, je nach der Körperstelle, der die Bazillen entnommen wurden.

Es gibt aber außerdem *äußere Faktoren*, die auf das Virus im tuberkulösen Organismus oder auf diesen Organismus, oder auf beides einwirken. Auch dann, wenn sich die Immunität ohne sie ändern sollte, müßten wir sie wegen ihrer großen Bedeutung genau berücksichtigen. Ihr Einfluß auf den Verlauf steht nach weitverbreiteter klinischer Wahrnehmung über allem Zweifel. Wenn so vorbildlich typische akute Infektionskrankheiten, wie Pocken und Typhus abdominalis so häufig atypisch sind (Alastrim, Varizellen usw.), während auch akute Grippe und andere akute Infektionskrankheiten chamäläontische Eigenschaften zeigen, darf es schon von vornherein nicht wundernehmen, daß die chronische Lungentuberkulose viele Abweichungen aufweist, weil besonders die nicht bettlägerigen Kranken sich vielen äußeren Einflüssen aussetzen. Die Faktoren, die den Verlauf beeinflussen, sind aber zum Teil auch innere. Es ist zur Zeit manchmal schwer zu entscheiden, ob ein den Verlauf beeinflussender Faktor allein das Virus, allein den Organismus oder beides primär ändert.

Es kann die Wirkung des bereits im Organismus wirksamen Virus verstärkt werden durch *Super-* oder *Reinfektion* (besonders RÖMER, ORTH und ASCHOFF). Wir werden das Wort Reinfektion allein gebrauchen zur Andeutung jeder zweiten oder späteren, also postprimären exogenen Infektion der Lunge, gleichgültig, ob die vorherige infektiöse Gewebsveränderung noch nicht vollständig abgeklungen war (Superinfektion) oder in der Bildung eines Kalkherdes oder eines sklerotischen sterilen Knotens schon ihren Abschluß gefunden hatte. Den Ausdruck endogene Reinfektion, womit man entweder Aufflammen oder Metastase meint, vermeiden wir, weil er leicht zu Mißverständnis führt. Will man einen zweiten tuberkulösen Herd in der Lunge, der einer Metastase von ·einem Herd außerhalb der Lunge in demselben Körper aus zuzuschreiben ist, als Folge einer endogenen Reinfektion nicht des Körpers, sondern der Lunge bezeichnen, so besteht dagegen wohl kaum Bedenken, falls man seine Absicht deutlich angibt und immer „endogene" hinzufügt.

Wir anerkennen grundsätzlich von vornherein die Möglichkeit einer exogenen Reinfektion der Lunge, wenn der betreffende Mensch einer zweiten oder sogar mehrfacher Ansteckung ausgesetzt war, wie z. B. der neunmonatige Säugling (S. 170). Es liegt bisher kein einziger Grund vor, etwa eine erworbene Immunität, sie für unmöglich zu halten. Es gibt im Gegenteil Fälle, worin sie durch die von der ersten Infektion geschaffenen proliferativen Veränderungen von bestimmtem Grade und Ausdehnung und die damit einhergehende Erhöhung der physikalischen Gelegenheit und vielleicht auch der biochemischen Empfänglichkeit begünstigt werden dürfte. Man hat aber manchmal ohne ausreichenden Grund der ersten Infektion eine immunisierende oder im Gegenteil eine empfänglicher machende Wirkung zugeschrieben. Es ist überhaupt eine zu beantwortende Frage, ob der ältere Herd die Entstehung des zweiten beeinflußt hat. Beschränken wir uns aber auf die Ergebnisse der morphologischen Untersuchung der menschlichen Lungen zur Beantwortung der Frage nach der Häufigkeit der (exogenen) Reinfektion dieses Organs, so ist die daraus abzuleitende Antwort oft nicht entscheidend. Wir haben S. 153 schon die Schwierigkeiten und Fehlerquellen bei der Bestimmung des relativen Alters verschiedener Herde erwähnt. Finden sich aber in einer Lunge ein unverkennbar junger und ein ebenso unverkennbar älterer Herd, so wäre der junge allein dann als exogenes Reinfekt zu deuten, wenn der andere Herd nicht als Quelle einer Metastase in Betracht käme und kein anderer älterer Herd im Körper nachweisbar wäre, eine genaue vollständige Autopsie vorausgesetzt. Es ist jedoch nicht immer möglich, die Frischheit eines Herds zu beweisen. Ein anscheinend frischer Herd kann entstanden sein durch Aufflammen an Ort und Stelle eines alten Herds, dessen Reste durch Verkäsung oder Erweichung nicht mehr nachweisbar sind.

Findet man aber einen frischen exsudativen außer einem fibrös-hyalinen oder verkalkten Herd ohne Zeichen einer Erweichung oder frischer Entzündung, ohne flüssiges oder geronnenes Exsudat oder gelapptkernige Leukozyten und ohne irgendeine offene Verbindung dieses alten Herds mit der Blutbahn und den Luftwegen, während auch jeder Anhaltspunkt für die Auffassung des frischen Herds als lymphogene Metastase fehlt, so darf man diesen Herd als ein Reinfekt betrachten, wenn man diesen Befund so häufig erhebt, daß ein anderer Herd in Muskeln, Knochen usw. als mögliche Quelle einer Metastase sehr unwahrscheinlich wird, vorausgesetzt, daß der tuberkulöse Ursprung des älteren Herds *bakteriologisch* festgestellt ist. Daß es röntgenoskopisch nicht gelingt (SCHRÖDER), Reinfektionsherde von anderen zu unterscheiden, kann nicht wundernehmen. Man hat viel häufiger einen Primärinfekt und eine postprimäre Tuberkulose angenommen als durch unanfechtbare Befunde sichergestellt. GHON, KREIDER und KUDLICH betonen m. E. mit Recht, daß die bisher angegebenen Kennzeichen nicht ausreichen zur zahlenmäßigen Beantwortung der Frage nach der Häufigkeit der exogenen Reinfektion. Finden sich zwei Herde im gleichen Wurzelgebiet einer Lymphdrüse in der Lunge und ein Herd in dieser Lymphdrüse, so ist die Entscheidung lange nicht immer möglich, ob es nur ein einziger Regionärkomplex ist, und wenn ja, ob er älter oder jünger als der dritte Herd ist.

Mit Hinsicht auf die aus dem Primärinfekt ohne weiteres abgeleitete, aber bisher noch in keiner Weise auch nur annähernd nachgewiesene Allergie sei nur betont, daß keine Tierversuche oder Beobachtungen am Menschen bisher vorliegen, die zur Annahme berechtigen, es habe eine klinisch immer verborgen gebliebene und schon seit vielen Jahren im Kindesalter ausgeheilte oder zum Stillstand gekommene, meistens sogar hypothetische Tuberkulose noch irgendeine immunisierende oder allergisierende Nachwirkung beim Erwachsenen. Nach ASCHOFF heilen gerade die Primäraffekte bei der Mehrzahl aller Menschen glatt aus. Wie lange dauert eine allergisierende Nachwirkung überhaupt? Wir müssen Belege fordern. Demgegenüber hat man in vielen Fällen nachgewiesen, daß Unterernährung, Überanstrengung, lange dauernder Kummer usw. dem klinischen Ausbruch der Lungentuberkulose voraufging.

Wir werden jetzt besprechen, wie einige Faktoren den Verlauf beeinflussen, und anfangen mit den *seelischen*. Aufregungen können die Bluttemperatur von Tuberkulösen um mehrere Zehntelgrad erhöhen; dies ist sehr häufig und wird täglich wieder immerfort sichergestellt. Charaktereigenschaften sind von großer Bedeutung: wer Selbstbeherrschung, Ergebung, aber auch Mut und Ausdauer im Vollführen der ärztlichen Vorschriften hat, bietet ceteris paribus mehr Heilungschancen als der Sorglose oder Überreizbare (vgl. auch CORNET S. 783). Der Stoffwechsel und seine Änderungen stehen auch unter solchen Einflüssen. Wir wissen aber leider fast nichts Weiteres darüber. In den letzten Jahren schenkt man diesen Fragen mehr Aufmerksamkeit. Wie wiederholte körperliche oder seelische Überanstrengung — in beiden Fällen wird der ganze Organismus erschöpft — den Verlauf beeinflußt, ist eine noch nicht beantwortete Frage. Wir verfügen allerdings über einige Andeutungen, zunächst über Änderungen der Blutverteilung, die wir sogleich besprechen werden.

Daß geistige oder körperliche *Anstrengung*, die für einen normalen Menschen keine nennenswerte Bedeutung haben würde, die Bluttemperatur eines fiebernden Kranken mit Lungentuberkulose oder mancher anderen Infektionskrankheit etwa um $0,4°$ oder mehr erhöhen kann, ist gleichfalls sehr oft durch ärztliche Beobachtung sichergestellt. Auch hat die Erfahrung gelehrt, daß die Bluttemperatur eines nicht fiebernden Menschen mit „aktiver" Lungentuberkulose durch Körperbewegung rascher und höher ansteigt und länger erhöht bleibt als die eines normalen Menschen. Grübeln, Denken über bestimmte Gegenstände, sogar Lesen von ganz leichten Aufsätzen vermögen die Bluttemperatur eines solchen Kranken zu erhöhen. Aber auch dann, wenn sie nicht ansteigt, ist ein unerwünschter Einfluß noch nicht ausgeschlossen.

Wie diese Anstrengungen wirken, wissen wir nicht. Aber auch die Bereitschaft zur Erhöhung der Bluttemperatur eines bettlägerigen Menschen ohne irgendeine Infektion, z. B. bloß mit einem Knochenbruch, erweist sich oft als erhöht bei den ersten Gehversuchen (A. P. 663). Der Wärmehaushalt war eine Zeitlang eine andere, die Innervation der Blutgefäße schon ohne Fieber durch die lange Bettruhe und Bettwärme gestört, die Anstrengung der etwas entwöhnten Muskeln ist meistens auch eine größere. Dies alles gilt noch mehr für Menschen mit einer fieberhaften Infektion. Außerdem ergibt ein Infektionsherd eine neue Quelle der Temperaturerhöhung: Erschlafft der Gefäßtonus durch seelische Erregung, geistige oder körperliche Anstrengung, Hungern und dergleichen, so ist es von vornherein möglich, wenn nicht wahrscheinlich, daß die Blutgefäße in bzw. neben einem Entzündungsherd, hier einem Tuberkuloseherd, sich erweitern, so daß der Herd bzw. auch seine Umgebung, blutreicher und mehr durchblutet wird und sich mehr Gewebesaft bildet. Akute oberflächliche Entzündungsherde können dadurch anschwellen, klopfen usw. Sogar dann, wenn der tuberkulöse Lungenherd selber keine Blutgefäße und keine eigene Gewebesaftbildung hat, wird er infolgedessen durch mehr Gewebesaft ausgespült. Dies gilt wenigstens, solange nicht die Atembewegungen zugleich an Tiefe abnehmen, so daß die Bewegungsenergie sogar kleiner werden kann. Bleiben sie aber gleich tief, so nimmt die Bewegungsenergie zu.

Die stärkere Ausspülung wird bei einer dazu geeigneten Konstellation mehr Gift als sonst durch den Gewebesaft in die Blutbahn bringen, was Anstieg der Bluttemperatur zur Folge hat. Zugleich kann aber auch entzündungserregendes freies Gift, ja sogar lebendes Virus durch den Gewebesaft aus dem Herd in das anstoßende Gewebe verschleppt werden und kollaterale bzw. selbständige infektiöse Entzündung erregen. Weil für beides eine gewisse Stärke des freien Gifts bzw. der Bazillen erforderlich ist, dürfte wohl nicht jede Hyperämie des Herds oder seiner Umgebung von kollateraler, giftiger und noch seltener von selbständiger infektiöser Entzündung gefolgt werden. Die Gefahr nimmt aber mit jeder Wiederholung zu, so daß man bei der Behandlung von Lungentuberkulösen alle möglichen „Reize" zu vermeiden hat, die die infektiöse Entzündung anfachen könnten. Auch Abhärtung und schon eine Freiluft-Liegekur kann im Beginn schaden, wie ROMBERG den Standpunkt neulich zusammenfaßte.

Durch das in die Umgebung verschleppte Gift kann eine kollaterale Hyperämie mit oder ohne Entzündung mit stärkerer Ausspülung des Herds einige Zeit anhalten und damit die Ernährung der Bazillen im Herd verbessert und diese zu Vermehrung, vielleicht mit Zunahme ihrer Virulenz, gebracht werden usw. Es kann auch Verkäsung oder Erweichung bereits verkästen Gewebes im Herd gefördert werden. Dann kann infektiöse Vergrößerung des Herds, ja Verkäsung des kollateral entzündeten Gebiets erfolgen. Findet sich eine feste bindegewebige Kapsel im peripheren Teil des Herds, dann wird kollaterale Hyperämie mit vermehrter Ausspülung schwer erfolgen, und zwar um so schwerer, je fester bzw. sklerotischer die Kapsel und je enger die Gewebespalte darin geworden sind.

Die autoptischen Befunde VIRCHOWS (1890) bei den ersten mit Tuberkulin behandelten Kranken (Hyperämie ringsum ältere Tuberkuloseherde, wie VIRCHOW sie nie zuvor gesehen hätte) deuten auf die Gefahr von Tuberkulineinspritzungen hin. Wie man dabei Aufflammen und Fortschreiten der infektiösen Veränderungen sicher zu vermeiden vermöchte, ist keineswegs klar: Man weiß nichts von der Empfindlichkeit des Lungengewebes gegen Tuberkulin, folglich auch nichts von dem Grad der zu erwartenden Hyperämie und Ausspülung, auch nichts von der zur proliferativen Reizung erforderlichen Stärke des Tuberkulins und nichts von der Stärke der Tuberkulinlösung, die den tuberkulösen Herd und seine Umgebung erreicht.

Langdauernde *Erschöpfung*, *Überanstrengung*, *Hungerzustände* (man denke an die starke Zunahme der fortschreitenden Tuberkulose im Weltkrieg) vermögen aber stärkere Wirkungen auszuüben, wovon wir nichts Näheres wissen, obwohl wir im allgemeinen annehmen dürfen, daß das Gleichgewicht der Wechselwirkungen um so mehr gestört werden wird, je nachdem mehr Organe stärker und während längerer Zeit ohne ausreichende Assimilation und Ruhe in Anspruch genommen werden. Auch angestrengte Säuglingspflege mit häufigen Störungen der Nachtruhe vermag eine latente oder schon erkannte Lungentuberkulose der Mutter anzufachen.

Daß der Einfluß von Hungerzuständen eingreifend sein kann, verstehen wir ohne weiteres, wenn wir bedenken, daß richtige Ernährung einen allgemein anerkannten heilenden Einfluß auf Tuberkulose überhaupt und insbesondere auf Lungentuberkulose ausübt. Daß Diabetes nach vielen klinischen Angaben das Fortschreiten von Lungentuberkulose fördert, ist wahrscheinlich von demselben oder von einem ähnlichen Gesichtspunkt aus zu verstehen. Welche Veränderungen des Stoffwechsels bei allgemeinem Hungern oder bei Diabetes besondere Bedeutung haben, wird freilich eine noch zu lösende Frage sein, sobald wir den intermediären Stoffwechsel dazu ausreichend genau kennen werden. Wir dürfen aber annehmen, daß die Abnahme der Widerstandsfähigkeit oder des Aushaltungsvermögens durch Hungern oder Diabetes eine Rolle spielt. Der Tonus der Schlagader wird eher erschöpft, so daß Hyperämie eines Tuberkuloseherds oder seiner Umgebung und stärkere Ausspülung des Herds eher eintritt. Welche Veränderung erleidet aber die Gewebsempfänglichkeit für tuberkulöse Infektion?

Auch bei anderen mehr oder weniger allgemeinen Wirkungen dürfte Hyperämie des Herds oder seiner Umgebung eine Rolle spielen. So rufen die *Menses* oft eine akute Störung wie das Bild einer heftigen Herdreaktion, wie sonst nach zu großen Dosen Tuberkulin, hervor: „Unter Fieberanstieg nimmt die Dämpfung über den Herden zu, die Atmung wird hauchender, man hört dichteres feuchteres Rasseln" (SCHRÖDER). BRECKE (Hdb. I, Abb. 125) bringt die Fieberkurve einer subfebrilen Lungentuberkulose mit menstruellen oder prämenstruellen Erhebungen der Bluttemperatur bis auf 41,5°. Es könne sogar zum Blutauswurf kommen. CORNET u. a. haben schon längst vikariierende menstruelle Lungenblutungen anerkannt. (Vgl. ferner GABBE, FRIEDRICH.) Diese Erscheinungen deuten auf eine bei der Menstruation entstehende Lungenhyperämie hin.

Ferner vermögen verschiedene infektiöse *Bronchitiden* Lungentuberkulose unter bestimmten Umständen anzufachen. Wahrscheinlich dann, wenn eine absteigende Bronchitis zu einer Hyperämie des Lungengewebes führt, das einen anfachungsfähigen Herd umgibt oder wenigstens auf einer Seite damit zusammenhängt. Es ist auch möglich, daß die Lungenhyperämie nicht eine örtlich kollaterale bei einer absteigenden Bronchitis bzw. Bronchiolitis ist, sondern durch Aufnahme in das Blut von mikrobiellem Gift von den infektiös entzündeten Bronchialzweigen aus erfolgt. Eine Bronchitis kann auch den Lungenherd selbst erreichen (S. 186).

Ein Schnupfen, der zu einer absteigenden Tracheobronchitis führt, kann auf beide Weisen eine Lungentuberkulose anfachen. Geht eine heftige absteigende Bronchitis-Bronchiolitis ohne Aufflammen eines Tuberkuloseherds vorüber, so hat entweder keine ausreichende Hyperämie den Herd erreicht, oder der Herd war nicht ausreichend anfachungsfähig. Die erste Möglichkeit ergibt sich aus vielen klinischen und autoptischen Befunden, wonach sogar eine heftige akute Bronchitis sich auf kaudale Bronchialzweige beschränken kann, so daß ein Herd im kranialsten Viertel außerhalb ihres Bereichs liegt. So wird auch die starke Hyperämie eines kaudalen Abschnitts im Anfang einer fibrinösen Pneumonie einen tuberkulösen Herd im kranialsten Viertel unbeeinflußt lassen. JÜRGENSEN vermeldet aber unter 5738 Fällen von Pneumonie 60 mit Lungentuberkulose als Nachkrankheit, in Stockholm fand man es 36mal bei 2616 Kranken, in Basel 4mal bei 230 Kranken (vgl. STAEHELIN). Man muß freilich die Möglichkeit berücksichtigen, daß die akute Pneumonie keine gewöhnliche „fibrinöse", sondern schon vom Anfang an eine kollaterale tuberkulöse war, weil Autopsie dies nicht ausschloß.

Andrerseits vermag auch eine wenigstens anfangs nicht-infektiöse Bronchitis mit Lungenhyperämie Lungentuberkulose anzufachen. So haben deutsche Ärzte während des Weltkriegs Fälle beobachtet, worin nach einer akuten Vergiftung mit einem Kampfgas eine hartnäckige Bronchitis entstand, in deren Verlauf eine alte latente Lungentuberkulose aufflammte (SCHRÖDER, STAEHELIN). Auch französische Beobachter berichten über eine Reihe solcher Fälle. Die nach Gasvergiftung zum Ausbruch kommende Lungentuberkulose soll sich durch Bösartigkeit kennzeichnen (GIMBERT, MÉNÉTRIER und MARTINEZ, GOUGET).

Erkältung kann zu absteigender Bronchitis führen und dadurch Lungentuberkulose beeinflussen. Sie vermag dies aber wahrscheinlich auch in anderer

Weise zu tun, nämlich indem Abkühlung von gewissem Grad eines gewissen Teils der Körperoberfläche während gewisser Zeit ohne rasch erfolgende arterielle Hauthyperämie innere Organe, insbesondere die Lungen, blutreich macht (S. 122). Auch hier wird nicht immer, wie sich ohne weiteres versteht, die Tuberkulose aufflammen müssen, auch dann nicht, wenn die Bluttemperatur mehrere Zehntelgrad ansteigt.

Hier sei auch auf die Einwirkung von *Sonnenstrahlen* und von Höhensonne hingewiesen, die nach der bisherigen Erfahrung Lungentuberkulose anzufachen vermögen; ob durch örtliche hyperämisierende Wirkung oder durch Verringerung des allgemeinen Gefäßtonus oder in anderer Weise, muß weitere Forschung lehren.

Bestimmte *Witterungen* können eine Bronchitis erregen oder anfachen oder durch Abkühlung der Körperoberfläche Lungenhyperämie und vielleicht noch andere die Tuberkulose fördernde Veränderungen hervorrufen.

Die Bedeutung *klimatischer* Einflüsse ist noch keineswegs ausreichend sichergestellt und noch weniger aufgeklärt. Nach vielfacher Erfahrung genesen einige Lungentuberkulösen, die aus dem Tiefland in das Hochgebirge ziehen, während andere sofort ernster krank werden. Schon Störungen des Schlafs und der Verdauung, die dabei eintreten können, sind dafür verantwortlich zu machen. Ob es aber im übrigen allein auf die Form der Lungentuberkulose und nicht auf die ganze persönliche Konstellation ankommt, müssen weitere vergleichende Untersuchungen ausmachen.

Drei *Infektionskrankheiten* fachen Lungentuberkulose manchmal an, nämlich Masern und Keuchhusten bei Kindern, und Grippe vor allem bei jugendlichen Personen. Einige Sanatoriumärzte haben betont, daß Lungentuberkulösen ohne besonderen Schaden Grippe überstanden hätten, während andere auf ihre gegenteilige Erfahrung hinweisen. Beide Erfahrungen können gleich zuverlässig sein, aber jede nur für bestimmte Formen von Grippe und für bestimmte Lungenkranken. Es gilt auch hier, daß nicht jede Grippe mit gleicher absteigender Bronchitis und gleicher Hyperämie von Lungengewebe einhergeht, das mit dem tuberkulösen Herd zusammenhängt. Grippekranken außerhalb eines Sanatoriums werden vielleicht mehr gefährdet, weil sie sich nicht vom Anfang der Grippe an richtig schonen. Ich habe selber vor etlichen Jahren mehrere Fälle obduziert, wo nach ärztlicher Angabe Grippe der akuten käsigen bronchopneumonischen Tuberkulose vorausgegangen wäre.

Ähnliches gilt für die Wirkung von Bronchitis nach Masern und Keuchhusten bei Kindern. Nach meiner beschränkten Erfahrung finden wir dabei vor allem vergrößerte und verkäste parabronchiale Lymphdrüsen. Von diesen aus kann vielleicht retrograde Infektion des Wurzelgebiets ihrer Lymphgefäße in der Lunge erfolgen. Finden wir aber käsige Herde in diesem Wurzelgebiet, so ist die Möglichkeit einer orthograden lymphogenen Verkäsung der regionären Lymphdrüsen von diesem Wurzelgebiet aus nicht weniger zu berücksichtigen. Es sind vor allem subakute oder chronische Fälle von Bronchitis nach Masern oder Keuchhusten, wo wir mehr oder weniger ausgedehnte zellige oder zelligproliferative Entzündung des peribronchialen und perivaskularen Gewebes finden, wodurch die Lymphabfuhr beeinträchtigt sein mag mit Zunahme der physikalischen Gelegenheit für Anhäufung von „gelöstem" Gift und Mikroben. Nach FINKLER komme bronchopneumonische Tuberkulose bei Kindern häufiger vor nach Masern, Keuchhusten und Grippe. Auch ich habe sie früher mehrmals gesehen. Es wäre eine Untersuchung nach Zusammenhang mit den Jahreszeiten erwünscht.

Die Bedeutung der *Mischinfektionen* für Lungentuberkulose vermögen wir noch nicht abzugrenzen. Sie ist freilich überschätzt worden, wir dürfen ihr jedoch nicht jede Bedeutung absprechen. Nicht allein, weil nicht-tuberkulöse Bronchitis in manchen bestimmten Fällen durch Hyperämie des Lungengewebes eine Lungentuberkulose anfachen kann, sondern auch weil im tuberkulösen Lungengewebe andere Bakterien als der Tuberkelbazillus nachgewiesen worden sind, deren Bedeutung noch nicht sichergestellt ist. Auf keinen Fall würde Mischinfektion in bestimmten Fällen das Vermögen des Tuberkelbazillus, allein sämtliche Entzündungsformen hervorzurufen, zweifelhaft machen. Von großer Bedeutung sind die Fälle, worin man bei früher Autopsie im veränderten Lungengewebe allein Tuberkelbazillen findet.

Stumpfes *Trauma*, ein Schlag gegen die Brust, vermag unter bestimmten Umständen eine Lungentuberkulose anzufachen, durch unmittelbare Schädigung, Zerreißung des Lungengewebes oder durch Lungenhyperämie mit oder ohne Blutungen. Daß auch tiefe Einatmungen beim Auskultieren oder Hustenstöße, wozu der Kranke mitunter sogar aufgefordert wird, kräftiges Lachen, Schreien oder sonstige Preßbewegungen eine ähnliche Wirkung haben können, müssen wir annehmen. Kräftige Dehnung eines etwas versteiften tuberkulösen Gelenks, um es beweglich zu machen, hat schon mehrmals ein heftiges Aufflammen zur Folge gehabt, ebenso Massage bei tuberkulösem Hydrops genu. Solche die Tuberkulose anfachende Wirkungen müssen nicht sofort, sie können im Gegenteil erst allmählich, nach einiger Zeit, erkennbar werden. Wie viele „spontane" Verschlimmerungen einer Lungentuberkulose wären durch tiefe Einatmungen, Hustenstöße usw. zu erklären? Sie sind auch zwecks einer Auskultation zu unterlassen. Außerdem beachte man die Gefahr einer Hustenmetastase.

Wir haben schon hervorgehoben, daß vermehrte Ausspülung eines Herds zu Verschleppung von freiem Gift und Bazillen, zu vermehrter innerer Atmung des Herds und dadurch auch zu vermehrten Lebensäußerungen der Bazillen führen kann. Vermehrte Ausspülung kann die Folge von Zunahme der m des Gewebesafts bei gleichbleibenden Atembewegungen sein. Nehmen auch diese an Tiefe zu, so erfährt auch die Geschwindigkeit v einen Zuwachs, so daß die Bewegungsenergie $\frac{1}{2}m \cdot v^2$ um so mehr zunimmt. Je mehr die kollateralen Gewebespalte bei einem tuberkulösen Herd bei der Einatmung erweitert und bei der Ausatmung verengert werden, mit um so größerer Geschwindigkeit wird Gewebesaft aus dem Herd, der ein nahezu unveränderliches Volumen hat, ausgesogen und während der Ausatmung eingepreßt.

Für die weiteren Veränderungen im Herd kommt es nun darauf an, was überwiegt: die Vermehrung von Bazillen und ihrem freien Gift im Herd oder die vermehrte Ausspülung von Gift oder beidem in die kollateralen Gewebespalte. Der Unterschied entscheidet, ob die Virusstärke im Herd gleich bleibt, zu- oder abnimmt. Verkäsung, Erweichung usw. können erfolgen durch Zunahme der Virusstärke. Es würde deshalb der Versuch, etwa durch Ausspülen Heilung zu erzielen, höchst gefährlich sein, so lange wir nicht alles genau beherrschen.

Könnten wir nun etwa die Ausspülung eines Lungenherds nach Willkür durch tiefere Atembewegungen vergrößern? Abgesehen von einer möglichen unerwünschten Gewebszerreißung oder nachträglichen Hyperämie des Gewebes (S. 52), nur innerhalb gewisser Grenzen, weil immer stärkere Dehnung der Lunge zu Emphysem, d. h. Anämie und Trockenheit des Lungengewebes und damit zur Abnahme der Bewegungsenergie des Gewebesafts, führen würde. Dadurch würde freilich die Empfänglichkeit für Tuberkulose wahrscheinlich abnehmen.

Eine zweite Frage ist, welche Veränderungen der physikalischen Gelegenheit und der biochemischen Empfänglichkeit des anstoßenden Gewebes aus einer kollateralen Hyperämie bzw. Entzündung erfolgen. Die physikalische Gelegenheit wird im allgemeinen um so größer, je mehr die Atembewegungen an Tiefe abnehmen. Von Veränderungen der biochemischen Empfänglichkeit wissen wir nichts außer dem Einfluß der veränderten inneren Atmung für die Lebenseigenschaften des Gewebes und des Bazillus.

Durch venöse Blutstauung könnte der Gewebesaft ebenfalls zunehmen, wahrscheinlich jedoch mit geringerer innerer Atmung des Herds.

Daß die *Atembewegungen* eine Tuberkulose anzufachen oder wenigstens ihre Ausheilung aufzuhalten vermögen, haben die Erfolge der vollkommenen Ruhigstellung der Lunge durch künstlichen Pneumothorax oder thorakoplastische Eingriffe in bestimmten Fällen gelehrt. Sie haben die Richtigkeit der alten klinischen Annahme bestätigt, daß seröses Exsudat in bestimmter Menge einen heilsamen Einfluß auf Lungentuberkulose auszuüben vermag, daß seine Entfernung aber von Verschlimmerung gefolgt werden kann (EICHHORST, FRÄNTZEL, LOOMIS, LITTEN u. a.). Man darf sie aber nach klinischer Erfahrung nur in bestimmten Fällen anwenden. Folgender autoptischer Befund erklärt sich grundsätzlich in derselben Weise. Bei einer 52jährigen kleinen Frau fand Verfasser ein kindskopfgroßes Aneurysma des Aortenbogens, das kranialwärts bis zur Incis. manubrii iugularis, nach links bis über den Rippenepiphysen, nach rechts bis zur Sternallinie reichte. In der Brustwand zeigte sich ein dem Aneurysma entsprechender Buckel bis zur 5. Rippe. Das Herz war so stark kaudalwärts gedrängt, daß es eine ziemlich tiefe Grube in der Leber gemacht hatte und die kaudale Lebergrenze sich ungefähr 1 cm kaudal vom Nabel fand. Die Herzspitze war etwas nach links verschoben. Die rechte Thoraxhälfte war etwas vorgewölbt, die linke in ihren Seitenteilen etwas eingesunken. Die rechte Lunge war in hohem Grade emphysematös in allen peripheren, außer den kranialen paravertebralen Teilen, nirgends verwachsen. Keine Flüssigkeit interpleural, etwa 150 ccm im Herzbeutel. Die linke Lunge war überall mit der Brustwand, aber nicht mit dem Zwerchfell, fest verwachsen, in frontaler Richtung, besonders im kranialen Abschnitt, bedeutend verkleinert, eigentümlich abgeflacht. Sie war in allen Abschnitten zähfest, luftarm und in verschiedenem Grade grau „gelatinös infiltriert". In diesem Gewebe fanden sich zerstreut verschiedenartige Tuberkuloseherde. Während aber im zum Teil eingedrückten kranialen Abschnitt nur vereinzelte winzige peribronchiale Käseherde sichtbar waren, nahmen die Herde kaudalwärts bedeutend an Zahl und Größe zu. Im kaudalen Abschnitt war ein Dutzend Kavernen von Erbsen- bis Apfelgröße; außerdem verkäste Herde und eitrige Bronchitis. Die rechte Lunge war vollkommen frei von Tuberkulose, so auch die rechten parabronchialen Lymphdrüsen. Diese waren links ebenso wie einige Mediastinaldrüsen, vergrößert, zum Teil verkäst oder eitrig entzündet.

Wir sehen in diesem Fall, im Gegensatz zur gewöhnlichen Verteilung, gerade kranial sehr geringe, kaudal hingegen weit fortgeschrittene tuberkulöse Veränderungen. Wir müssen aus den Befunden, auch an der linken Brustwand, ableiten, daß die Atembewegungen der ganzen linken Lunge abgenommen hatten, insbesondere in ihrem kranialen Abschnitt. Infolgedessen war die Tuberkulose in diesem Abschnitt beschränkt geblieben, vielleicht sogar in Rückbildung, im kaudalen Abschnitt aber so weit fortgeschritten, wie wir es sonst bei fortgeschrittener Tuberkulose im kranialen Abschnitt sehen; wir haben Grund, dies einer Abnahme der Atembewegungen des kaudalen Lungenabschnitts zuzuschreiben, die etwa den normalen kranialen Atembewegungen gleich oder vielleicht etwas geringer geworden waren.

So kommen wir zur folgenden Vorstellung, die allerdings noch weiterer Begründung bedarf. Vollständige Ruhigstellung des Lungengewebes mit Verkleinerung der Lungenbläschen bedeutet Verengerung und stärkere Schlängelung der Lungenkapillaren, also erhebliche Zunahme des Widerstands für den Blutstrom und, wenn die Herztätigkeit nicht sehr verstärkt wird, oder sogar trotzdem eine verringerte Durchblutung des Gewebes. Sollte in der Zeiteinheit durch vermehrte Herzwirkung die normale (gleiche) Blutmenge durch das verengerte Stromgebiet fließen, so müßte die (lineare) Geschwindigkeit größer sein, was eine Verringerung der inneren Atmung zur Folge haben könnte. Aber außerdem ist die äußere Atmung, also der Gasaustausch zwischen Blut und Alveolenluft, erheblich gestört, indem die Atembewegungen ganz oder fast ganz aufgehört haben, wie wir voraussetzten. Solch zusammengeschrumpftes, nahezu atelektatisches Lungengewebe ist außerdem trockner als normales, was wir aus den verkürzten und verengerten Blutgefäßen und Gewebespalten verstehen. Findet sich in solchem Gewebe ein tuberkulöser Herd, so wird dieser viel weniger, ja kaum ausgespült durch den spärlichen Gewebesaft, der nur sehr schwer durch die Gewebespalte fortbewogen wird, indem die Atembewegungen ganz oder nahezu aufgehört haben. Alles in allem wird der Sauerstoffgehalt des Gewebes und des Herds sehr niedrig, nahezu Null, was dem sehr sauerstoffbedürftigen Tuberkelbazillus das Leben erheblich erschwert bzw. unmöglich macht, um so mehr, indem CO_2 und andere Stoffe, die für den Bazillus zum Teil giftig sind, sich anhäufen. Wir nehmen dies nach Analogie von anderen Zuständen an. Kommt noch Zusammendrückung der Lunge durch Pneumothorax unter mehr als atmosphärischen Druck hinzu, so werden die weitesten Venen am meisten verengert, so daß venöse Blutstauung zu obigen Störungen hinzukommt, was weitere Abnahme des Gaswechsels bedeutet. Lungengewebe wird nicht leicht ödematös durch venöse Stauung, so daß nicht bald der Saftgehalt des Gewebes ansteigen wird. Ob venöses Blut noch in anderer Weise dem Tuberkelbazillus schadet, wissen wir nicht. Die Wirkung einer Blutstauung bestimmten Grades auf Tuberkulose eines Gelenks ist vielleicht schon durch obige Überlegung begreiflich. In der verkleinerten Lunge dürften aber die Lebensbedingungen für den Tuberkelbazillus viel schlechter sein wegen der geringeren Durchblutung und Ausspülung, des fast gänzlichen Fehlens von freiem Sauerstoff usw. Die Wirkung der Atemruhe einer verkleinerten Lunge auf Lungentuberkulose dürfte eine stärkere sein als die einer Ruhigstellung eines tuberkulösen Gelenks, weil hier die Durchblutung eine stärkere bleibt als dort.

Alles in allem kann es nicht wundernehmen, daß die Tuberkulose in einer solchen verkleinerten, ruhig gestellten Lunge zum Stillstand, ja allmählich zu Rückbildung und Ausheilung kommt, während nach pathologisch-morphologischen Untersuchungen von FORLANINI, GRÄTZ, WARNECKE, KISTLER, BRUNS, DUNIN, JEHN, TOMASZEWSKI entzündliche Bindegewebsbildung und Sklerose (wohl mit Sterilisierung) erfolgen mit peribronchialen Entzündungsherden und beträchtlicher bindegewebig-sklerosierender Pleuraverdickung, die man (mit Recht?) einer Reizung durch den Pneumothorax-Stickstoff zuschreibt. Auch eine interlobulare und peribronchiale Bindegewebsbildung bedeutenden Umfangs ist möglich. Schrumpfung interlobularen Bindegewebes und der verdickten Pleura muß zu weiterer Verkleinerung der Lunge führen. Nach einiger Zeit fand man noch kaum tuberkulöse Veränderungen.

Kommt der Pneumothorax zur richtigen Wirkung, so tritt Abfall des Fiebers ein, Schwund des Nachtschweißes, der Appetitlosigkeit und der Abmagerung, indem Resorption von Gift aus einem tuberkulösen Herd ausbleibt (es fehlt die Ausspülung nahezu). Füllt man aber den Pneumothorax nicht ausreichend nach, so dehnt sich die Lunge wieder und es kehren die Krankheitserscheinungen wieder (BRAUER und SPENGLER). Dann kehren die früheren anatomisch-funktionellen Verhältnisse wieder. Daß in der Tat die zusammengezogene Lunge am wenigsten, weniger als in Exspirationsstellung und noch weniger als in Inspirationsstellung durchblutet wird, geht nicht nur aus früheren Bestimmungen von Heger und Spehl, Verfasser, Bruns, sondern auch aus den Untersuchungen von Le Blanc an Tier und Mensch und dann von Cloetta hervor (S. 23). Die Bewegungsenergie des Gewebesafts und der Lymphe nimmt, wenigstens innerhalb gewisser Grenzen, mit der Größe der Atembewegungen zu, und damit die Ausspülung des Lungengewebes und tuberkulöser Lungenherde. Offenbar gehen die Bazillen zugrunde.

Die Erfahrung führt somit zur Schlußfolgerung, daß vollständige Atemruhe und (annähernde) Atelektase der tuberkulösen Lunge diese Tuberkulose, sogar wenn sie stark fortgeschritten ist, bei einer bestimmten Konstellation zur Rückbildung zu bringen vermag; daß Atembewegungen von der Tiefe des normalen kranialsten Viertels die lymphogene Entstehung und das Fortschreiten von Tuberkulose mehr fördern als die normalen Atembewegungen des kaudalen Abschnitts, während bis zu einer gewissen Grenze noch tiefere Atembewegungen wahrscheinlich eine noch geringere physikalische Gelegenheit zu lymphogener Entstehung bedeuten und die Rückbildung durch Ausspülung (Resorption) noch mehr fördern. Je nachdem dann noch weitere Vertiefung der Atmung allmählich zu Emphysem führen würde, treten andere Verhältnisse ein, die weitere Erforschung fordern, aber wohl Erschwerung der Entstehung und des Fortschreitens eines tuberkulösen Herds bedeuten.

Auf jeden Fall muß es ein Optimum (S. 172) für die lymphogene Entstehung und ein Optimum für das Fortschreiten eines Tuberkuloseherds geben zwischen der Atelektase mit Atemruhe und dem normal atmenden kaudalen Lungengewebe. Wo liegt dieses Optimum? Im normal atmenden Lungengewebe des kranialsten Lungenviertels? Aber nicht alle Teile dieses Viertels atmen gleich tief. Liegt das Optimum etwa in dem normal atmenden paravertebralen kranialen bzw. im kranialsten Teil oder zwischen diesem Teil und der Atelektase mit Atemruhe? Genau fortgesetzte Wahrnehmung muß der Beantwortung dieser Fragen voraufgehen.

Wir haben in den vorigen Seiten die Bedeutung der vermehrten Ausspülung eines Herds durch Hyperämie und Atembewegungen hervorgehoben, möchten aber wiederholen, daß auch andere örtliche Wirkungen, wie Schädigung des Lungengewebes durch ungewöhnte Dehnung bei tiefer Atmung oder durch kräftige Hustenstöße oder sonstige Preßbewegungen oder durch Einatmung bestimmter Stoffe und allgemeine Faktoren, wie Stoffwechselstörungen, seelische Störungen usw., volle Berücksichtigung erheischen.

6. Was ist der Virusweg bei der primären Lungentuberkulose?

Daß Lungentuberkulose durch Ansteckung entsteht, wird nicht mehr bezweifelt. Von erblicher oder ererbter Tuberkulose kann die Rede nicht sein, weil nur Bestandteile der Keimzellen ererbt werden. Bestimmte pathologische Dispositionen, auch die zu Tuberkulose, können erblich sein. Wir brauchen aber Belege, obwohl wir meinen, von vornherein individuelle Verschiedenheiten der Empfänglichkeit annehmen zu müssen. Wenn man von Familiarität der Tuberkulose redet, meint man das besonders häufige Vorkommen bei Mitgliedern einer Familie ohne weiteres. Je mehr man sucht, um so häufiger findet man eine Quelle der Ansteckung. Man übersehe die „senile" Bronchitis nicht, sie beruht nicht selten auf Lungentuberkulose. Daß Ärzte, Pfleger und Pflegerinnen, Eheleute nicht häufiger Lungentuberkulose bekommen, kann nicht wundernehmen. Sie bleiben auch oft frei sogar von sehr ansteckenden akuten Infektionskrankheiten, wie Grippe, Masern, Pocken, Scharlach usw. Die Luft in der Nähe eines Hustenden mit Tuberkelbazillen im Auswurf enthält durchaus nicht immer schwebendes Virus überhaupt, und noch weniger oft Virus in einer zur Infektion ausreichenden Menge, während außerdem die individuelle Empfänglichkeit der Anwesenden sehr verschieden sein kann. Viel öfter atmet man höchstwahrscheinlich bei bestimmten Gelegenheiten eine geringe Menge tuberkulösen Virus ein, gebunden an Staubteilchen (CORNET, KÜSS u. a.) oder an feine Flüssigkeitsteilchen (FLÜGGE und Mitarbeiter). Außerdem sind die meisten Bazillen im Auswurf oder im Höhleninhalt tot (KITASATO), wenigstens in bestimmten Fällen. Ein Teil der eingeatmeten Teilchen fällt in den oberen Luftwegen und Bronchialzweigen nieder, nur ein Bruchteil oder nichts erreicht das Lungengewebe (S. 169). Meistens entstehen kleinere Herde, die unbemerkt ausheilen und zwar beim Erwachsenen ganz vorwiegend im kranialsten Viertel, beim Kinde manchmal in anderen Lungenteilen, am meisten im mittleren Drittel. Nur ein Bruchteil dieser Herde wird der Ausgangspunkt einer fortschreitenden Tuberkulose, fast immer erst nach Einwirkung eines bestimmten Faktors (4. und 5. Frage); mitunter erst viele Jahre später — der Tuberkelbazillus kann 25, 30 Jahre oder noch länger in menschlichem Gewebe leben und latent bleiben (S. 159, 169).

Diese Tatsachen und ihre gedankliche Verbindung erscheinen so einfach, daß wir uns wundern könnten über die viel verwickelteren anderen Vorstellungen, die man sich über den Virusweg gemacht hat. Man konnte jedoch nicht annehmen, daß Tuberkelbazillen mit der eingeatmeten Luft die Lungenbläschen unmittelbar erreichen könnten. Eingeatmete andere Mikroben (NENNINGER) gelangen aber bis in die Lungenbläschen, ähnlich wie eingeatmete Staubteilchen. Was sollte denn die Tuberkelbazillen davon abhalten? Die von vielen Pathologen festgestellte Zunahme der beschränkt gebliebenen, zum Teil ausgeheilten Tuberkuloseherde mit dem Lebensalter ist mit obiger Vorstellung in Übereinstimmung, weil die Zahl der Ansteckungsgelegenheiten mit dem Lebensalter wächst, ähnlich wie die der Einatmung von Staubpigment ceteris paribus. Auch bei ganz jungen Kindern findet man es freilich schon in Lunge und parabronchialen Lymphdrüsen, sei es auch in sehr geringer Menge.

Wir müssen über die anderen Annahmen einige kurze Bemerkungen machen. Man hat bei Tieren ausnahmsweise hämatogene, aber in vielen Hunderten von Fällen aerogene Lungentuberkulose erregt. Die jetzt zu beantwortende Frage ist eine *statistische*, die eine große Zahl Beobachtungen am Menschen erfordert: Welche Viruswege kommen in Betracht, und wie oft? Diese Frage ist zu beantworten durch Vergleich und Vereinigung der Ergebnisse von klinischer, autoptischer und experimenteller Forschung. Dabei sind experimentelle Infektionsmöglichkeit, gesellschaftliche Ansteckungsgelegenheit, Infektionshäufigkeit und Häufigkeit eines bestimmten Sitzes auseinanderzuhalten.

Einige Forscher haben die primäre Lungentuberkulose als eine *hämatogene* aufgefaßt, oder eigentlich als eine hämatogene Infektion von einer regionären parabronchialen Lymphdrüse aus. Diese Lymphdrüse als Viruspforte wäre dann vor der Geburt hämatogen infiziert (BAUMGARTENS gennaeogene oder angeborene hämatogene Infektion) oder nach der Geburt lymphogen von der Lunge aus, die das Virus aerogen erhielte. Andere Forscher nahmen eine primäre enterogene Tuberkulose als Viruspforte an, die dann eine metastatische hämatogene Infektion der Lunge ergäbe. Das wäre aber *sekundäre* Lungentuberkulose, die außerdem nicht festgestellt oder wahrscheinlich gemacht worden ist (vgl. Verf. 1903, 1906, 1907 und 1908, 1910). Und eine primäre enterolymphogene

Lungentuberkulose ist gar nicht anzunehmen, weil aus vielen Hunderten von Versuchen von CORNET (S. 156) u. a., auch von Gegnern, einstimmig hervorgeht, daß die enterogene Tuberkulose die Hals- oder mesenterialen Lymphdrüsen *nicht überschlägt.* Auch Beobachtungen am Menschen führen zu dieser Schlußfolgerung. Daher ist auch Tuberkulose allein der parabronchialen Lymphdrüsen, ohne Tuberkulose von Hals- oder Mesenterial- oder anderen Lymphdrüsen als eine aerogene aufzufassen.

Allen Annahmen einer sekundären hämatogenen Entstehung fehlt die erforderliche Grundlage, d. h. der Nachweis des primären Herds außerhalb der Lunge in einer ausreichenden Zahl Fällen. Primär hämatogen könnte nur die intrauterin und die durch Verletzung eines Blutgefäßes erworbene Tuberkulose sein. Eine angeborene Tuberkulose ist überhaupt eine große Seltenheit, wie man allgemein anerkennt (vgl. neulich u. a. SCHMORL); Tuberkulose der parabronchialen und sonstigen intrathorakalen Lymphdrüsen hat man viel seltener bei Erwachsenen nachgewiesen als die Lungenherde im kranialsten Viertel; und primäre enterogene Tuberkulose wurde trotz eifrigsten Suchens nur in einem kleinen Bruchteil sämtlicher Tuberkulosefälle festgestellt. Es fehlt jeder ausreichende Grund für die Annahme, es wären so viel häufiger Herde übersehen als nachgewiesen.

Außerdem ist gegen diese Annahmen anzuführen die jetzt wohl allgemein von Pathologen geteilte autoptische Erfahrung, daß sowohl die beschränkte Tuberkulose in den allermeisten Fällen im kranialsten Viertel angetroffen wird, als auch die fortschreitende Tuberkulose bei Erwachsenen nahezu immer da beginnt. Diese Erfahrung ist aber nicht mit einer hämatogenen Entstehung übereinzubringen. Denn die hämatogenen Miliarherde bei der allgemeinen Miliartuberkulose werden nicht vorwiegend im kranialsten Viertel, sondern in allen Lungenteilen in gleicher Zahl angetroffen (S. 176). Sie vergrößern sich allerdings rascher im kranialsten Viertel als in kaudaleren Teilen. Damit steht die Erfahrung im Einklang, daß die fortschreitende Tuberkulose bei Erwachsenen vielleicht nie (primär) in kaudaleren Lungenteilen beginnt; bei Kindern findet sich aber ein Beginn im mittleren Lungendrittel gar nicht selten. Obwohl retrograde Infektion von Hiluslymphdrüsen aus dafür vielleicht in Betracht kommt, ist diese Erscheinung vielleicht doch schon ohne weiteres erklärlich aus den geringeren örtlichen Unterschieden der Lungeneigenschaften beim Kind als beim Erwachsenen.

Angesichts dieser Tatsachen müssen wir annehmen, daß die primäre Lungentuberkulose freilich auf verschiedenem Wege entstehen kann, daß sie aber fast ohne Ausnahme eine *aerogene* ist. Die statistische Frage (S. 203) ist nur durch Beobachtungen in großer Zahl zu beantworten, wobei der häufigste Sitz von Bedeutung ist. Es ist nichts gegen die Annahme einer aerogenen Entstehung angeführt, das nicht widerlegt ist oder gegen sie entscheidet. Aerogene Lungentuberkulose wurde bei Tieren unter verschiedenen Bedingungen von VILLEMIN, KOCH, CORNET, VERAGUTH, FLÜGGE und seinen Mitarbeitern, CHAUSSÉ u. a. hervorgerufen. Wir verstehen die aerogene Entstehung aus der weitaus größten physikalischen Gelegenheit für aero- und lymphogene Infektion gerade im kranialsten Viertel. Die Bewegungsenergie des Gewebesafts und der Lymphe ist dabei mindestens von gleich großer Bedeutung wie die der Luft, weil das Virus, ähnlich wie die eingeatmeten Staubteilchen, zum großen Teil sofort in die Gewebespalte aufgenommen wird. Der Sitz in der überwiegenden Mehrzahl im kranialsten Viertel deutet auf einen *aerolymphogenen* Ursprung hin, weil keine lymphogene Zufuhr von Virus aus der Umgebung oder von Bauchorganen anzunehmen ist. Dies gilt sowohl für die beschränkte als für die fortschreitende Tuberkulose (S. 155).

Ob die relative Anämie und die geringere äußere Atmung des kranialsten Viertels als solche ein erkennbares Gewicht in die Wage legen, indem sie die biochemische Empfänglichkeit beeinflussen, erscheint fraglich (S. 159).

Auf jeden Fall entscheidet über die Entstehung und den Verlauf die Konstellation.

Literaturverzeichnis

A. d. m. e.	= Arch. de méd. expér. et d'anat. pathol.	Hdb. H.-L.	= Handbuch d. spez. pathol. Anat. u. Histologie von HENKE u. LUBARSCH, Bd. 3, Berlin 1928 u. 1930.
A. f. e. P.	= Arch. f. exper. Pathol. und Pharmakologie.	Krkhf.	= Krankheitsforschung, Zwanglose Hefte, Verlag S. Hirzel, Leipzig.
A. P.	= TENDELOO, Allgemeine Pathologie, 2. Aufl., Berlin 1925.	K. W.	= Klinische Wochenschrift.
Ann. P.	= Annales de l'Institut Pasteur.	M. m. W.	= Münchener med. Wochenschrift.
B. k. W.	= Berliner klinische Wochenschrift.	N. Hb.	= NOTHNAGELS Handbuch d. spez. Pathol. u. Therapie.
B. z. K. d. T.	= Beiträge zur Klinik der Tuberkulose.	N. T. v. G.	= Nederlandsch Tijdschrift voor Geneeskunde.
C. f. B.	= Centralbl. f. Bakteriologie und Parasitenkunde.	S. b.	= Société de biologie.
C. f. P.	= Centralbl. f. Allgem. Pathologie u. path. Anatomie.	S. m.	= Semaine médicale.
D. A. f. k. M.	= Deutsches Archiv f. klinische Medizin.	V. A.	= VIRCHOWS Archiv.
D. m. W.	= Deutsche mediz. Wochenschrift.	W. k. W.	= Wiener klinische Wochenschrift.
D. P. G.	= Deutsche Pathologische Gesellschaft, Tagung.	W. m. W.	= Wiener mediz. Wochenschrift.
E. L.-O.	= Ergebn. d. allgem. Pathol. u. pathol. Anat. d. Menschen u. d. Tiere, von LUBARSCH und OSTERTAG.	Z. B.	= ZIEGLERS Beiträge zur path. Anat. u. allgem. Pathol.
F. d. M.	= Fortschritte der Medizin.	Z. f. e. P.	= Zeitschrift f. exper. Path. u. Ther.
Hdb.	= Handbuch d. Tuberkulose von BRAUER, SCHRÖDER und BLUMENFELD, 3. Aufl., Leipzig 1923.	Z. f. H.	= Zeitschrift f. Hygiene u. Infektionskrankheiten.
		Z. f. k. M.	= Zeitschrift f. klin. Medizin.
		Z. Hb.	= v. ZIEMSSENS Handbuch d. spez. Pathol. u. Ther., 2. Aufl.

ABRIKOSSOFF, V. A. **178**, 173 (1904). — AEBY, Der Bronchialbaum der Säugetiere und des Menschen usw. Leipzig 1880. — ALBRECHT, W. k. W. **1909**, Nr. 10. — ARNOLD, Untersuchungen über Staubinhalation und Staubmetastase. Leipzig 1885. — ASCHOFF, Vorträge über Pathologie, S. 334. Jena 1925. — AUCLAIR, A. d. m. e. **11** (1899) u. **12** (1900). — AUFRECHT, Die Lungenentzündungen, 2. Aufl., Wien u. Leipzig 1919. — AVERY, CHICKERING, COLE u. DOCHEZ, Monogr. of the Rochefeller Inst. f. med. research **1917**, Nr. 7. (Lit.!)

BABÈS, D. m. W. **1889**, 631. — BADEN, B. z. K. d. T. **71**, 496 (1929). — BALTISBERGER, Z. f. Anat. u. Entwicklungsgesch. **61**, 249 (1921). — BAR u. RÉNON, S. m. **1895**, 289. — BARTELS, V. A. **21**, 386. — BARTHEL, C. f. B. **24**, 11f.; s. noch MALATO, Z. f. Ohrenheilk. **14**, 67 (Ref.), und LAUNOIS, Ann. d. malad. de l'or. etc. **1896**, Nr. 5. — BATZAROFF, Ann. P. **1899**. — v. BAUMGARTEN, Z. f. k. M. **6, 9, 11**; W. m. W. 2. Nov. **1901**; Arch. per le Scienze Mediche, Vol. L, **1927** (Festschrift MORPURGO). — BECKER, B. z. K. d. T. **19**, 337 (1911). — BEIN, Charité-Ann. **20**, 150 (1895). — BENDA, M. m. W. **1899**, 394, 609; B. k. W. **1899**, Nr. 26—29; Med. Klin. **1929**, Nr. 25. — BERGER u. ENGELMANN, K. W. **1926**, Nr. 14. — BERGH, HYMANS v. D., N. T. v. G. **2**, 1245 (1919). — BERGSTRAND, V. A. **278**, 647 (1930). — BERNARD, CL., Lecons sur les effects des subst. toxiques et medicamenteuses, S. 288, Paris 1857. — BERNSTEIN, Z. f. H. **18**, 529; E. L.-O., Jg. **5**, 727, Wiesbaden 1898. — BERT, PAUL, Leçons sur la physiologie comparée de la respiration, Paris 1870. — v. BESSER, Z. B. **6** (1889). — BEZANÇON u. GRIFFON, Soc. méd. des hôp. de Paris, 15 avril **1898**. — BEZZOLA-RIBBERT, V. A. **136**, 345 (1894). — BIER, A. f. k. Chir. **68** (1894); M. m. W. **1897**, Nr. 32. — BIERMER, Virchows Hdb. **5**; Volkmanns Samml. kl. Vorträge **1870**, Nr. 12; B. K. W. **1886**, Nr. 4. — BILLROTH u. WINIWARTER, Die allgem. chirurg. Path. u. Ther., S. 180, Berlin 1887. — BIRCH-HIRSCHFELD, Lhrb. d. path. Anat., 4. Aufl., Bd. 2, S. 1078, 1895; D. A. f. k. M. **56** (1899), Festschrift; Leipziger med. Gesellsch. **1896** (30. Juni); Schmidts Jahrb. **226**, 110. — BIRCH-HIRSCHFELD u. SCHMORL, Z. B. **9**, 428. — BLOCH, S. b. **1897** (27. Nov.); M. m. W. **1898**, Nr. 15 u. 16.

— BOEZ, Ann. P. **1925**, 833. — BONI, D. A. f. k. M. **69** (1901). — BÖNNIGER, Z. f. e. P. **5** (1908). — BORREL, Ann. P. **1893**, **1894**. — BOSC u. GALAVIELLE, S. b. **1898** (22. Okt.); A. d. m. e. **1899**, Nr. 1. — BOUCHARD, Thèse de Paris 1869. — BOUILLAUD s. AUFRECHT. — BRAUER u. SPENGLER, B. z. K. d. T. **19** (1911); Hdb. II, S. 590; s. Lit. Hdb. S. 556. — BREHMER, Die Ätiologie der chronischen Lungenschwindsucht. Berlin 1885. — BRODEN, A. d. m. e. **2**, 1 (1899). — BROUARDEL, La mort et la mort subite, S. 177f., 367ff. Paris 1895. — BROWN-SEQUARD, Lancet **1871**. — v. D. BRUGH, Nieuwe metingen der interpleurale drukking. Diss. Leiden 1896. — BRUNNER, D. A. f. k. M. **1898**, 339. — BRUNS, B. z. K. d. T. **12** (1909). — BRUNS u. TAMMANN, Z. f. d. ges. exp. Med. **33** (1923). — BUHL, Lungenentzündung, Tuberkulose und Schwindsucht. München 1872.

CADÉAC, Pathologie interne des animaux domestiques, t. 4. Paris 1897. — CADÉAC u. MALLET, Contes Rendues de l'Acad. des Sciences **1887** (12. déc.). — CALMETTE, L'infection bacillaire et la tuberculose. Paris 1928. — CARRIÈRE, Revue de méd. **1898**, 765, 951; **1899**, 55. — CEELEN, V. A. **214**, 99 (1913). — CASPAR-LIMAN, Hdb. d. gerichtl. Med., 7. Aufl., 1882. — CHAOUL u. STIERLIN, Klin. Röntgendiagn. usw. in SAUERBRUCH, Chir. d. Brustorgane, 2. Auf., S. 167. Berlin 1920. — CHARRIN u. DUCLERT, S. m. **1897**, 477. — CHAUFFARD, S. m. **1896**, 81. — CHAUSSÉ, A. d. m. e. **26** (1915). — CLAISSE, L'infection bronchique. Thèse de Paris **1893**. Siehe auch WURTZ. — CLOËTTA, A. f. e. P. **70**, 407 (1912); **73** (1913). — COHNHEIM, Vorlesungen über allgem. Pathologie, Bd. 2, S. 169. Berlin 1882. — CONCORNOTTI, C. f. B. **26**. — CORNET, Die Tuberkulose, 2. Aufl., Wien 1907; Die Skrofulose, 2. Aufl., Wien 1912; Die akute allgemeine Miliartuberkulose in N. Hb. Bd. 14. — CORNIL, Acad. de méd. de Paris **1895** (14. Mai). — COURMONT, Précis de bactériologie, S. 373. Paris 1897.

DACHE u. MALVOZ, Ann. P. **1892**, 538. — DASTRE u. LOYE, Arch. de Physiol. **1888** u. **1889**; S. b. **1889**. — DIETRICH, M. m. W. **1918**, 928. — DOBROKLONSKY, A. d. m. e. **1890**, 253. — DONDERS, Physiologie des Menschen, 2. Aufl., Bd. 1, S. 465. Leipzig 1859. — DUCHENNE, Physiol. des mouvements. Paris 1867; Electrisation localisée, Paris 1872. — DUNIN, V. A. **102**, 323ff. — DÜRCK, D. A. f. k. M. **58**, 638 (1897); Z. B. **1904**, 6. Suppl. — DÜRIG, C. f. Physiol. **17**, 258 (1903). — DRESCHFELD, Lancet **1876** (8. Jan.).

EHRHARDT, Festschrift des Vereins pfälz. Ärzte, Frankenthal 1889 (nach AUFRECHT). — EICHHORST, Hdb. d. spez. Path. u. Ther., 3. Aufl., Bd. 1, S. 537. Wien u. Leipzig 1887; Corr.bl. f. Schweiz. Ärzte **1895**, Nr. 13. — v. EISELSBERG, Langenbeeks Arch. **35**, 1 (1887). — ELIAS, N. T. v. G. **1**, 274 (1918); Diss. Utrecht 1909 (Steinhauerlunge). — ELIASBERG u. NEULAND, Jb. f. Kinderheilkunde **93** (1920); **94** (1921). — EMMERICH, F. d. M. **1884**. — ENDERLEN, M. m. W. **1892**, Nr. 49. — ENGEL u. v. PIRQUET, Hdb. d. Kindertuberkulose, Bd. 1, S. 522—604, Leipzig 1930. — ESMARCH s. ROSSBACH l. c. S. 142; s. MATTHES l. c. S. 67ff.

FALK. V. A. **44**, 96. — v. FIEANDT, V. A. **139**, 319 (1895). — FINKLER, Die akuten Lungenentzündungen als Infektionskrankheiten, Wiesbaden 1891; Infektion der Lunge durch Streptokokken und Influeanzabazillen, Bonn 1895. — FINZI, Rec. méd. vét. **88**, 102 (1911). — FISCHER, H., M. m. W. **1902**, Nr. 17. — FLEINER, V. A. **112** (1888). — FLÜGGE, Die Verbreitungsweise und Bekämpfung der Tuberkulose, Leipzig 1908. — FORLANINI, Ergebn. d. inn. Med. u. Kinderheilk. **9** (1912). — FOSTER, J. amer. med. ass. **1916**, 1180; J. of inf. Dis.; **1917**, 415. — FRÄNKEL, A., Z. f. k. M. **10** (1885); **11**, 437 (1886); D. m. W. **1886**, Nr. 13, Dtsch. Kongreß f. inn. Med., Wiesbaden 1910. — FRÄNKEL, A., u. TROYE, Z. f. k. M. **24**. 30, 210 (1894). — FRÄNKEL, C., Z. f. H. **5**. — FRENKEL, A. d. m. e. **1892**. — FREUND, Über den Zusammenhang gewisser Lungenkrankheiten mit primären Rippenknorpelanomalien. Erlangen 1859. — FRIEDBERGER u. FRÖHNER, Lehrb. d. spez. Path. u. Ther. der Haustiere, Stuttgart 1877. — FRIEDBERGER u. MITA, Z. f. Immunitätsf. u. exp. Ther. **1911**, 216. — FRIEDREICH, Virchows Hdb.; V. A. **30**, 394 (1864); s. EICHHORST, Bd. 1, S. 410. — FRIEDRICH, Arb. a. d. kais. Gesundheitsamt **9** (1894).

GABBE, Z. f. Tub. **29**; Arch. f. Gynäkol. **101** (1913). — GAMALEIA, Ann. P. **1888**, 440. — GANTER, D. A. f. k. M. **141**, 68 (1923). — GÄRTNER, Beitr. von ZIEGLER u. NAUWERCK **9**. — GATTI, Langenbecks Arch. **38**. — GEBELE s. STERN in E. L.-O. — GENZMER, M. m. W. **1899**, 458. — GERHARDT, Lhrb. d. Auscult. u. Perkussion, Tübingen 1883. — GHON, D. P. G. **1926**. — GHON, KREIDER u. KUDLICH, V. A. **264**, 563 (1927). — GHON u. KUDLICH, Hdb. d. Kindertuberkulose von ENGEL-PIRQUET, Bd. 1, Leipzig 1930. — GIMBERT, Paris médicale **1918**, Nr. 13. — GOUGET, Bull. Acad. de méd. **1918**. — GRAMMATSCHIKOFF, Arb. a. d. path. Inst. Tübingen, Bd. 1. — GRANCHER s. MÉRY, „Splénopneumonie" in Traité de BROUARDEL u. GILBERT. — GRÄTZ, B. z. K. d. T. **10**. — GREIFENHAGEN s. AUFRECHT. — GRISOLLE, Traité de la pneumonie, 2. Aufl., Paris 1864. — GROBLER, D. A. f. k. M. **74** (1902). — GROSSMANN, Z. f. k. M. **12**, **14**, **20**, **22** (1887—1895). — GRUBER, Samml. klin. Vorträge, Leipzig 1919. — GRÜNMACH, Therap. Monatshefte **1897**, 1. — GUÉRIN, W. k. W. **1928**, 731.

HAMBURGER, FR., Die Tuberkulose des Kindesalters, 2. Aufl., Leipzig u. Wien 1912; B. z. K. d. T. **12**, 259 (1909). — HAMBURGER, H. J., N. T. v. G. **2**, 89 (1898). — HANAU, Z. f. k. M. **12**, 1 (1887). — HARMS, Die Entwicklung der Lungentuberkulose der Erwachsenen,

München 1930 (Otto Gmelin). — HASSE, Die Formen des menschlichen Körpers usw. mit Atlas, Jena 1890. — HATTINK, Diss. Leiden 1911. — HEDINGER, D. P. G. 7, 83. — HEGER u. SPEHL, Arch. de biol. 2, 153 (1881). — HEIDENHAIN, V. A. 70, 441. — HENNEMANN u. METZ, Krhkf. 7, 177 (1929). — HENNING, D. m. W. 1926, Nr. 13. — HENOCH, Vorles. über Kinderkrankheiten, S. 359ff., 386, 405ff., 430, Berlin 1892. — HENSCHEN, F., D. P. G. 1929, 228. — HERMAN, Ann. P. 1891, 243. — HERMANN u. LEHMANN, Pflügers Arch. 30, 33 u. 35. — HESSLER, Klin. Vorträge a. d. Geb. d. Otol. u. Pharyngo-Rhinologie 2 (1897); 3 (1900), Jena. — HERTZ, Z. Hb. Bd. 5, Leipzig 1877. — HERXHEIMER, V. A. 275 (1930). — HERXHEIMER u. ROTH, Z. B. 61 (1915). — HILDEBRANDT, Beitr. v. Ziegler u. Nauwerck 2. — HILBERT, Z. f. H. 31, 381. — HIRSCH, Hist.-geographische Pathologie 3 (1886). — HOFFMANN, N. Hb. Bd. 14, Wien 1900. — v. HOFMANN, Lhrb. d. gerichtl. Med., 5. Aufl. Wien u. Leipzig 1891. — HOLST, M. m. W. 30, 1659 (1912). — HOLZKNECHT, Die röntgenol. Diagn. d. Erkrankungen der Brusteingeweide, S. 59, Hamburg 1901. — HOPKINS u. PARKER, J. of exp. med. 27, 1 (1918). — HUEBSCHMANN, Die pathologische Anatomie der Tuberkulose, Berlin 1928. — HUEBSCHMANN u. ARNOLD, V. A. 249, 165 (1924). — HUSS s. AUFRECHT, JÜRGENSEN.

ICKERT, Staublunge und Staublungentuberkulose, Berlin 1928. — v. INS, A. f. e. P. 5, 169 (1876); V. A. 73, 151 (1878). — ISCHIOKA, D. A. f. k. M. 107, 500 (1912). — IWASHIMA, Lancet 1919, 971.

JAKOBSON, Über traumatische Pneumonien. Diss. Köln 1912. — JAKOWSKI, Z. f. H. 7, 237; s. MACÉ, S. 751. — JEHN, Bruns Beitr. z. k. Chir. 90, 296 (1914). — JÖTTEN u. ARNOLDI, Gewerbestaub u. Lungentuberkulose, Berlin 1927. — JULIANEILE, J. of exp. Med. 44, 113 (1926). — JÜRGENSEN, Z. Hb., 3. Aufl., Bd. 5¹, Leipzig 1887.

KÄLBLE, M. m. W. 1899, Nr. 19. — KÄMMERER, Med. Klin. 1930, Nr. 32. — KAUFMANN, Spez. Path. Anat. 1, 325 (1922). — KAYSER, Arch. f. Ohrenheilk. 30, 159 (1890). — KELSCH u. VAILLARD, J. de physiol. norm. et path. 8, 162. — KISTLER, B. z. K. d. T. 19 (1911). — KITASATO, Z. f. H. 11 (1892). — KITT, Lhrb. der allgem. Pathologie, 6. Aufl., Stuttgart 1929. — DE KLECKI, Ann. P. 1895, 710; 1899. — KLEINSCHMIDT, B. z. K. d. T. 65 (1927); Hdb. IV, S. 111, 113, 116f. — KLINE and MELTZER, Proc. of the Soc. f. exp. biol. and med. 13, 29 (1915). — KLIPSTEIN, Z. f. k. M. 34, 191 (1898). — KOCH, W., Schjernings Hdb. d. ärztl. Erfahr. im Weltkrieg 8, 526 (1921); Hdb. H.-L. Bd. 3², S. 49—56. — KOCH, R., Mitteil. a. d. kais. Gesundheitsamt 2 (1884). — KOCHER u. TAVEL, Vorles. über chir. Infektionskrankheiten, Bd. 1, Basel u. Leipzig 1895. — KOCKEL, V. A. 143, 574 (1896). — KOKAWA, D. A. f. k. M. 80, 39 (1904). — KÖNIG-RIEDEL, Lhrb. d. allgem. Chirurgie, S. 2, Berlin 1883. — KOSSEL, D. m. W. 1894, Nr. 7. — KOSTENITCH, A. d. m. e. 5 (1893). — KOSTENITCH u. WOLKOW, A. d. m. e. 4, 741 (1892); 5 (1893). — KOSTER, Diss. Freiburg i. Br. 1892. — KUCZYNSKI, Steppe und Mensch, S. 119ff., Leipzig 1925. — KUCZYNSKI u. WOLFF, E. L.-O. Jg. 19², 947 (1921); B. k. W. 1921, 794. — KÜLBS, A. f. e. P. 62, 39 (1910). — KURLOW, D. A. f. k. M. 64. — KUSS, Thèse de Paris 1898. — KUSSMAUL, D. A. f. k. M. 9, 89 (1867). — KRAUS, Hdb. I, S. 818. — KREIBICH, Zur Ätiologie u. path. Anat. der Lobulärpneumonie. Wien u. Leipzig 1896. — KREUZFUCHS, M. m. W. 2, 80 (1912). — KROGH, Anat. u. Physiol. der Capillaren, 2. Aufl., Berlin 1929. — KNÖVENAGL, Schmidts Jahrb. 195, 81 (1882). — KROMAYER, V. A. 157, 452. — KRUSE, M. m. W. 1914, Nr. 38; 1918, Nr. 44. — KRUSE u. PANSINI, Z. f. H. 11, 279. — KRUSIUS, D. m. W. 37, 1545 (1911).

LAENNEC, Traité de l'auscultation médiate etc., 4. Aufl., S. 170—270, Brüssel 1837. — LANDERER, A. f. k. Chir. 1898, 282. — LANDOIS, Lhrb. d. Physiologie, 5. Aufl., S. 111, Wien u. Leipzig 1887. — LANDOUZY, „Pneumonie" in Traité de Méd. par Brouardel et Gilbert, 7, 379, Paris 1900. — LANGE, BR., Ergebnisse der Tuberkuloseforschung, Bd. 1, S. 266ff., Leipzig 1930; Med. Klin. 1930, Nr. 26. — LAQUEUR, MAGNUS u. a., Ztschr. f. d. ges. exp. Med. 13 (1921). — LASSAR, V. A. 69 u. 79, 171. — LAUCHE, Hdb. H.-L. Bd. 3¹. — LEBER, Z. f. Hyg. 61, 465 (1910). — LE BLANC, B. z. K. d. T. 50, 21 (1922). — LEICHTENSTERN, N. Hb. Bd. 4, Wien 1896; Volkmanns Samml. klin. Vorträge 1874, Nr. 82. — LÉPINE u. LYONNET, Acad. des sciences 1899 (6. et 13. Febr.); S. b. 1899 (1. Juli). — LESSER, Eulenburgs Vierteljahrsschrift f. gerichtl. Med. 40. — v. LEUBE, M. m. W. 1899. — LEUF, Amer. J. of med. science 1885. — LEVINTHAL, E. L.-O. Jg. 19², 848 (1921). — LEXER, Volkmanns Samml. klin. Vorträge, Nr. 173; A. f. k. M. 57 (1898). — LICHTHEIM, A. f. e. P. 10. — LIEBE, B. z. K. d. T. 20 (1911). — LIEBERMEISTER, C. f. P. 18, 644 (1907). — LIGNAC, Krkhf. 9 (1931). — LINDEN, Z. f. k. M. 16, 447. — LINSER, Anat. Hefte mit Tafeln, Bd. 13, Wiesbaden 1900. — LIPARI, D. m. W. 1890, 984 (Ref.). — LITTEN, Z. f. k. M. 5, 26 (1882); D. m. W. 1907, 499; Volkmanns Samml. klin. Vorträge, Nr. 119. — LODE A. f. H. 28. — LOEB, V. A. 138, 142. — LOMMEL, Verh. d. dtsch. Kongr. f. inn. Med., Wiesbaden 1910. — LOOMIS, D. m. W. 1892, 756; Med. Record 1900 (29. Sept.). — LORD, Diseases of bronchi, lungs and pleura. Philadelphia and New-York 1915. — LOESCHCKE, Hdb. H.-L., Bd. 3¹. — LUBARSCH, E. L.-O. 1895, 275f.; 1896, 1897, Wiesbaden.

MACFADYAN, J. comp. Path. and Ther. 1901, 136; 1902, 60. — MACÉ, Traité pratique de bactériologie, S. 375, Paris 1897. — MARCHAND, M. m. W. 1919, Nr. 5. — MAREY, J. de l'Anat. et de la Physiol. **1865**, 425. — MATTHES, Lhrb. der klin. Hydrotherapie, allgem. Teil, Jena 1900. — McCALLUM, Monogr. of the Rockefeller Inst. f. med. Res. **1919**, Nr. 10. — MELTZER, J. of Physiol. **13**, 218 (1892). — MELTZER and AUER, J. of exp. Med. **12**, 34 (1910). — MÉNÉTRIER, S. m. **1890**, Nr. 7; A. d. m. e. **2** (1890). — MÉNÉTRIER u. MARTINEZ, Bull. Soc. méd. des hôpit. **1916**, 1083. — MERKEL, Schjernings Hdb. d. ärztl. Erfabr. im Weltkrieg **8**, 427 (1921). — METZ, Krkhf. **8** (1930); **9**, 1 (1931). — MILLER, C. f. B. **1892**. — MINKOWSKY, Schjernings Hdb. d. ärztl. Erfahr. im Weltkrieg **3**, 353 (1921). — MOSNY, Bronchopneumonie, bibl. méd. CHARCOT-DEBOVE. Paris 1892, und in Traité de BROUARDEL et GILBERT, t. 7. — MÜLLER, FR. v., B. k. W. **1895**, Nr. 38; Kongr. f. inn. Med. Wiesbaden 1900; M. m. W. **1897**, Nr. 49. — MÜLLER, J., C. f. inn. Med. **1896**. — MÜLLER O., s. ROMBERG u. a.

NÄGELI, V. A. **160** (1907); Allgem. Konstitutionslehre, S. 103, Berlin 1927. — NEBELTHAU s. MÜLLER, M. m. W. **1897**, 1382. — NEISSER, Z. f. H. **22**, 12. — NENNINGER, Z. f. H. **38** (1901). — NETTER, A. d. m. e. **1890**; 4, 28 (1892). — NEUFELD u. HÄNDEL, Pneumokokken. — NEUMANN, Jahrb. f. Kinderheilkunde **30**, 277. — NICOLLE et LEBAILLY, Ann. P. **33**, 395. — NIEDSWIEDZKI, C. f. P. **6**, 120. — NIEMEYER, B. k. W. **1864**, Nr. 44 u. 46. — NOCARD u. LECLAINCHE, Les malad. microb. des animaux, Paris 1898. — NOOTEN, S. VAN, Krkhf. **6**, 169 (1928). — NOTHNAGEL, V. A. **71** (1877); C. f. d. med. Wiss. **1874**, 207. — NÖTZEL, A. f. k. Chir. **80**, 679 (1906).

OBERNDORFER, M. m. W. **1918**, 1155. — OLITSKY u. GATES, J. of exp. med. **1921—1923**. — OLITSKY u. McCARTNEY, J. of exp. med. **38**, 427 (1923). — ORSÓS, D. P. G. **1912**; B. z. K. d. T. **70** (1928). — ORTH, Festschrift der Assistenten Virchows, Berlin 1891; Sitzungsber. d. kgl. preuß. Akad. der Wissensch., 8. Nov. 1917, S. 592.

PALTAUF, Über den Tod durch Ertrinken, Wien u. Leipzig 1888. — PÄSSLER, M. m. W. **1901**, Nr. 8. — PATELLA s. LANDOUZY. — PAULSEN, C. f. B. **8**, 344. — PEIPER, Z. f. k. M. **8**, 298. — v. PFAUNDLER, Feers Lhrb. der Kinderheilkunde, 10. Aufl., Jena 1930. — PFLÜGER, Pflügers Arch. **5**, 52. — PIRQUET, Allergie, Berlin 1910. — PIZZINI, Z. f. k. M. **21**, 329 (1892). — PONFICK, V. A. **48**, 186 (1869). — POTAIN, S. m. **1897**, 417. — PRETTIN u. LEIBKIND, D. m. W. **1904**, 259. — PRUDDEN, New York med. J. **1894** (7. Juli). — PRUDDEN u. HODENPYL, New York med. J. **1891** (6 u. 20 Juni).

QUENSEL, Z. f. H. **40** (1902).

RABINOWITSCH s. ORTH. — RANKE, D. A. f. k. M. **119**, **123**, **129** (1916). — REDENZ, Z. f. Zellf. u. mikr. Anat. **4**, 611 (1927). — REDEKER u. WALTER, Entstehung u. Entw. d. Lungenschwindsucht des Erwachsenen, 2. Aufl., Leipzig 1929. — REINEBOTH, D. A. f. k. M. **62**, **63** (1899); **69**, 144 (1901). — RICKER, Phosgen. Volkmanns klin. Vorträge **1919**, Nr. 763 bis 767. — RIBBERT, D. m. W. **1889**, Nr. 6; F. d. M. **1894** (15. Mai); D. m. W. **1887**, Nr. 8; Universitätsprogr. Marburg **1900**. — RIEBE s. AUFRECHT, JÜRGENSEN. — RIEGEL, Die Atembewegungen, Würzburg 1873. — ROGER u. JOSUÉ, Revue de méd. **1896**. — ROHRER, Pflügers Arch. **162** (1915). — RÖHRIG u. ZUNTZ, Pflügers Arch. **5**, 58. — ROKITANSKY, Lhrb. d. path. Anat. Bd. 3, S. 50 (1861). — v. ROMBERG u. a., Die Entwicklung der Lungentuberkulose des Erwachsenen, S. 102, München 1930 (Otto Gmelin). — RÖMER, B. z. K. d. T. **13**, 1 (1909); **17**, 383 (1910); **22**, 265 (1912); **22**, 301 (1912). — RONZANI, A. f. H. **63**, 339 (1907); **67**, 287. — ROSENKRANZ, Thèse de Paris 1912. — ROSENTHAL, Physiol. der Atembewegungen in Hermanns Hdb. der Physiol. **4** (1882). — ROSSBACH, Lhrb. d. physik. Heilmethoden, 2. Aufl., S. 122—191, Berlin 1892. — RÖSZLE, B. z. K. d. T. **47**, 325. — ROTH, B. z. K. d. T. **4**, 437 (1905). — ROUBACHOW, Revue de Chir. **48**, 417 (1913). — RUBNER, Lhrb. d. Hygiene, S. 853, Leipzig u. Wien 1892. — RUHEMANN, Z. f. diät. u. physik. Ther. **1898**; Monogr. Leipzig **1898**: Ist Erkältung eine Krankheitsursache und inwiefern? — RÜHLE, Z. Hb. — RUPPERT, V. A. **72**, 14 (1878). — RÜTIMEYER, A. f. e. P. **14**, 393 (1881).

SAKAHAMI, Lancet **1919** (7. Juni), 971. — SAMUEL, V. A. **121**, **127**; E. L.-O., S. 64, Wiesbaden 1895. — SAUERBRUCH, Die Chirurgie der Brustorgane, 2. Aufl., Bd. 1, S. 115, Berlin 1920. — SCHADE, Z. f. e. M. **1909**, Nr. 7; M. m. W. **1919**, 1021; **1920**, 449. — SCHIECK, D. m. W. **37**, 729 (1911). — SCHITTENHELM, Kongr. f. inn. Med., S. 44, Wiesbaden 1913. — SCHLESINGER, Wiener Klin. **1898** (19. April). — SCHLIKOFF, D. A. f. k. M. **18**, 576. — SCHMIDTMANN u. LUBARSCH, Hdb. H.-L. Bd. 3², S. 76. — SCHMORL, Hdb. d. Kindertuberkulose von Engel-Pirquet, Bd. 1, S. 147, Leipzig 1930. — SCHNEIDER, Diss. Göttingen 1898: Beiträge zur Stat. der Bronchit. u. Bronchopneum. usw. — SCHRADER, B. k. W. **1899**, Nr. 46. — SCHRAMM s. AUFRECHT. — SCHRÖDER, Hdb. II. — SCHÜLLER, Exp. u. histol. Untersuch. über die skrof. u. tub. Gelenkleiden. Stuttgart 1880; D. A. f. k. M. **14**, 574. — SCHÜRMANN, Z. B. **83**, 592. — SEHRWALD, D. A. f. k. M. **39**, 162 (1886). — SELIGMANN u. WOLFF, B. k. W. **1920**, Nr. 29 u. 30. — SELTER, Z. f. H. **54**, 363 (1906). — SENFT, B. k. W. **1883**, Nr. 38. — SHINGU, B. z. K. d. T. **11**. — SIBSON, London med. chir. Transactions **13**, 353. — SIEBECK, D. A. f. k. M. **97**, 219 (1909); **107**, 252 (1912). — SILFAST, Z. B. **25**. — SIMON u. REDEKER, Praktisches Lhrb. d. Kindertuberkulose, Leipzig 1926. — SKODA, Abhandl. über Perkussion u. Auskult., 4. Aufl., S. 149. — SLAVJANSKY, V. A. **48**, 326 (1869). — SOMMERBRODT, V. A. **55**. — SPENGLER, Z. f. H. **13**, 347 (1893); **18**, 343. — STAEHELIN, Erkrankungen der Trachea,

Bronchien, Lungen u. Pleura: MOHR-STAEHELIN, Hdb. d. inn. Med. **2**, Berlin 1930; K. W. **1922**, Nr. 35; Ergebn. d. inn. Med. u. Kinderheilk. **14** (1915); Staubinhalation in Hdb. d. norm. u. path. Physiol. **2**, 515, Berlin 1925; Schweiz. m. W. **1926**, Nr. 29; Jahresber. f. ärztl. Fortbildung **1920**, 22. — STAEMMLER, Krkhf. **8** (1930). — STAUB, Z. f. k. M. **82** (1916); D. A. f. k. M. **119** (1916). — STEFFEN, Spasmus glottidis in Z. Hb.; Keuchhusten in Z. Hb. u. Jb. f. Kinderheilk. N. F. **8**, 255 (1875). — STEINER, Croup in Z. Hb. — STERN, Über traumatische Entstehung inn. Krankheiten, Jena 1896; Trauma als Krankheitsursache in E. L.-O., Wiesbaden 1897. — STICKER, Erkältungskrankh. u. Kälteschäden, Berlin 1916. — STILLMANN, J. of exp. Med. **24, 26, 29** (1919). — STRAUS, A. d. m. e. **1894**, 633. — STRAUS u. GAMALEIA, A. d. m. e. **3**, 705 (1891). — STUBENRATH, Über Aspirationspneumonie, Würzburg 1898. — v. STÜHLERN, C. f. B. **37** (1900). — STURGES s. AUFRECHT.

TALMA, Z. f. k. M. **10**, 305. — TAPPEINER, V. A. **74**, 393; **82**, 353. — TEICHMÜLLER, D. A. f. k. M. **60**, 577; **63**, 444. — TENDELOO, A. P.: Allgemeine Pathologie, 2. Aufl., Berlin 1925; Physikalische Modelle, Krkhf. **5.** 279. Ertrinkungstod, Krkhf. **5**, 286 (1927). Emphysem, Ges. Deutscher Naturforscher u. Ärzte, Dresden 1907; Ergebn. d. inn. Med. u. d. Kinderheilk. **6**, 1. Konstellation, A. P. und Krkhf. **1**, 1 (1925). Entzündung, Krkhf. **1**, 546. Kollaterale Entzündung, A. P., in Feestalbum ROSENSTEIN, Leiden 1902; B. z. K. d. T. **6** (1906); N. T. v. G. **1907**. Gewebsallergie, Krkhf. **6**, 378. Proliferative Entzündung und ihre Folgen, Krkhf. **8**, 156 (1930). Tuberkulose, A. P., Hdb. I, S. 53—208. On tuberculosis, Leiden 1910. Primäre, sekundäre u. tertiäre Tub., Krkhf. **2**, 287. Formen, Fälle u. Verlauf, Krkhf. **1**, 195 (1925). Die Tuberkulose (Zts.) **1926**, Nr. 10. Lymphogene Tuberkulose, M. m. W. **1904**, Nr. 35; **1905**, Nr. 21—22; W. m. W. **1915**, Nr. 6. Frühinfiltrat usw., Krkhf. **6**, 159. Die Tuberkulose **1928.** Nr. 5. Atmungsgröße u. Tub., B. z. K. d. T. **10**, 229. Viruswege bei der Tub., B. z. K. d. T. **2**, 251; Internat. C.blatt f. d. ges. Tub.-Lit. **1906**, 74; M. m. W. **1907**, Nr. 3. — TILLAUX, Traité d'Anat. topographique, 4. Aufl., Paris 1884. — TILLMANNS, Lhrb. d. allgem. Chirurgie, S. 397, Leipzig 1892. — TOMASZEWSKI, B. z. K. d. T. **36** (1916). — TRASBOT, Acad. de méd. **1892** (24. Mai). — TRAUBE, Dtsch. Klin. **59** u. **60**. — TSCHMARKE, Med. Klin. **1926**, Nr. 35. — TURBAN, B. k. W. **1899**, Nr. 21; Beiträge z. Kenntnis der Lungentuberkulose, Wiesbaden 1899.

ULRICI, D. P. G. **1929**, 256; Ergebn. d. inn. Med. u. Kinderheilk. **1928**, Nr. 3/4. — URBAN, M. m. W. **1897**, Nr. 11.

VERAGUTH, A. f. e. P. **17**, 261 (1883). — VIBERT, Méd. légale, 9. Aufl., Paris 1917. — VIDAL u. BEZANÇON, S. m. **1894**, 364. — VIRCHOW, Die Cellularpathologie, 4. Aufl., S. 559ff., Berlin 1871.

WALLGREN, Z. B. **25**. — WALTHER, V. A. **25**. — WARNEKE, B. z. K. d. T. **16**. — WASBUTSKY, Diss. Königsberg 1879, zit. von SEHRWALD. — WASSERMANN, D. m. W. **1893**, Nr. 47. — WÄTJEN, D. m. W. **1919**, Nr. 11. — WECHSBERG, Z. B. **29** (1901). — WEGELIN, Korresp.-Bl. f. d. Schweiz. Ärzte **1919**, Nr. 3. — WEGNER, Langenbecks Arch. **20**. — WEIGERT, D. m. W. **1883, 1897**, Nr. 48/49; V. A. **77**, 269; **88** (1882); **104**. — WELCH s. AUFRECHT. — WELEMINSKY, Z. f. B. **42**, 377ff. (1906). — WELZ, Z. f. H. **11**, 121. — WERTHEIM, W. m. W. **1870**, Nr. 19—23. — WEYL, D. m. W. **1891**, 256. — DE WILDT, Over praedispositie voor metast. ettering. Diss. Utrecht 1889. — WINTERNITZ s. BUXBAUM, Lhrb. d. Hydrotherapie, S. 5—70, 109, Leipzig 1900; s. MATTHES, l. c. S. 67ff., 114. — WINTRICH, Virchows Hdb. Bd. 5. — WOILLEZ s. STAEHELIN S. 1366. — WOLFF, Schmidts Jhrb. **214**, 251 (1887). — WOLFFHÜGEL u. RIEDEL, Arb. a. d. kais. Gesundheitsamt **1886**. — WROSEK, A. f. e. P. **44**, 398 (1906). — WURTZ u. MOSNY s. WURTZ, Précis de bact. clin., S. 126, Paris 1895. — WYSSOKOWITSCH, Z. f. H. **1**, 1 (1886).

YAMANOUCHI, Lancet **1919**, 971. — YERSIN, Ann. P. **1888**, 245.

ZAAIJER, D. m. W. **1926**, 1; Dtsch. Z. f. Chir. **200**, 170. — ZANDER, D. m. W. **1919**, Nr. 43. — ZENKER, D. A. f. k. M. **2**, 116 (1866). — v. ZIEMSSEN, Dtsch. Klin. **1858**, Nr. 16. — ZILLESEN, Über Erkältung als Krankheitsursache. Diss. Marburg 1897.

Sachverzeichnis

Allgemeine Pathologie. Von Dr. **N. Ph. Tendeloo,** o. ö. Professor der Allgemeinen Pathologie und der Pathologischen Anatomie, Direktor des Pathologischen Instituts der Reichsuniversität Leiden. Zweite, verbesserte und vermehrte Auflage. Mit 368 zum Teil farbigen Abbildungen. XII, 1040 Seiten. 1925.   RM 66.—

Konstellationspathologie und Erblichkeit. Von Dr. **N. Ph. Tendeloo,** o. ö. Professor der Allgemeinen Pathologie und der Pathologischen Anatomie, Direktor des Pathologischen Instituts der Reichsuniversität Leiden. IV, 32 Seiten. 1921.   RM 1.20

Konstitution und Vererbung in ihren Beziehungen zur Pathologie. Von Professor Dr. **Friedrich Martius,** Geheimem Medizinalrat, Direktor der Medizinischen Klinik an der Universität Rostock. (Aus: „Enzyklopädie der klinischen Medizin", Allgemeiner Teil.) Mit 13 Textabbildungen. VIII, 259 Seiten. 1914.   RM 12.60

Normale und pathologische Physiologie der Atmung. (Aufnahme und Abgabe gasförmiger Stoffe.) Bearbeitet von **K. Amersbach, G. Bayer, A. Bethe, A. Brunner, W. Felix, F. Flury, A. Geigel, W. Heubner, L. Hofbauer, G. Liljestrand, O. Renner, F. Rohrer, F. Sauerbruch, E. v. Skramlik, R. Staehelin.** (Band II vom „Handbuch der normalen und pathologischen Physiologie".) Mit 122 Abbildungen. IX, 552 Seiten. 1925.   RM 39.—; gebunden RM 44.40

Pathologische Anatomie und Histologie der Atmungswege und Lungen. Bearbeitet von **W. Berblinger, W. Ceelen, F. Danisch, W. Fischer, C. Hart †, F. Henke, W. Koch, A. Lauche, H. Loeschcke, O. Lubarsch, E. Mayer, H. Müller, K. Plenge, H. G. Runge, M. Schmidtmann, M. Versé.** (Band III vom „Handbuch der speziellen pathologischen Anatomie und Histologie".)

Erster Teil. Mit 308 Abbildungen. X, 974 Seiten. 1928.
RM 165.—; gebunden RM 168.—

Zweiter Teil: Mit 249 zum großen Teil farbigen Abbildungen. VIII, 593 Seiten. 1930.   RM 144.—; gebunden RM 148.—

Jeder Band ist einzeln käuflich, jedoch verpflichtet die Abnahme eines Teiles eines Bandes zum Kauf des ganzen Bandes.

Zirkulationsorgane. Mediastinum. Zwerchfell. Luftwege. Lungen. Pleura. (Band II vom „Handbuch der inneren Medizin", zweite Auflage.)

Erster Teil: **Zirkulationsorgane. Mediastinum. Zwerchfell. Obere Luftwege.** Bearbeitet von **G. v. Bergmann, H. Eppinger, F. Külbs, Edmund Meyer.** Mit 347 zum großen Teil farbigen Abbildungen. XV, 980 Seiten. 1928. Gebunden RM 76.—

Zweiter Teil: **Trachea. Bronchien. Lungen. Pleura.** Von Professor Dr. **Rudolf Staehelin,** Basel. Mit 136 zum Teil farbigen Abbildungen. X, 1008 Seiten. 1930.
Gebunden RM 88.—

Jeder Band ist einzeln käuflich, jedoch verpflichtet die Abnahme eines Teiles eines Bandes zum Kauf des ganzen Bandes.

Allergische Krankheiten, Asthma bronchiale, Heufieber, Urticaria und andere. Von Professor Dr. **W. Storm van Leeuwen,** Direktor des Pharmako-therapeutischen Instituts der Reichsuniversität in Leiden (Holland). Übersetzt von Professor Dr. **Friedrich Verzár.** Zweite, umgearbeitete Auflage. Mit 13 Abbildungen. IX, 146 Seiten. 1928.   RM 9.60

Allergische Diathese und allergische Erkrankungen. (Idiosynkrasien, Asthma, Heufieber, Nesselsucht u. a.) Von Dr. **Hugo Kämmerer,** Professor der Universität München, Leiter des Ambulatoriums der 2. Medizinischen Klinik. VIII, 210 Seiten. 1926.   RM 13.50; gebunden RM 16.20